临床外科与泌尿系统

张　杰　林　峰　郭云侠　曾坚锋　刘小江　主编

天津出版传媒集团

天津科学技术出版社

图书在版编目（CIP）数据

临床外科与泌尿系统 / 张杰等主编 . -- 天津：天津科学技术出版社，2024. 8. -- ISBN 978-7-5742-2437-7

Ⅰ. R69

中国国家版本馆 CIP 数据核字第 2024YK8171 号

临床外科与泌尿系统

LINCHUANG WAIKE YU MINIAO XITONG

责任编辑:张　跃

出　　版: 天津出版传媒集团
　　　　　天津科学技术出版社

地　　址: 天津市西康路 35 号

邮　　编: 300051

电　　话: (022)23332399

网　　址: www. tjkjcbs. com. cn

发　　行: 新华书店经销

印　　刷: 廊坊市海涛印刷有限公司

开本 787×1092　1/16　印张 31.25　字数 600 000

2024 年 8 月第 1 版　2025 年 1 月第 1 次印刷

定价: 180.00 元

编委会名单

主　编

张　杰（江西省九江市妇幼保健院）

林　峰（江西省赣州市赣县区人民医院）

郭云侠（武汉大学人民医院）

曾坚锋（三亚中心医院/海南省第三人民医院）

刘小江（海安市人民医院）

副主编

程　柳（四川大学华西医院）

孙士琦（天津市第五中心医院）

何爱娥（武汉市第五医院）

郑　健（武威市中医医院）

陈　飞（中国人民解放军94587部队医院）

郑　伟（西充县人民医院）

前　言

随着现代外科学迅速发展，外科学专业细化和亚专科的发展成为必然，新技术、新疗法的不断出现影响了临床诊断、治疗方法和思路，给广大泌尿外科和其他外科医护人员和患者带来更广阔的选择空间，这也对外科临床医师的工作和学习提出了新的要求。本书在编写过程中始终遵循理论联系实际的基本原则，紧贴临床一线工作需求，可作为外科医师日常工作的参考书。

本书首先简要介绍了泌尿外科疾病，然后对泌尿系统解剖与生理、泌尿生殖系统疾病的症状、泌尿生殖系统梗阻、前列腺疾病、男性生殖系统非特异性感染等进行了系统的介绍，其次介绍了神经外科疾病，主要包括神经外科常见症状、颅脑和脊髓损伤、缺血性脑血管疾病，最后介绍了其他外科疾病与护理，主要包括骨科疾病、胆管外科疾病、口腔颌面部肿瘤、肿瘤疾病、胸外科护理、肝胆微创外科护理等。本书内容既有精、深、全、新等特点，又有知识性、科学性和实用性等特色，对临床工作具有良好的指导意义。

本书编写过程中，虽然借鉴了诸多相关书籍与资料文献，但由于编者水平所限，书中难免存在不完善和疏漏之处，欢迎广大读者批评指正。

目　录

第一篇　泌尿外科疾病

第一章　泌尿系统解剖与生理

第一节　输尿管

作为肾管腔系统的延续，输尿管起自肾盂输尿管移行处，终入膀胱。成年人输尿管长 22~30 cm。输尿管管腔结构分为 3 层，由内向外依次为黏膜、肌层和外膜。黏膜常形成许多纵行皱襞，其上皮为移行上皮，有 4~5 层细胞，固有层为细密结缔组织。在输尿管下 1/3 段，肌层为内纵、中斜和外环 3 层平滑肌组成。平滑肌的蠕动，使尿液不断地流入膀胱。外膜为疏松结缔组织，其内有血管丛和淋巴系统穿行。

一、输尿管分段和命名

为了方便外科学或影像学描述，把输尿管人为地分为几段，输尿管自肾盂到髂血管处称腹段；从髂血管到膀胱称盆段；膀胱内称为壁内段。为了影像学描述，还可以把输尿管分为上、中、下三段，上段从肾盂到骶骨上缘；中段从骶骨上缘到骶骨下缘，大致为髂血管水平；下段从骶骨下缘到膀胱。

二、输尿管

毗邻输尿管走行于腰肌前面，到骨盆上口时跨越髂总血管分叉的前方进入盆腔，输尿管变异比较少见，下腔静脉后输尿管容易发生输尿管梗阻，有时需要手术将其移至正常位置。另有双肾盂、双输尿管，其行程及开口有变异，如双输尿管均开口于膀胱，可不引起生理功能障碍，但有的其中一条输尿管可开口于膀胱之外，特别是女性可开口于尿道外口附近或阴道内，称此为异位输尿管口，因没有括约肌的控制，可致持续性尿漏。正中线腹膜后团块包括淋巴结病或腹主动脉瘤把输尿管往外侧推，睾丸（卵巢）血管与输尿管平行走行，入盆腔前从前面斜跨过输尿管走行于其外侧。右输尿管前面为回肠末端、盲肠、阑尾和升结肠及其系膜，左输尿管前面有降结肠、乙状结肠及其肠系膜。由于这些结构，施行结肠切除术时应注意勿损伤输尿管。回肠末端、阑尾、左右结肠和乙状结肠的恶性肿瘤和炎症有可能扩散到同侧输尿管，引起镜下血尿、瘘甚至完全梗阻。在女性骨盆内，输尿管经子宫颈外侧呈十字交叉走行于子宫动脉后面，子宫切除术时注意勿损伤输尿管。输卵管和卵巢的病变也可能侵及骨盆边缘的输尿管。

三、输尿管三处生理狭窄

输尿管全程有三处狭窄：

（一）肾盂输尿管移行处

肾盂逐渐变细与输尿管相移行，其实由于输尿管平滑肌紧张度增加，二者之间有一缢痕。正常时顺行或逆行插入适当的导尿管或内镜都能通过此狭窄。

（二）与髂血管交叉处

这一狭窄是由于髂血管的压迫和输尿管成一定角度跨过髂血管引起的，并不是真正的狭窄。

（三）壁内段

输尿管自膀胱底的外上角，向内下斜穿膀胱壁，于输尿管口开口于膀胱，此段称壁内段，为真正的狭窄。

这三个狭窄在临床上有非常重要的意义，如尿结石时可能在狭窄处引起梗阻。此外，后两个狭窄处由于存在一定角度，内镜、导尿管的使用会受一定的限制。这些角度和输尿管走行的准确把握对外科手术来说至关重要。

四、输尿管血液分布和淋巴回流

输尿管腹部的血液供应来自肾动脉、腹主动脉、睾丸（或卵巢）动脉、髂总动脉和髂外动脉等。这些输尿管动脉到达输尿管的边缘 0.2~0.3 cm 处，分为升支和降支进入管壁，上下相邻的分支相互吻合，在输尿管的外膜层形成动脉网，并有小分支穿过肌层，在输尿管黏膜层形成毛细血管丛。输尿管腹部的不同部位有不同的血液来源，因其血液来源不恒定，有少数输尿管动脉的吻合支细小，输尿管手术时若游离范围过大，可影响输尿管的血运，有局部发生缺血、坏死的危险。供血到输尿管腹部的动脉多来自内侧，手术时在输尿管的外侧游离，可减少血供的破坏。输尿管静脉和淋巴回流与动脉伴行，盆腔内，输尿管远端淋巴回流入输尿管内、外淋巴结和髂总淋巴结。腹部内，左输尿管淋巴回流第一站是腹主动脉旁左侧淋巴结，右输尿管淋巴回流第一站是下腔静脉旁右侧淋巴结及下腔静脉和腹主动脉之间的淋巴结。输尿管上部和肾盂淋巴回流入同侧肾淋巴系统。

五、输尿管神经分布

输尿管接受 T_{10}~L_2 脊髓节段发出的交感神经节前纤维，肾自主神经丛发出的节后纤维支配。副交感神经由第 2 到第 4 骶脊髓节段发出。输尿管的平滑肌可自动收缩做节律性的蠕动，其上的自主神经可对其蠕动做适当调整。

第二节 膀 胱

一、膀胱的位置与毗邻

膀胱的位置随年龄及盈虚状态而不同。空虚时呈锥体状，位于盆腔前部，可分尖、体、底、颈四部，但各部间无明显分界。充盈时可升至耻骨联合上缘以上，此时腹膜反折处亦随之上移，膀胱前外侧壁则直接邻贴腹前壁。临床常利用这种解剖关系，在耻骨联合上缘之上进行膀胱穿刺或做手术切口，可不伤及腹膜。儿童的膀胱位置较高，位于腹腔内，到 6 岁左右逐渐降至盆腔。

空虚的膀胱，前方与耻骨联合相邻，其间为耻骨后隙；膀胱下外侧面邻肛提肌、闭孔内肌及其筋膜，其间充满疏松结缔组织等，称膀胱旁组织，内有输尿管盆部，男性还有输精管壶腹穿行。膀胱后方借直肠膀胱隔与精囊、输精管壶腹及其后方的直肠相邻；女性还与子宫相邻。膀胱的后下部即膀胱颈，下接尿道。男性邻贴前列腺，女性与尿生殖膈相邻。

二、膀胱的结构

膀胱内面为移行上皮细胞，空虚时形成许多皱襞，充盈时皱襞消失。膀胱上皮有六层细胞和一层薄基底膜，固有层为一厚层纤维结缔组织，内有血管穿行，使膀胱膨胀。固有层以下为膀胱壁平滑肌，为内纵、中环和外纵。膀胱逼尿肌使充盈的膀胱排空。

膀胱颈附近，膀胱逼尿肌被分为前面介绍的三层，其平滑肌在形态学和病理学上不同于膀胱平滑肌，膀胱颈的结构男女不同，在男性，放射状的内纵纤维通过内口与尿道平滑肌的内纵层相续。中层形成环形前列腺括约肌，尿道内口后面的膀胱壁和前列腺前面的纤维肌性间质在膀胱颈处形成一环形结构，这一结构使尿道括约肌受损的男性可以维护其括约肌的功效。这一肌肉受肾上腺素能神经支配，当兴奋时，膀胱颈收缩。糖尿病或睾丸癌腹膜后淋巴结清除术中，损伤膀胱交感神经易引起逆行射精。外纵纤维在膀胱底是最厚的，在正中线，插入前列腺平滑肌内形成三角形支架，向侧面形成膀胱颈环。在膀胱的前侧面，纵纤维发育不是很好，前面的一些纤维在男性形成耻骨前列腺韧带，女性形成耻骨尿道韧带。这些纤维在排尿时促进平滑肌扩张。女性膀胱颈，如前面描述的，内纵纤维放射状集中于尿道内纵层，中环层不像男性那样粗壮。外部纤维斜纵地经过尿道下形成平滑肌的内纵层。在 50% 的女性中，咳嗽时尿流入尿道。

输尿管膀胱连接点：在接近输尿管的膀胱处，其螺旋形平滑肌纤维变成纵行，离膀胱 2~3cm，纤维肌性鞘延伸到输尿管上并随其到三角区，输尿管斜着插入膀胱壁，走行 1.5~2 cm，停止于输尿管口，此段称为膀胱的壁内段，膀胱充盈时，壁内段压扁。输尿管结石易滞留此处。若壁内段过短或其周围的肌组织发育不良时，可出现尿反流现象。膀胱出口受阻引起的膀胱内压慢性增加易导致输尿管憩室和尿液反流。

膀胱空虚时，其内黏膜面呈现许多皱襞，唯其底部有一个三角形的平滑区，称膀胱三角，其两侧角即左、右输尿管口，两口之间有呈横向隆起的输尿管间襞，三角的前下角为尿道内口。膀胱三角是膀胱镜检时的重要标志，也是结核与结石等的好发部位。两个输尿管口纤维和尿道内口纤维相连形成三角形区域，两个输尿管口间的肌肉与输尿管口和尿道内口间的肌肉都增厚。这些增厚的肌肉分为 3 层：①浅层，起自输尿管的内纵肌，插入精阜。②深层，起自 Waldever 鞘，嵌入膀胱颈。③返压层，由膀胱壁的外纵和中环平滑肌组成，尽管其和输尿管相连，但表面停留在输尿管和膀胱之间，在输尿管移植术中，分开这些肌可以看到 Waldeyer 鞘和输尿管之间的腔隙及其内的疏松纤维和肌性连接。这些解剖学结构在膀胱充盈时可以防止尿液反流。

三、膀胱血管、淋巴及神经

膀胱上动脉起自髂内动脉前近侧部，向内下方走行，分布于膀胱上部。膀胱下动脉起自髂内动脉前干，行于闭孔动脉后方，沿盆侧壁行向内下，分布于膀胱下部、精囊、前列腺及输尿管盆部等。膀胱的静脉在膀胱下面形成膀胱静脉丛，最后汇集成与动脉同名的静脉，再汇入髂内静脉。

膀胱的神经为内脏神经，其中交感神经起自第 11、12 胸神经节和第 1、2 腰神经节，经盆丛的纤维随血管至膀胱壁，使膀胱平滑肌松弛，尿道内括约肌收缩而储尿。副交感神经使膀胱平滑肌收缩，尿道括约肌松弛而排尿。男性膀胱颈接受大量交感神经支配，表达肾上腺素能受体，而女性膀胱颈接受少量肾上腺素能神经支配，排尿时神经元内一氧化氮合酶释放，交感神经和副交感神经的传出纤维在胸腰段和骶骨水平进入神经元后根，所以骶前神经切除术并不能缓解膀胱痛。

（林　峰）

第二章　泌尿生殖系统疾病的症状

第一节　肿　块

一、肾区肿块

正常情况下肾脏一般不能触及，瘦弱的人可触及右肾下极。肾区肿块多由于下列原因引起。

（一）肾脏疾病

（1）肾积脓和肾脓肿，患侧有明显腰痛及压痛。肾结石、肾结核亦常使肾体积增大。

（2）肾积水和囊肿，肿块质软，有囊性感。

（3）肾脏与肾上腺肿瘤，恶性肿瘤质硬，如肾癌、肾盂癌及幼儿肾母细胞瘤（Wilms瘤）等。

（二）肾周围炎、肾周围脓肿及肾周围血肿

肾区饱满，局部有压痛。

（三）肾脏代偿性增大

一侧肾有缺损（如孤立肾）或有功能丧失或发育不全，对侧肾代偿性增生，肾体积增大，无压痛。

（四）肾脏先天性疾病

（1）蹄铁形肾与异位肾可在中下腹部或脐旁触及。

（2）多囊肾两侧肾增大，无波动感。

（3）直立位、坐位或侧卧位时，肾下垂肿块移动度大。

二、输尿管肿块

正常情况下输尿管一般不能触及。当输尿管发生病变时，如输尿管肿瘤、积水、结石、结核，输尿管炎，输尿管周围炎，输尿管口囊肿及先天性巨输尿管等，均可产生输尿管肿块。女性输尿管下端结石时，可于阴道前穹隆处触及。

三、膀胱区肿块

膀胱充盈时可在下腹部耻骨上触及膀胱顶部，排尿后膀胱缩小，无肿块可触及。膀胱区肿块主要是由于膀胱颈部以下尿路梗阻和神经性膀胱机能障碍所致。当膀胱内发生病变如膀胱结石、异物、输尿管囊肿、肿瘤及憩室等可在膀胱区触到肿块。

四、腹股沟部肿块

正常情况下腹股沟部仅能触及表浅淋巴结。腹股沟部肿块多由于疝、隐睾、鞘膜积液和肿瘤所致。其中以腹股沟疝最多见；精索、输精管或其他组织发生的纤维瘤、脂肪瘤、纤维肉瘤、隐睾恶性变及淋巴结节融合肿大少见。

五、阴茎肿块

发生于阴茎头、包皮、阴茎海绵体部、尿道等阴茎各部的肿块统称阴茎肿块。阴茎肿块多由于下列病因所引起。

（1）阴茎皮肤病变：如皮脂腺囊肿及乳头状瘤等。

（2）阴茎皮下硬结：如痛风。阴茎背侧下索状硬结多见于静脉血栓或淋巴管炎。

（3）阴茎头及包皮肿块：以尖锐湿疣、阴茎癌多见，肿块常呈菜花样；阴茎头包皮炎及嵌顿包茎亦常引起阴茎肿块。

（4）尿道口肿块：以囊肿多见。

（5）阴茎海绵体部肿块：如海绵体硬结、阴茎结核、梅毒等。

（6）阴茎腹侧尿道部肿块：多见于尿道肿瘤、息肉、结石及憩室等。

六、阴囊肿块

当阴囊内容物发生病变或腹腔内容物进入阴囊时，可出现阴囊肿块。阴囊肿块主要是由于疝、积液、炎症、结核、肿瘤所致。常见疾病如下。

（1）腹股沟疝：以斜疝为多。

（2）鞘膜积液：如睾丸鞘膜积液和精索鞘膜积液，肿块光滑，有波动感，透光试验阳性。

（3）精液囊肿：附睾头部呈圆形或椭圆形肿块。

（4）睾丸与附睾病变：①急性睾丸炎、附睾炎：睾丸、附睾肿大，触痛明显。②睾丸、附睾结核、梅毒：可引起睾丸、附睾肿大、质硬。较少见。③睾丸、附睾肿瘤：肿块质硬，无痛觉，透光试验阴性。④附睾淤积：输精管结扎术后，有少数受术者阴囊轻度肿大，自觉坠胀，两侧附睾头、体、尾均胀大，质软，无明显压痛。

（5）精索和输精管病变：如精索静脉曲张，一侧精索可触发蚯蚓状曲张之肿块，质软可压缩；精索炎、输精管炎亦可产生局部肿块，输精管结核时呈串珠样改变。

（6）尿道周围血肿或脓肿：尿道损伤时，可发生血肿和尿外渗，并发感染可引起尿道周围脓肿。

（7）阴囊本身病变：如水肿、血肿、象皮肿、炎症、脓肿等均可引起阴囊肿块。

（8）丝虫病：附睾和精索肿大或有结节，而输精管正常。

第二节　排尿异常

一、尿频

排尿次数增多，每次尿量减少，而 24 h 尿量正常，称为尿频。一般白天排尿 4~6 次，夜间 0~1 次。排尿次数增多，每次尿量正常，24 h 尿量增多，谓之多尿，而非尿频。大量饮水、精神紧张时，可出现生理性尿频。

病理性尿频发生机制有以下几点。

（一）炎症性与机械性刺激

各种原因所致的泌尿系炎症刺激，膀胱内结石、异物、肿瘤、留置导尿管机械性刺激。通过神经反射而引起尿频。

（二）膀胱容量减少

膀胱内占位性病变或膀胱外肿块压迫及挛缩膀胱、膀胱部分切除术后，使膀胱容量缩小或膀胱有效容积减少而出现尿频。

（三）排尿障碍

如尿道狭窄、结石、异物、肿瘤、憩室、前列腺增生及膀胱颈挛缩等致使膀胱颈部以下发生梗阻，继发膀胱肌肉肥厚，从而增强了膀胱的静止紧张力，使膀胱在尚未扩展到正常容积以前即产生尿意而排尿，形成尿频。

（四）精神神经因素

精神紧张，与排尿有关的神经病变等均可引起排尿反射紊乱而出现尿频。

二、尿急

尿急指有尿意即迫不及待要排尿，但尿量却很少，常合并有尿频或伴尿痛。多由下尿路炎症、膀胱容量减小所致。

尿急常见于下列疾病。

（一）泌尿系炎症

如膀胱炎（特别是膀胱三角区黏膜炎症）、后尿道炎、结石、前列腺炎等，此类疾病引起的尿急常伴有尿痛。膀胱结石、肿瘤或异物刺激亦可引起类似症状。

（二）膀胱容量减小

如前列腺增生症、前列腺癌、膀胱挛缩、先天性病变、部分膀胱切除后、长期耻骨上膀胱造瘘术后及妊娠、盆腔肿瘤、腹疝等外在压迫。

（三）精神神经因素

如精神紧张、神经源性膀胱或脊髓损伤等，此类疾病引起的尿急不合并尿痛。

三、尿痛

排尿时或排尿后尿道内疼痛称为尿痛，常与尿频、尿急合并存在，合称为膀胱刺激征。

尿痛多由于下尿路炎症所致，由炎症对膀胱或尿道黏膜或深层组织的刺激引起。膀胱或尿道的痉挛性收缩和神经反射，表现为会阴部、耻骨上区挛缩样疼痛或在排尿时尿道烧灼痛。非炎症性尿痛往往由尿路阻塞或尿道结石、异物引起，从膀胱颈至外尿道口任何部位的阻塞均可产生尿痛。此外，重度血尿或尿液过酸亦可引起尿痛。

四、排尿困难

膀胱内尿液排出障碍为排尿困难，可有尿线变细、无力、射程缩短、排尿时间延长或尿终滴沥等不同症状。排尿困难可分为机械性和功能性两种。

（一）机械性排尿困难

机械性排尿困难主要是由于膀胱颈部以下梗阻所致。多见于膀胱颈挛缩，膀胱内结石、异物、肿瘤、血块阻塞尿道内口，前列腺增生症，尿道或尿道口狭窄，尿道瓣膜、憩室，尿道结石、肿瘤、息肉、异物、炎症，精阜肥大及包茎等。女性尿道短，机械性梗阻较少见，但因阴道前壁囊肿、子宫肌瘤、卵巢囊肿、子宫后位、妊娠子宫、子宫脱垂等外来压迫亦可引起排尿困难。

（二）功能性排尿困难

功能性排尿困难是由于脊髓反射弧或皮层功能发生障碍所致。如神经源性膀胱、会阴手术后、麻醉后、脊髓损伤、肿瘤、隐性脊柱裂等引起的膀胱功能障碍，导致排尿困难。精神紧张，老年人膀胱松弛，肛门、女性生殖器官炎症、损伤所致括约肌痉挛等，亦可引起功能性排尿困难。

五、尿潴留

尿液留滞于膀胱内而不能排出称为尿潴留。常由排尿困难发展而来，其表现有急性和慢性两类。

（一）急性尿潴留

急性尿潴留为突然发生，膀胱胀痛，尿液不能排出。常见于尿道损伤，尿道结石嵌顿，急性前列腺炎或脓肿，急性尿道炎，尿道周围炎及腹部、盆腔、脊髓损伤，会阴部手术损伤膀胱神经而导致的尿潴留。腰椎麻醉亦可引起于术后暂时性尿潴留。某些药物如阿托品、普鲁苯辛、冬眠药等亦可引起尿潴留。

（二）慢性尿潴留

慢性尿潴留起病缓慢，膀胱无胀痛，经常有少量持续排尿，或呈充溢性尿失禁，见于前列腺增生症、尿道狭窄、神经源性膀胱、膀胱膨出及其他尿道梗阻性疾病。

（林　峰）

第三章 泌尿生殖系统梗阻

第一节 良性前列腺增生

良性前列腺增生（BPH）是引起中老年男性排尿障碍原因中最常见的一种良性疾病，主要临床表现为下尿路症状（LUTS）。BPH 的发病率随着老年男性年龄的增长而增加。组织学前列腺增生通常发生在 40 岁以后，以后发病率逐渐增高，80 岁以上接近 90%。临床前列腺增生，40~49 岁发病率为 14%，50~59 岁发病率为 24%，60~69 岁发病率为 43%，70~79 岁发病率为 40%。

一、病因与发病机制

国内外学者对 BPH 病因的研究已有 50 多年历史，各种学说层出不穷，但迄今确切病因仍未阐明。多年来研究成果集中在如下四个方面。

（一）性激素与睾丸内非雄激素物质的作用

前列腺是雄性生殖器官之一，其结构和功能是受下丘脑-垂体-睾丸轴和肾上腺的调节。

1. 雄激素

前列腺内雄激素 90%~95% 来源于睾丸，5%~10% 来源于肾上腺。雄激素中起主要作用的是占睾酮 2% 的游离睾酮。游离睾酮与前列腺间质细胞核膜上的 5α 还原酶 II 作用转化为双氢睾酮（DHT）后才能发挥生物效应。

2. 雌激素

当男性进入 50 岁后，体内雌激素明显增高，游离雌二醇与游离睾酮比值上升。中青年人血浆雌/雄激素浓度比值为 1∶150，老年人为（1∶80）~（1∶120），老年人前列腺内雌/雄激素浓度比值为 1∶8。尽管雌激素在 BPH 发生的作用机制的研究还不如雄激素那样清楚，但老年期雌/雄激素比例失调可能是 BPH 的病因之一。有学者提出了"雌/雄激素协同效应"学说。

3. 睾丸内非雄激素类物质

李钟等发现，从人精液囊肿中提取的液体可以促使体外培养的前列腺上皮细胞及间质细胞增殖。这种非雄激素睾丸因子（NATP）有别于前列腺分泌的肽类生长因子，对热稳定，活性炭可以除掉。因而，人类睾丸可以产生一种 NATP 并参与 BPH 发生。

（二）生长因子的作用

BPH 组织中肽类生长因子有两类：①刺激前列腺细胞增殖的生长因子，如碱性成纤维细胞生长因子（bFGF）、表皮生长因子（EGF）、α 转化生长因子（TGF-α）、胰岛素样生长因子（IGF）、血小板源生长因子（PDGF）、神经生长因子（NGF）等。②抑制前列腺细胞生长的生长因子 β-转化生长因子（TGF-β）。bFGF、KGF、TGF-β 等生长因子过表达时，通过自分泌、细胞内分泌、旁分泌三种形式，引起 BPH。因此，阐明各种生长因子的作用以及各种生长因子相互关系，将对 BPH 病因的揭示具有重要意义。

（三）间质-上皮相互作用

前列腺间质和上皮细胞之间是相互影响的，其相互作用是通过生长因子、细胞外基质（ECM）进行调节。前列腺内生长因子、ECM、细胞相互作用构成统一的整体，正常情况下保持一定的动态平衡。BPH 的发生是基质—上皮相互作用紊乱的结果。BPH 时前列腺内基质/上皮的比例由正常的 2∶1 增加到 5∶1。

（四）细胞增殖与凋亡

正常前列腺的大小保持恒定有赖于腺体内的细胞增殖与死亡的动态平衡。BPH 并非细胞增殖的结果，而是与细胞凋亡减少有关。前列腺细胞增殖与凋亡，在正常情况是处于动态平衡，这种动态平衡是前列腺刺激生长因子和抑制生长因子相互作用保持平衡的结果。TGF-β 是被确认引起细胞凋亡主要的生长因子。目前还发现与前列腺细胞凋亡有关的基因有 p53、c-myc、bcl-2、睾酮抑制前列腺信号-2（Trpm-2）、热休克蛋白（hsp27，70）以及组织蛋白酶 D，B，c-fos 等。

综上所述，BPH 是一组多病因的疾病，老龄及有功能的睾丸存在是 BPH 发生必备条件，老龄及睾丸产生的性激素以及其他从饮食、环境中摄入并经体内转化的相关物质统称为导致 BPH 的外在因素。而前列腺本身产生的各种肽类生长因子、间质-上皮细胞相互作用、细胞增殖与凋亡属于 BPH 发病的内在因素，外在因素通过内在因素才导致 BPH 的发生。

二、良性前列腺增生病理

BPH 病理学改变应包括两个方面的内容，一方面是 BPH 的病理改变，另一方面是前列腺增生引起膀胱出口梗阻（BOO）的病理改变。

（一）病理

前列腺近端尿道黏膜下腺体区域及移行区是 BPH 的起源地，形成多中心性的基质结节，基质结节由增生的纤维和平滑肌组成。尿道周围腺体增生进展很慢，且只能向膀胱方向发展，成为形成所谓的中叶增生。移行区的基质结节可以分泌各种生长因子，通过基质-上皮细胞相互作用机制，使移行区弥漫性增大。增生组织将真正的前列腺组织向外压迫，被挤压的组织发生退行性改变，逐渐转变为纤维组织，形成灰白色坚硬的假包膜，即外科包膜。

前列腺增生组织由间质和腺上皮以不同的比例构成，可以将其分为五个病理类型：①基质型。②纤维肌肉型。③肌型。④纤维腺瘤型。⑤纤维肌肉腺瘤型。其中以纤维肌肉腺瘤型最为常见。

（二）膀胱出口梗阻的病理生理改变

前列腺增生造成膀胱出口梗阻（BOO）有两种因素，即机械因素（静力因素）和动力因素。①机械因素：BPH 时，精阜随增大的腺体向下移至接近录道外括约肌处，前列腺段尿道随之延长，管腔变窄，增生腺体扩张增加尿道阻力；若增生腺体伸向膀胱，造成膀胱颈口狭窄，这些都是造成 BOO 的机械因素。②动力因素：在机械、炎症或其他因素刺激下，肾上腺素能受体（α_1-AR）兴奋，使 BPH 组织中平滑肌收缩，引起 BOO。BPH 合并的 BOO 往往是机械因素和动力因素同时存在。

BOO 患者在排尿时，为克服膀胱流出道梗阻，逼尿肌开始代偿性肥厚，收缩力增强；如梗阻继续存在或加重，逼尿肌收缩力减弱，逼尿肌功能处于失代偿状态。这将引起膀胱逼尿肌一系列细胞内外结构、功能的病理改变。

1. 逼尿肌不稳定（detrusor instability，DI）

逼尿肌不稳定又称不稳定膀胱（unstable bladder，USB），是指在膀胱充盈过程中自发或诱发的、不能被主动抑制的逼尿肌不自主地收缩。DI 发生的机制较复杂，目前认为逼尿肌超微结构的变化、膀胱肾上腺能受体功能异常、传入神经功能紊乱与抑制性机制失衡和逼尿肌超敏反应是 DI 的发病机制。

2. 逼尿肌收缩功能受损

逼尿肌收缩取决于逼尿肌细胞、间质和神经结构的完整性，神经冲动传递至胆碱能轴末梢，释放乙酰胆碱触发肌细胞收缩。BPH 时，电镜观察发现肌细胞传入神经的超微结构有广泛的退行性改变，肌细胞结构破坏，最终使神经与肌肉连接的效应器丧失，导致逼尿肌收缩无力。平滑肌细胞间充满增殖的大量胶原纤维和许多弹力纤维，严重影响肌细胞收缩力的传递，整个逼尿肌难以产生有力协同一致的快速而持续的收缩，还导致膀胱尿液残留。

3. 膀胱顺应性改变

膀胱对容积增加的耐受力称为顺应性。BPH 时，逼尿肌细胞间充满交织的胶原纤维，使膀胱壁僵硬，缺乏弹性，舒张能力下降。不稳定膀胱常伴有膀胱感觉过敏。当膀胱充盈时，即使少量尿液增加，也可引起膀胱内压升高，称为低顺应性膀胱。低顺应性膀胱并未能因膀胱内压升高而排尿得到改善。膀胱残余尿仍在不断增加，导致慢性尿潴留，而膀胱内压持续处于高水平，称为高压性慢性尿潴留。高压性慢性尿潴留将阻碍上尿路尿液输送，易发生上尿路扩张，肾功能受损。高压性慢性尿潴留即使手术解除梗阻，术后上尿路功能恢复也较差。

BPH 引起逼尿肌不稳定和膀胱低顺应性改变，可能是 BOO 引起逼尿肌的早期代偿表现，而逼尿肌收缩功能损害和高顺应性膀胱可能是膀胱逼尿肌受损晚期失代偿的标志。

三、良性前列腺增生临床表现

BPH 的临床表现是随着下尿路梗阻引起的病理生理改变的进展而逐渐出现的。BPH 临床上主要有三组症状，即膀胱刺激症状、梗阻症状及梗阻并发症。

（一）膀胱刺激症状

尿频是 BPH 最常见的症状，开始多为夜尿次数增多，随后白天也出现尿频。当夜尿次数3 次以上时，表示膀胱出口梗阻已达到一定程度。BPH 出现逼尿肌不稳定、低顺应性膀胱时，患者除尿频外，还伴有尿急、尿痛，甚至出现急迫性尿失禁。有 50%~80% BPH 患者出现不稳定膀胱。当膀胱逼尿肌代偿功能失调，出现高顺应性膀胱时，每次排尿都不能将膀胱内尿液排空，膀胱内残余尿日益增多，膀胱有效容量不断减少，尿频症状更加频繁。膀胱过度充盈时，膀胱内压超过尿道阻力，尿液将不自主地从尿道口溢出，犹如尿失禁，称为充盈性尿失禁。夜间熟睡时，盆底肌松弛，以及夜间迷走神经兴奋，更易使尿液自行溢出，类似"遗尿症"的临床表现。

（二）梗阻症状

1. 排尿困难

排尿困难的程度是由 BOO 梗阻程度和膀胱功能状况共同决定的。初期表现为有尿意时需要等候片刻后才能排出尿液，称为排尿踌躇，排尿费力。随着病程的进展，继而出现尿线变细、无力、射程短，甚至尿不成线，尿液呈滴沥状排出。BOO 梗阻的程度，并不完全取决于增生腺体的大小，而决定于增生的部位以及前列腺包膜、平滑肌的张力。前列腺的体积即使不大，但中叶增生或纤维增生型 BPH 也可以出现明显的排尿困难症状。当膀胱功能受损，逼尿肌收缩无力时排尿困难更为严重。

2. 残余尿、尿潴留

BPH 患者排尿时不能将膀胱内尿液排空，膀胱内出现残余尿。残余尿量逐渐增加，导致高压性慢性尿潴留。膀胱内压持续处于高水平。膀胱逼尿肌进一步损害，功能失代偿，出现高顺应性膀胱，膀胱感觉迟钝，最后导致低压性慢性尿潴留，膀胱内压处于低水平状态。

BPH 患者如遇气候突变、过度疲劳、饮酒、房事或上呼吸道感染时，可能诱发导致急性尿潴留。目前认为，急性尿潴留是膀胱功能失代偿的主要表现，为 BPH 进展的一个重要事件。

残余尿量的多少对预测上尿路功能和 BPH 的临床进展有着重要意义。残余尿量小于 55 mL 时，无肾积水发生；当残余尿量在 55~100 mL 时，患者肾积水发生率明显增加；而残余尿量在 150 mL 以上时，患者肾积水发生率为 55%。

（三）梗阻并发症

1. 血尿

前列腺腺体表面黏膜上的毛细血管、小血管，由于受到增生腺体的牵拉，尤其在膀胱强力收缩排尿时，可出现血管破裂，或增生腺体压迫前列腺静脉丛，小静脉瘀血，均可出现镜下血尿或肉眼血尿，严重者可出现血块，引起急性尿潴留。BPH 并发血尿者为 20% 左右。

2. 尿路、生殖道感染

BPH 引起下尿路梗阻时，可导致尿路感染，尤其在有残余尿时，诱发感染的机会更多。膀胱炎症时，尿频、尿急、尿痛等症状将加重。如继发上行性尿路感染，往往出现腰痛和畏寒、发热等全身症状。伴发急性附睾炎时，患侧附睾肿大、疼痛，严重者伴发热。

3. 上尿路扩张、肾功能损害

膀胱大量残余尿和膀胱内压≥40 cmH₂O 是导致上尿路扩张的主要原因。低顺应性膀胱，高压性慢性尿潴留患者易发生上尿路扩张，严重者可出现肾衰竭和尿毒症。

4. 膀胱结石

下尿路梗阻导致膀胱残余尿的长期存在，尿液中的晶体将沉淀形成结石。若合并膀胱内感染，则促进结石形成。BPH 伴膀胱结石的发生率约为 10%。

5. 腹压增高所引起的症状

BPH 引起 BOO 情况下，出现排尿困难，长期增加腹压排尿，将促使腹股沟疝、脱肛、内痔等的发生。

四、良性前列腺增生诊断

以 LUTS 为主诉的 50 岁以上男性患者，首先应该考虑 BPH 的可能，为明确诊断，需做以下评估。

（一）初始评估

1. 病史询问

（1）下尿路症状的特点、持续时间及其伴随症状：BPH 的临床表现以 LUTS 为主。在询问病史的过程中，需要强调的是 LUTS 并非 BPH 特有的症状。例如，膀胱刺激症状也常见于前列腺炎、膀胱炎、膀胱结石、泌尿系结核等其他疾病，以及非 BPH 所致（如神经系统疾病）的逼尿肌功能障碍等。同样，梗阻症状也见于如尿道狭窄、膀胱颈挛缩、前列腺癌等。

BPH 除 LUTS 的临床表现外，部分患者还伴有相关的并发症状，如反复血尿，尿路感染或附睾炎，膀胱结石伴排尿中断或尿痛，长期腹压增高所伴随的症状如脱肛、内痔、腹股沟疝等。少数患者以食欲不振、贫血、嗜睡等肾功能不全的症状为主就诊。

（2）与 BPH 相关的病史询问：回顾既往有无骨盆骨折、尿道狭窄、尿道炎症、脊柱外伤、糖尿病，以及神经系统疾病，如帕金森病、脑出血、脑梗死后遗症等病史。注意近期是否服用了影响膀胱出口功能的药物，如抗胆碱能药物阿托品，增加膀胱出口阻力的肾上腺素受体激动剂，如舒喘平、异丙肾上腺素类药物。近期有无劳累、饮酒、上呼吸道感染等，这些可以加重 LUTS。

（3）国际前列腺症状评分（international prostate symptom score，IPSS）和生活质量评估（quality of life assessment，QOL）：1994 年第 2 届国际 BPH 咨询委员会建议将 IPSS 和 QOL 问卷表列为正式的全世界应用于 BPH 症状量化评分表，用以对 BPH 病情的评估和治疗前后疗效的对比。

IPSS 评分有 7 个问题，总的评分范围从无症状至严重症状 0~35 分。症状严重程度分轻、中、重三个级别。1~7 分为轻度，8~19 分为中度，20~35 分为重度。IPSS 评分是 BPH 患者下尿路症状严重程度的主观反映，它与最大尿流率、残余尿量以及前列腺体积无明显相关性。

QOL 评分答案从非常好到很痛苦分为 0~6 分，是了解患者对其目前下尿路症状水平伴随其一生的主观感受，主要关心的是 BPH 患者受下尿路症状困扰的程度及是否能够耐受，因此又称为困扰评分。

症状评分对预测 BPH 临床进展也有一定价值，IPSS 评分>7 分的患者发生急性尿潴留的风险是 IPSS 评分<7 分者的 4 倍。对于无急性尿潴留病史的 BPH 患者，储尿期症状评分及总的症状评分有助于预测 BPH 患者接受手术风险治疗。

2. 体格检查

（1）泌尿系统及外生殖器检查：首先要排除是否为充盈的膀胱，耻骨上叩诊呈固定浊音，常表示尿潴留。必要时导尿后，直肠腹部双合诊再次检查并与腹腔、盆腔内其他包块相鉴别。注意触摸腹股沟包块能否回纳，阴囊内睾丸、附睾大小及质地，阴茎有无硬结。

（2）直肠指检（DRE）：DRE 是 BPH 诊断必须检查的项目，肛检前应先做血清前列腺特异性抗原（PSA）测定，在膀胱排空后进行。典型 BPH，腺体增大，边缘清楚，表面光滑，中央沟变浅或消失，质地柔韧而有弹性。

估计前列腺的大小多是凭检查者的个人经验，曾以禽蛋、果实描述前列腺大小。1980 年有人提出前列腺大小分 4 度，Ⅰ 度增生腺体大小达正常腺体的 2 倍，估重为 20~25g；Ⅱ 度为 2~3 倍，中央沟消失不明显，估重为 25~50g；Ⅲ 度为 3~4 倍，中央沟消失，指诊可勉强触及前列腺底部，估重为 50~75g；Ⅳ 度腺体增大超过 4 倍，指诊已不能触及腺体上缘，估重在 75 g 以上。

DRE 的缺点是不能精确量化前列腺大小，不能判断前列腺突向膀胱的部分，即使 DRE 前列腺不大也不能排除前列腺增生。但 DRE 的优点在于能快速简单地向医师提供前列腺大小的大致概念，怀疑异常的患者最后确诊为前列腺癌的有 26%~34%。

（3）局部神经系统检查（包括运动和感觉）：该检查目的是排除神经源性膀胱功能障碍。如体检中发现膝反射、踝反射、跖伸反应病理性亢进者，提示脊髓损害（肿瘤、创伤、多发性硬化等）；如膝反射、踝反射消失，腓肠肌、足内附肌无力，会阴感觉丧失及肛门括约肌松弛者，则为马尾节段损害；有膝反射、踝反射消失伴足感觉障碍者，可能为全身性外周神经病；而行动迟缓、帕金森貌、直立性低血压、喉喘鸣及小脑共济失调者，应考虑有神经变性的疾病如多系统硬化症。

3. 实验室检查

（1）尿常规：可以确定下尿路症状患者是否有血尿、蛋白尿、脓尿等。

（2）血肌酐：BPH 伴血清肌酐升高是上尿路影像学检查的适应证，评估有无肾积水、输尿管扩张反流等情况。

（3）血清 PSA：血清 PSA 作为一项危险因素可以预测 EPH 的临床进展，从而指导治疗方法的选择。血清 PSA≥1.6 ng/mL 的 BPH 患者发生临床进展的可能性更大。

4. 超声检查

超声检查可以经腹壁、经直肠探测途径，经腹壁最为常用。前列腺体积计算公式为：前列腺体积=0.52×（前列腺三个径的乘积）；前列腺重量计算公式为：前列腺重量＝0.546×（前列腺三个径的乘积）。一般认为，直肠超声估计前列腺体积大于 20 mL，才能诊断前列腺增大。

经腹壁探测可同时显示膀胱、前列腺、精囊，还能得到 BPH 的间接诊断依据，如膀胱壁小梁小室形成、膀胱憩室、膀胱结石、残余尿量等资料，也可以观察有无上尿路扩张、积水。虽然经腹壁 B 超应用最为普及，但显示前列腺内部结构和测量前列腺大小不如经直肠途径精确。经直肠 B 超用彩色多普勒血流显像（CDFI）能看到前列腺内部血流分布、走向和血流的频谱分析，可以测定整个前列腺和移行区的体积，测定移行区体积有更为实际意义。

现在认为，前列腺体积是 BPH 临床进展的另一风险预测因素。前列腺体积≥31mL 的 BPH 患者发生临床进展的可能性更大。

5. 尿流率检查

尿流率指单位时间内排出的尿量，通常用 mL/s 作计量单位。50 岁以上男性，Qmax≥15 mL/s 属正常，15~10 mL/s 者可能有梗阻，<10 mL/s 者则肯定有梗阻。但是最大尿流率减低不能区分梗阻和逼尿肌收缩力减低，也不能说明是 BPH 梗阻或非 BPH 梗阻，还必须进一步做其他有关尿流动力学检查才能明确。Qmax<10.6 mL/s 的 BPH 患者发生临床进展的可能更大。

（二）根据初始评估结果，部分患者需要进一步检查

1. 排尿日记

让患者自己记录排尿次数、排尿时间、每次尿量、伴随排尿症状、饮水量等。一般连续记录 5~7d。对以夜尿为主的下尿路症状患者，排尿日记很有价值，有助于鉴别夜间多尿和饮水过量，排尿次数是白天多还是晚上多。

2. 尿流动力学检查

尿流动力学检查是对下尿路功能评估的一种有价值的检测方法。BPH 诊断时常用的尿流动力学检查包括尿流率测定、压力-流率同步检查、充盈性膀胱测压等，其中尿流率测定如前所述。

（1）充盈性膀胱测压：患者取截石位，经尿道将 8F 导尿管置入膀胱，记录残余尿量后与尿动力学仪相应通道连接，经肛门将一气囊导管于直肠下端，气囊适量充气后与尿动力学仪相应通道连接。采用液体介质进行中速膀胱灌注，连续记录储尿期和排尿期膀胱压力和容量的相互关系及膀胱感觉功能，将其描绘成膀胱压力容积曲线图，可以反映储尿期膀胱感觉功能、逼尿肌顺应性和稳定性以及排尿期逼尿肌的收缩能力。

储尿期正常膀胱压<1.47 kPa（15cmH$_2$O），无自发或诱发的逼尿肌收缩，膀胱容量和感觉功能正常。若出现自发或诱发的逼尿肌无抑制收缩，膀胱内压>1.47 kPa（15cmH$_2$O），则为不稳定膀胱。若膀胱空虚静止状态膀胱内压>1.47 kPa（15cmH$_2$O），或较小的膀胱容量增加即迅速地压力升高，则为低顺应性膀胱。若膀胱容量>750 mL，且膀胱内压始终处于低水平则为高顺应性膀胱。

排尿期正常膀胱呈持续有力的收缩，最大逼尿肌收缩压力 2.94 ~ 5.88 kPa（30 ~ 60 cmH$_2$O）。若逼尿肌收缩压始终<1.96 kPa（20cmH$_2$O），应考虑为逼尿肌收缩功能受损；若逼尿肌收缩压始终>9.8kPa（100 cmH$_2$O），提示逼尿肌收缩亢进。

（2）压力-流率同步检查：常用检查方法蹲位、立位或坐位，操作同充盈性膀胱测压。记录排尿全过程，分别以逼尿肌收缩压和尿流率为坐标，即可获得压力流率函数曲线图。检测结果如为高压低流曲线，表示逼尿肌收缩压高，尿流率低，这是典型的尿道梗阻曲线，也是尿道梗阻诊断的金标准；若低压低流曲线，逼尿肌收缩压和尿流率均低，这是典型的逼尿肌无力曲线。

（3）影像学检查。①静脉尿路造影：如果有下尿路症状患者同时伴有反复泌尿系感染、镜下或肉眼血尿，怀疑肾积水或者输尿管扩张反流、泌尿系结石，应行静脉尿路造影检查。但是，血清肌酐值升高超过正常 1 倍者不宜进行此项检查。②尿道造影检查：不能排除尿道狭窄的患者建议选用此项检查。③CT 和 MRI：CT 可测量前列腺体积，显示前列腺大小、形状以及凸入膀胱情况。正常前列腺的 CT 值约 40 HU，BPH 时 CT 值略低。MRI 三维成像可清楚显示前列腺形态以及凸入膀胱程度，MRI 可以区分前列腺各区域的结构，但用于区分前列腺内结节良恶性的价值不大。

（4）尿道膀胱镜检查：怀疑 BPH 合并尿道狭窄、膀胱内占位性病变时建议此项检查。通过尿道膀胱镜检查可以了解以下情况如有无尿道狭窄，观察前列腺增大或凸入膀胱的情况，有无合并膀胱结石、膀胱憩室、膀胱肿瘤，如膀胱内小梁小房形成，常是膀胱出口梗阻的依据。但尿道膀胱镜是有创检查，一般常规不做此检查。

（三）鉴别诊断

1. 膀胱颈挛缩

一般发病年龄较轻，40~50 岁常见，排尿梗阻症状明显，DRE 和 B 超前列腺不大，确诊依赖尿道膀胱镜检查，以膀胱颈后唇抬高、颈口环状隆起缩窄变小、输尿管间嵴明显肥厚为特征。

2. 前列腺癌

发病年龄偏大，前列腺癌常发生于前列腺外周带，DRE 可扪及结节，前列腺不规则质地硬，血清 PSA 明显升高，前列腺癌以 LUTS 就诊时，多数是晚期（常见肺、骨转移），必要时可行前列腺穿刺活检确诊。

3. 尿道狭窄

仔细询问病史，有无骨盆骨折、尿道骑跨伤、尿道炎症、尿道内灌注、尿道内器械操作治疗等病史，必要时尿道造影、尿道膀胱镜检查确诊。

4. 膀胱癌

最常见的临床表现是间歇性无痛性肉眼血尿，肿瘤较大且位于膀胱颈口时可引起排尿困难等症状。肿瘤位于膀胱三角区且有浸润时，可以表现明显的 LUTS 症状。主要依靠尿道膀胱镜检查确诊。

5. 神经源性膀胱

单从临床症状上和 BPH 很难鉴别。有的膀胱刺激症状明显，表现尿频、尿急、夜尿次数增多，甚至急迫性尿失禁；有的排尿梗阻症状明显，表现尿潴留、上尿路积水。不过，神经源性膀胱患者多有明显的神经损害病史、体征，往往伴有下肢感觉和（或）运动障碍、肛门括约肌松弛和反射消失。确诊依赖于神经系统检查和尿流动力学评估。

6. 膀胱结石

多数患者有典型的排尿中断现象，常并存尿痛、血尿等，可以通过 X 线、B 超、膀胱镜等检查明确诊断。

五、良性前列腺增生内科治疗

（一）观察等待

1. 内容

观察等待包括对患者的健康教育、生活方式指导、随访指施等几个方面。

2. 适应证

包括：①接受观察等待的患者，应进行 BPH 诊断的初始评估，以除外各种 BPH 相关并发症和鉴别诊断。②轻度下尿路症状（I-PSS 评分<7 分）的患者。③中度以上评分（I-PSS 评分≥8 分），但生活质量评分未受到明显影响的患者。

3. 方法

①患者教育：向接受观察等待的患者提供与 BPH 疾病相关的知识，包括下尿路症状和 BPH 的临床进展，让患者了解观察等待的效果和预后。同时有必要提供前列腺癌的相关知识，告知目前还没有证据显示有下尿路症状人群中前列腺癌的检出率高于无症状的同龄人群。②生活方式指导：告知患者观察等待不是不需要任何处理。适当限制饮水可以缓解尿频症状，例如夜间和出席公共社交场合时限水。但要保证每日饮水量不要少于 1 500 mL，酒精和咖啡有利尿和刺激前列腺充血作用，可以使尿量增多，加重尿频、尿急等排尿刺激症状，因此应限制酒精类和含咖啡因类饮料的摄入。精神放松训练，把注意力从排尿的欲望中解脱出来。指导排空膀胱的技巧，如重复排尿。膀胱训练，鼓励患者适当憋尿，以增加膀胱的容量和延长排尿的间歇时间。③BPH 患者多为老年人，常因合并其他内科疾病，同时服用多种药物，

医师应了解和评价这些合并用药的情况，如阿托品，654-2等会抑制膀胱逼尿肌收缩，增加排尿困难。某些降压药含利尿成分，会加重尿频症状。必要时和相关的内科医师讨论调整用药，以减少合并用药对泌尿系统的影响。保持大便通畅，防止便秘加重患者的排尿困难症状。

4. 随访

观察等待不是被动的单纯等待，应明确告知患者需要定期的随访。患者症状没有加剧，没有外科手术指征，观察等待开始后第6个月进行第一次随访，以后每年进行一次随访。随访的内容包括I-PSS评分、尿流率检查、B超测定残余尿。直肠指诊和血清PSA测定可选择每年检查一次。随访过程中，如果患者下尿路症状明显加重，或出现手术指征，要及时调整治疗方案，在重新制订治疗方案时，充分考虑患者的意愿，转为药物治疗或外科治疗。

（二）药物治疗

BPH药物治疗的短期目的是缓解患者的下尿路症状，长期的目标是延缓疾病的临床进展，预防并发症的发生，在减少药物治疗不良反应的同时保持患者较高的生活质量是BPH药物治疗的总体目标。

BPH药物治疗包括：①接受药物治疗的患者，应进行BPH诊断的初始评估，以除外各种与BPH相关并发症和鉴别诊断。②中度以上评分（I-PSS评分≥8分），有膀胱出口梗阻（BOO），但尚无BPH的并发症，无外科治疗的绝对指征者。③部分BPH患者有手术治疗的绝对指征，但身体条件不能耐受手术者，也可采用药物治疗。

BPH的药物治疗目前有三大类药物：①α_1-肾上腺素能受体（α_1-AR）阻滞剂。②5α还原酶抑制剂。③植物药。

1. α_1-AR阻滞剂

α_1-AR阻滞剂是通过阻滞分布在前列腺和膀胱颈部平滑肌表面的肾上腺素能受体，松弛平滑肌，达到缓解膀胱出口动力性梗阻的作用。治疗BPH的α-AR阻滞剂是根据其选择性的不同及其在体内半衰期的长短而分类。

（1）非选择性α-AR受体阻滞剂：酚苄明可阻滞α_1及α_2-AR，对心血管和中枢神经系统有明显的不良反应，表现头晕、乏力、心动过速、心律不齐、直立性低血压。短效，剂量5~10mg，每日需口服三次，目前临床已基本不用。

（2）短效选择性α_1-AR阻滞剂：主要有哌唑嗪（prazosin）和阿夫唑嗪（alfuzosin），商品名称为桑塔（xatral）。哌唑嗪是最早用于治疗BPH的选择性α_1-AR阻滞剂，推荐剂量为2mg，每日2~3次，阿夫唑嗪对α_{1A}、α_{1B}、α_{1D}受体的亲和力分别为0.3：1：0.6。半衰期为5h，推荐剂量为7.5~10 mg，每日需口服三次。

（3）长效选择性α_1-AR阻滞剂：有特拉唑嗪（terazosin）及多沙唑嗪（doxazosin），又称可多华（carduraXL）。特拉唑嗪是应用最多的α_1-AR阻滞剂。特拉唑嗪对α_{1A}、α_{1B}、α_{1D}受体的亲和力分别为0.4：1：1.1，其半衰期为12h，用药要从小剂量开始，先用1 mg，根据疗效及耐受性，逐渐调整剂量至5 mg或10 mg，每日一次。其疗效作用有剂量依赖性，剂量越大减轻症状就越明显。剂量在 2 mg 以上者，有的会发生直立性低血压。特拉唑嗪对 BPH 伴高血压患者有一定的降压作用，对血清甘油三酯有明显的下降作用，尤其适用于 BPH 伴高血压、高血脂患者。

多沙唑嗪对 α_{1A}、α_{1B}、α_{1D} 受体的亲和力分别为 0.4 : 1 : 1.2。其半衰期为 22 h，治疗效果及安全性与特拉唑嗪相似，但多沙唑嗪降低血压作用比特拉唑嗪明显，头晕、头痛、直立性低血压等不良反应稍高于特拉唑嗪。用药也要逐渐调整剂量，从每日 2 mg 开始，增加至每日 4 mg 或 8 mg。其症状改善及尿流率的增加有剂量依赖性。

（4）长效选择性 α_1-AR 亚型阻滞剂：有坦索罗辛（tamsulosin），商品名称为哈乐（harnal），坦索罗辛对 α_{1A}、α_{1H}、α_{1D} 受体的亲和力分别为 38、1、7。其半衰期为 10 h，其优点是剂量小而减轻症状效果好，对血压影响小，一般不会产生首剂效应，不必逐渐调整剂量，坦索罗辛每日服用 0.2~0.4mg，其疗效与特拉唑嗪每日 5~10 mg 及多沙唑嗪每日 4~8 mg 相同，且药物耐受性比特拉唑嗪、多沙唑嗪好。坦索罗辛的不良反应有眩晕、头痛和逆行射精。

（5）α_{1A} 和 α_{1D} 受体双重阻滞剂：萘哌地尔（naftopidil），商品名称为那妥，对 α_{1A}、α_{1B}、α_{1D} 受体的亲和力分别为 6、1、17，萘哌地尔的体内半衰期为 10.3~20.1 h，具有对 α_{1A} 和 α_{1D} 受体阻滞作用。萘哌地尔不仅能阻滞前列腺内的 α_{1A} 受体，缓解 BOO 的动力学因素，还能阻滞膀胱逼尿肌的 α_{1D} 受体，减轻膀胱逼尿肌不稳定，改善膀胱功能，缓解尿频、尿急及急迫性尿失禁等储尿期症状。推荐剂量 25 mg，每日睡前口服一次。不良反应偶见头晕、头痛，直立性低血压少见。

各种选择性 α_1-AR 阻滞剂对减轻 BPH 症状的效果基本相同，但对心血管系统的反应有不同，如多沙唑嗪、特拉唑嗪和坦索罗辛对减轻 LUTS 的疗效是相似的，但坦索罗辛对 α_{1A}-AR 的亲和力比对 α_{1B}-AR 的亲和力大 7~38 倍，所以坦索罗辛对血压的影响更小，一般不会产生首剂效应。如果患者对某一种 α_1-AR 阻滞剂的不良反应不能耐受，可考虑更换另一种 α_1-AR 阻滞剂。但如果 BPH 患者对减轻症状的效果不明显，更换另一种 α_1-AR 阻滞剂可能也不会取得更好的疗效。

α_1-AR 阻滞剂治疗 BPH 的优点是：①α_1-AR 阻滞剂治疗后 48 h 即可使症状改善，对于需要迅速改善 LUTS 症状的 BPH 患者，是首选药物。②α_1-AR 阻滞剂长期应用可以维持稳定的疗效。③无论有无 BOO 和无论前列腺体积大小的 BPH 患者都可以使用 α_1-AR 阻滞剂，以减轻症状。④应用 α_1-AR 阻滞剂治疗不会对血清 PSA 值有影响，不会影响前列腺癌的筛查。

应用 α_1-AR 阻滞剂治疗虽然能迅速改善下尿路症状，但评估其疗效应在用药 4~6 周后进行，连续使用 α_1-AR 阻滞剂 1 个月无明显症状改善则不应继续使用。虽然新型的高选择性 α_1-AR 阻滞剂不断问世，但 BPH 发生于老年患者，多伴有高血压等心血管疾病，仍要注意直立性低血压、心血管系统不良反应的发生。

2.5 α 还原酶抑制剂

5α 还原酶抑制剂通过抑制体内睾酮向双氢睾酮的转变，进而降低前列腺内双氢睾酮的含量，达到缩小前列腺体积、改善排尿困难的治疗目的。目前国内应用的 5α 还原酶抑制剂包括非那雄胺（finasteride）、爱普列特（epristeride）和度他雄胺（dutasteride）3 种。

（1）非那雄胺（finasteride）：商品名保列治（proscar），非那雄胺是 Ⅱ 型 5α 还原酶竞争性抑制剂，可抑制睾酮向双氢睾酮转化，其半衰期为 17.2 h。非那雄胺常用剂量为 5 mg，每日口服一次。服用非那雄胺 12 个月，前列腺内 DHT 下降 80%~90%，但不影响体内睾酮水平，所以一般不会降低性欲和影响性功能，非那雄胺是可耐受且有效的雄激素抑制治疗的药物。

一项长达 4 年的非那雄胺治疗 BPH 多中心研究报告显示，治疗 8 个月后，症状明显减轻，非那雄胺组 I-PSS 评分减少 3.3 分，而安慰剂组仅减少 1.3 分；治疗 1 年后，非那雄胺组体积缩小 20%，而安慰剂组增大 14%；非那雄胺治疗后急性尿潴留发生率减少了 57%，BPH 需要手术率减少 55%。非那雄胺长程治疗的有效性及耐受性可达 4 年，最长者 7 年。所以非那雄胺的治疗优势是长程疗效。可减少远期并发症的发生，减少需要的手术率，并有抑制 BPH 疾病发展进程的作用。

非那雄胺最适用于前列腺体积较大，而症状不严重，不一定在短期内就需要使症状有明显减轻的患者。前列腺体积>40 mL、血清 PSA>1.4 ng/mL 而又排除前列腺癌的 BPH 患者，非那雄胺治疗效果好。

非那雄胺的长时间应用后，会出现如下一些不足之处：①非那雄胺起效慢，属于长程疗效，减轻 LUTS 是患者寻求治疗的主要因素对需要短期内缓解症状的患者，单一应用非那雄胺，疗效差，需要加用 α1-AR 阻滞剂。②BPH 所引起的 LUTS 是多因素决定的，单一运用非那雄胺通过缩小前列腺体积，可能并不能有效缓解 LUTS。③应用非那雄胺能降低血清 PSA 水平，服用非那雄胺每日 5 mg，持续 1 年可使 PSA 水平减低 50%。对于长期应用非那雄胺的患者，只有将血清 PSA 水平加倍后，才不影响其对前列腺癌的检测效能。④非那雄胺有轻微的性功能障碍的不良反应。根据 Pless 资料，非那雄胺组与安慰剂组中性欲减退的发生率分别为 6.4% 和 3.4%。射精量分别减少 3.7% 和 0.8%，勃起功能障碍分别为 8.1% 和 3.7%，乳房肿大分别为 0.5% 和 0.1%。

（2）爱普列特（epristeride）：商品名川流，是全球唯一非竞争性 5α 还原酶抑制剂，可与 5α 还原酶 NADP+ 形成稳定的三元复合物，迅速地排出体外，从而非竞争性抑制 5α 还原酶活性，阻断睾酮向双向睾酮转化，使前列腺及血清中 DHT 水平降低，而不影响血清中睾酮水平，并使前列腺缩小。非竞争性抑制 5α 还原酶活性不受体内睾酮浓度的影响，起效迅速。目前临床试验表明其他 5α 还原酶抑制剂减小前列腺的时间为 4~6 个月，但是爱普列特一般在 2~3 个的时间即可使增大的前列腺减小。有部分的临床试验表明部分患者在 1 个月的时候就有前列腺体积的减小。其非竞争性有效地改善了其他 5α 还原酶抑制剂起效慢的缺点。其半衰期为 7.5 h。用法：5 mg，每日两次口服。口服吸收迅速，剂量 5~20 mg。

不同的 5α 还原酶抑制剂对还原酶的作用强度不同。已知人体内的 5α-还原酶可分 Ⅰ 型和 Ⅱ 型。Ⅰ 型酶分布于皮肤、肝脏及肌肉组织中，Ⅱ 型酶主要分布于前列腺内。在前列腺组织中，Ⅱ 型酶活性要远高于 Ⅰ 型酶。爱普列特对 Ⅱ 型酶的亲和力远远高于 Ⅰ 型酶，因此爱普列特选择抑制活性更强的Ⅱ型酶，并且较其他5α还原酶抑制剂对Ⅱ型酶的抑制作用更强。爱普列特高选择性带来的优势为选择性抑制前列腺中的DHT，对血清中DHT影响则较其他5α还原酶抑制剂更小。血清DHT较T更有效增加NOS活性，而其他5α还原酶抑制剂血清中DHT浓度降低较多，会导致NOS活性下降较多，进而使L-精氨酸生成NO减少，使得勃起障碍加重。爱普列特由于是高选择性药物对血清中DHT影响则较其他5α还原酶抑制剂更小，所以改善了5α还原酶抑制剂对于性功能的影响。

采用多中心开放临床试验观察爱普列特治疗BPH的疗效，疗程4个月。结果显示，IPSS评分较治疗前平均降低6.12分（28.8%），$P < 0.0001$；最大尿流率较治疗前平均增加3.48mL/s（33.4%），$P<0.0001$，前列腺体积平均缩小4.91mL（11.6%），$P<0.0001$；剩余尿量平均减少19.1 mL（38.4%），$P < 0.0001$，差别均有极显著性意义。治疗总有效率83.4%。临床不良反应发生率6.63%，多为轻中度。

因此，爱普列特用于临床治疗BPH十余年，无重大不良反应，是一种安全有效的治疗BPH的新药。

（3）度他雄胺（安福达）：为Ⅰ型和Ⅱ型5α-α还原酶双重抑制制剂，是全球唯一的5α还原酶双重抑制剂。2010年国际多中心对19个国家4 325例患者进行为期四年的研究，度他雄胺与其他抑制剂相比，具有更强的血清和前列腺内DHT水平下降。第1个月即显著缩小前列腺体积5.2%，48个月持续缩小27.3%。AUA症状评分，24个月降低4.5分，并持续降低至6.5分，最大尿流率1个月开始改善，48个月持续增加2.7 mL/s。不良事件发生率与安慰剂接近，且长期用药，不良事件发生率趋于降低。同时，能显著降低前列腺癌的发生率。

3. α_1-AR阻滞剂和5α还原酶抑制剂联合治疗

5α还原酶抑制剂是针对BOO的机械因素的治疗药物，能缩小前列腺体积，减少尿潴留的发生率和需要手术率，但它是长程治疗才发挥治疗作用的。而α_1AR阻滞剂是针对BOO的动力因素，改善BPH症状作用比较明显，起效快，在很短的时间内可减轻症状，对需要迅速减轻症状的患者，α_1-AR阻滞剂是首选的药物。联合应用非那雄胺与α_1-AR阻滞剂，可在短期内改善症状，又可抑制BPH的进程，同时解除BOO机械因素和动力因素。联合用药比单一用药疗效较好，尤其适合前列腺体积大于40 mL，LUTS症状严重，BPH临床危险较大的患者。1999年，美国AUA会议对BPH药物治疗的总结中提出，α_1-AR阻滞剂与非那雄胺联合用药可增加前列腺细胞的凋亡，主张联合用药。

多沙唑嗪和非那雄胺均显著降低BPH临床进展的危险，而多沙唑嗪和非那雄胺的联合治疗进一步降低了BPH临床进展的危险。进一步发现当前列腺体积≥25mL时，联合治疗降低BPH临床进展危险性的效果显著优于多沙唑嗪或非那雄胺单药治疗。

4. 植物制剂

虽然目前植物药剂的作用机制还未得到充分科学证实，但治疗效果确切，且安全、无毒、无害及无不良反应，可长期服用，容易被患者接受。目前临床普遍应用的植物药有伯泌松、通尿灵、舍尼通等。

（1）伯泌松（permixon）：伯泌松是从美洲棕榈的果中提取的 n-乙烷类固醇，由多种化合物组成，伯泌松的口服剂量是 160 mg，每日两次，一个疗程为 3 个月。伯泌松治疗 BPH 3 个月后，膀胱残余尿减少 43.5%，前列腺体积缩小 9.1%。伯泌松的耐受性好，无明显不良反应。

（2）太得恩（tadenan）：又称通尿灵，是非洲臀果木的提取物，对前列腺细胞产生的碱性成纤维细胞生成因子（bFGF）有抑制作用。通尿灵具有同时作用于前列腺及膀胱逼尿肌的双重功效。剂量为 100 mg，每日一次。

（3）舍尼通（cernilton）：舍尼通是由几种花粉提炼出的一种植物药，由瑞典 Pharmacia Allergon AB 公司开发研制的。舍尼通有两种活性成分：水溶性 T60（P5）和脂溶性 GBX（EAIO），实验研究能松弛大鼠和猪尿道平滑肌，并能增强膀胱肌肉的收缩，可能与抑制由去甲肾上腺素产生的肌肉收缩有关。这两种活性成分对去甲肾上腺素有竞争拮抗作用，从而能缓解 BOO 动力因素产生的症状。用法：每次 1 片，每日 2 次，疗程不低于 3 个月。

5. 随访

由于对 BPH 的病因、发病机制以及 BOO 梗阻所致的病理生理变化的了解尚不够全面，高选择性的 α_{1A}-AR 及 α_{1D}-AR 阻滞剂、特异性 α_{1L}-AR 阻滞剂目前正在进行临床验证，将来能研制开发特异性阻断前列腺、膀胱颈、尿道分布的 α-AR 阻滞剂的药物，可望最大限度避免不良反应的发生。有一种或多种 Caspase 蛋白酶被认为与导致凋亡的最后通路有关，对此研究的认识，可望将来会研制出"制造凋亡"的新药。以往对脊髓中的 α_{1A}-AR 及 α_{1D}-AR 的功能知之甚少，如能进一步研究脊髓中 α_1-AR 及其他神经的变化，将对 LUTS 提出更为有效的治疗措施。

在 BPH 患者 I-PSS 和 QOL 评分无加重，无外科治疗的绝对指征的情况下，药物治疗开始后第 6 个月进行第一次随访，以后每年进行一次随访。随访的内容包括 I-PSS 评分、尿流率检查、B 超测定残余尿。直肠指诊和血清 PSA 测定可选择每年检查一次。随访过程中，如果患者下尿路症状明显加重，或出现手术指征，则充分考虑患者的意愿，必要时转为外科治疗。对使用 α 受体阻滞剂的患者，在开始服药的第 1 个月应关注药物的不良反应，如果能耐受药物不良反应并能使症状改善，可以继续服药。对使用 5α 还原酶抑制剂的患者，随访时注意药物对血清 PSA 的影响，并了解药物对性功能的影响。

六、良性前列腺增生外科治疗

BPH 外科治疗的适应证包括：①LUTS 症状严重，已明显影响生活质量，经正规药物治疗无效或拒绝药物治疗的患者可考虑外科治疗。②反复尿潴留（至少在一次拔导尿管后不能排尿或两次尿潴留）。③反复血尿，5α 还原酶抑制剂治疗无效。④反复泌尿系感染。⑤膀胱结石。⑥继发性上尿路积水（伴或不伴肾功能损害）。⑦BPH 患者合并膀胱大憩室、腹股沟疝、严重的痔疮或脱肛，临床判断不解除下尿路梗阻难以达到治疗效果者，应当考虑外科治疗。

以前认为残余尿>60 mL，是外科手术治疗的手术指征，现在认为，虽然残余尿的测定对

BPH 所致的下尿路梗阻具有一定的参考价值，但因其重复测量的不稳定性、个体间的差异以及不能鉴别下尿路梗阻和膀胱收缩无力等因素，不能确定其可以作为手术指征的残余尿量上限。但残余尿明显增多以致充盈性尿失禁的 BPH 患者应当考虑外科治疗。术前应注意对长期慢性尿潴留、肾功能不全的患者，应先持续导尿引流尿液，待肾功能改善后才能进行外科手术。

外科治疗前，应重视尿流动力学检查。通过尿流动力学检查鉴别 BPH 性梗阻与非 BPH 性梗阻，了解膀胱功能的情况。BPH 性梗阻严重，膀胱功能良好者，治疗效果最佳。膀胱功能受损代偿期应积极治疗，可望膀胱功能恢复。膀胱功能失代偿者，则术后疗效差。膀胱功能严重受损、逼尿肌无力、术后难以恢复，不宜前列腺切除，施行永久性膀胱造瘘术为宜。

BPH 系老年性疾病，因而需要进行全身状况的评估。根据患者的年龄、心、肺、肝肾、脑等重要生命器官的功能状况及其代偿的程度，以评估病情和承受手术危险程度。

手术危险程度分五级。0 级：年龄<70 岁，生命器官功能正常，无高血压、糖尿病史，手术安全性高；Ⅰ级：年龄>70 岁，生命器官有轻度病变，代偿功能健全，手术轻度危险；Ⅱ级：年龄>80 岁，生命器官病变较重，功能减退，但在手术时功能尚在代偿范围内，手术有中度危险；Ⅲ级：预计存活时间<5 年，生命器官病变较重，功能严重减退，手术时功能代偿不全，手术有高度危险性；Ⅳ级：预计存活时间<1 年，病情危重，生命器官功能代偿不全期，手术有高度危险性。BPH 患者年龄>80 岁，至少并发一种以上重要器官、系统严重病变或功能损害者，或年龄>80 岁，手术危险分级为Ⅱ或Ⅲ级者称为高危 BPH。高危 BPH 不宜施行开放手术摘除前列腺。高危 BPH 不是腔内手术绝对禁忌证，但应慎重，做好围术期充分准备，手术时不应强求彻底切除腺体，在保证安全前提下切除前列腺梗阻部分，以求术后排尿畅通，改善症状。手术危险分级属Ⅳ级者施行膀胱造瘘是可取的治疗方法。

BPH 的外科治疗依据采取手术径路和创伤大小分为微创治疗和开放手术治疗两大类。微创治疗大体分为破坏前列腺组织而扩大后尿道通道和保留前列腺组织的情况下扩大后尿道两种方式。前者包括经典的经尿道前列腺电切术（transurethral resection of the prostate，TURP）、经尿道前列腺切开术（transurethral incision of the prostate，TUIP）、经尿道前列腺电气化术（transurethral electrovaporization of the prostate，TUVP）、经尿道前列腺等离子双极电切术（bipolar transurethral plasma kinetic prostatecto-my，TUPKP）、经尿道激光治疗前列腺增生症、经尿道电化学以及利用热效应（包括微波、射频、高能聚焦超声等）等治疗方法。后者包括使用支架（记忆合金、可溶支架等）或气囊扩张后尿道，这些方法不破坏前列腺组织，是利用机械力扩大后尿道，有一定的近期疗效。开放前列腺摘除术的方式多样，包括耻骨上、耻骨后、经耻骨、耻骨下、经会阴、经骶骨等，但目前常用的有三条途径，即耻骨上（经膀胱）、耻骨后、保留尿道的耻骨后前列腺摘除术。

（一）腔内和微创治疗

1. 经尿道前列腺电切术

TURP 是腔内泌尿外科应用最为广泛的技术之一，自 20 世纪 30 年代在美国问世，已有

80 多年的历史。现在，TURP 被认为是 BPH 手术治疗的金标准。

（1）适应证及禁忌证。TURP 适应证和开放手术基本相同，包括：①有明显的前列腺症候群（prosta-tism）引起膀胱刺激症状及 BOO 症状，如尿频、排尿困难、尿潴留等，已明显影响生活质量，经正规药物治疗无效或拒绝药物治疗的患者。②尿流率检查异常，尿量在 150 mL 以上，最大尿流率<10 mL，尿流动力学排除逼尿肌无力。③梗阻引起上尿路积水和肾功能损害。如慢性尿潴留，先保留导尿，等待肾功能好转后手术。④BOO 引起反复尿路感染、血尿、继发膀胱结石、腹股沟疝等。⑤高压冲洗下电切术，宜在 60~90 min 内完成切除的中等度（<60 g）腺瘤。

TURP 属择期手术，禁忌证多是相对的，经过充分术前准备，在合适的条件下可以再做 TURP 术，但一般有下列全身性、局部性病变时不宜行 TURP 术。全身性疾病包括：①心脑血管疾患。严重的高血压、急性心肌梗死、未能控制的心力衰竭、严重的不能纠正的心律失常、近期脑血管意外偏瘫者。②呼吸系统疾病。严重的支气管哮喘、严重的慢性阻塞性肺病合并肺部感染、肺功能显著减退者。③严重的肝肾功能异常。④全身出血性疾病。⑤严重的糖尿病。⑥精神障碍如老年痴呆不能配合治疗者。⑦装有心脏起搏器的患者，如果要做 TURP，术前请心脏科医师会诊，术中心电监护，并做体外起搏器准备，以防止意外。

局部性疾病包括：①尿道狭窄，经尿道扩张后电切镜仍不能通过狭窄段尿道。②急性泌尿生殖系感染期。③腺瘤较大，估计切除组织体积超过 60 g，或手术时间可能超过 90 min 者，对出血者尤为不适宜。④合并巨大膀胱憩室或多发较大膀胱结石需要开放手术一并处理者。⑤合并体积较大，多发或呈浸润性生长的膀胱肿瘤，不宜与 TURP 同时进行处理，应先治疗膀胱肿瘤。⑥髋关节强直，不能采取截石位或巨大不可复性疝，影响手术操作者。

（2）手术要点。①置入电切镜，将带有闭孔器的切除镜鞘涂抹上润滑剂，插入尿道后缓慢推进。如尿道外口狭窄，可用剪刀将腹侧尿道外口剪开少许。放置至膜部尿道如果受阻，可先用 F20~26 尿道探条扩张后再进镜。原则是勿使用暴力，以免造成尿道假道、穿孔，甚至损伤直肠。目前，多在电视摄像系统直视下置入电切镜，一方面可以观察尿道、前列腺、精阜、膀胱颈情况，另一方面也避免了盲插损伤尿道的可能。②观察膀胱和后尿道，术者通过电视屏幕有序地观察、检查膀胱和后尿道。注意膀胱有无小梁、憩室，有无膀胱肿瘤，膀胱颈后唇有无抬高。前列腺中叶有无突入膀胱，如有中叶明显增生，特别注意三角区、双侧输尿管口与增生腺体的关系，防止电切时损伤上述部位。将电切镜后撤，观察前列腺增生的大小、中叶及两侧叶形态及增生程度。继续后撤电切镜，注意精阜与膀胱颈的距离，仔细辨别外括约肌（将电切镜退至球部尿道处，将切除镜鞘向前轻推一下，可见外括约肌收缩）。若从精阜能看到完整的膀胱出口，或电切环完全伸出（长度为 2 cm）可达膀胱颈，常为纤维化的小前列腺，切除组织多不超过 10g。通过直肠指诊、B 超检查、电切镜观察三者结合，对切除组织的重量做出初步估计，前列腺左右径与上下值在 4.5 cm 左右，相当于前列腺 Ⅰ 度，切除组织一般在 10g 左右。若前列腺左右径与上下值在 5.0~5.5 cm，相当于前列腺 Ⅱ 度，切除组织一般在 20~40 g。若前列腺左右径与上下值超过 6.0 cm 左右，相当于前列腺 Ⅲ 度，切除组织一般可达 50 g 以上。③切割前列腺组织手术一般分三个步骤进行：a. 切除中叶及两侧叶。原则是前列腺三叶增生，中叶增生明显时，先切除增生的中叶，以使冲洗液的出入通道畅通和电切镜前后活动便利。如果是两侧叶增生明显，一般在膀胱颈 5 点、7 点位置切割，切至精阜近侧缘，并向左、右切出标志沟（冲水道）。对能从精阜看到完整的膀胱颈的前列腺，可采取先定终点切割法，用电切镜鞘的绝缘端压住精阜，再切割，切割终点正好达精阜近侧缘，不易损伤精阜。对大前列腺，一般采取先定起点切割法，切割至前列腺尖部接近精阜时，则再采用先定终点切割法及浅切法，避免损伤外括约肌和精阜。b. 切除两侧叶及腹侧组织。小前列腺可沿标志沟两侧缘开始切割，顺时针或逆时针方向向侧上方，即 8～11 或 4～1 点方向切除右侧叶或左侧叶腺体。大前列腺，注意当标志沟切除后，两侧叶腺体失去支撑，向中间靠拢并下坠，术者一定要明确标志沟和两侧叶腺体的关系，在标志沟的上方，沿着坠下的腺体的切缘，做顺时针或逆时针弧形切割，直达被膜。一般先将突入视野较大的腺体切除，以免影响观察与操作，但避免在一处切割过深，这样容易发生被膜穿孔。当两侧叶腺体组织切除完全后，将电切镜旋转 180°，切除腹侧组织，腹侧一般不厚，电切时避免过深切破静脉窦，一旦切破静脉窦难以电凝止血。c. 切除前列腺尖部。尖部残留腺体的切除是 TURP 手术效果好坏的关键，切割过度，易损伤尿道外括约肌造成尿失禁；切割过少，残留腺体多，术后排尿不畅，影响手术效果。为避免损伤尿道外括约肌，术中要保持精阜的完整，对两侧叶尖部组织的切割，始终采取先定终点的方法。为避免尖部腺体残留，经常将电切镜前后移动，撤到精阜远侧球部尿道处，观察尖部有无突出的腺体以及辨认尿道外括约肌的收缩，当尖部腺体切除干净，可见到膜部尿道呈圆形张开。

（3）术后并发症。①尿道损伤。多因操作不熟练，在放置电切镜过程中损伤尿道形成假道，外括约肌远端损伤穿破尿道球部，外括约肌近侧尿道损伤穿入前列腺组织内、膀胱三角区下方损伤等，建议最好电视摄像系统直视下进境，可最大限度避免尿道损伤的可能。②大出血。可分为手术当日出血和继发出血两种：a. 手术当日出血，一般是术中止血不完善或静脉窦开放两种原因。静脉窦出血电凝止血多无效，治疗以制动、持续牵拉导尿管、保持冲洗液通畅、防止膀胱痉挛、补液输血等治疗多可缓解。如果术中止血不完善，遗漏个别重新开放的小动脉出血，经积极治疗出血不减轻，或有休克征象，需立即去手术室，再次手术止血。b. 继发出血，多在术后 1～4 周，多因创面焦痂脱落、饮酒、骑车、便秘用力排便造成，如出血伴尿潴留，予保留导尿，必要时膀胱冲洗、抗炎止血治疗多能缓解。但患者术后反复尿血，可能是残留腺体较多，继发感染所致，必要时再次电切治疗。③穿孔与外渗。由于对前列腺被膜形态辨认不清，切割过深，在高压冲洗下，膀胱过度充盈，大量液体经穿孔外渗。患者下腹胀满，为防止液体吸收过多，引起 TUR 综合征，应尽快结束手术。必要时在穿孔处腹壁切开行膀胱腹膜间隙引流。④经尿道电切综合征。是 TURP 手术病情最为凶险的并发症，对其认识不足，可能贻误诊治导致患者死亡。TUR 综合征多因术中冲洗液大量吸收引起血容量过多和稀释性低血钠为主要特征的综合征。前列腺静脉窦开放、前列腺被膜穿孔、冲洗液压力高、手术时间长（>90 min）、使用低渗冲洗液（如蒸馏水）将促使 TURS 的发生。临床表现为血压先升高心率快而后变为血压下降心动过缓，肺水肿表现呼吸困难、呼吸急促、喘息，脑水肿表现头痛、烦躁不安、意识障碍，肾水肿表现无尿或少尿等。如果发现患者有上述临床征象，急查电解质，及时采取措施，包括利尿、纠正低血钠和低渗透压、吸氧、有脑水肿征象脱水降颅压治疗。⑤附睾炎。多在术后 1~4 周发生，出现附睾肿大、触痛，主要是尿道细菌逆行经输精管感染所致，一般以卧床休息，抬高阴囊，应用敏感抗生素治疗多能缓解。⑥尿失禁。a. 暂时性尿失禁：主要原因包括前列腺窝局部炎性水肿，刺激外括约肌关闭失灵，术前就存在的不稳定膀胱，术中外括约肌轻度损伤、气囊导尿管误放置在前列腺窝内，压迫外括约肌等原因，一般可逐渐恢复，膀胱刺激症状明显的患者，口服托特罗定治疗。加强盆底肌锻炼，以利恢复正常排尿。b. 永久性尿失禁：是由于切割过深损伤了尿道外括约肌引起，表现术后不能控制排尿，尤其站立位时，尿液不自主流出，经过 1 年治疗，盆底肌锻炼，仍不能恢复，可基本确诊。永久性尿失禁的处理很棘手，姑息治疗一般以用集尿袋或阴茎夹为主。尿道黏膜下注射硬化剂、人工尿道括约肌等方法尚不十分完善和有效。⑦深静脉血栓形成和肺栓塞。TURP 手术取截石位，小腿后部长期受压，老年人下肢和盆腔静脉易形成深静脉血栓，术后长时间卧床都是促发因素。深静脉血栓形成表现患肢肿胀、疼痛，血栓脱落引起肺栓塞又是 TURP 患者术后死亡原因之一。主要是预防深静脉血栓的形成，包括术后多活动按摩腿部，尽量早日下床活动。对于出现胸痛、呼吸困难等疑似肺栓塞的临床表现时，应立即拍胸片等，并请相关科室抢救治疗。⑧尿道狭窄。a. 尿道外口狭窄：多因尿道口偏小，电切镜鞘长期压迫，牵拉导尿管的纱布压迫外口局部坏死、感染形成狭窄，治疗则外口扩张或切开腹侧尿道外口少许。b. 膀胱颈挛缩：多由于电切过深，术后膀胱颈瘢痕挛缩狭窄所致，表现排尿困难，膀胱镜检查可以确诊。治疗以冷刀切开或再次电切瘢痕组织。c. 尿道其他部位狭窄：主要是插入电切镜时损伤尿道所致，直视下放入电切镜可减少尿道损伤的情况。⑨性功能障碍。表现为逆向射精、不射精或性欲低下等改变。

2. 经尿道前列腺切开术

1973 年 Orandi 首先进行了 TUIP，收到良好的治疗效果。许多学者对 TUIP 和 TURP 进行了比较，发现 TUIP 治疗后患者下尿路症状的改善程度与 TURP 相似。与 TURP 相比，TUIP 具有手术时间短、出血和并发症少，需要输血的危险性降低，住院时间缩短等优点，但再次需要手术率比 TURP 高。

TUIP 治疗的适应证与 TURP 相似，但更适宜前列腺体积小于 30 mL 且无中叶增生的患者，以及一部分不适宜开放手术和 TURP 的患者如冠心病、肺功能不良的患者。

治疗分为两种方式：①6 点钟切开法。电切环置于膀胱颈后方，从 6 点切一沟延伸到精阜附近，近端显露内括约肌纤维，余处达包膜。②4 点和 8 点切开法。分别从膀胱颈 4 点和 8 点钟切开达前列腺尖部，深度达包膜。其余手术禁忌、手术注意事项、术后处理、并发症等与 TURP 基本相同。

3. 经尿道前列腺电气化术

TUVP 最早于 1972 年由 Mebust 等报道使用，在 20 世纪 90 年代后，将其与电切镜相结合，并发明滚轴状及宽而厚的气化电极，才得以广泛应用。

它的工作原理是通过高功率的电流产生的热能使前列腺气化而达到切割目的。因其气化的同时凝固血管，故手术中出血较少，但气化切割的速度较慢，故一般适宜较小的前列腺。近年来随着技术进步，一种铲状气化电极的出现使得切除腺体的速度加快，可切除较大腺体，同时具备气化封闭血管，出血少的优点。TUVP 的适应证、禁忌证、术前准备、手术方式、术后处理、并发症与 TURP 基本相同。TUVP 尤适宜凝血功能较差和前列腺体积较小的患者。

4. 经尿道前列腺等离子双极电切术

1998 年英国佳乐（Gyrus）公司将等离子体技术（plas-makinetic 技术）用于前列腺切除。2000 年以后此项技术在我国迅速开展普及起来。它的工作原理是工作电极与回路电极均位于电切环内，高频电流通过释放的射频能量将导体介质转化为围绕电极的等离子体区，这一等离子体是由高电离颗粒构成，这些电离颗粒具有足够的能量将组织内的有机分子键打断，使靶组织融化为基本分子和低分子随即破碎、气化。

经尿道前列腺等离子双极电切术（bipolar transurethral plasma kinetic prostatectomy，TUP-KP）的特点是用生理盐水做冲洗液，靶组织表面的温度仅 40~70℃，切割精确，止血效果好，热穿透浅。国内王行环（2003）报道用 TUPKP 治疗 600 余例 BPH 患者，无 1 例发生TURS。TUPKP 的手术适应证、禁忌证、手术操作、术后处理、并发症与传统的 TURP 基本相同。

5. 激光治疗

前列腺激光治疗是通过组织气化或组织凝固性坏死后的迟发性组织脱落达到解除梗阻的目的。疗效肯定的方式有经尿道钬激光剜除术（transurethral holmium laser enucleation of prostate，HoLEP）、经尿道激光气化术（transure-thral laser vaporization）、经尿道激光凝固术（tran-surethral laser coagulation）三种。

（1）经尿道钬激光剜除术：Ho：YAG 产生的峰值能量可导致组织的气化和前列腺组织的精确和有效的切除，随着大功率钬激光的开发及组织粉碎器的临床应用，HoLEP 得以实施。钬激光的优点是组织作用深度仅 0.5 mm，有较好的安全性，同时对气化层面以下 3~4mm 组织产生良好的凝固作用，因此出血极少，手术视野清晰。用生理盐水进行灌洗，避免了组织吸收过多的液体而产生 TURS。HoLEP 切除下来的组织需要组织粉碎器粉碎，增加了损伤膀胱的危险和手术操作难度是其主要缺点。

Montorisi 等对 HoLEP 组与 TURP 组进行了比较，HoLEP 组平均手术时间长于 TURP 组〔（74±19.5）min vs（57±15）min，P<0.05〕，但术后留置导尿管时间明显缩短〔（31±13）min vs（57.78±18.9）min，P<0.001〕，住院时间也明显缩短〔（59±19.9）hvs（85.8±18.9）h，P<0.001〕，在术中和术后并发症包括勃起功能障碍和逆向射精方面，两者相似。HoLEP 对于 100 g 以上、重度前列腺也能顺利切除。Matlage 等对 86 位患者行 HoLEP 治疗，患者前列腺体积均大于 125 mL，平均为 170 mL，手术时间 128.1 min，住院时间 26.1 h，平均组织剜除 140.2 g。

（2）经尿道激光气化术：TUVP 与经尿道前列腺电气化术相似，用激光能量气化前列腺组织，以达到外科治疗目的。近年来新兴的激光气化术的代表为磷酸钛氧钾晶体（KTP）激光前列腺气化术，这种激光波长 532 nm，位于光谱中可见光的绿色区，故又称绿激光。早期的绿激光功率都在 40 W 以下，单独使用不足以使前列腺组织快速气化，故与钬激光联合使用。随着技术的进步，大功率（60~80W）绿激光设备研制出来，使其快速气化组织的能力明显加强，并单独使用。Alexis E（2004）报道了光选择性前列腺气化术后 1 年的随访结果，术后短期 I-PSS 评分、尿流率、QOL 指数的改善与 TURP 相当。术后尿潴留而需要导尿的发生率高于 TURP。由于此项技术应用时间较短，长期疗效尚待进一步研究。由于绿激光对前列腺组织气化，术后无病理组织，因此术前必须排除前列腺癌可能。

（3）经尿道激光凝固术：经尿道激光凝固术时光纤尖端与前列腺组织保持约 2 mm 的距离，能量密度足够凝固组织，但不会气化组织。被凝固的组织最终会坏死、脱落，从而减轻梗阻。手术时，根据 B 超所示前列腺的大小，在横断面 12、3、6、9 点处激光照射，一般功率为 60 W，每点照射 60~90s，两侧叶可照射时间较长一点，尖部照射时，避免损伤尿道外括约肌。

此项手术的优点是操作简单，出血风险以及水吸收率低。采用 Meta 分析发现经尿道前列腺激光凝固术后需要导尿的尿潴留发生率和尿路刺激症状发生率分别为 21% 和 66%，明显高于 TURP 的 5% 和 15%。

6. 其他微创治疗

（1）经尿道微波治疗：TUMT 是将微波发射探头插入尿道，使微波辐射置于前列腺中央位置，在治疗前列腺增生时多采用这种途径。一般治疗选用超过 45℃ 的高温疗法。低温治疗属于理疗范畴，效果差，不推荐使用。微波治疗可部分缓解 BPH 患者的尿流率和 LUTS 症状。适用于药物治疗无效（或不愿意长期服药）而又不愿意接受手术的患者，以及伴反复尿潴留而又不能接受外科手术的高危患者。微波治疗 BPH 后，5 年的再治疗率高达 84.4%，其中药物再治疗率达 46.7%，手术再治疗率为 37.7%。

（2）经尿道针刺消融术：经尿道前列腺针刺消融术（transurethral needle ablation, TU-NA）是通过穿刺针将前列腺组织加热至 100℃，而在针的周围形成凝固坏死，产生 1 cm 以上的空腔，是一种操作简单安全的治疗方法。适用于不能接受外科手术的高危患者，对一般患者不推荐作为一线治疗方法。Meta 分析术后患者下尿路症状改善 50%~60%，最大尿流率平均增加 40%~70%，3 年需要接受 TURP 约 20%。远期疗效还有待进一步观察。

（3）前列腺增生的电化学治疗：前列腺增生电化学治疗是我国自行开发的一种腔内介入方法，通过特制三腔气囊导尿管的阴阳极定位于前列腺，形成阴极、前列腺、膀胱内液、阳极之间的闭合电路，使前列腺局部变性、坏死、创面纤维化修复，造成前列腺尿道内腔扩大，达到解除或缓解机械性梗阻目的。电化学治疗具有操作简便、安全、微创、不需麻醉、并发症少、患者痛苦小、恢复快、费用低等优点，特别适用于年老体弱和高危不能外科手术 BPH 患者，总有效率为 74%。

（4）前列腺支架治疗：前列腺支架治疗是通过内镜放置在前列腺部尿道的记忆合金金属（或聚亚胺酯）装置，扩大后尿道的方法。适用于高危、不能耐受其他手术治疗、非中叶增生的 BPH 患者。前列腺支架可以缓解 BPH 所致的下尿路症状，作为反复尿潴留替代导尿的一种方法。常见的并发症有支架移位、钙化、支架闭塞、感染、慢性疼痛等。

（二）开放手术治疗

自 20 世纪 80 年代以后，随着内镜手术器械和技术的改进，腔内手术治疗 BPH 已在我国广泛开展。需要开放手术治疗的患者逐年减少，但这并不意味开放手术已被淘汰。因为对于前列腺体积>80 mL，合并有巨大膀胱憩室、较大质硬的膀胱结石、巨大腹股沟疝影响经尿道手术、髋关节强直不能采取截石位的患者，仍需要施行开放性前列腺摘除术。此外，在腔内手术时遇到一些技术问题，如术中难以控制的出血、膀胱或前列腺包膜穿孔等并发症，必须立即改行开放手术加以挽救。

目前常用的开放手术方法有耻骨上前列腺摘除术、耻骨后前列腺摘除术、保留尿道的耻骨后前列腺摘除术。

1. 耻骨上前列腺摘除术

1895 年 Fuller 施行了第一例经膀胱包膜内前列腺增生组织完整摘除。早期手术都是在盲视下进行。1911 年 Squier 对盲视下手术进行了改进，一是将切口切在膀胱顶部，二是将示指伸入，裂开前列腺前联合，从而剜除前列腺，减少了出血。1909 年 Thompson-Walker 进行了第一例直视下开放式耻骨上前列腺摘除术，通过缝扎膀胱颈部和前列腺包膜达到较好的止血效果。

以后对此术式的探索主要是尿液的引流和止血方法的改进，这些方面我国泌尿外科学者做了许多创新性的探索。吴阶平（1978）在第九届全国外科学术会议上提出耻骨上前列腺切除术不用留置导尿管的方法，自行设计了吴氏导管，术后不需尿道留置导尿管，大大减轻患者痛苦，起到较好的止血效果。术后尿路感染、附睾炎发生率明显减少。

1985 年苏州医学院郭震华在吴氏导管启发下，设计了一种耻骨上前列腺三腔气囊导管，这是我国首次研制成的国产三腔气囊导管。

操作方法类同吴氏导管，腺体摘除后，导管尖端送入后尿道，气囊置于前列腺窝，一般注水 10~20mL，目的是固定作用，使导管不致滑脱进入膀胱。气囊后方的导管两侧增加引流尿液和膀胱冲洗。沿导管缝合前列腺窝的创缘，使腺窝与膀胱隔离。导管经膀胱固定于腹壁，术后持续点滴灌洗膀胱。耻骨上前列腺三腔气囊导管使吴氏导管更加完善，被称为吴—郭导管。吴—郭导管经临床应用，止血效果好，术后患者免除了尿道留置导尿管的痛苦，并发症明显减少。2006 年 Hooman D jaladat 在《泌尿学杂志》发表了伊朗关于这种三腔气囊导管在耻骨上前列腺切除术中的报道。认为这种导管安全，能有效减少术后尿路感染、尿失禁、尿道狭窄的并发症。可见当时吴、郭二氏提出的耻骨上前列腺切除术不用尿道留置尿管的构思迄今仍有指导意义。

（1）手术要点：耻骨上前列腺摘除术可经下腹正中切口或弧形切口。腹膜外显露膀胱，于膀胱前壁切开膀胱，探查膀胱内有无结石、憩室、肿瘤，并作相应处理一并解决。注意两侧输尿管开口与膀胱颈部的距离，以防术中误伤输尿管开口。耻骨上前列腺摘除术的操作要点是增生腺体剜除和腺窝止血、膀胱灌注引流的技术方法。①增生腺体剜除方法：最常用的方法是在膀胱颈部切开突入膀胱的腺体表面黏膜，以此切口用血管钳分离出增生腺体与外科包膜之间的平面，示指伸入此分离平面内，并紧贴腺体进行剥离，使腺体和包膜分离。剥离至尖部后，用拇指、示指紧贴腺体捏断尿道黏膜，或紧贴腺体剪断前列腺尖部尿道黏膜。操作时忌用暴力牵拉，防止尿道外括约肌损伤。②另一种方法可直接用手指伸入后尿道内，示指腹侧面挤压腺体前联合处尿道，撕裂联合处尿道黏膜，露出两侧增生腺体的间隙。由此间隙进入外科包膜内，使腺体与包膜分离，将腺体剜除。此法不易损伤尿道外括约肌。前列腺剜除后检查标本是否完整，腺窝内有无残留。如膀胱颈部厚唇抬高，应将后唇黏膜与肌层潜行分离后，楔形切除过多、过高的肌层，然后用3-0可吸收线将后唇黏膜缝合固定于前列腺后壁，形成一漏斗状膀胱颈部。上述腺体剜除操作都是在盲视下进行，如遇腺体黏膜分离困难时，Guiteras提出用另一手指在直肠内抬高前列腺，以便于术中前列腺摘除，也可防止损伤直肠。

腺窝止血和膀胱灌注引流：腺窝止血和膀胱灌注引流是近百年来研究改进手术操作的主要内容，也是前列腺摘除手术的关键问题。

目前腺窝止血方法取得很大进展，使这项手术的死亡率大为降低。目前较为成熟的操作规范是在腺体剜除后应迅速用热盐水纱布加压填塞于前列腺窝内，持续压迫5～10 min。在此同时显露膀胱颈后唇创缘5、7点处，用3-0可吸收线做贯穿肌层和外科包膜8字缝合，以结扎前列腺动脉。前列腺动脉是前列腺的主要供血血管，在膀胱前列腺连接部（相当于膀胱颈后唇5、7点位置）进入腺体。

另一种：也可用3-0可吸收线作膀胱颈后唇缘3～9点连续交错缝合，缝线穿过少部分的膀胱黏膜肌层和贯穿前列腺包膜全层。如腺窝较大而出血明显者，可用3-0可吸收线，将窝内后面包膜横行折叠缝合2～3针。若膀胱颈太宽，用3-0可吸收线将窝口前缘做1～2针8字缝合，以缩小口径，可疏松通过一中指为宜。自尿道插入F20或F22三腔气囊导尿管，气囊注水20～30 mL，充盈后牵拉尿管，使气囊紧贴于膀胱颈部，将膀胱与前列腺窝隔离，同时压迫前列腺窝达到止血目的。腺窝内血液不致流入膀胱，将导尿管拉紧于尿道外口处用纱布扎紧固定。一般不需膀胱造瘘，如患者术前有不稳定性膀胱症状，估计术后可能发生膀胱痉挛者，则于导尿管末端缝一根7号丝线，牵引丝线固定于腹壁，以减少对膀胱三角区的刺激。

（2）术后处理：①术后用纱布结扎导尿管于尿道外口，保持一定张力牵引气囊，持续压迫膀胱颈部。用生理盐水点滴冲洗膀胱，直至尿液转清。出血停止后，才可去除结扎在导尿管上的纱布。若仍有出血，应继续牵引球囊，压迫膀胱颈部。一般在术后5～7d拔除导尿管。②术后留置硬膜外麻醉导管，并连接镇痛泵2～3d，可达到良好止痛作用，防止膀胱痉挛。

（3）并发症及其防治如下：

术中及术后出血：①术中剜除腺体困难或剜除平面不当。②膀胱颈创缘出血点未能有效缝扎。③膀胱与前列腺窝没有隔离。④术后膀胱痉挛引起膀胱出血，而血块又未及时冲出，血块阻塞导尿管造成引流不畅，又进一步加重膀胱出血。⑤术后便秘、灌肠、用力咳嗽等腹压增高，引起膀胱出血，或术中缝扎血管的可吸收线溶解或感染等因素可引起术后迟发性出血。防治出血的措施包括术前检查患者的凝血功能，有异常及时纠正。如术后出血，需及时清除血块，保持引流通畅。同时使用解痉剂或术后镇痛防止膀胱痉挛。大量血块堵塞导尿管或大出血保守治疗无效时，需麻醉下清除血块，必要时再次手术止血。

术后排尿困难：常见原因包括：术前患者膀胱逼尿肌失代偿，或神经源性膀胱，术后虽解除梗阻，但疗效不满意，仍无法排尿；术中腺体组织残留，术后可形成活瓣样阻塞，或多年后继续增生，再次引起排尿困难；术时前列腺窝口处理不当，如对抬高的膀胱颈部后唇未做楔形切除，或因止血而将膀胱颈口过分缝缩，引起膀胱颈狭窄；由于导尿管太粗或质量问题留置时间过长，均可引起尿道炎症感染，导致尿道狭窄，狭窄部位常见于尿道球膜部交界处和尿道外口。术后排尿困难可试行尿道扩张术。进一步可做尿道膀胱镜检查，膀胱颈部存在梗阻时，可行尿道内切开或膀胱颈部电切治疗。如证实有腺体残留，可行 TURP 手术切除残留腺体。

尿失禁：尿失禁是前列腺切除术后严重并发症。男性后尿道可分为两个排尿控制带：①近端尿道括约肌，包绕着膀胱颈及前列腺至精阜的尿道前列腺部。②远端尿道括约肌，由三部分组成，即内部固有的横纹肌、尿道周围的骨骼肌、内部的平滑肌层。

前列腺摘除时近端尿道括约肌遭到不同程度的破坏，术后排尿控制主要靠远端尿道括约肌张力与膀胱内压间的平衡。若术时损伤远端尿道括约肌，术后可发生尿失禁。术后部分患者可能出现暂时性尿失禁，大多数可在短期内逐步恢复。如果远端尿道括约肌部分受损，可通过加强盆底肌肉收缩的提肛训练，可望逐步得到恢复或改善。如远端尿道外括约肌严重损伤，可引起完全性尿失禁。处理较为棘手，姑息治疗一般以用集尿袋或阴茎夹为主。尿道黏膜下注射硬化剂、人工尿道括约肌等方法尚不十分完善和有效。

术中损伤包膜或直肠：当腺体与包膜粘连严重时，剜出腺体时用力不当或方向不对而撕裂包膜甚至直肠。因此当术中发现腺体剜除十分困难时，应另一手指伸入直肠，使前列腺向前顶起，直肠内示指可指示操作防止损伤直肠，千万不可强行操作。如损伤前列腺包膜时，可于耻骨后间隙进行修补。损伤包膜时，特别是大块缺损，往往不可能进行修补。为此可于膀胱颈后唇缝 2 针 7 号丝线，用直针将丝线通过前列腺窝穿出会阴，由助手拉紧丝线，使膀胱三角区拉入前列腺窝，用以覆盖包膜损伤处，丝线以小纱布固定于会阴部。术中损伤直肠，无法直接缝合直肠时，将气囊注水压迫膀胱颈部，并牵拉以隔离膀胱与腺窝，术毕留置肛管。必要时可行暂时性乙状结肠造瘘，如术后形成前列腺窝尿道直肠瘘再择期行尿道直肠瘘修补术。

2. 耻骨后前列腺摘除术

1909 年 Van Stoc-kum 进行了第一例耻骨后前列腺摘除术，采用前列腺包膜纵向切口，剜除腺体后用止血棉填塞腺窝而不缝合。1935 年 Hybbinette 将该术式与膀胱切口结合起来，前列腺包膜纵向切口延伸至膀胱下部从而可处理膀胱内病变。1945 年 Terrencemillin 发展并标准化了该术式。他将前列腺包膜切口改为横切口，并预先缝扎血管止血，经包膜横切口剜除前列腺后封闭包膜，并经尿道插入导尿管至膀胱引流尿液。从而该手术标准化，被称为 Millin 手术。

（1）手术要点：Millin 手术采用下腹正中切口或下腹低位弧形切口，进入耻骨后间隙，稍分离前列腺包膜。包膜上做两排缝线结扎血管。采用横行或纵行切开包膜，用手指或血管钳钝或锐性分离，贴近腺体尖部用手指捏断或剪断尿道，将腺体向上翻转，于膀胱颈部紧贴腺体分离，剜除腺体。直视下腺窝内缝扎包膜出血点。如膀胱颈后唇抬高，行膀胱颈后唇楔形切除，颈部 5、7 点缝扎止血。采用前列腺包膜纵切口可延伸到膀胱颈部，可同时处理膀胱内病变。腺窝止血完善后，从尿道外口插入三腔气囊导尿管。经腺窝进入膀胱，气囊注水后，牵拉导尿管，使气囊压迫膀胱颈部，隔离膀胱与前列腺窝。可吸收线缝合前列腺包膜，导尿管向外牵拉固定。

（2）并发症及其防治：①术中损伤输尿管开口。当增生腺体突入膀胱腔，于膀胱颈部分离腺体时，操作不当，损伤过多颈部黏膜，可能损伤输尿管口，术时应检查输尿管开口是否完整，如有损伤，应行输尿管与膀胱抗逆流吻合。②耻骨后间隙感染。耻骨后引流不畅，有积血或外渗尿液积聚，易感染形成脓肿及耻骨炎症。术后局部疼痛明显，窗口脓性分泌物。

X 线片显示骨质破坏，常迁延难愈。此时应加强引流和抗感染治疗。其他并发症与耻骨上前列腺摘除术基本相同。

3. 保留尿道的耻骨后前列腺摘除术

保留尿道的耻骨后前列腺摘除术（prostatectomy with preservation of urethra，Madigan 手术）是经耻骨后尿道外将增生的前列腺摘除，是由 Madigan 于 1970 年提出，又称为 Madigan 前列腺切除术。它将前列腺增生组织从耻骨后前列腺包膜下尿道外面摘除而保留了尿道的完整性，保存了局部解剖生理的完整性。

耻骨上、耻骨后开放性前列腺摘除术，摘除腺体的同时前列腺段尿道也一并切除，前列腺窝创面与膀胱、尿道均相通，腺窝需经肉芽组织及上皮修复，在修复过程中早期出血、血块滞留、感染及纤维组织增生，后期瘢痕挛缩，都是引起术后并发症的根本原因。

Madigan 手术从解剖及组织学基础上免除了造成上述诸多缺点及并发症，保留完整的尿道，有效地防止损伤尿道内外括约肌。术后感染、出血、尿失禁、尿道狭窄等并发症明显降低。术后处理简单，恢复快。

Madigan 手术适应证同耻骨后前列腺摘除术，但对于 BPH 伴膀胱内病变、中叶增生明显、可疑前列腺癌以及前列腺摘除或 TURP 术后患者不适宜。曾经做过微波、射频等热疗的患者，往往粘连明显，为相对禁忌。

（1）手术要点：手术方法与 Millin 手术相似，术时需插入导尿管作为标记，经腹膜外耻骨后显露膀胱及前列腺，达耻骨前列腺韧带，分离膀胱颈部前列腺两侧表面脂肪层。扪及前列腺动脉，一般从膀胱颈前列腺交界处外侧进入前列腺，用 4 号丝线缝扎。勿缝扎过深，以防损伤神经，影响阴茎勃起。再分离前列腺前方脂肪层，显露前列腺前方及两侧形成的三个静脉丛，横行缝扎两排。两排缝线间切开前列腺包膜，用血管钳或手指在腺体与包膜间分离两侧及后面。

于腺体中线处各缝扎两条牵引线后，在两侧牵引线之间切开腺体组织达尿道黏膜下，黏膜下可见微蓝色尿道，触摸尿道内已保留的导尿管，作为标记。边切边于切面深处缝牵引线，提起深层牵引线，用组织剪或手术刀在腺体与尿道黏膜下结缔组织之间锐性解剖，分别将两侧增生腺体从尿道外剥离，于后方会合。同时解剖到前列腺尖部及膀胱颈部，于尿道后正中切断前列腺左、右叶。使腺体完全与尿道分离。腺窝止血后，前列腺包膜不必缝合或仅部分缝合，以利引流，防止腺窝内血肿压迫尿道。术后保留导尿，无须膀胱冲洗。

（2）并发症及其防治：术中腺窝出血系因前列腺动脉缝扎不彻底，可再于膀胱前列腺交界处外侧缝扎，多能奏效。前列腺包膜切缘出血，多为静脉出血，可于其远侧缝扎即可。术中损伤尿道时，首先应防止裂口继续扩大，可用 5-0 可吸收线缝合修复。

（三）随访

在接受各类外科治疗后，应该安排患者在手术后 1 个月时进行第一次随访。第一次随访的内容主要是了解患者术后总体恢复情况和有无出现术后早期并发症（如血尿、附睾炎等）。一般在术后 3 个月评价手术疗效，建议采用 I-PSS 评分、尿流率和残余尿检查，必要时查尿常规和尿细菌培养。术后随访期限建议为 1 年。

包括尿道微波热疗在内的其他微创治疗由于治疗方式不同，其疗效与并发症不同，而且再次需要治疗率高，建议长期随访。随访计划为接受治疗的第 6 周和第 3 个月，之后每半年一次。

第二节　尿道狭窄

尿道狭窄是指尿道因某种原因导致管腔变细而言。可发生于尿道的任何部位，以男性为多见。女性尿道因短而宽大，故不易发生损伤与狭窄。

男性尿道的结构比女性复杂，分为前尿道与后尿道两部分。前尿道被尿道海绵体和球海绵体肌所包绕，血流丰富；后尿道部分的膜部尿道位于尿生殖膈之间，是后尿道最狭小和最固定的部分，在尿生殖膈与前列腺尖部之间有一段称之为膜上部尿道的部分是最薄弱的部分，此处常在骨盆骨折时受到损伤。

正常尿道的口径是：1 岁幼儿可通过 10Fr，5 岁时可通过 15Fr，10 岁时可通过 18Fr，而成年男性可通过 24Fr 的尿道探子。

男性尿道括约肌的控制与下述三部分有关：①膀胱颈部。②膜部尿道由横纹肌所构成的外括约肌。③位于外括约肌内层受 α-肾上腺素能受体控制的环形平滑肌。因此手术时要避免损伤血管神经及重要的环形括约肌，尿道嵴远端和外括约肌之间的不随意肌是在外括约肌损伤后保持括约功能的部分，术中应注意保护。

一、病因

可分为先天性与后天性两大类，在后天性中以损伤及感染为常见，值得注意的是医源性尿道狭窄并不少见，应引起重视。

（一）外伤性尿道狭窄

大都为外来暴力所致，也可以是由于尿道内手术器械的操作所导致，狭窄的发生与损伤程度或与损伤早期处理不当有关。狭窄是由于创伤组织的纤维性变形成瘢痕挛缩所造成，局部的尿外渗、血肿与感染促使了这一病理过程的形成。狭窄常在外伤后数周至数月后发生。

在当今社会，交通事故（RTA）已成为尿道外伤的主要原因。当发生骨盆骨折时并发尿道损伤的发病率很高，其并发原因除骨折碎片的直接损伤外，更为主要是骨盆受伤时发生的剪力作用导致损伤。当骨盆受到外来暴力时常发生扭转，使骨盆内径发生急剧变化，当侧方受压时其横径短缩而前后径被拉长，骨盆之软组织也发生剧烈牵拉与错位，此时膜部尿道随三角韧带及耻骨弓向前方移动，而前列腺部尿道则随前列腺、膀胱及直肠向后上方浮动，从而使最为薄弱之前列腺尖部远端的膜上部尿道被撕裂，造成后尿道损伤，是此类创伤中最为常见的。此外尚有一定比例的骑跨伤，故球部尿道狭窄也并不少见。

（二）感染性尿道狭窄

目前常见的是非特异性细菌感染所致，大多发生于尿道损伤早期的处理不当之后。病毒性及结核性感染亦可导致狭窄，但已十分少见。而在新中国成立初期十分常见的淋菌性尿道狭窄一度极为罕见，但鉴于近年来急性淋菌性尿道炎的发病率呈明显上升趋势，淋菌性尿道狭窄的发病率在数年内将有可能增多。尿道感染性狭窄常发生于尿道腺体分布集中的部分，因此多见于前尿道，且表现为长段的尿道狭窄。

（三）医源性尿道狭窄

常由于应用尿道器械时操作不当所致，如金属尿道探子、金属导尿管和内腔镜等，特别近年来由于腔内泌尿学的兴起，如 TURP 和 TURBT 等在临床上的广泛应用，这类医源性狭窄的发生有所增加，其好发部位以尿道外口及前尿道多见。即使是极其普通的软质导尿管的留置尤其是长期留置的病例，如果固定方式欠妥或护理不当，特别是发生感染后未做相应有效的处理时，常可导致尿道炎及尿道周围炎，最终可产生尿瘘或感染性尿道狭窄甚至闭锁。例如使用之导尿管管径过粗，使尿道内分泌物引流不畅；又如常被部分医师忽视导尿管的正确固定位置而产生压迫，发生阴茎阴囊交界处的"压疮"，形成尿瘘或尿道狭窄，当然选用组织相容性较好的硅胶导管对减轻感染是有利的。

（四）先天性尿道狭窄

以尿道外口为多见，多发生于有包茎的儿童及成人。在一些重复尿道、尿道下裂的畸形病例也常并发。先天性尿道狭窄由于症状不明显而易发展成严重肾积水、继发感染或肾功能受损时才被发现。女性尿道狭窄或尿瘘常与产伤、严重的会阴部或骨盆损伤、感染等有关，少见。

二、病理

尿道狭窄的病理比较简单，是由于损伤部位由纤维组织替代了正常尿道黏膜与海绵体，形成瘢痕收缩而使管腔变为窄小。Singh（1976 年）曾做了以下三个实验。

（1）对两个婴儿及两个成年男性尿道做了超薄连续切片，发现尿道腺体的分布部位与淋菌性尿道狭窄的部位相符，说明了淋菌性尿道狭窄是由于淋菌在腺体内反复感染的结果。

（2）用大白鼠做实验，将尿道造成人为损伤，又以损伤程度分为 5 组，每组又分别分为膀胱造瘘与不造瘘两部分。观察结果是尿道穿透伤组形成狭窄的机会比未穿透伤组要多，尿道损伤后未行膀胱造瘘的形成狭窄的比已行膀胱造瘘组要多。说明尿外渗与狭窄的形成是密切相关的。

（3）对 24 例尿道狭窄段组织做电镜检查，发现狭窄段组织中除纤维组织外，不同病例还有不同程度的平滑肌纤维或弹力纤维存在。因此有的瘢痕坚硬，有的较软；有的弹性大而尿道探子通过容易，但扩张效果不好，此乃与组织学上的组成成分不同有关。

三、诊断

根据病史、体征、排尿情况、尿流率测定、试探性尿道扩张以及尿道镜的检查手段，本病的诊断是不困难的。尿道造影有助于了解狭窄之部位、长度、有否瘘管或假道等。尿道 X 线造影每次宜摄两张斜位片，一张是逆行尿道造影，一张为排尿期膀胱尿道造影片，后者对了解后尿道或狭窄段以上尿道的情况是至关重要的。如排尿期膀胱尿道造影未能满意地显示后尿道情况时，在已行耻骨上膀胱造瘘的病例可以采用经造瘘口将金属探子插入后尿道，同时配以逆行尿道造影的摄片方法，往往可显示狭窄的部位与长度。以往前后尿道均采用金属尿道探子替代造影剂的方法，由于手法上易发生错位而使造影结果严重失真，故已不再推荐使用。

近年来一些学者通过应用实时超声显像技术在尿流动力学方面应用的研究中，观察到超声对尿道狭窄的诊断有较大的帮助，通过直肠探头和（或）线阵探头利用向尿道内注水或排尿动作等配合，可清楚地观察到动态的尿道声像图，不仅可观察狭窄的部位、长度，还可观察狭窄周围瘢痕的厚薄程度，此点对选择何种手术方式有很大的参考价值。如狭窄段短而瘢痕少者可首选内切开术治疗，反之则宜选择开放性手术为佳。此外超声对在 X 线造影时不易显示的后尿道往往可获得较好的显示，有假道者常可清楚显示，此为其独到之处。故超声对本病是一种颇有前途的新诊断技术。

应注意狭窄可以是节段性、多发的，当尿道造影片提示尿道可能完全闭锁时，事实上不一定全长均已闭锁，超声和尿道海绵体造影术可能有一定帮助，但最后还得依靠手术探查来明确，并据此选择最为合理的手术术式才是治疗能否成功的关键。

对上尿路功能及形态学的检查对长期的、严重狭窄的病例是需要的。还应注意有否感染、结石等并发症。

真性狭窄是指因尿道黏膜与尿道海绵体受损后组织修复所形成的瘢痕环状包绕尿道所致。假性狭窄是一些因尿道黏膜的局限性病损而产生的黏膜间粘连而形成的狭窄，这种狭窄一旦探子通过，即可顺利扩张到24Fr的正常口径，一般扩张1~3次即可痊愈，或尿扩后留置硅胶管3~4d，可防止粘连的再度形成，这类情形常见于留置导尿管时间稍久又有感染的病例。另一种类型的假性尿道狭窄见于尿道黏膜未曾受损，而尿道黏膜周围的海绵体等组织因故形成纤维瘢痕组织，压迫尿道黏膜使尿道内腔变细而形成的狭窄。在处理上只需切除或切开尿道黏膜外的瘢痕组织，即可见黏膜鼓起而狭窄解除，一般无须做狭窄段切除再吻合术。

在鉴别诊断上应注意与前列腺增生症、膀胱颈挛缩、神经源性膀胱、尿道结石及尿道异物等疾病相鉴别。

四、治疗

（一）尿道扩张术

一般尿道狭窄常首先采用尿道扩张这一简易的治疗方法，可使不少患者因而康复，这是一项物理性治疗，起到按摩软化瘢痕并促使其吸收的作用，使尿道扩大并保持通畅。扩张应定期进行，要循序渐进，扩张之幅度应视狭窄程度而定，操之过急或过度扩张是失败之原因，良好的麻醉有助于扩张之成功，丝状探子对严重狭窄的患者是有助的。

有学者在1979年曾设计了一种用不锈钢管做成的18Fr尿道扩张器，可在窥视下进行扩张，可避免产生假道，但由于实用价值不高而未被推广。为了防止扩张引起的尿道热，术前用抗菌药物做尿道冲洗，术前术后口服抗菌药物均可有预防作用。当尿道有急性炎症时扩张是禁忌的。

（二）尿道内切开术

尿道内切开术是一种简单而有效的治疗方法，对尿扩失败的部分病例特别是狭窄周围瘢痕组织较少的病例和多发性或长段狭窄的病例，如果尚能通过丝状探子，均可采用本法治疗。有学者提出当应用电切镜或碎石镜而尿道不够大时，虽无狭窄亦可采用本法以扩大尿道，使腔内治疗得以进行。尿道内切开术分盲目和直视下进行两大类，在20世纪70年代以前普遍采用的是盲目法，70年代以后因直视下尿道内切开镜的问世，使尿道狭窄的治疗发生了巨大的变化，目前已成为本病首选的手术方法。

1. 盲目尿道内切开术

常用的有两种内切开刀，一种为 Maisonneuve 型，另一种是带有刻度盘的 Otis 型内切开刀。凡能通过丝状探子的病例均可采用，比较简便。一般在尿道1.2点处切开，切割后应留置相应口径之硅胶气囊导尿管，如遇严重出血可在阴茎周围进行加压包扎1~2h，可帮助止血，拔管后尚需定期扩张3个月左右，疗效可达55%~75%。其缺点是：①盲目切开难免损伤正常尿道。②丝状探子无法通过的病例不能进行；③一点切开有时效果欠佳。

2. 直视下尿道内切开术

有学者在1957年首先报道了直视下用电刀进行尿道内切开术，由于并发症较多而未能推广应用。Sachse 在1977年开始在直视下切开可准确掌握切开部位与范围和深度，使成功率已高达80%~85%，近期疗效可高达92%，因此有人认为本法可作为首选术式，但对存在广泛的尿道周围病变，瘢痕多的病例和放射治疗后引起尿道狭窄的病例易导致失败，不宜采用本方法。

有学者认为做放射状多处切开比一点切开效果要好，手术成功的关键是将纤维瘢痕组织全层切开，直至松软的正常尿道周围组织为止。应注意每个环形狭窄的部位的厚度是不同的，所以要做不同深度的切开，一次切开不满意可在 2~3 周后待原切开处上皮化后再做第 2 次，甚至第 3 次的切开。狭窄长度不是失败的因素。术后应留置 16~18Fr 硅胶导尿管 1~7d，在渗血停止后即可拔除。术前、术后应用抗菌药物预防感染。近期对无法通过导管甚至已完全闭锁的病例也有切开成功的报道。采用后尿道插入探子做引导的方法曾打通了闭锁长达 2.6 cm 的病例，上海市第六人民医院也曾成功的切通了闭锁长达 3cm 的完全闭锁的病例，近来又有学者应用冷光源置入后尿道狭窄之近端，以光做引导进行切开的技术，也有助于完全闭锁病例的成功切开。

3. 直视下尿道内激光切开术

有学者于 1976 年首先在动物实验成功的基础上应用于人。激光主要是烧灼瘢痕组织使之汽化并分开，激光的切口较冷刀或电刀的创缘愈合要好，血管和淋巴管在激光照射时被封闭，减少了创面分泌物和细菌进入体内的机会，因此是清除瘢痕组织的一个较为理想的方法。在应用激光进行狭窄部位切割时，应将瘢痕全层切开，将切口延伸至两端正常尿道组织 0.5 cm 处，并应做多点切开。将可见瘢痕尽可能汽化，以提高疗效。

（三）尿道修复术

尿道修复术是一种可能完全治愈尿道狭窄的方法，适用于尿道扩张或内切开术失败和有假道或瘘管形成的病例。尿道修复术之方法繁多，有分一期完成的，也有分二期或三期手术完成的，现分别选择几种具有代表性的手术方法。

1. 尿道外口切开术

应用于尿道外口狭窄的病例。手术应将狭窄段尿道向腹侧做全长切开，切开应达正常尿道 0.5~1.0 cm 处止，再分别将尿道黏膜与皮肤缝合。近来有学者介绍将腹侧的包皮做倒"V"形切开并与尿道黏膜缝合，可防止狭窄之再发生。

2. 尿道对端吻合术

适用于尿道狭窄段在 3cm 以内的病例，手术可一期完成，如吻合满意可获良好效果，是应用开放性手术治疗本病的首选方法。手术必须充分切除瘢痕，充分游离两端之尿道，在无张力的条件下将两端正常之尿道组织作对端吻合，吻合口之断面应剪成斜面以防止吻合口狭小，尤其在前尿道吻合时更为必须。术后留置硅胶管一周左右，术后需应用雌激素以防止阴茎勃起造成吻合口出血或撕裂。为了使狭窄段较长的病例也能满意地完成对端吻合术，可以通过下列方法以利吻合：①充分游离远端尿道来减少张力，必要时游离段可直达舟状窝。②将阴茎根部之海绵体在中隔处予以分离或凿除部分耻骨联合或切除耻骨联合之方法，以求减少因尿道之弧形走向而带来的距离改变，为接近直行而缩短距离的方法，可大大扩大本术式的适应证和提高成功率。本法不适用多发性尿道狭窄和狭窄段过长的病例。

3. 经耻骨联合尿道修复术

Pierce 在 1932 年将本法应用于后尿道狭窄的病例，此法有暴露好、操作方便之优点，可提高后尿道狭窄手术的成功率，尤其是狭窄段长，急症手术时未将上浮的膀胱固定的病例，或有骨折片压迫尿道及伴有尿道直肠瘘的病例等。手术要点是切除 4 cm 左右的耻骨联合，充分暴露后尿道，切除病损部分的尿道做正常尿道间的对端吻合术。对狭窄段较长远端尿道游离有困难时，可同时做会阴切口以充分游离远端尿道，或同时做阴茎海绵体中隔切开有利于提高手术之成功率。曾有人提出在小儿病例中采用强行撑开耻骨联合的方法，由于可能发生骶髂韧带的损伤而遗留慢性腰背痛的后遗症，故目前已不再应用。

4. 尿道套入法

适用于后尿道狭窄段较长，膀胱上浮近端尿道高而深，经会阴切口进行吻合有困难的病例。该手术之要点是在切除瘢痕后将远端尿道断端用可吸收线固定于导尿管上，并将该导尿管经近端尿道自膀胱切口引出，并固定于腹壁，令远端尿道套入并使两尿道断端相互对合，断端对合之要求，是在不能正确对合时其相距之间隙或相重叠处均以不超过 0.5 cm 为宜，否则易形成瓣膜或因缺损段过长而再度形成瘢痕。牵引用的导尿管在术后 10～14d 时可予以拔除。

5. 皮片移植尿道修复术

（1）游离皮片（管）移植尿道修复术：Devine 于 1963 年首先介绍本法，适用于球部尿道以远之尿道狭窄之修复，由于手术效果较满意，其适应证在不断扩大。有学者认为自精阜以远的尿道任何部位的狭窄均可采用，特别对阴茎悬垂部尿道的对端吻合术易发生再狭窄或尿瘘，而本法可提高手术的成功率，对狭窄段较长的病例可采用游离皮管修补的方法亦可获成功。做皮片修补时先将狭窄段尿道切开，两侧均应切至正常尿道 0.5～1.0 cm 处，然后取自体组织的皮片移植之。目前被采用为自体组织材料包括包皮、口腔颊黏膜及大肠黏膜等。如果尿道已闭锁，则可切除已闭锁尿道；然后将游离之皮片缝合成一皮管移植之。提高游离皮片（管）成活率的要点是：①皮片之皮下脂肪须去尽。②受移植处的组织应有良好的血供。③移植后皮片应良好地固定。④充分引流防止感染，感染是失败的主要原因。术后尿道内留置硅胶管 2 周，术后 3 个月可行器械检查，少数病例术后可能有假性憩室形成。

（2）岛状皮片移植术：适用于前尿道狭窄的一期修复术，手术方法是在狭窄段尿道的邻近部位取一皮下组织不予离断的相应大小的带蒂皮片进行尿道修补，由于皮片保存了血供，故成活率高，提高了手术的成功率。将此法应用于前尿道瘘的修补，取得良好的效果。

6. 皮肤埋入式尿道修复术

皮肤埋入式尿道修复术是一种分期进行的修复术式，其术式颇多，现将具有代表性的两种方法介绍如下。

（1）Johnson 手术：是 Johnson 在 1953 年所介绍的，适用于狭窄段长的前尿道病例。手术分两期进行，第一期是将狭窄段尿道切开后将两侧之皮肤埋入并与其边缘缝合，在已完全闭锁病例可将病损的尿道切除，然后将两侧邻近组织缝合于阴茎白膜上，此缝合之要求必须紧贴阴茎白膜，否则将影响二期手术之效果。此时在尿道狭窄段形成一尿沟和远近 2 个尿道瘘口。6 个月可进行第二期手术，采用 Browm 的方法做尿道成形术。

（2）Turner Warwick 手术：手术也分两期进行，第一期在切除狭窄的基础上将阴囊或邻近皮肤埋入形成尿瘘，再进行二期修复尿道。该方法适用于精阜远端任何部位的单一或多发性尿道狭窄，为了解决后尿道深部缝合时的困难，Turner Warwick 设计了一套专用手术器械，包括一把类似鼻镜的张开器，两把不同弧度的深部缝针等，以利操作和提高手术的成功率。

皮肤埋入法仅适用于狭窄段过长而无法用各种方式进行一期尿道对端吻合的病例。

（四）尿道内支架管的应用

1989 年 Milroy 首先报道了将金属支架置于尿道的狭窄处来治疗本病的前尿道狭窄，此后相继有学者报道应用钛合金尿道内支架及用不锈钢合金制成的螺旋支架管置入狭窄段的尿道以治疗复杂性尿道狭窄。

用不锈钢制成的支架首先成功地应用于心血管系统，然后被应用于尿道，它可应用于前或后尿道的狭窄，术后随访最长的达 20 个月，绝大部分病例术后排尿通畅，原有尿路感染者可获治愈。该支架可以取出，取出之支架发现未被尿路上皮覆盖，如再次狭窄可重新置入，未发现有与支架直接有关的不良反应，被认为是一种对不愿接受开放性手术或复发的难治的尿道狭窄的有前途的方法，但其远期疗效尚有待于进一步的观察。

当然，尿道扩张、直视下尿道内切开术及开放性尿道修复术依然是尿道狭窄的标准术式。

总之，尿道狭窄的病情复杂多变，临床上还没有一种术式可以解决所有的各种类型的狭窄，但无论采用何种术式，其总的原则是一致的——彻底切除狭窄段尿道直至正常尿道组织充分暴露，周围瘢痕组织要充分清除，进行无张力的良好的对端吻合和预防感染是手术成功的关键。经耻骨联合的途径、凿除部分耻骨弓及劈开阴茎中膈等方法适用于狭窄段切除后吻合口有张力和后尿道暴露欠佳的后尿道狭窄的病例。游离皮片或岛状皮片修复术适用于前尿道狭窄的修复，而分期手术方法仅适用于一期手术无法解决的病例。对严重和复杂难治的病例，往往需同时采用 2 种或 2 种以上方法的联合应用，才有可能达到较好的治疗效果。因此必须结合具体病例及术者的临床经验来进行选择是成功之本。

术后需进行一个时期的尿流率测定或尿道扩张来进行随访，尤以尿流率随访的办法是无损伤的，也有学者主张用尿道造影或尿道镜来判断疗效。术后随访不应少于 3 个月。如手术失败需再次行开放手术时，应在 3~6 个月后再进行。

（林　峰）

第四章　前列腺疾病

第一节　前列腺炎

一、概述

（一）流行病学

前列腺炎是泌尿外科门诊常见与多发疾病，病情反复且治疗效果不尽如人意，有的医生戏称此疾病为"不是癌症的癌症疾病"。部分前列腺炎可以严重地影响患者的生活质量与心身健康。由于对前列腺炎的发病机制和病理生理到目前为止仍没有研究得十分清楚，以及前列腺炎患者临床表现的多样性、复杂性，使得前列腺炎的流行病学研究增加很多困难，而研究的结果受地域、饮食习惯、文化背景、季节、医生惯性思维以及研究设计方案、年龄群组选择、诊断标准的差异而影响结论的一致性，因此各国家均缺乏系统而详细的流行病学资料调查与研究，难以制订前列腺炎治疗与预防的相关医疗计划，从而对公共健康卫生事业造成巨大的经济负担。

（二）发病率

应用不同的流行病学调查方法及选择不同的人群结构、不同地域，造成文献中报道的前列腺炎患病率有较大的差异，国际健康中心的健康统计表明，35%～50%的成年男性在一生的某个阶段会受到前列腺炎困扰，1977—1978 年前列腺炎发病率约为 25%。在美国，前列腺炎与前列腺癌和良性前列腺增生症的发病率和就诊率接近，据 1990 年统计，每年有 200 万前列腺炎患者，估计发病率为 5%～8%。Pavone 等报道意大利泌尿科门诊有近 18.9%的患者因反复出现前列腺炎临床症状而就诊。在我国，前列腺炎约占泌尿男科门诊患者总数的 1/3。根据尸检报告，国外前列腺炎发生率为 6.3%～73.0%。schatteman 等研究一组 238 例 PSA 增高或直肠指诊异常患者，前列腺均存在不同程度的炎症。夏同礼等研究 447 例急性猝死成人尸检前列腺标本，诊断前列腺炎 116 例，占 24.3%。Robertson 等对美国明尼苏达州的 Olmsted 社区前列腺炎发病情况调查，显示 40～79 岁的中老年男性前列腺炎发病率 9%。Collins 等对 31 681 例成年男性自我报告病史的调查结果显示前列腺炎发生率为 16%。Nickel 等应用美国国立卫生研究院前列腺炎症状评分 NIH-CPSI 对加拿大渥太华地区调查发现，2 987 名社区成年男性居民中回访率 2%，具有前列腺炎样症状 9.7%，其中 50 岁以下前列腺发病率为 11.5%，50 岁以上男性前列腺发病率为 8.5%。Mehik 等在芬兰对 2 500 例 20～59 岁男性的随机问卷研究表明前列腺炎发病率 14.2%。Ku 等对韩国 ChoongchungSuth 省社区以及 Taejeon 省参军体检的 29 017 例如年轻人的 6 940 份随机问卷调查结果表明，6%出现过下腹部及会阴部疼痛不适，5.0%～10.5%出现过排尿异常，并对生活质量产生一定影响。值得注意的是，并不是所有前列腺炎样症状者都发展成或可以诊断为前列腺炎，前列腺炎的症状严重程度差异亦较大。Mettik 等对 261 例前列腺炎患者调查显示，只有 27%的患者每年出现 1 次以上的症状，16%持续出现症状。Turner 等对 357 例诊断为前列腺炎患者中的 304 例进行调查，结果只有 14.2%的患者就诊于泌尿科，0.6%的患者就诊于急诊，这些患者与就诊于基层综合门诊者相比，临床症状较多、较重，持续时间较长，NIH-CPSI 评分也较高，尤其是疼痛不适症状更明显。尽管前列腺炎的发病率很高，也是临床上诊断最多的疾病之一，但报道的发病率往往低于实际情况，原因可能包括：①该病不威胁生命，大部分慢性前列腺炎患者对自身的疾病情况不清楚，也不一定寻求医疗帮助。②前列腺炎患者的症状不典型且多样化造成误诊。③对该病的分类和诊断缺乏统一的标准。④存在无症状的前列腺炎患者。⑤医生的素质和对前列腺疾病认识的差异也可影响对前列腺炎的准确诊断。⑥有些文献资料也不十分可靠。目前国内尚缺乏这样大样本的调查研究。

（三）各种类型前列腺炎的发生情况

根据 1995 年 NIH 标准，前列腺炎分为急性细菌性前列腺炎（Ⅰ型）、慢性细菌性前列腺炎（Ⅱ型）、炎症性慢性骨盆疼痛综合征（ⅢA 型）、非炎症性慢性骨盆疼痛综合征（ⅢB 型）和无症状的炎性前列腺炎（Ⅳ型）。Ⅰ型前列腺炎比较少见，前列腺炎的 3 个主要类型为Ⅱ型、ⅢA 型和ⅢB 型。德国学者 Brunner1983 年统计 600 例因前列腺炎就诊的患者，发现其中 5%为细菌性前列腺炎、64%为非细菌性前列腺炎、31%为前列腺痛。Ⅳ型前列腺炎由于缺乏明显的症状而不为临床重视，只有因前列腺指诊异常和（或）PSA 增高而怀疑前列腺增生和前列腺癌进行前列腺活检时或因男性不育症进行精液分析时才偶然发现和诊断。Nickel 等对 80 例无症状的 BPH 前列腺增生症患者进行组织活检，均存在组织学的炎症反应证据。Potts 等研究 122 例无症状的血清 PSA 增高男性，41.8%存在前列腺炎。Carver 等在 227 例前列腺癌普查检出Ⅳ型前列腺炎 73 例，占 32.2%，并且血清的 PSA 明显高于无炎症的被普查者。国内李宏军调查 534 例患者，其中诊断前列腺炎 209 例，占 39.1%，Ⅳ型前列腺炎 135 例，占 25.3%。研究表明，Ⅳ型前列腺炎在老年男性和男性不育症中发病率较高，占不育男性中前列腺炎的半数以上。

（四）前列腺炎的年龄分布

前列腺感染可以发生在各个年龄段，以成年男性最多，是 50 岁以下男性就诊于泌尿外科最常见者。以前认为前列腺炎多发于有性活动的青壮年人，高发年龄 25～35 岁，但流行病学调查显示 36～65 岁者发病率高于 18～35 岁者，并与老年前列腺增生症患者具有很大的重叠性。夏同礼等进行尸检发现，50～59 岁前列腺炎发病率 25.4%，60～69 岁有一个发病高峰，达 36.4%，70 岁以上者为 13.8%。芬兰男性 40～49 岁组前列腺炎发病率最高，分别是 20～39 岁与 50～59 岁组的发病率的 1.7 倍和 3.1 倍，而且退休人员的发生率高达 35.6%。Collins 等估计美国每年 200 万前列腺炎患者发生于 18～50 岁占 50%，发生于 50 岁以上者占 50%。美国明尼苏达州一个社区调查显示，既往诊断为前列腺炎的患者，在随后进行的统一检查中诊断为前列腺炎的概率随着年龄的增加而明显增高，40 岁、60 岁和 80 岁组患者分别为 20%、38%和 50%。这些研究均提示，中老年男性前列腺炎的发病率也可以很高。

（五）发病的季节性

慢性前列腺炎的发病明显存在季节性。芬兰的调查显示，63%的前列腺炎患者冬季症状明显加重。国内也有这种情况。而 Cllins 调查美国南部居民比北部居民的慢性前列腺炎发生率高 1.7 倍，说明过冷过热是慢性前列腺炎发病的诱因。

（六）与其他疾病的相关性

目前无明显证据表明前列腺炎与前列腺癌有关，但有部分症状重叠，由于慢性前列腺炎的难治性，部分患者可能会得抑郁症。Mehik 等调查显示，17%的前列腺炎患者担心前列腺癌的发生明显高于健康男性。一项回顾性分析显示前列腺炎病史与前列腺癌的发生有一定相关性，但这个资料分析的数据还不完善。老年良性前列腺增生者易患尿路感染并感染前列腺，可能与前列腺炎的发生有一定关系。有报道 BPH 前列腺增生症患者手术后的组织学检查发现，炎症者高达 84%～98%，BPH 前列腺增生症患者既往诊断为前列腺炎比率更高；而无症状的 BPH 前列腺增生症患者中，前列腺炎症组织学证据也十分常见。泌尿生殖道的炎症性疾病与前列腺炎发病也有十分重要的相关性。资料显示，性传播疾病与前列腺炎的发生具有高度相关性；慢性前列腺炎患者合并精索静脉曲张的机会往往较高，有报道达 50%左右。Pavone 等发现精索静脉曲张在慢性前列腺炎患者中的发生率高达 14.69%，明显高于对照组的 5.02%。可见精索静脉曲张、痔、前列腺静脉丛扩张具有解剖学上的相关性。输精管结扎术与前列腺炎的发生无相关性。Rizzo 等发现，慢性前列腺炎最常见的并发疾病是糖尿病（7.2%）、抑郁症（6.8%）。前列腺炎患者自我感觉过敏性疾病也明显高于一般人群，这也说明了感染或其他因素引起的慢性前列腺炎患者的自身免疫性介导的炎症性反应。

（七）生活习惯和职业的影响

性生活不节制者，手淫过频及酗酒者前列腺炎的发病率较高，而规律的性生活对前列腺功能正常发挥具有重要的作用。芬兰的调查结果显示，离婚或独身的男性前列腺炎发病率明显低于已婚男性，可能与其性刺激及感染机会较少有关。Berger 等研究发现，过度的性生活并不会引起前列腺炎，可能与研究对象病史、年龄构成不同有关。Mehik 等调查显示，43%的前列腺炎患者有勃起功能障碍，24%有性欲降低。来自性伴侣的精神心理压力也与前列腺炎的发生有相关性。生活质量问卷显示，多数前列腺炎患者的精神和体能受到明显影响。Ku 等发现部分前列腺炎患者有精神心理问题，尤其是患者抑郁和感觉体能虚弱，且常在前列腺炎样症状出现的早期阶段。某些特殊职业与前列腺炎的发生有明显相关性。赵广明等统计 318 例慢性前列腺炎患者，汽车司机占 28.9%，占工人的 46.9%。病因可能是久坐，冷热刺激，会阴部长期在湿热的条件下容易使前列腺的充血加重，经常在外留宿，增加了酗酒、嫖宿的机会，而患性病后前列腺炎的发病率明显增高。

二、NIH 分类

1995 年，美国国立卫生研究院（National Institutes of Health，NIH）在过去综合分类的基础上对前列腺炎进行了重新分类，并在流行病学、病原学、病理发生学和治疗方法上都有了重大的突破，重新燃起了人们对该病的极大热情。1998 年"国际前列腺炎合作网络（IPCN）"调查并确定了这个分类方法在 3 年临床和研究应用中的作用，并建议推广使用。新的分类（NIH 分类）法及其基本特点如下：

（1）Ⅰ型（category Ⅰ）急性细菌性前列腺炎：是一种急性尿路感染。细菌存在于中段尿液，与引起尿路感染（urinary trac tinfections，UTIs）的微生物相同，主要为革兰阴性细菌。患者可表现为突发的发热性疾病，并伴有持续和明显的尿路感染症状。

（2）Ⅱ型（category Ⅱ）慢性细菌性前列腺炎：近几十年来，对于Ⅱ型前列腺炎的定义经历许多改变，主要是由于单纯根据临床定义而缺乏客观的循证医学证据及诊断方法的混乱。早在 20 世纪，人们就认为慢性前列腺炎是继发于细菌感染，尤其是革兰阳性菌；随着资料和经验的积累，一些学者对普遍存在的"慢性细菌性前列腺炎"提出质疑，认为只有在定位的前列腺内发现病原菌（主要是革兰阴性菌）才能诊断，并设计实验来区分尿道和前列腺的病原菌。1978 年以后认为，慢性细菌性前列腺炎是指在前列腺液内存在相当大数量的病原菌，同时没有尿道感染或没有类似急性前列腺炎那样的全身症状。目前认为，Ⅱ型前列腺炎患者的前列腺存在反复复发性的感染特征，具有前列腺炎样症状，前列腺内定位分析存在病原菌。多数研究者坚持认为这一类型的前列腺炎是由已经确立的泌尿系统病原微生物引起的前列腺炎症，并伴有反复发作的下尿路感染，具有复发性 UTIs 的特征，但这一限定只适合约 5% 的慢性前列腺炎患者。在诊断Ⅱ型前列腺炎时还存在许多疑问，例如现代诊断技术在区别细菌性和非细菌性前列腺炎的能力有限；使用敏感特异的诊断技术培养所谓的特殊泌尿道病原体结果与Ⅱ型前列腺炎的相关性难以确定；前列腺内定位分析的病原体与 UTIs 的关系不清；许多慢性前列腺炎患者前列腺液培养可以发现革兰阳性细菌，但却不一定是存在于前列腺内的，对其致病性也存在广泛的争议；可消除细菌与临床症状的改善情况之间缺乏相关性。目前，对于下列前列腺炎患者的分类和治疗情况还难以有一致性意见：①没有反复发作的 UTIs 病史，但是在前列腺内有定位病原菌存在的证据。②有反复发作的 UTIs 病史，但是病原菌却不定位于前列腺内。③定位分析前列腺内具有在其他情况下的非致病性的病原菌。因此需要加强相关研究，尤其是对那些还没有接受过抗生素治疗的初诊患者前列腺内定位病原菌的诊断和分析。

（3）Ⅲ型（category Ⅲ）慢性非细菌性前列腺炎/慢性骨盆疼痛综合征（chronic pelvic pain syndromes，CPPS）：是前列腺炎中最常见的类型，也就是过去分类的慢性细菌性前列腺炎和前列腺痛，又可进一步分为ⅢA 型（category ⅢA）和ⅢB 型（category ⅢB），患者的主要临床表现为盆腔区域的疼痛或不适至少持续 3 个月以上，可伴随各种排尿和性生活方面症状，但无 UTIs 病史，实验室检查不能证实感染的存在。其中ⅢA 型为炎症性骨盆疼痛综合征，也称无菌性前列腺炎，在患者的精液、前列腺按摩液（expressed prostatic secretions，

EPS）或前列腺按摩后尿液标本中存在有诊断意义的白细胞，是前列腺炎各种类型中最多见的一种。ⅢB 型为非炎症性慢性骨盆疼痛综合征，在患者的精液、前列腺液或前列腺按摩后尿液中不存在有诊断意义的白细胞。患者的主要临床表现为盆腔区域的疼痛或不适至少持续 3 个月以上，可伴随各种排尿和性生活方面症状，但无 UTTS 病史，实验室检查不能证实感染的存在。对于如何命名Ⅲ型前列腺炎一直存在争议，目前认为非细菌性前列腺炎和前列腺痛的诊断给医师和研究者都带来了很大的困惑，给患者的情绪造成了很大的负担，因此建议不再采用。而统一使用 CPPS 的诊断，这样就拓宽了该病的范围，囊括了泌尿生殖系和肛周疼痛为主诉的非前列腺因素造成的疾病，因为学者们普遍认为慢性骨盆疼痛是这一类型前列腺炎患者中确定不变的因素。国外有些学者认为没有必要把ⅢA 和ⅢB 型前列腺炎区分开来，这是因为ⅢB 型前列腺炎患者的前列腺液中有时也可含有过多的白细胞，而且这两种状态的治疗原则基本相同。

（4）Ⅳ型（category Ⅳ）无症状的炎症性前列腺炎（asymptomatorv inflammatory prostatitis，AIP）：患者没有主观症状，因在其前列腺的活检组织、精液、前列腺液或前列腺按摩后尿液标本中偶然发现存在炎症反应的证据才得以诊断，患者前列腺液中前列腺特异性抗原（prostate specific antigen，PSA）水平也可增高。多数患者是因为血清 PSA 水平升高，在进行前列腺组织的活检时没有发现癌变，却偶然发现了炎症的存在；有一些男性不育症患者在进行不育原因检查时发现精液内存在大量炎症细胞，并因此发现了前列腺内也存在炎症反应。

临床上Ⅰ、Ⅱ型前列腺炎占 5%～10%，Ⅲ型前列腺炎占 90%～95%，Ⅳ型前列腺炎的确切发病情况还不清楚。

三、临床表现

（一）急性细菌性前列腺炎

突然发热、寒战、乏力、厌食、恶心、呕吐、后背及会阴或耻骨上区域痛，伴有尿频、尿急、尿道灼痛及排尿困难，夜尿多，全身不适并有关节痛和肌肉痛、排便痛，排便时尿道流白、性欲减退、性交痛、阳痿、血精。上述症状并非全都出现，有的早期只有发热、尿道灼感被误为感冒。直肠指诊：前列腺肿胀、触痛明显，整个或部分腺体坚韧不规则。前列腺液有大量白细胞或脓细胞以及含脂肪的巨噬细胞，培养有大量细菌生长。但急性期不应作按摩，以免引起菌血症。急性细菌性前列腺炎通常伴有不同程度的膀胱炎，尿培养可了解致病菌及药敏。可并发急性尿潴留、急性精囊腺或附睾炎。

（二）慢性细菌性前列腺炎

临床表现各有不同，其可由急性细菌性前列腺炎迁延而来，然多数患者先前无急性前列腺炎病史，有些患者仅因偶尔发现无症状菌尿而诊断。大多数有不同程度的排尿刺激症状：尿痛、尿急、尿频、夜尿多，有些患者尿末流出白色黏液，会阴、肛周、耻骨上、下腹部、腰骶部、腹股沟、阴囊、大腿内侧及睾丸、尿道内有不适感或疼痛，全身不适，疲乏，可有失眠等精神症状，偶有射精后疼痛、血精、早泄和阳痿。约有 1/3 的患者无临床症状，仅靠前列腺液检查诊断，偶有急性发作。膀胱镜检查和泌尿系造影皆无异常发现。CBP 患者 PSA 可升高。

（三）慢性非细菌性前列腺炎

患者数为细菌性前列腺炎的 8 倍。临床表现有时同细菌性前列腺炎，主诉有尿频、尿急、夜尿多、尿痛，感觉骨盆区、耻骨上或会阴生殖区疼痛或不适。可伴有头痛、乏力、失眠多梦、食欲不振、焦虑，随着病情时间延长，患者的精神症状愈加重，甚至怀疑自己得了不治之症，有时射精后痛和不适是突出特征。病理学检查无特殊发现。

虽然慢性细菌性和非细菌性前列腺炎临床特征有很多相似之处，但非细菌性前列腺炎患者前列腺液细菌培养阴性，也无尿路感染史。非细菌性前列腺炎的前列腺按摩液中白细胞和含有脂肪的巨噬细胞同样较正常多。慢性细菌性和非细菌性前列腺炎均可并发性功能减退和不孕，亦可并有免疫反应性疾病如虹膜炎、关节炎、心内膜炎、肌炎等。

（四）前列腺痛

前列腺痛是非细菌性前列腺炎的特殊类型。典型前列腺痛患者可能有前列腺炎的症状但无尿路感染的病史，前列腺液培养无细菌生长，前列腺液中有大量炎症细胞，主要见于 20~45 岁的男性。主要症状是与排尿无关的"盆腔"痛，如会阴坠胀，阴茎、阴茎头、尿道痛，耻骨上下腹坠胀，腹股沟、阴囊、睾丸抽痛，下腰背痛，大腿内侧痛，个别甚至脚或肩痛，轻重不一，有的只有 2~3 个症状，精神很痛苦，以致失眠。有些患者主诉间歇性尿急、尿频、夜尿多和排尿困难。刺激性排尿困难不是主要症状。许多患者意识到有不同的梗阻性排尿障碍症状，即排尿踌躇、尿流无力、尿线中断及所谓"脉冲"式排尿（"pulsating" voiding）。

泌尿生殖系和神经系统检查无特殊异常，有些患者指检时肛门括约肌有些紧，前列腺和其周围组织有触痛。前列腺液细菌培养阴性，前列腺液镜检正常，膀胱镜检查有轻中度梗阻和不同程度的膀胱小梁。前列腺痛的患者 PSA 可升高。

四、诊断

（一）临床症状

诊断前列腺炎时，应详细询问病史，了解发病原因或诱因；询问疼痛性质、特点、部位、程度和排尿异常等症状；了解治疗经过和复发情况；评价疾病对生活质量的影响；了解既往史、个人史和性生活情况。

（1）Ⅰ型：常突然发病，表现为寒战、发热、疲乏无力等全身症状，伴有会阴部和耻骨上疼痛，尿路刺激症状和排尿困难，甚至急性尿潴留。

（2）Ⅱ和Ⅲ型：临床症状类似，多有疼痛和排尿异常等。Ⅱ型可表现为反复发作的下尿路感染。Ⅲ型主要表现为骨盆区域疼痛，可见于会阴、阴茎、肛周部、尿道、耻骨部或腰骶部等部位。排尿异常可表现为尿急、尿频、尿痛和夜尿增多等。由于慢性疼痛久治不愈，患者生活质量下降，并可能有性功能障碍、焦虑、抑郁、失眠、记忆力下降等。

（3）Ⅳ型：无临床症状。

慢性前列腺炎症状评分：由于诊断慢性前列腺炎的客观指标相对缺乏并存在诸多争议，因此推荐应用 NIH-CPSI 进行症状评估。NIH-CPSI 主要包括 3 部分内容，有 9 个问题（0~43 分）。第一部分评估疼痛部位、频率和严重程度，由问题 1~4 组成（0~21 分）；第二部分为排尿症状，评估排尿不尽感和尿频的严重程度，由问题 5~6 组成（0~10 分）；第三部分评估对生活质量的影响，由问题 7~9 组成（0~12 分）。目前已被翻译成多种语言，广泛应用于慢性前列腺炎的症状和疗效评估。

（二）体检

诊断前列腺炎，应进行全面体格检查，重点是泌尿生殖系统。检查患者下腹部、腰骶部、会阴部、阴茎、尿道外口、睾丸、附睾和精索等有无异常，有助于进行诊断和鉴别诊断。直肠指检对前列腺炎的诊断非常重要，且有助于鉴别会阴、直肠、神经病变或前列腺其他疾病，同时通过前列腺按摩获得 EPS。

（1）Ⅰ型：体检时可发现耻骨上压痛、不适感，有尿潴留者可触及耻骨上膨隆的膀胱。直肠指检可发现前列腺肿大、触痛、局部温度升高和外形不规则等。禁忌进行前列腺按摩。

（2）Ⅱ型和Ⅲ型：直肠指检可了解前列腺大小、质地、有无结节、有无压痛及其范围与程度，盆底肌肉的紧张度、盆壁有无压痛，按摩前列腺获得 EPS。直肠指检前，建议留取尿液进行常规分析和尿液细菌培养。

（三）实验室检查

（1）EPS 常规检查：EPS 常规检查通常采用湿涂片法和血细胞计数板法镜检，后者具有更好的精确度。正常的 EPS 中白细胞<10 个/HP，卵磷脂小体均匀分布于整个视野，红细胞和上皮细胞不存在或偶见。当白细胞>10 个/HP，卵磷脂小体数量减少即有诊断意义。胞质内含有吞噬的卵磷脂小体或细胞碎片等成分的巨噬细胞，也是前列腺炎的特有表现。当前列腺有细菌、真菌及滴虫等病原体感染时，可在 EPS 中检测出这些病原体。此外，为了明确区分 EPS 中白细胞等成分，可对 EPS 采用革兰染色等方法进行鉴别。如前列腺按摩后收集不到 EPS，不宜多次重复按摩，可让患者留取前列腺按摩后尿液进行分析。

（2）EPS-pH 测定：正常人 EPS 的 pH 介于 6.4~6.7，随年龄增长有升高趋势，逐渐变为碱性。患慢性细菌性前列腺炎时，EPS 的 pH 明显变为碱性，其碱性程度约比正常高 10 倍，大大影响前列腺内的抗生素浓度，影响治疗效果。前列腺炎所致的 EPS 的 pH 改变可能早于临床症状的出现，当出现临床症状时，前列腺上皮细胞的分泌功能和通透性已经改变，EPS 的 pH 已升高，在随后的病程中不会再有明显变化。故不论症状轻重，EPS 的 pH 升高提示前列腺炎症相对较重。另外，EPS 的 WBC 计数与 EPS 的 pH 升高的关系呈正相关，前列腺液中的白细胞参与炎症反应，白细胞越多，前列腺的细菌炎症反应越明显，上皮细胞水肿、坏死，导致前列腺上皮细胞分泌功能损害，枸橼酸分泌减少，pH 升高；同时细菌使前列腺上皮通透性增加，更多的组织液渗透到前列腺腔内，进一步稀释其中的枸橼酸，EPS 的 pH 更接近于组织液或血浆 pH。文献报道证实慢性前列腺炎治疗后 EPS 的 pH 可明显下降，但不能恢复正常，这可能因为治疗后前列腺细菌所致的前列腺上皮通透性稍有好转，但分泌功能很难恢复正常，此结果对 CBP 的诊断和治疗有指导意义。

（3）锌的含量：精浆中的锌主要来源于前列腺，是前列腺的特征性产物，可以间接反映前列腺的功能。有人测定慢性前列腺炎患者的精浆锌含量也降低，因此，有学者提出将精浆中锌含量减低作为慢性前列腺炎的诊断指标。慢性前列腺炎患者前列腺锌及精浆锌测定结果假阳性率分别为 10% 及 17%，故前列腺液中锌减低作为慢性前列腺炎的诊断指标，比精浆中锌减低更为直接、准确和可靠。由于精液除前列腺液以外还包括精囊液等其他成分，精液的采集可直接影响检查结果的准确性和可靠性。国外也有类似报道，当前列腺液中锌含量低于 493.74 μg/mL 时，就应考虑有慢性前列腺炎的可能，此时结合前列腺液常规镜检白细胞数增高/高倍视野或细菌培养结果，即可确立诊断。此外，临床观察到有些慢性前列腺炎患者虽然临床治愈，前列腺液细菌检查阴性 1 年以上，可是前列腺液锌含量仍持续偏低，这些患者以后易发生前列腺炎复发，这说明前列腺液锌减低时会降低对炎症的防御功能，抗菌能力降低，容易导致前列腺炎复发。因此也可以通过测定前列腺液中锌来评价慢性前列腺炎的治疗效果及预后。

五、治疗

（一）Ⅰ型

主要是广谱抗生素对症治疗和支持治疗。开始时可经静脉应用抗生素，如广谱青霉素、三代头孢菌素、氨基糖苷类或氟喹诺酮等。发热与疼痛严重时，必要时给予退热药和止痛药，待患者的发热等症状改善后，可改用口服药物（如氟喹诺酮），疗程至少 4 周。症状较轻的患者也应使用抗生素 2~4 周。伴尿潴留者可采用细管导尿，但留置导尿时间不宜超过 12 h 或耻骨上膀胱穿刺造瘘引流尿液，伴前列腺囊肿者可采取外科引流，伴脓肿形成者可采取经直肠超声引导下细针穿刺引流、经尿道切开前列腺脓肿引流或经会阴穿刺引流。

（二）Ⅱ型

慢性前列腺炎的临床进展性不明确，健康教育、心理和行为辅导有积极作用。患者应戒酒，忌辛辣刺激食物；避免憋尿、久坐，注意保暖，加强体育锻炼。慢性前列腺炎的治疗目标主要是缓解疼痛、改善排尿症状和提高生活质量，疗效评价应以症状改善为主，治疗以口服抗生素为主，选择敏感药物，疗程为 4~6 周，其间应对患者进行阶段性的疗效评价。疗效不满意者，可改用其他敏感抗生素。目前在治疗前列腺炎的临床实践中，最常用的一线药物是抗生素，但是只有约 5% 的慢性前列腺炎患者有明确的细菌感染，可根据细菌培养结果和药物穿透前列腺的能力选择抗生素。药物穿透前列腺的能力取决于其离子化程度、脂溶性、蛋白结合率、相对分子质量及分子结构等。可选择的抗生素有氟喹诺酮类（如环丙沙星、左氧氟沙星、洛美沙星和莫西沙星等）、四环素类（如米诺环素等）和磺胺类（如复方新诺明）等药物。前列腺炎确诊后，抗生素治疗的疗程为 4~6 周，其间应对患者进行阶段性的疗效评价。疗效不满意者，可改用其他敏感抗生素。不推荐前列腺内注射抗生素的治疗方法。症状严重时也可加用植物制剂和 α 受体阻滞剂。

（三）ⅢA 型

抗生素治疗大多为经验性治疗，理论基础是推测某些常规培养阴性的病原体导致了该型炎症的发生。因此，推荐先口服氟喹诺酮等抗生素 2~4 周，然后根据疗效反馈决定是否继续抗生素治疗。只在患者的临床症状确有减轻时，才建议继续应用抗生素。推荐的总疗程为 4~6 周。部分此型患者可能存在沙眼衣原体、溶脲脲原体或人型支原体等细胞内病原体感染，可以口服四环素类或大环内酯类抗生素治疗。

（四）ⅢB 型

不推荐使用抗生素治疗。可选用 α 受体阻滞剂改善排尿症状和疼痛。植物制剂、非甾体抗炎镇痛药和 M 受体阻滞剂等也能改善相关的症状，α 受体阻滞剂能松弛前列腺和膀胱等部位的平滑肌而改善下尿路症状和疼痛，因而成为治疗Ⅱ型/Ⅲ型前列腺炎的基本药物。α 受体阻滞剂主要有多沙唑嗪（doxazosin）、萘哌地尔（naftopidil）、坦索罗辛（tamsulo−sin）和特拉唑嗪（terazosin）等。治疗中应注意该类药物导致的眩晕、直立性低血压和腹泻等不良反应，α 受体阻滞剂可能对未治疗过或新诊断的前列腺炎患者疗效优于慢性、难治性患者，较长程（12~24 周）治疗效果可能优于较短程治疗，低选择性药物的效果可能优于高选择性药物。α 受体阻滞剂的疗程至少应在 12 周以上。α 受体阻滞剂可与抗生素合用治疗ⅢB 型前列腺炎，合用疗程应在 6 周以上。非甾体抗炎镇痛药是治疗Ⅲ型前列腺炎相关症状的经验性用药，其主要目的是缓解疼痛和不适。临床对照研究证实赛来昔布对改善ⅢB 型前列腺炎患者的疼痛等症状有效。植物制剂在Ⅱ型和Ⅲ型前列腺炎中的治疗作用日益受到重视，植物制剂主要指花粉类制剂与植物提取物，其药理作用较为广泛，如非特异性抗炎、抗水肿、促进膀胱逼尿肌收缩与尿道平滑肌松弛等作用。常用的植物制剂有普适泰、沙巴棕及其浸膏等。由于品种较多，其用法用量需依据患者的具体病情而定，通常疗程以月为单位。不良反应较小。一项多中心对照研究结果显示，普适泰与左氧氟沙星合用治疗ⅢB 型前列腺炎效果显著优于左氧氟沙星单一治疗。另一项随机、双盲、安慰剂对照研究结果显示，与安慰剂比较，普适泰长期（6 个月）治疗可以显著减轻Ⅲ型前列腺炎患者的疼痛和排尿症状。

M 受体阻滞剂：对伴有膀胱过度活动症（overactive bladder，OAB）表现如尿急、尿频和夜尿但无尿路梗阻的前列腺炎患者，可以使用 M 受体阻滞剂（如托特罗定等）治疗。抗抑郁药及抗焦虑药：对合并抑郁、焦虑等心理障碍的慢性前列腺炎患者，在治疗前列腺炎的同时，可选择使用抗抑郁药及抗焦虑药治疗。这些药物既可以改善患者精神症状，还可以缓解排尿异常与疼痛等躯体症状。应用时必须注意这些药物的处方规定和药物不良反应。可选择的抗抑郁药及抗焦虑药主要有三环类抗抑郁剂、选择性 5−羟色胺再摄取抑制剂和苯二氮   类药物。

（五）Ⅳ型

一般不需治疗。如患者合并血清 PSA 值升高或不育症等，应注意鉴别诊断并进行相应治疗，可取得较好的临床效果。

（六）其他治疗

（1）前列腺按摩：前列腺按摩是传统的治疗方法之一，研究显示适当的前列腺按摩可促进前列腺腺管排空并增加局部的药物浓度，进而缓解慢性前列腺炎患者的症状，故可为治疗难治性Ⅲ型前列腺炎的辅助疗法。Ⅰ型前列腺炎患者禁用。

（2）生物反馈治疗：研究表明慢性前列腺炎患者存在盆底肌的协同失调或尿道外括约肌的紧张。生物反馈合并电刺激治疗可使盆底肌松弛，并使之趋于协调，同时松弛外括约肌，从而缓解慢性前列腺炎的会阴部不适及排尿症状。该治疗无创伤，为可选择性治疗方法。

（3）热疗：主要利用多种物理手段所产生的热效应，增加前列腺组织血液循环，加速新陈代谢，有利于消炎和消除组织水肿，缓解盆底肌肉痉挛等。有经尿道、直肠及会阴途径，应用微波、射频、激光等物理手段进行热疗的报道。短期内虽有一定的缓解症状作用，但无长期的随访资料。对于未婚及未生育者不推荐使用，以免损伤睾丸，影响生育功能。

（4）前列腺注射治疗/经尿道前列腺灌注：治疗尚缺乏循证医学证据，其疗效与安全性尚不确切，不建议使用。

（5）手术治疗：经尿道膀胱颈切开术、经尿道前列腺切开术等手术对于慢性前列腺炎很难起到治疗作用，仅在合用前列腺相关疾病有手术适应证时选择上述手术。如硬化性前列腺合并有前列腺炎症状时可选择前列腺颈部电切，能取得良好的效果。

第二节　前列腺特异性感染

一、淋菌性前列腺炎

（一）概述

淋菌性前列腺炎与男性淋病有关，多见于青壮年，由尿道淋球菌上行感染所致，是淋球菌尿道炎的并发症，临床上急性淋菌性后尿道炎几乎都有前列腺炎。大部分患者治疗后炎症可以消退，少数严重者可发展为前列腺脓肿。由于前列腺开口在后尿道，因而后尿道感染容易波及前列腺。国内的一项调查显示：患有淋病之后，淋菌性前列腺炎的发生率为6%~29%。淋病是一种性传播疾病，我国在1964年曾经宣布过，我国没有性传播疾病了，性病已经消灭了。但是从20世纪60年代第一例淋病发生以后直到1977年，淋病的发生率就明显升高，到1997年，已经占到了性病的第一位。发病率一般与不洁性交有关系，性交频率高的，发病率就比较高。现在有一组资料表明，如果男女按一次不洁性交来统计，发病率可以在22%~35%，如果4次不洁性交，发病率可以在60%~80%，一般男传女可以为50%~90%，女传男就低一些，为25%~50%。

（二）临床表现

诊断淋菌性前列腺炎也具有前列腺炎的一般症状，患者都可以出现尿频、尿急、尿不尽、尿等待、尿末滴白，同时都有下腹不适、会阴不适及腰酸、腿疼等症状。

（1）急性期：会阴部坠胀，间歇短暂地抽搐，当淋球菌侵及尿道球腺时，尤其在大小便时会阴部胀痛更为明显；若侵及膀胱颈部和三角区时，表现为尿频、尿急、尿痛；感染严重时，会出现高热、寒战、排尿困难，甚至尿潴留。

（2）慢性期：尿道有痒感，排尿时有烧灼及轻度刺痛感，尿流可变细、无力或滴沥；还可出现阳痿、早泄等性功能障碍。

（3）直肠指诊：急性期，前列腺肿胀、压痛明显，局部温度可升高，表面光滑；脓肿形成时则有饱满或波动感。慢性期，前列腺较饱满、增大、质地软、压痛不明显；病程较长者，前列腺可缩小、变硬、不均匀，有小硬结。

（三）辅助检查

前列腺液检查：前列腺液涂片可见多量白细胞，卵磷脂减少，直接镜检和培养可查到淋球菌。

（四）鉴别诊断

淋菌性前列腺炎和男性淋病是不同的两种疾病，尿道口都会出现分泌物，同时伴有尿痛、尿急、会阴部疼痛、晨起排尿出现糊口等症状。男性淋病发病早期有尿痛的症状，尿道前部有烧灼感、刺痛或灼热辣痛，排尿时疼痛明显加剧，甚至向小腹或脊柱放射。夜间疼痛时，患者可发生阴茎的"痛性勃起"。经 12~24 h 后疼痛略微减轻，并开始排出稀薄的黏液样分泌物，量多，再经 12~24 h，排出大量的脓性分泌物，24 h 可排出脓汁 20~50mL。2~3 d 后脓汁量减少，稠浓，颜色由白色变为黄白色或黄褐色，再经 3~4d 脓汁更少而浓稠，晨间由于脓液在尿道口聚集，形成脓膜，称为"糊口"，疼痛减轻，尿道口红肿，呈外翻状，包皮内叶也红肿，并可发展为包皮龟头炎、嵌顿包茎等。压迫尿道可流出脓汁。尿道口及舟状窝红肿充血、水肿，有时有小的、浅表性脓肿、糜烂或小溃疡。与一般泌尿系感染类似，此因炎症而引起尿道括约肌收缩，尿频尿急，以夜间为甚。另外，由于炎症波及该处的黏膜小血管，还常出现"终末血尿"。有时可有血精。两侧腹股沟淋巴结亦可受累引起红肿、疼痛、化脓，有明显压痛，并随着尿道炎症的减轻而减轻，炎症消失后 2~3 d，淋巴结的炎症也随之消失。临床上出现会阴部坠胀疼痛，这提示病变已上行侵犯后尿道、前列腺和精囊等。个别患者还会有全身症状，如发热（体温 38℃左右），全身倦怠无力、不适，食欲不振，甚至恶心、呕吐。淋病患者由于后尿道炎脓液较多，排向前列腺而引起发炎，大多为急性前列腺炎，发病突然，高热、尿频、尿急、尿痛，肛门会阴部坠胀，有压迫感和跳痛感。直肠指诊发现前列腺肿大，触痛明显，尿液混浊，周围白细胞增多。如治疗不及时，前列腺形成脓肿。

慢性淋菌性前列腺炎可无明显自觉症状，晨起排尿时有糊口现象，挤压阴茎时有少量白色分泌物排出，分泌物检查可发现上皮细胞、少数脓细胞及淋球菌，前列腺液检查有大量白细胞，卵磷脂小体减少，甚至有大量脓细胞。

（五）治疗

（1）抗菌药物的应用。使用抗菌药物应遵循的原则：①分泌物培养和药敏实验报告之前应选用对各类淋球菌株都有效的药物。②选用药敏实验报告提供的高敏药物，调整用药方案。③选用能进入前列腺屏障的碱性、脂溶性高、蛋白结合率低的药物。④联合或轮回用药可防止或延缓耐药菌株的产生。⑤注意足够剂量、时限的用药方法。⑥治愈标准：症状消失后，复查前列腺液 3 次，镜检白细胞均<10/HP，培养转阴性。

（2）其他治疗：①热水坐浴和理疗。可以减轻局部炎症，促进吸收。②前列腺按摩。每周 1 次，有助于炎性分泌物排出及药物弥散至腺管和腺泡。③忌酒及辛辣食物。④淋球菌培养转为阴性之前，禁忌性生活，以避免淋球菌的传播和再感染。⑤中药治疗。应用活血化瘀、清热解毒的辨证论治。⑥心理治疗。解除患者的心理障碍，以真诚取得患者的信任，说服患者劝其伴侣及时治疗。⑦预防。人对淋球菌有易感性，治愈后仍可再感染发病，应早期发现，早期治疗，并宣传性病防治知识。

（六）淋球菌的耐药问题

近年来，淋球菌的耐药率呈上升趋势，特别是对青霉素的耐药性，随着 β 内酰胺酶产生率的不断升高而逐年上升。对于临床上常用的喹诺酮类药物，淋球菌对氧氟沙星和环丙沙星的耐药率均已超过 90%，略高于国内报道，而远高于国外报道，应引起高度关注。对于大观霉素，淋球菌仍保持极高的敏感性。在头孢菌素类药物当中，头孢呋辛、头孢噻肟和头孢曲松的耐药率虽较以往报道略有上升，但其敏感性仍较好，头孢西丁也表现出相当好的敏感性，敏感率达 75.8%。上述结果表明，青霉素和喹诺酮类药物已不能作为淋球菌感染的治疗用药，大观霉素和头孢菌素可以选择使用。

二、滴虫性前列腺炎

（一）概述

滴虫是一种人体寄生虫，它寄生在前列腺中引起的前列腺炎，可称为滴虫性前列腺炎。也有学者将这种情况叫作前列腺滴虫症。滴虫性前列腺炎在临床上并不少见，但容易被忽视，究其原因，一方面是因为滴虫性前列腺炎的病因诊断（找到滴虫）比较困难，另一方面是由于临床医生多习惯于将前列腺炎归因于较多见的细菌感染。

近年来，作为性传播性疾病之一的滴虫性前列腺炎并非罕见，本病症状与一般前列腺炎无异，缺乏特异性。在前列腺液检查时发现毛滴虫，才能确立诊断。因此对有不洁性交史或配偶患有滴虫性阴道炎的患者，在经过抗淋病、非淋病治疗后，仍有症状者，应疑为本病，取前列腺液镜检及培养，发现阴道毛滴虫即可确诊。但前列腺液镜检阴道毛滴虫检出率低，应用培养法检出率较高。

阴道毛滴虫为性活跃期妇女阴道炎常见病原体之一，但较少引起男性症状性感染，可以通过性途径传播，引起阴道炎、尿道炎、男性前列腺炎，且 20% 男性带虫者无临床症状。

阴道毛滴虫致 CP 机制不太清楚，可能是：①与细菌的协同作用，即两者在共生的过程中产生某些物质，或给对方提供适宜的生长环境，在致病过程中相互促进。②滴虫本身即具备致病性。这已为实验所证实，不同的虫株致病力则不同。③也可能通过干扰代谢、剥夺营养导致对前列腺细胞不利的微环境，再同时伴有细菌的感染。

（二）诊断

滴虫性前列腺炎患者可有尿道口脓性分泌物，尿液恶臭味，并可以出现睾丸肿大，触痛明显并放射到腹股沟及下腹部，半年后均一般表现为前列腺症候群，无特异症状与体征。

对于长期抗菌治疗无效的 CP，特别是曾有过婚外性生活史或经常嫖娼的患者，应想到伴有滴虫感染的可能性。压片法简便易行，便于基层开展，但应注意：①对于诊断和治疗后的复查，直接镜检不应少于 3 次。②为提高镜检的阳性率，可把蘸有前列腺液的棉拭子生理盐水洗涤离心取沉渣涂片。转速不应超过 1 500 r/min，5 min。③标本应保温，如体外温度过低，滴虫在短时间内即失去动力而影响诊断。④伴滴虫感染的 CP 绝大多数为 18～40 岁。⑤在滴虫阳性的患者中，细菌的耐药率则高达 72%，因而病情迁延，治愈困难，其原因很可能是多种病原体在"共生"的过程中相互加强了对方的抵抗力。因此，凡是经常规抗菌治疗效果不明显的 CP，应想到伴有滴虫感染的可能。⑥阴道毛滴虫阳性的 CP 常规抗菌治疗效果欠佳，但厌氧菌在 CP 发病中越来越受到重视，因而无论是滴虫还是厌氧菌感染所致的 CP，甲硝唑都属首选药物。

（三）治疗

治疗仍以甲硝唑为主，性伴侣必须同时治疗，只有这样该病才能根治。WHO 专家委员会推荐 1 次口服 2g，国内王少金主张 0.2 g，每日 3 次，7～10d 为一疗程，也有采用首剂 2g，以后 0.2 g，每日 3 次，疗程 3 周的方案。这既利于药物快速向前列腺内弥散，又能保证药物在前列腺内有充足的抑菌时间。酸性环境可抑制滴虫的生长、繁殖，可以采用尿道局部用药的方法：以 1∶5 000 硝酸银冲洗尿道，以治疗经常与前列腺滴虫感染同时存在的滴虫性尿道炎。前列腺按摩：每周做一次，帮助前列腺液排出。治疗期间应停止性生活，同时女方也应及时治疗滴虫性阴道炎。

三、前列腺结核

（一）概述

结核病是一种可以侵犯全身的传染性疾病，临床上常见的男性生殖系结核是附睾结核，前列腺结核临床报道较少，但从病理学检查结果来看，前列腺是最常发生结核的部位。近年来，随着肺结核发病率的上升，前列腺结核的发病也呈上升趋势。患者多为中老年，大多数发生于 40～65 岁，70 岁以上者未见有该病发生。

前列腺结核发病率最高，但因临床表现、影像学检查缺乏特异性，诊断较困难，故临床上误诊率高。早期常被误诊为前列腺癌或前列腺炎，确诊有赖于前列腺穿刺活检，但因其是有创性检查而难以常规进行。尤其是当前列腺结核与前列腺炎、前列腺增生合并存在时更容易忽略结核的存在，故临床见到的病例远较实际为少。另外，由于目前有抗结核作用的喹诺酮类药物的广泛使用可能部分掩盖了病情，而使症状出现了不同程度的好转，从而忽略了结核的存在，因此临床医师更应对前列腺结核有足够的认识，对难治性尿路感染、持续性无菌性脓尿、久治不愈的慢性前列腺炎及一些前列腺增生尤其前列腺直肠指检有韧硬结节者应排除前列腺结核或合并前列腺结核的可能。

（二）病理

前列腺结核可见于前列腺的任何部位，大多同时侵犯双侧中央腺体及外围叶。早期为卡他性炎症，可在血管周围形成细密的结核结节，病变进一步发展，可导致腺体组织破坏，形成结核肉芽肿，中央可发生干酪样坏死，周围有类上皮巨细胞围绕，最后可液化并形成空洞。

前列腺结核的感染途径有两种：一是经尿路感染，泌尿系其他部位有结核病灶，带有结核杆菌的尿液经前列腺导管或射精管进入腺体；二是经血液感染，身体其他部位（如肺等）有结核病灶，其结核杆菌随血液循环进入到前列腺内。目前，对于男性生殖系统结核究竟来自肾结核还是主要因原发感染经血行播散引起仍有争论。

前列腺结核大多同时侵犯双侧。结核杆菌进入前列腺内组织后，早期在前列腺导管及射精管部位形成结核结节，然后向其他部位扩散，可扩展到前列腺两侧叶、精囊或附睾。也可能在前列腺包膜下组织内形成结核结节，再向其他部位扩散。前列腺结核一般可形成结核肉芽肿，干酪化形成空洞，最后形成纤维化硬节。致使前列腺增大，呈结节状且不规则，与周围器官紧密粘连，坚硬度与癌肿近似。病变严重时可扩展到前列腺周围组织，使精囊正常组织消失，结核组织密集，干酪样病变广泛，并可使输精管末端狭窄。如脓肿形成，可向会阴部溃破，成为持久不愈的窦道。也可向膀胱、尿道或直肠溃破。最终前列腺结核将继发感染，或经钙化而愈合。

前列腺结核的确诊依赖组织病理学检查。典型的病理改变为上皮样肉芽肿、郎罕斯细胞和干酪样坏死。穿刺活检存在假阴性，有时需要反复穿刺才能得到确诊。

（三）诊断

泌尿生殖系结核的诊断首先依靠临床表现，当病变局限于肾脏时仅表现为无痛性血尿和无菌性脓尿，随病情发展可出现膀胱刺激症状。前列腺结核表现不典型，患者仅有长时间尿频，最长达15年，部分患者有排尿不适。直肠指诊前列腺质硬，表面不光滑有结节，体积无明显增大；可合并附睾结核。

实验室检查可提供前列腺结核的诊断线索。尿常规检查出现红、白细胞，尿呈酸性，血沉增高者，可做进一步的检查，如做尿沉渣找抗酸杆菌和尿 TBDNA 检测。关于 TBDNA 的阳性率，国外报道远较国内高（高达 94%），且特异性较高，可反复进行。放免法检测肾结核患者血清特异性抗结核抗体 IgG 的阳性率可达 100%，但未见有用于前列腺结核检测的报道。血清前列腺特异性抗原（PSA）值是诊断前列腺癌的重要指标，但前列腺结核亦可致 PSA 值升高，经抗结核治疗后 PSA 值下降，PSA 值升高可能与合并排尿困难、尿路炎症、前列腺指诊等因素有关，因此，PSA 值升高对诊断本病有无意义还待进一步研究。

影像学检查对前列腺结核的诊断具有重要的参考价值。经直肠超声探查是诊断前列腺结核的有效方法之一。前列腺结核声像图可表现为外腺区结节状低回声，病程长者可呈强回声。前列腺结核的声像图与其病理特点有关，结核病变早期由于结核结节的形成，则形成强弱相间的混合性回声，其周边血流丰富；空洞前及空洞期则形成弱回声，偶尔可探测到周边散在的血流；当结核病变为纤维化期时，则形成较强的高回声。同时经直肠超声探查还可引导前列腺穿刺活检，是确诊前列腺结核的有效手段之一。CT能反映前列腺结核的慢性炎症改变，当出现干酪样变时，显示腺体内密度不均，可伴钙化。

文献报道前列腺结核磁共振成像（MRI）检查的 T_1WI 同一地带呈空洞，T_2WI 同一地带低信号强度。前列腺结核 MRI 表现临床报道较少，Tajima 等报道了1例前列腺结核的 MRI 表现，病灶呈弥漫性分布，T_2WI 显示结核病灶呈低信号影。Wang 等研究报道 MRI 自旋回波序列 T_1WI 不能显示前列腺结核病灶，T_2WI 显示结核病灶呈低信号区，Gd-DTPA 增强后前列腺结核病灶显示清楚，但与前列腺癌鉴别困难。MRI 具有较好的软组织分辨率和三维成像的特点，MRI 功能成像可提供前列腺的病理、生化、代谢信息，因此 MRI 检查目前被认为是前列腺疾病理想的影像学检查方法，对于前列腺结核及前列腺癌的鉴别诊断有待于进一步研究。结核菌素实验阳性对诊断有一定参考。

有人曾报道膀胱尿道镜检时发现前列腺结核有3种典型变化：①精阜近侧端尿道扩张，黏膜充血增厚。②前列腺尿道黏膜呈纵行皱折，前列腺导管周围因瘢痕收缩而呈高尔夫球洞状。③前列腺尿道黏膜呈纵行小梁样改变。但亦有研究发现前列腺结核患者行尿道镜检12例，仅发现1例前列腺导管开口呈高尔夫球洞样，认为其检出率低，亦无特异性，仅对晚期病变的诊断有参考价值，不宜常规实施。

前列腺结核的诊断多数是通过病理检查最终确诊，因此值得提倡。

（四）鉴别诊断

虽然前列腺结核的发病在男性生殖系统结核中占第一位，但是早期诊断比较困难，容易被忽视，需要与一些常见病进行鉴别。

（1）与非特异性前列腺炎相鉴别：前列腺结核又称结核性前列腺炎，其早期临床症状与慢性前列腺炎相同，也可见前列腺液中脓细胞增多，因此临床上难以区别。尤其对年轻患者，需结合病史及直肠指诊、前列腺液常规仔细分析，常需做尿液结核菌涂片及培养，以及精液和前列腺液的结核菌检查。除尿频外，慢性前列腺炎患者有尿不尽感，伴会阴以及腰骶部不适，直肠指诊前列腺不硬无结节感，前列腺液常规白细胞>10个/HP，卵磷脂体减少。前列腺结核由于腺体受损纤维化，前列腺液不易取出。应注意的是，对前列腺结核患者做前列腺按摩要慎重，以防引起结核病变扩散，应先做精液结核菌检查。在应用抗结核治疗后方可考虑做前列腺按摩，以行前列腺液结核菌涂片检查。

（2）与前列腺癌相鉴别：对年龄较大的患者需与前列腺癌相鉴别，前列腺癌患者 PSA 检查一般偏高，前列腺结核也可引起前列腺增大、有坚硬的结节且固定，不易与前列腺癌区别，但二者最终鉴别有待于前列腺病理活检。实际上，直肠指诊时，前列腺癌的肿块质地较结核更为坚硬，且有大小不等的结节。若癌肿已侵犯至前列腺包膜外，则肿块固定。

（3）与前列腺结石相鉴别：在 X 线平片上，可见前列腺钙化影，这可以是前列腺结核的表现，也可以是前列腺结石的表现。但前列腺结核常伴有附睾、输精管结核，可扪及附睾肿大或输精管有串珠状结节病变。再结合前列腺液检查，两者不难鉴别。

（五）治疗

前列腺结核的治疗和全身结核病的治疗方法相同，必须包括全身治疗和抗结核药物治疗。前列腺结核用抗结核药物治疗有较好的效果，一般不需手术治疗。前列腺结核一旦确诊，除了休息、适当营养、避免劳累等，还应正规抗结核治疗。目前国内多采用异烟肼（INH）+利福平（RFP）+吡嗪酰胺（PZA）方案，而国外采用异烟肼（INH）+利福平（RFP）+乙胺丁醇（EMB）方案，疗程半年。术前 2 周的控制性治疗应以标准短期抗结核药物作为首选，采用异烟肼（INH）+利福平（RFP）+吡嗪酰胺（PZA）+乙胺丁醇（EMB）治疗 2 周，对经抗结核治疗 2~4 周症状改善不明显者，可改行手术治疗。鉴于手术中存在结核杆菌扩散的危险，应选择创伤小的手术方式，一般不主张作前列腺切除术，因为前列腺结核用现代抗结核药物治疗大多能控制病变，而且这类手术需将前列腺连同附睾、输精管、精囊等一并切除，手术范围大，有一定危险，甚至术后会引起结核性会阴尿道瘘，伤口不愈合。可以采用经尿道前列腺切除术（TURP）或 TVP 治疗，治疗效果良好，术后继续抗结核治疗，排尿症状均可以得到改善。只有当前列腺结核严重、广泛空洞形成、干酪样变性或造成尿路梗阻，用一般药物治疗不能缓解时，或者前列腺结核寒性脓肿已引起尿道、会阴部窦道时，可考虑做前列腺切除术。前列腺结核伴有附睾结核的病例，如果药物治疗无效，可考虑做附睾切除术，对前列腺结核的治疗也有好处，附睾切除后，前列腺结核多可逐渐愈合。

治愈的标准是尿液或前列腺液结核菌涂片和培养均为阴性，泌尿生殖系统结核症状及体征全部消失。

四、真菌性前列腺炎

（一）概述

慢性前列腺炎是男性泌尿生殖系统常见病，大多数慢性前列腺炎患者没有急性炎症过程。由于目前广泛地使用抗生素、皮质激素、免疫抑制药物等，导致真菌感染日益增多，而各种抗真菌药物的滥用，更加剧了真菌感染的复发和治疗的难度。

一般认为，真菌常潜伏在人体的口腔、肠道、皮肤和阴道内，作为寄生菌并不引起任何症状，而当寄生菌与宿主之间内环境的稳定性失调，特别是在抗生素的干扰或宿主的免疫功能减低时，寄生菌可转化为致病菌。从理论上讲，由于女性外阴、阴道的真菌感染是常见的感染源，通过长期的性接触，真菌可经男性泌尿生殖道逆行感染到前列腺，从而引起慢性前列腺炎；尤其是某些慢性前列腺炎患者，因长期使用抗生素或反复直接向前列腺内注射抗生素、糖皮质激素等，易引起菌群失调，免疫力下降，从而增加了真菌进入前列腺的机会，更易诱发前列腺真菌感染。

研究表明，前列腺真菌感染中，白色念珠菌和热带念珠菌感染率高，分别占 46.12% 和

30.14%，光滑念珠菌占 13.13%，平滑念珠菌、克柔念珠菌及其他真菌分别为 4.14%、2.15% 及 3.12%。分离出的菌株对两性霉素 B（AMB）、制霉菌素（NYS）、伊曲康唑（ITRA）和酮康唑的耐药率低，分别为 0、0、1.3% 和 1.9%，而对氟尿嘧啶、氟康唑和咪康唑的耐药率较高，分别是 22.13%、34.18% 和 25.13%。

由于前列腺组织学上某些特定因素，导致慢性前列腺炎治疗不理想，难以根治。病原体耐药性的发展与抗菌药物的使用密切相关，而临床上却大量滥用抗生素，耐药性的产生成为重要相关因素。提示临床对真菌引起的慢性前列腺炎应根据药敏试验结果而使用药物治疗，不要盲目经验性地广泛大量使用氟康唑，且吡咯类药物间存在交叉耐药问题，以免造成多重耐药菌株产生。

（二）诊断

目前尚无前列腺真菌感染的确诊标准，人们在诊断尿路真菌感染时，一般以尿液培养真菌菌落>10000 个/mL 为诊断标准，但有研究表明，真菌性前列腺炎患者前列腺液真菌培养菌落在 50 000 个/mL 以上，因此，有理由认为真菌是这些慢性前列腺炎的病原体，或因慢性前列腺炎长期使用广谱抗生素等而继发前列腺真菌感染。

目前临床工作中，前列腺液真菌的分离培养还没有引起临床医生和临床检验工作者的足够重视，因此临床上较易漏诊和误诊。对长期使用抗生素且久治不愈的慢性前列腺炎患者和泌尿系感染的患者，除做常规细菌培养外还应注意真菌培养和药物敏感试验，以防误诊和漏诊，减少多重耐药及深部真菌感染的可能。

（三）治疗

对于那些使用抗生素治疗时间长、治疗效果差的慢性前列腺炎患者，要考虑有前列腺真菌感染，尤其是继发真菌感染的可能。对这些病例，除了行前列腺液常规检查及普通细菌培养外，还应特别注意观察前列腺液有无真菌假菌丝等，必要时作前列腺液真菌培养，一旦诊断成立，应立即停用广谱抗生素、停止穿刺插管等治疗，给予有效、足量的抗真菌药物治疗。

氟康唑具有良好的耐受性和药代动力学效应，是治疗泌尿生殖系真菌感染较理想的药物。

五、非淋菌性前列腺炎

（一）概述

除了淋球菌以外，由其他病原体引起的尿道炎统称为非淋菌性尿道炎（NGU），它是当今国内、国外最常见的性传播疾病之一，也可能与淋病并发或交叉感染。好发于青、中年性旺盛期，25 岁以下占 60%。男性可合并附睾炎，附睾肿大、发硬且有触痛，有的还可合并睾丸炎、前列腺炎等。病原体也可侵犯睾丸和附睾而造成男性不育。本病直接诊断方法较少而难，临床上也易漏诊，病原体携带者多见，这些都是造成流行的因素。目前，通常被称为非淋菌性尿道炎的是指衣原体（40%～50%）、支原体（20%～30%）及一些尚不明致病病原体（10%～20%，如阴道毛滴虫、白色念珠菌和单纯疱疹病毒）的尿道炎。这类尿道炎中，已知其病原体的，则称为真菌性尿道炎和滴虫性尿道炎等，而不再包括在非淋菌性或非特异性尿道炎之内。

其主要病原体是沙眼衣原体（CT）和解脲支原体（UU），前者占40%~60%，后者占20%~40%。以目前常用的培养方法，尿道分泌物可培养出衣原体。研究发现，男性40%非淋病性尿道炎和35岁以下多数急性附睾炎均由CT引起。在NGU症状不典型或治疗不彻底时，CT及UU便在侵袭尿道黏膜或黏膜下尿道腺体的基础上向上蔓延引起前列腺炎、附睾炎。CT、UU所致的尿道炎症状比淋菌性尿道炎轻，多为尿道刺痛、痒、灼热不适，尿道流少量黏液，CT、UU性前列腺炎的临床表现与一般前列腺炎非常相似，因此，仅从临床表现和EPS镜检很难区别，多被漏诊。应重视开展慢性非细菌性前列腺炎病原体的检查，以提高前列腺炎的诊断和治愈率。

（二）病原学

支原体是男性生殖泌尿道感染中常见的一类原核微生物，其缺乏细胞壁，呈高度多形性，是在无生命培养基中能生长繁殖的最小原核微生物，能产生尿素分解酶分解尿素。因其缺乏坚硬的细胞膜，对青霉素耐药，对细胞膜有亲和性，生长繁殖时需要类固醇物质。目前人类能够测到的支原体共有15种，对人致病的主要有肺炎支原体、解脲支原体、人型支原体和生殖道支原体。解脲支原体能引起男性非淋球菌性尿道炎、前列腺炎、附睾炎等。前列腺是管泡状腺，由许多腺泡和腺管组成，腺上皮形态不一，有单层柱状上皮细胞及假复层柱状上皮。支原体是能独立生活的最小原核细胞型微生物，故可定居在上皮细胞，对宿主细胞产生直接毒性作用。

人型支原体（mycoplasma hominis）对外界环境抵抗力弱，45℃ 15 min即可被杀死。对肥皂、酒精、四环素、红霉素敏感。

衣原体为革兰阴性病原体，是一种专性细胞内微生物，没有合成高能化合物ATP、GTP的能力，必须由宿主细胞提供，因而成为能量寄生物，是自然界中传播很广泛的病原体。衣原体与病毒不同，它具有两型核酸：DNA和RNA，并以二等增殖法进行繁殖。与立克次体不同，除了不能合成高能化合物外，还在于没有细胞色素，没有呼吸性电子链的其他组分以及独特的发育周期。衣原体的生长发育周期分两个阶段：原生小体（elementary body），是发育周期的感染阶段；网状小体（initial body），是在感染细胞内的繁殖阶段。原生小体先附着于易感细胞的表面，然后通过细胞的吞噬作用进入细胞内，形成网状小体在细胞内繁殖，以后形成包涵体，同时对组织产生炎症变化而引起一系列的临床症状。衣原体的全部生长发育约48 h（有的72 h），完成生长周期后，网状小体重新组织，在一对一的基础上缩合成原生小体，后者从空泡中释放再感染其他细胞。在整个约48 h的生长发育周期中，衣原体始终处于一个吞噬体中，直到细胞严重损伤和细胞死亡。原生小体在电镜下呈球形，直径为（200~300）×10^{-3} μm，DNA紧密连接并呈锥状电子密度，分子质量为（6~11）×10^5 Da，明显小于细菌和立克次体，是大的痘病毒的3~5倍。网状小体呈圆形或椭圆形。

衣原体属有两个种：沙眼衣原体（Chlamydia trachomatis）和鹦鹉热衣原体。后者引起禽类疾病，偶尔波及人；前者引起人类疾病。两者具有共同的组抗原-脂多糖复合物。两者的区别是沙眼衣原体的包涵体中含有糖原，碘染色可以着色，并对磺胺敏感；而鹦鹉热衣原体的包涵体中不含有糖原，对磺胺不敏感。通过微量免疫荧光法，沙眼衣原体又分为 15 个血清型，其中，A、B、Bd、C 血清型是沙眼的病原体，L1、L2、L3 血清型是性病性淋巴肉芽肿的病原体，D、E、F、G、H、I、J、K8 血清型引起生殖系统感染和散发的结膜炎。除 L1、L2、L3 以外，其余毒力较低，易感染结膜组织，特别是柱状上皮细胞。

（三）诊断

本病的临床表现变化多端，病因及发病机制未被完全阐明，常用的诊断方法不够详尽。许多临床医生在治疗前列腺炎的过程中感到棘手和困惑，治疗存在一定的盲目性，往往偏重抗菌药物治疗，大多数患者对治疗效果不满意。目前已经认识到前列腺炎是具有独特形式的综合征。这些综合征各有独特的原因、临床特点和结果，因此只有对它们进行准确的诊断，才能在治疗上区别对待，选择合适的方案，才有可能收到较好的效果。

非淋菌性尿道炎潜伏期：1~4 周。男性非淋菌性尿道炎症状比淋病轻，起病不如淋病急，症状拖延，时轻时重。尿道有刺痒感或灼热感，偶有刺痛感，尿道口有分泌物，但较淋病的分泌物稀薄，为清稀状水样黏液性或淡黄色黏膜脓性，分泌物量也较淋病少，尿道分泌物涂片及培养淋球菌均阴性。在长时间未排尿或晨起首次排尿前才逸出少量分泌物，有时仅表现为晨起痂膜封住尿道口（呈黏糊状，称糊口，痂膜易被尿流冲掉。）或裤裆有分泌物附着。检查时有的需由后向前按挤前尿道才可能有少许分泌物由尿道口溢出。有时患者有症状无分泌物，也可无症状而有分泌物。有时患者无任何自觉症状，初诊时很易被漏诊。

（1）解脲支原体培养：按摩出的前列腺液以无菌操作接种于液体培养基（内含尿素及指示剂），在 37℃ 温箱内，培养 18~24h。观察结果，如透明变色即有解脲支原体生长。

（2）衣原体检测：采用单克隆抗体免疫荧光法。标本以镜下见亮绿色，具有典型大小、边界清晰的圆形颗粒为阳性。

（3）药敏试验：将生长出的解脲支原体环接种于内含定量的抗生素液体培养基内，37℃ 培养 48 h，如培养基透明变色即对某种抗生素抗药，如经培养仍无变化者，则对某种抗生素不敏感。

（四）鉴别诊断

在诊断非淋菌性前列腺炎时，常常需要与淋菌性前列腺炎、慢性细菌性前列腺炎鉴别。非淋菌性前列腺炎的特点是症状较淋病为轻，潜伏期较淋病为长，分泌物较淋病为清稀，常呈水样透明，排尿也没有淋病困难。常与淋病同时感染。前者先出现淋病症状，经抗淋病治疗后，淋球菌被青霉素杀死，而衣原体、支原体依然存在，在感染 1~3 周后发病。临床上很易被误认为淋病未治愈或复发。处理不当或治疗不及时可引起并发症，如急性附睾炎、前列腺炎、结肠炎、咽炎。而慢性前列腺炎也常常伴有尿道的不适和尿道口出现分泌物，但慢性前列腺炎主要是会阴不适，排尿不畅，尿道口分泌物为前列腺液。

（五）治疗

该病通过性传播，治疗期间一定要重视配偶或性伴侣的同时检查、同时治疗。非淋菌性前列腺炎是完全可以治愈的，但是应得到正规的治疗。应针对病原体治疗，如条件不允许，用广谱抗生素治疗。应遵循及时量，规则用药的原则，根据不同病情选用相应的抗生素治疗。治疗非淋菌性前列腺炎的常用西药是：

（1）四环素：每次 0.5 g，每天 4 次，至少服 7d。一般 2~3 周。或四环素合剂（由 3 种四环素合成，每片含盐酸去甲金霉素 69 mg，盐酸金霉素 115.5 mg，盐酸四环素 115.5 mg）1~2 片，口服，2 次/d，连服 2~3 周。

（2）多西环素：首次口服 0.2 g，以后每次 0.1 g，每日 2 次，共服 7~10 d。

（3）阿奇霉素：首次 0.5 g，以后每次 0.25 g，每天 1 次，共服 5d。或 1g，一次顿服。

（4）米诺环素：0.2 g 即可，每次 0.1 g，每天 2 次，共服 7~10d。患者服用后部分有头晕、心慌、胃脘不适、恶心、呕吐等不良反应。

（5）红霉素：口服，每天 0.25~0.5 g，每天 3~4 次，7~10d 一疗程。

（6）罗红霉素：每次 0.3 g，每天 1 次，共服 7d；或每次 0.15 g，每天 2 次，共服 7d。有 7% 的患者出现不良反应。

（张　杰）

第五章　男性生殖系统非特异性感染

男性生殖系统非特异性感染是一组疾病，具有相似的临床表现，其主要致病微生物为需氧革兰阴性杆菌（大肠杆菌、变形杆菌等），革兰阳性球菌（葡萄状球菌、肠球菌等），及专性厌氧菌（脆弱拟杆菌等）。非特异性感染和特异性感染（结核、淋病、放线菌病）是截然不同的两种感染。

男性生殖系统非特异性感染可波及生殖器官的任何部位和泌尿系统，并可从一个器官扩散到另一器官。由于不少非感染性男性生殖系疾病的症状、体征与感染性疾病相似，因此需用适当的培养方式来确定有无感染，对诊断和处理这类疾病有重要意义。

男性生殖系统非特异性感染疾病包括急、慢性前列腺炎，急、慢性精囊炎，急、慢性附睾炎，急性睾丸炎，阴囊感染等。

第一节　前列腺炎与相关疾病

前列腺炎，尤其慢性前列腺炎是常见且常常是混乱的疾病，青春期前男孩很少发生，男性成人经常发生。确切的发病率资料很少，1977 年和 1978 年美国国家健康中心健康统计研究，1000 名男性生殖尿道疾病中 25% 是前列腺炎。至今，大多数慢性前列腺炎的病因仍不清楚，疗效亦不甚满意，而且许多医生对前列腺炎患者治疗的企图受挫，以致有些医生或告诉患者到他地去求治，或告诉患者学会带着这种病生活。

现在已认识到 "前列腺炎" 不是一个病：前列腺炎以不同形式或综合征发生，这些综合征有其独立的原因、临床表现和结果。因此，临床医生必须根据不同情况做出不同诊断和进行适当处理。

一、前列腺炎类型

Drach 等（1978）对前列腺炎最普遍的形式的新的分类法：①急性和慢性细菌性前列腺炎；②急性和慢性非细菌性前列腺炎；③前列腺痛（prosta-todynia）。

细菌性前列腺炎伴有尿路感染（UTI），在前列腺分泌物中有大量炎性细胞，局部分泌物细菌病原体培养阳性。急性细菌性前列腺炎（ABP）有突然发病和发热病史，明显的尿生殖道体征和症状；慢性细菌性前列腺炎（CBP），其特点是尽管用抗生素治疗，在前列腺分泌系统中存在的病原体仍可引起再发性复发。而非细菌性前列腺炎（NBP）的患者尽管没有尿路感染历史和培养阴性，在前列腺分泌物中有大量炎性细胞。前列腺痛，没有尿路感染历史，培养阴性。前列腺分泌物正常。

二、病因与发病机制

细菌性前列腺炎的感染途径可能如下。①上行性尿道感染。②排到后尿道的感染尿液反流到前列腺管。③直肠细菌直接扩散或通过淋巴管蔓延侵入前列腺。④血源性感染。

插入尿道导尿管和阴茎避孕管能够导致前列腺感染。众所周知细菌性前列腺炎在那些尿已感染而未经治疗的患者，在做经尿道前列腺切除后立即发作。

前列腺炎的感染有时由性生活引起，随着性交，男性尿道口被阴道细菌接种，而后产生感染，常常在前列腺液和阴道培养出同样的病原菌。没有保护的肛门直肠插入性交，造成由大肠杆菌引起尿道炎、尿路感染和急性附睾炎。毋庸置疑这种性行为同样能导致细菌性前列腺炎。

前列腺内尿反流发生普遍，在细菌性前列腺炎发病机制中可能占有最重要的作用。有学者用晶体学研究前列腺结石，注意到许多结石含有仅在尿中才有的成分，而不是前列腺分泌物中成分。为了证明前列腺内尿反流的直接证据，Kirby 和其同事（1982）在 10 例经尿道前列腺切除前的患者用碳颗粒溶液灌入膀胱，手术后手术标本中 7 例前列腺管中清楚显示有碳颗粒（70%）。

细菌性前列腺炎的常见菌株是：大肠杆菌占主要地位，变形杆菌、克雷白杆菌、肠杆菌、假单胞菌属、沙雷菌属和其他少见的革兰阴性菌属较少发生。大多数前列腺感染是单个致病菌引起，偶尔也可由 2 个或多个菌株或类型的细菌引起。

革兰阳性菌在前列腺炎病因学中的作用尚有争论，大多数研究者同意肠球菌引起慢性前列腺炎，然而其他革兰阳性菌如葡萄球菌属、链球菌、细球菌、类白喉菌对前列腺炎的致病作用，许多学者还持有疑问。大多数研究者相信革兰阳性细菌除肠球菌外，很少引起前列腺炎。在国内，患者前列腺液培养中金黄色葡萄球菌还是常见的细菌，是否菌种上与国外情况不同，还是属于尿道菌的污染，需待进一步阐明。

非细菌性前列腺炎病因和发病机制仍未确定，然而，此综合征既可由仍未识别致病菌引起，也可代表非感染性疾病。有种观念即前列腺内尿反流引起"化学性前列腺炎"，可能在前列腺痛和非细菌性前列腺炎发病机制中具有病因作用。

三、诊断方法

急性细菌性前列腺炎由于其临床表现明显和典型，易做出诊断；慢性前列腺炎综合征的临床特点变异较大，且不确切，许多症状、体征和病理学检查在慢性细菌性前列腺炎、非细菌性前列腺炎和前列腺痛中经常无法鉴别，放射学和尿道膀胱镜检查，对诊断可能有一些帮助，但也不能肯定诊断。前列腺组织学检查只在一些少见类型的前列腺炎，如肉芽肿型前列腺炎才需要。在慢性细菌性前列腺炎组织学改变对确定炎症为细菌病因并无特异性，一组连续 162 例前列腺增生手术切除，发现前列腺炎症发病率 98%。观察到有 6 种明确的炎症形态学类型，但前列腺细菌感染培养阳性和阴性无明显差异。大多数病例炎症反应是局灶性的仅累及整个前列腺的小部分，因此前列腺活检在前列腺炎处理上很少有指导意义。前列腺活检标本组织培养对慢性前列腺炎诊断价值很小。

（一）前列腺按摩液检查

前列腺按摩液显微镜检对前列腺炎的诊断和分类是重要的，但能造成假象。例如：前列腺按摩液中大量白细胞可能发生在尿道疾病（尿道炎、尿道狭窄、湿疣和憩室），同样也可发生在非感染的前列腺病变（例如无感染的前列腺结石），健康男性在性交和射精后数小时，前列腺液中白细胞数也可显著增多。

临床医生必须经常做前列腺按摩液检查，前列腺按摩前立即排出的最初 10mL 尿液（尿道标本）以及中段尿（膀胱标本）的离心沉淀物涂片显微镜检比较，以确定炎症的局部位置。前列腺液白细胞多少属正常，仍有争论；多数学者认为前列腺液中每高倍视野含有 20 个以下，有认为 15 个以下，还有认为 10 个以下白细胞属正常。前列腺液中既有大量白细胞又有大量含有脂肪（卵磷脂小体）的巨噬细胞可确信为前列腺炎，正常男性前列腺液巨噬细胞含有脂肪很少。

（二）精液检查

孤立做射精分析和培养而不结合尿道膀胱标本的研究比孤立做前列腺液检查更易误诊。因为精液不仅通过尿道，而且含有多个附属腺分泌的液体。由于很难区分未成熟的精子和白细胞而使细胞学检查变得复杂。Mobley 提倡用精液培养来诊断细菌性前列腺炎，在收集精液前立即收集尿道（前段尿）和膀胱（后段尿）标本，所有标本都做定量细菌培养，比较 3 个培养的细菌数量，精液内有大量细菌；此外，对精液培养做恰当解释是不可能的，前列腺炎诊断仍然是理论性的。很明显，当获取精液标本时，精液通过尿道，非前列腺起源的尿道细菌很易污染精液。

（三）免疫反应的测定

早在 1963 年在正常人前列腺液中定量测出免疫球蛋白 G 和 A（IgG、IgA），随后有些学者用不同技术证明对前列腺细菌感染的全身和局部免疫反应。Shortliffe 和其同事发展一种紧密期放射免疫测定，以研究人急性和慢性前列腺炎的免疫反应。这些研究者观察到前列腺液一种独特的局部抗体反应，主要分泌 IgA，是一种独立的血清反应和对感染病原菌有抗原-特异抗体。在用药物已治愈的急性细菌性前列腺炎中，在血清和前列腺液两者中抗原-特异 IgG 水平当感染初发时都升高，随后 6~12 个月慢慢下降。与之对照，在前列腺液中抗原-特异 IgA 水平在感染后立即升高，只在 12 个月后开始下降，而最初升高的血清 IgA 仅 1 个月后即消失。在慢性细菌性前列腺炎（CBP）中虽然前列腺液中抗原-特异 IgA 和 IgG 两者水平都升高，在血清中两者都不升高。已用药物治愈的 CBP，每种免疫球蛋白开始下降前，前列腺液中 IgA 仍然高几乎 2 年，而 IgG 水平高为 6 个月。没有治愈的细菌性前列腺炎，前列腺液抗原-特异 IgA 和 IgG 水平仍然持续升高。这显示，前列腺液抗原-特异 IgA 和 IgG 测定不仅有助于确定诊断，同样有助于对细菌性前列腺炎患者治疗反应的判断。

然而，非细菌性前列腺炎患者是独特的，免疫反应弱，但对 mix 1 和 mix 2 细菌性抗原有限定性抗体反应，与对照组比高而反应弱的原因仍不清楚，需另做研究。

（四）细菌学诊断

只有定量培养出能清楚表明，对前列腺局部致病的细菌才能确定细菌性前列腺炎的诊断。最简单准确鉴别细菌性和非细菌性前列腺炎和确诊慢性前列腺炎的方法，是同时在前列腺按摩前做尿道、膀胱尿液，前列腺按摩液和按摩后尿液的细菌定量培养（Stamet 四杯法）。收集尿前令患者多饮水，上翻包皮清洗阴茎头和尿道口，令患者连续排尿，收集最初排出的尿 10mL（VB_1 即尿道尿），再排尿约 200mL 时取中段尿（VB_2 即膀胱尿），按摩前列腺取前列腺液（EPS），然后排尿约 10mL（VB_3 含有前列腺液的尿），将以上标本分别做镜检及培养。比较各标本中细菌菌落数量，可区别感染的来源，有助于确认前列腺炎的性质。在慢性细菌性前列腺炎中通常发现前列腺液培养细菌生长数量少，认识到这点很重要，因为慢性细菌性前列腺炎一般是局灶性，不是弥散性组织感染，没有绝对诊断的细菌数量。

四、前列腺炎的分泌功能障碍

前列腺炎患者的前列腺液有明显改变，例如 pH 值增高。有学者认为，慢性细菌性前列腺炎患者最深刻的改变是整个前列腺分泌功能障碍，它涉及多种因素，其中有关前列腺液和血浆的 pH 值，在药物通过前列腺上皮的非离子弥散中，被认为至关重要。这种分泌功能障碍（特别是分泌物碱性增加），无疑会影响抗菌药物从血浆进入前列腺液。由于在慢性细菌性前列腺炎患者中发现分泌功能障碍涉及多种因素（不仅是 pH 值的改变），因此，现尚不能仅依据 pH 值的改变来预测患者药物动力学的改变。

五、前列腺的抗细菌因素

狗、鼠和正常人的前列腺液中含有强力抗细菌因子（potent antibacterial factor，PAF），这种因子对大多数引起泌尿生殖系统感染的致病菌有杀菌作用，这种因子最初被证明是锌的化合物，后来结论是自由锌。因为在慢性细菌性前列腺炎患者中锌浓度低，PAF 活性被抑制，或在前列腺液中消失，一些临床医生相信锌可作为在正常男性上行泌尿生殖道感染的天然防御物。然而，不论是因为前列腺分泌物含锌（PAF）不充分，或是锌（PAF）被抑制，作为前列腺感染的结果或原因仍然没有回答问题。因为 CBP 患者不仅是锌，而是前列腺液所有阳离子含量都减少。锌水平低，可能仅代表一种结果，而不是原因。当前列腺液分泌物减少时，口服锌制剂亦无改变。

六、前列腺炎药物动力学

狗的不同药物弥散研究结果表明，大多数药物用来对抗革兰阴性泌尿道致病菌，弥散到前列腺液中浓度很差（表 1-6-1）。与之对照甲氧苄啶（trimethoprim，TMP）在前列腺液中达到的浓度水平几方面都超过血浆水平。新的 fluoroquinolones 在对抗引起细菌性前列腺炎的大多数致病菌有较高的活性，且在碱性环境中其活性增强。

表 1-6-1　各种抗生素在狗的前列腺液和血浆中浓度的比较

抗生素	浓度（μg/mL）	
	血浆	前列腺液
Peucillin G（青霉素 G）	62	<0.2
Ampicillin（氨苄西林）	54	<0.2
Cephalothin	63	<0.4
Cephalexin（头孢氨苄）	53	0.7
Nitrofurantoin（呋喃咀啶）	15	3.2
Chloramphenicol（氯霉素）	23	14
Sulfamethoxazole（磺胺甲基异噁唑）	13	1.3
Kanamycin（卡那霉素）	41	2.0
Erythromycin（红霉素）	16	38
Oleandomycin	12	39
Clindamycin（克林霉素）	10	76
Lincomycin（林可霉素）	41	10
Tetracycline（四环素）	19	4.0
Doxycycline（多西环素）	48	7.0
Minocycline（米诺环素）	3.6	0.54
Rosamicin（蔷薇霉素）	1.0	8.9
Trimethoprim（甲氧苄啶）	1.2	10.0

　　决定弥散的因素：有一种想法，药物以非离子弥散方法从血浆通过前列腺上皮的脂质膜进入前列腺液。在正常情况下，为了透过这脂质膜，药物必须脂溶而不是结合到血浆蛋白。药物唯一非离子化部分是脂溶；因此，血浆中药物离解常数（pKa）在膜弥散中是重要的。当血浆和前列腺液 pH 值明显不同时特别正确，因为药物的酸性和碱性影响非离子弥散。

　　慢性细菌性前列腺炎的药物弥散：狗的药代动力学研究（前列腺液 pH 值是 6.4 或更小；血浆 pH 值接近 7.4）已证明，作为一种理论根据，在前列腺液中抗生素酸性蓄积差，而抗生素碱性蓄积很好。这种情况涉及 CBP 患者 pH 值关系，相反，前列腺液（pH 值接近 8.4）较血浆（pH 值接近 7.4）更碱性。

　　在前列腺组织中抗生素药物水平：有几组研究狗的前列腺和人因前列腺增生而切除的前

列腺组织，发现前列腺组织和血清中抗生素浓度不同。Nielser 等（1980）注意到不同的青霉素烷衍生物，包括氨苄西林、羧氨苄西林、羧苄西林及其衍生物 Carbenicillin indanyl sodium 在前列腺组织中的含量和血清水平一样高，明显超过前列腺液水平。狗的实验显示米诺环素素和蔷薇霉素（rosamicin）在前列腺组织中的含量明显超过在血清中的水平。用手术切除或"正常"前列腺活组织检查获得人的前列腺组织，显示 TMP 在前列腺组织和血清中含量的比例为 2∶1 或 3∶1（Mears，1982）。有资料显示在人前列腺间质中许多抗菌药物达到治疗水平，并有效地控制了感染。但以后作为慢性前列腺炎，行前列腺液培养时，致病菌又迅速恢复，表明药物未能充分穿透进入腺管腺泡和分泌物中去，致使感染易于复发。此外，感染的前列腺结石不能单用药物治愈。

七、细菌性前列腺炎

（一）急性细菌性前列腺炎

疲劳、感冒、过度饮酒、性欲过度、会阴损伤及痔内注射药物均能诱发急性细菌性前列腺炎。

1. 病理表现

急性细菌性前列腺炎导致部分或整个前列腺明显炎症，大致分 3 个阶段。

（1）充血期。后尿道、前列腺管及其周围间质组织表现充血、水肿及圆细胞浸润，有成片分叶核粒细胞，腺管上皮细胞时有增生及脱屑。

（2）小泡期。炎症继续发展，前列腺管和小泡水肿及充血更明显，前列腺小管和腺泡膨胀，形成许多小型脓肿。

（3）实质期。微小脓肿逐渐增大，侵入更多的实质和周围基质，这种情况以葡萄球菌感染较多见。

2. 临床特征

突然发热、寒战、后背及会阴痛，伴有尿频、尿急、尿道灼痛及排尿困难。夜尿多，全身不适并有关节痛和肌肉痛。上述症状并非全都出现，有的早期只有发热、尿道灼感被误为感冒。直肠指诊：前列腺肿胀、触痛明显，发热，整个或部分腺体坚韧不规则。前列腺液有大量白细胞或脓细胞，以及含脂肪的巨噬细胞，培养有大量细菌生长。但急性期不应按摩，以免引起菌血症。急性细菌性前列腺炎通常伴有不同程度膀胱炎，做尿培养可了解致病菌及药敏。

3. 治疗

急性细菌性前列腺炎患者通常对抗菌药物治疗反应良好。这些药物正常情况下从血浆弥散到前列腺液较差。正像急性脑膜炎一样弥漫性炎症反应可提高从血浆进入前列腺管和腺泡的药物的浓度。细菌性前列腺炎应采用快速有效的抗菌药物，迅速控制炎症，且不能满足体温正常、症状消失，用药应持续一段时间，以防迁延转成慢性和反复发作。用药之前应先做中段尿细菌培养和药敏，复方新诺明进入前列腺组织和分泌物中浓度高，常作为首选药物。

但若体温较高、下尿路症状重、血中白细胞增高，应以静脉给药为佳，可静脉滴入青霉素80万~160万单位，1次/6~8h；或庆大霉素8万单位，1次/12h（20~50岁患者），或4万单位，1次/12h（50岁以上）。亦可静脉滴入氨苄西林1.5~2g，1次/6h，或头孢菌素 V 0.5g，静脉滴入，1次/6~8h，严重者头孢曲松1.0g，1次/8h 至体温正常后改为肌肉注射1周。若用药效果不好，即改用培养细菌敏感的药物。肌肉注射1周后改为口服药，持续2~3周。呋喃咀啶、吡哌酸、诺氟沙星、环丙沙星等，效果都较好，每种7~10日，交替应用。

同时，应给予全身支持疗法，补液利尿，退热止痛，卧床休息。若有急性尿潴留，最好做耻骨上膀胱穿刺吸尿或穿刺后细管造瘘。定时开放引流，尽量避免器械导尿或经尿道留置尿管，因患者耐受性差，易产生其他并发症，如尿道炎、急性附睾炎等。

（二）慢性细菌性前列腺炎

1. 病理表现

慢性细菌性前列腺炎组织学检查无特异性病变，与急性前列腺炎相比炎症反应较轻。在腺泡内和其周围有不等的浆细胞和巨噬细胞浸润，而这些改变也常见于无菌尿及无细菌感染的前列腺炎；因此，不能以此作为慢性细菌性前列腺炎的诊断依据。

2. 临床特征

慢性细菌性前列腺炎的临床表现变异较大，其可由急性细菌性前列腺炎迁延而来。多数患者先前无急性前列腺炎病史，有些患者仅因偶尔发现无症状菌尿而诊断。大多数有不同程度的排尿刺激症状：尿痛、尿急、尿频、夜尿多，有些患者尿末流出白色黏液，会阴、肛周、耻骨上、下腹部、腰骶部、腹股沟、阴囊、大腿内侧及睾丸、尿道内有不适感或疼痛。偶有射精后疼痛、血精、早泄和阳痿。有时有急性发作。膀胱镜检查和泌尿系造影皆无异常发现。CBP 患者 PSA 可升高。

慢性细菌性前列腺炎的特征是致病菌与引起感染复发的细菌相同。这是由于大多数抗生素在前列腺分泌物内聚集太少，用此等抗菌药物治疗不能彻底消灭前列腺液中的细菌，药物治疗中止易复发。显微镜检前列腺按摩液见有大量白细胞和含有脂肪的巨噬细胞，但这在非细菌性前列腺炎的前列腺液中同样可见，因此它不足以作为慢性细菌性前列腺炎的诊断依据。理论上确诊的最好方法是前列腺分泌物的细菌培养，正如前面所述由于标本收集的技术问题，实际上是困难的。因为仅有5%前列腺炎的患者是由一种感染细菌引起的，而且没有感染历史是很少的，如果有 CBP，前列腺炎而无尿道感染历史，那么实际上是非细菌性前列腺炎（NBP）/前列腺痛。

（三）感染的前列腺结石

前列腺结石多数不能被直肠指诊或简单的骨盆 X 线平片中正确判定其令人惊讶的发病率。经直肠前列腺超声扫描发现前列腺结石大小、数目及发病率和患者年龄有关，中年人为75%，老年人为100%。而且超声扫描发现的结石70% X 线平片不能发现，手术和尸检标本中常可发现 X 线片不易发现的小结石，几乎每个成人前列腺中都有，这些结石小而成堆，多发大结石常见于慢性细菌感染的前列腺；无感染的前列腺结石往往不表现症状亦无害。但发生于慢性细菌性前列腺炎时，前列腺结石可成为细菌持续存在和尿路复发感染的病原，前列腺增生伴有前列腺管阻塞易使前列腺发生结石、感染。观察到前列腺内尿反流是某些前列腺结石的重要原因。原发或"内源性"结石主要成分为前列腺分泌物，而继发或"外源性"结石主要成分为尿。虽然适当的抗生素治疗。通常能控制症状和使尿液无菌，但已感染的前列腺结石用内科治疗不能根除细菌，只有将已感染的结石和前列腺组织行手术切除，感染才能治愈，特别是"根治性"经尿道前列腺切除。

（四）非手术治疗

1. 抗菌治疗

复方新诺明 2 片，2 次/d，可达到最好的治愈率。长期持续治疗（4~6 周），治愈率为 30%~40%，明显超过短期治疗。Pfau（1986）报告用卡那霉素 1.0g，i. m，2 次/d 用 3 日，尔后 0.5g，2 次/d，用 11 日，44%CBP 患者治愈。治疗慢性细菌性前列腺炎的其他抗菌药物有红霉素、多西环素、头孢菌素、头孢唑啉、环丙沙星、依诺沙星、氧氟沙星、吡哌酸、诺氟沙星、呋喃咀啶效果较佳。建议环丙沙星口服 0.5g，2 次/d，30 日；诺氟沙星口服 0.4g，2 次/d，30 日；依诺沙星口服 0.4g，2 次/d，30 日；或氧氟沙星口服 0.3g，2 次/d，6 周。当细菌对药物敏感，TMP-SMZ 或呋喃咀啶能很好地长期使用，也不产生细菌耐受，常用量：TMP-SMZ，口服，1 片/d，或呋喃咀啶 100mg，1~2 次/d。但停药后，仍易复发。有经会阴把抗菌药物直接注入前列腺内，但由于前列腺解剖结构为分叶状，药物不能弥散至所有腺管和腺泡。曾用抗生素离子导入前列腺或黄连大蒜液直肠灌肠做离子导入前列腺，获得一些效果。CBP 患者 PSA 高，经用有效的抗生素治疗可降至正常。

2. 中药治疗

中药治疗原则是活血化瘀，通经活络，疏肝理气，清热解毒，利湿利尿，如黄芩、黄柏、连翘、车前子、王不留行、滑石、茴香、橘核、荔枝核、红花、赤芍、桃仁等。成药有前列腺丸、茴香橘核丸、六味地黄丸、肾气丸、癃闭舒、前列舒乐，也可行耳针、穴位艾灸和针刺。会阴和肛门胀坠者可肛门置入野菊花栓或前列安栓等治疗，皆可不同程度地缓解症状。

3. 对症治疗

泌尿灵、尿多灵、膀胱灵、优必达可部分缓解症状，特拉唑嗪和哈乐效果更显。

4. 其他治疗

传统疗法有定期前列腺按摩，排挤前列腺液；前列腺区超短波、微波照射等，皆有一定疗效。45~50℃热水坐浴，每日 1~2 次，每次 30min，坚持半年，效果显著。

患 CBP 的患者应终身禁酒，防止会阴部受凉。

（五）手术治疗

对于非手术治疗不能治愈和难以控制的慢性细菌性前列腺炎和有感染的前列腺结石，前列腺精囊全切除术是有效的方法，但因有后遗症，很少被选用。如果切除者能成功地切除所有感染组织和结石，经尿道前列腺切除术能够治愈。但要达到此目的是困难的。因为前列腺周围常含有大量感染灶和结石。对某些患者由于切除了狭窄梗阻的腺管，利于残存腺体的引流，或改善了排尿情况，可能有一定效果。Mears 等选择一些 CBP 患者做"根治性"经尿道切除。

八、非细菌性前列腺炎

（一）可能的诱发因素

非细菌性前列腺炎（NBP）的病因尚不肯定，已排除霉菌、专性厌氧菌、毛滴虫和病毒作为致病因素。许多学者研究认为，脲原体属（ureaplasmas）和支原体（mycoplasma）不是非细菌性前列腺炎的致病原因。因为 Shortliffeh 和其同事发现在 NBP 患者中对抗脲原体属抗原-特异抗体没有明显升高，因此这些细菌在前列腺炎的病因作用是可疑的。男性 40%非淋菌性尿道炎和 35 岁以下多数急性附睾炎均因沙眼衣原体（chlamydia trachomatis）感染引起，因此，它可能为非细菌性前列腺炎的病因，但不少研究证明即使有，也不是重要的因素。Shortliffe 等在 NBP 患者的前列腺分泌物中对抗沙眼衣原体（chlamydia）抗原-特异抗体无明显升高，因此，Chlamydia 在前列腺炎的病因作用不明显。

（二）临床特征

非细菌性前列腺炎，又称无菌性前列腺炎，这种最普通的前列腺炎综合征是一种原因不明的炎症病变。Schaeffer 等（1981）发现，患病者数非细菌性前列腺炎为细菌性前列腺炎的 8 倍。临床表现各不相同，主诉有尿频、尿急、夜尿多、尿痛。感觉骨盆区、耻骨上或会阴生殖区疼痛或不适。有时射精后痛和不适是突出特征。病理学检查，无特殊发现。柔软、烂泥样前列腺并非这种前列腺炎的可靠表现。

虽然细菌性和非细菌性前列腺炎，临床特征有很多相似之处，但非细菌性前列腺炎患者前列腺液细菌培养阴性，也无尿路感染史。然而非细菌性前列腺炎的前列腺按摩液中白细胞和含有脂肪的巨噬细胞同样较正常多。非细菌性前列腺炎可能是一种还未查清致病菌的感染疾病。

（三）治疗

由于非细菌性前列腺炎的根本病因不清，很难达到肯定有效的治疗。当培养证明没有感染病菌，而解脲脲原体和衣原体是可疑致病因素时，临床可试用全量米诺环素、多西环素或红霉素 2~4 周。辛辣食物和含有酒精的饮料可引起或加剧症状，应予限制。前列腺按摩是医生常用之法，热水坐浴能有效地缓解症状。α-阻滞剂例如哈乐、特拉唑嗪特灵等和抗胆碱能药如溴丙胺太林对刺激性的排尿不适有作用，口服锌制剂和大剂量维生素在治疗非细菌性前列腺炎中的效果，未获证明。

九、前列腺痛

(一) 病因

Sinaki 等 (1977) 对梨状肌综合征、尾骨痛、提肛肌痉挛综合征、痉挛性肛部痛或直肠痛的患者做了检查，认为所有患者都具有"骨盆底张力性肌痛"。随后认为，盆底肌肉痛的原发原因是盆底肌肉习惯性挛缩和痉挛，此种痛常和局部疼痛或炎症有关，慢性盆腔痛代表慢性前列腺炎最重要的症状。精神情绪也有一定影响。在某些非细菌性前列腺炎和前列腺痛的病例中，前列腺内尿反流所致的"化学性前列腺炎"亦可引起症状。亦有学者认为，其病因涉及盆腔交感系统原发异常，造成不完全的膀胱颈松弛和外括约肌部尿道功能性狭窄。Mears (1990)、Neal 和 Moon (1994) 根据他们的经验认为，没有必要区分非细菌性前列腺炎和前列腺痛。

(二) 临床特征

前列腺痛是非细菌性前列腺炎的特殊类型。典型前列腺痛患者可能有前列腺炎的症状但无尿路感染的病史，前列腺液培养无细菌生长，前列腺液中无大量炎症细胞，主要见于 20~45 岁的男性。主要症状是与排尿无关的"盆腔"痛，如会阴坠胀，阴茎、阴茎头、尿道痛，耻骨上下腹坠胀，腹股沟、阴囊、睾丸抽痛，下腰背痛，大腿内侧痛，个别甚至脚或肩痛，轻重不一，有的只有 2~3 个症状，少数几乎所有这些疼痛都有，精神痛苦很大，以致失眠。有些患者主诉间歇性尿急、尿频、夜尿多和排尿困难。刺激性排尿困难不是主要主诉。许多患者意识到有不同的梗阻性排尿障碍症状，即排尿踌躇、尿流无力、尿线中断、所谓"脉冲"式排尿 ("Pulsating" voiding)。

泌尿生殖系统和神经系统检查无特殊异常，有些患者指检时肛门括约肌有些紧，前列腺和其周围组织有触痛。前列腺液细菌培养阴性，前列腺液镜检正常，膀胱镜检查常有轻中度梗阻和不同程度的膀胱小梁。前列腺痛的患者 PSA 不升高。

(三) 临床录像尿动力学研究

最近对非细菌性前列腺炎/前列腺痛的患者做临床录像尿动力学研究，证明大多数患者有膀胱颈和前列腺尿道即尿道内括约肌痉挛性功能失调。主要发现是尿流率下降，膀胱颈和前列腺尿道到靠近外括约肌不完全松弛，休息时尿道的最大关闭压异常高。行临床录像尿动力学检查时，可见在排尿时膀胱颈呈不完全漏斗形伴随尿道外括约肌水平尿道狭小。

(四) 治疗

前列腺痛可以说是世界上最难治的泌尿生殖系统疾病之一。为此，特别是国内重复层出不穷的各种治疗方法，学者从 1958 年开始用过 28 种方法，其中疏经活络、活血化瘀、疏肝理气、利湿消炎的汤药较有效，但很不方便，难以推广。因为前列腺痛是非感染性疾病，用抗生素是无根据的，也是无效的。对典型排尿困难的患者用 α 肾上腺素能受体阻滞剂酚苄明 10~20mg 口服，1~2 次/d。现在许多医生改用哌唑嗪 (prazosin) 2~4mg，1~2 次/d。有些前列腺痛的患者可单用安定 5mg，3 次/d，也可和 α 肾上腺素能受体阻滞剂合用，症状多有改善。用泌尿灵 400mg，2 次/d，或尿多灵（ditropanoxybutynin chloride）5mg，3 次/d，也能缓解症状。

作者根据上述临床尿动力学研究结果和推理，对那些经过长期多种抗生素治疗无效，具有上述症状的 NBP/前列腺痛的患者施行 1 套治疗和预防复发方法：终生禁酒，会阴勿受凉，坐位超过 2~3h 稍事走动，这些主要防止前列腺区充血和受刺激。热水（45~50℃）坐浴，每次半小时，2 次/d，坚持 3~6 个月；同时口服哈乐 0.2mg（或特拉唑嗪 2mg），1 次/d，和癃闭舒，3 片，3 次/d，持续服 3 个月，这些主要解除膀胱颈痉挛和前列腺尿道不松弛，以及盆底肌肉痉挛引起的下腰背痛。若有下腹坠、腹股沟和睾丸抽痛，予以茴香橘核丸 6g，3 次/d，2~3 个月。若会阴坠，可用前列安栓或野菊花栓剂 1 粒塞入肛门内，1~2 次/d，持续 2~3 个月。总之根据病情，采取多种联合治疗，自 1998 年底至 2001 年 2 月 419 例 80% 前列腺痛患者症状消失，5% 患者症状很重伴有神经衰弱者无效，余因未持续治疗仅仅有所改善。

十、间质性膀胱炎和前列腺炎

Messing（1987）认为有些前列腺痛男性可能是间质性膀胱炎患者，Later（1992）叙述 5 例难治性前列腺痛患者膀胱镜检查有典型间质性膀胱炎所见。Miller（1995）和其同事对 20 例 NBP/前列腺痛患者研究，有 12 例在全麻下用水扩张后观察到膀胱有瘀斑点样出血，因此他们建议间质性膀胱炎的诊断一定是临床诊断前列腺痛/NBP 难以治疗的患者。所有患者在全麻或高位硬膜外麻醉下，经膀胱镜活检显示膀胱黏膜和大部分患者逼尿肌乳细胞数量增加。所有患者用抗忧郁药——盐酸阿米替林 50~100mg，1 次/d，睡觉时服，能够取得较好效果。

十一、非特异性肉芽肿性前列腺炎

非特异性肉芽肿性前列腺炎不常见。多见于 50~69 岁，有两种形式：非嗜酸性类和嗜酸性类，嗜酸性类很少。两种在临床上都很重要，因为直肠指诊时易与前列腺癌相混淆，故应引起重视。

（一）非嗜酸性类

非嗜酸性类肉芽肿性前列腺炎，表现为对已外渗异物型的组织反应。膀胱外口急性体征和症状伴有前列腺大而坚韧，临床表现像恶性性质。可有或无发热和明显刺激性排尿障碍症状。尿培养常常无菌，但可有大肠杆菌生长。主要诊断依靠组织活检或手术切除标本。培养和其他方法以排除其他形式的感染性肉芽肿性前列腺炎。有些患者对抗生素、皮质类固醇和临时导尿膀胱引流有良好反应。也有要求做经尿道前列腺切除者。

（二）嗜酸性类

特别当伴有纤维蛋白样坏死和全身血管炎，嗜酸性肉芽肿性前列腺炎是一种严重的疾病。这些患者几乎排除了过敏性疾病特别是哮喘，已知前列腺过敏性肉芽肿实际上是存在的。一般患者情况严重，高热，周围血象嗜酸性细胞明显增加，其前列腺明显增大、变硬常发生完全尿潴留。确诊需做前列腺组织病理学检查。用皮质激素治疗常可获得良好效果。无须做手术解除膀胱出口梗阻。若伴有全身血管炎，最初的治疗反应决定其预后。

（三）病理

肉眼可见小而坚韧的黄色颗粒状结节。镜检有丰富的非干酪性肉芽肿（有或没有中心液化坏死），这些肉芽肿局限在腺泡周围区，亦可广泛地侵及整个腺体，病变充满上皮样细胞，以组织细胞的泡沫样细胞占优势，易和癌细胞混淆。前列腺泡可被密集的分叶核粒细胞和嗜酸粒细胞浸润所取代，腺管常常扩张破裂，充满炎症细胞，病变早期可以有极度水肿，为排除特异型肉芽肿性反应，需行酵母菌、真菌和结核菌染色。

（四）诊断和鉴别诊断

1. 症状和体征

83%的患者有严重的下尿路感染症状，如发热、寒战、尿频、尿烧灼感、尿痛，偶见血尿、会阴痛、耻骨上不适。实验室和放射学检查无特殊帮助，65%的尿中有明显感染，1/3患者血白细胞增多。血酸、碱性磷酸酶值正常。

直肠指诊：早期前列腺癌直肠指诊时，结节一般深在，中晚期浸润扩大或成块，一般呈弥散性。高低不平，无弹性。非特异性前列腺肉芽肿的肿块一般发展较快，硬结较大，有弹性，不规则，软硬不一致。

2. 诊断性试验治疗

依据病史、直肠指诊的特点，以及 X 线片和血生化结果，可进一步判断前列腺癌的可能性。若无条件做活检，可用抗生素或消炎药，必要时加用泼尼松 2.5mg，1 次/d，2~4 周治疗观察，每 2 周行直肠指诊 1 次，2 个月后，1~2 月 1 次，若硬结变小，其他正常，即可确诊。也可用抗雄激素或 LHRH-A（亮丙瑞林或诺雷德）试验治疗 1~2 个月，硬度不变，PSA 又不升高，可排除前列腺癌的可能。

3. 前列腺穿刺活检

经会阴用 Travenal Tru-Cut 活检穿刺做组织学检查或经直肠超声引导下细针穿刺做组织学检查，能明确诊断。

（五）治疗

以消炎药为主，辅以中药治疗。抗生素和消炎药交替使用 2~3 个月，治疗及时则肿块迅速消炎。中药治疗原则为：补肾阴，软坚、活血化瘀、清热解毒、化湿利水。胎盘组织液肌肉注射亦有显著疗效。皮质类固醇治疗可能获得良好效果，但时间不宜过长，剂量不宜过大，建议口服泼尼松 2.5mg，1 次/d，1~2 个月为宜，避免发生副作用。

十二、前列腺脓肿

大多数是上行性尿道感染和感染尿前列腺内反流引起的急性细菌性前列腺炎的并发症。多发生在 50~60 岁，最小发病年龄 46 岁。大多有糖尿病，特别是有肾衰竭用透析维持的糖尿病患者。那些由于不同原因免疫耐受的患者，经尿道器械检查治疗和导尿的患者也易发生。半数患者有急性尿潴留、尿频、排尿困难、直肠不适、血尿、尿道流脓、背痛，有的伴有附睾、睾丸炎。直肠指诊检查前列腺病侧增大，触之软，有波动感。偶尔前列腺可自然向尿道破溃，也可向直肠破溃，被误认为直肠周围脓肿。因此，前列腺影像学（CT、MRI 或经直肠超声图像）在前列腺脓肿诊断上很重要。

　　一旦确立诊断，针对性地给予抗菌药。行脓肿引流，引流可在局麻下经会阴穿刺抽吸，但常需经尿道切开引流，经会阴切开引流现已少用。及时诊断治疗，预后较好。

十三、前列腺炎与不育

　　虽然近些年关于前列腺和精囊感染与生育能力减退的关系做了广泛研究，但仍有许多争议。大多数研究提示正常射出的新鲜精液如含微生物增多能降低精子活力，但仅在有大量细菌时（细菌数>106/mL），一般慢性细菌性前列腺炎患者精子很难遇到这样高浓度的细菌。这种情况生育力降低或许不是由于致病菌对精子的直接影响。许多学者认为，慢性细菌性前列腺炎伴随的分泌功能障碍，对精子起不利的作用，可造成生育力减低。

第二节　精囊炎

　　精囊炎很少见，精囊可以发生细菌感染毋庸置疑，而临床常无法证实。对无选择的和已知终末尿有感染的男子做尿检，发现即使前列腺炎发病率很高的男性，精囊炎发病率仍低。在有明显前列腺炎症状和体征的患者也未得到组织学证明有精囊炎，因此，精囊炎和前列腺炎既不能相提并论，也不是前列腺炎必有精囊炎。

　　由于"纯"精囊液实际上很难做培养和分析，临床诊断精囊炎很难。精液细胞学检查异常和细菌培养阳性结果，不能肯定精囊炎，若前列腺按摩液培养无菌或精液内有大量细菌与前列腺液细菌不同，可诊断为细菌性精囊炎。影像学诊断和手术及组织学所见关系不密切。

　　精囊炎亦可分急性和慢性两类。急性精囊炎有时伴有精液潴留，患者感胀痛，直肠指诊可能发现精囊肿大，有波动和压痛，需经会阴穿刺抽吸减压。慢性精囊炎可有血精。治疗方法和前列腺炎相同。

（张　杰）

第六章　男性性功能障碍、不育和节育

第一节　概　论

男性生殖器官可分为内生殖器与外生殖器两部分。内生殖器官包括生殖腺、输精管道和附属性腺。生殖腺为睾丸，是产生精子的场所，也是分泌男性性激素的内分泌器官。输精管道包括附睾、输精管、射精管以及与排尿共用的尿道。附属性腺包括精囊腺、前列腺和尿道球腺等。外生殖器包括阴茎和阴囊，阴茎为男性外生殖器的三体，位于耻骨之前阴囊的上方；阴囊居于阴茎根部与外阴之间，内藏睾丸、附睾和精索的一部分。

男性生殖生理活动包括：精子发生、精子成熟及精子排出，广义地说还包括精子在女性生殖道内的变化，如精子穿过宫颈黏液，精子的获能，直至受精、卵裂与着床，上述这一系列的变化均在神经内分泌腺的控制调节下进行。整个男性生殖活动是一个有规律、有顺序而且协调的生理过程，阻碍和干扰了其中的任何一个环节均可能影响正常的生育能力。

男性生殖活动有其不同于女性的几个特点：女性每月只非卵一次，有明显周期性，而男性一旦发育成熟，睾丸就有条不紊地持续产生精子；女性排卵数量少，按每个月排出一个成熟卵子计算，一生中排出 400 多个卵子，而男性却每日可能产生 108 个以上精子；女性到绝经期后一般不再排卵，已失去生育能力，而男性生育能力年龄明显比女性长，睾丸衰退是渐进性过程，到 70 岁甚至 80 岁以上还可有正常性功能并具有生育能力。男性的性功能相对地说是一个更为主动而复杂的神经反射活动，精神与心理因素起着相当重要的作用。这些特点造成研究男性节育技术的特殊困难。长期以来，对男性的性功能、精子发生、精子成熟、精子排放与精子获能、受精等环节未能充分了解其生理机制，直到近 20 多年来，随着基础学科的迅速发展和男性生殖生理的深入研究，男性性功能及男性不育症的诊治，才取得突破性的进展。

第二节　男性性功能障碍

正常男性性功能包括性欲、性兴奋、阴茎勃起、性交、射精和性欲高潮等过程。这一过程是正常的心理、神经、内分泌系统、血管系统及正常生殖系统参与下完成的一个极为复杂的过程，其中主要受到大脑控制和支配。根据临床表现可分为：①性欲改变；②勃起障碍（erectile dysfunction，ED）；③射精障碍，包括早泄、不射精和逆行射精。最常见的男子性功能障碍是勃起障碍和早泄。

一、勃起功能障碍

勃起功能障碍（ED）指持续或反复不能达到或维持足够阴茎勃起以完成满意性生活。一般认为，病程至少应在 3 个月以上方能诊断为 ED。

流行病学 40~70 岁男性半数以上患有 ED；与 ED 相关的危险因子与下列因素有关：①年龄增长；②躯体疾病，包括心血管病、高血压和糖尿病、肝肾功能不全、高血脂、肥胖、内分泌疾病、神经疾病、泌尿生殖系疾病等；③精神心理因素；④用药，主要包括利尿剂、降压药、心脏病用药、安定药、抗抑郁药、激素类药、细胞毒类药、抗胆碱药等；⑤不良生活方式，包括吸烟、酗酒及过度劳累等；⑥外伤、手术及其他医源因素。80% 以上的 ED，都有一定的器质性病因存在。

阴茎勃起有关的解剖生理和生理机制　阴茎勃起受到下丘脑性中枢调控和勃起的外周调控，阴茎勃起的基础是阴茎动脉的扩张和阴茎海绵体小梁的舒张，当动脉和小梁内平滑肌收缩时，阴茎处于松弛状态，反之，则阴茎勃起。近年的研究表明，性刺激过程中，阴茎海绵体内的神经元和血管内皮细胞内的一氧化氮（NO）释放，NO 激活海绵体平滑肌细胞内的鸟苷酸环化酶，导致三磷酸鸟苷（GTP）转变成环磷酸鸟苷（CGMP），CGMP 可激活蛋白酶 G 使钙离子内流减少，使得海绵体内平滑肌松弛，血液流入海绵窦而引起勃起。5 型磷酸二酯酶（P DES）可分解 CGMP 变为无活性磷酸鸟苷（GMP），使平滑肌细胞内 Ca^{2+} 增加，平滑肌收缩导致阴茎疲软。阴茎勃起的发生分为启动、充盈及维持三期。启动期：当心理、神经、内分泌的刺激活动通过自主神经传出冲动，使阴茎血管和海绵体小梁平滑肌松弛，启动勃起；充盈期：平滑肌松弛使海绵体动脉和螺旋动脉扩张，海绵窦内血流增加，窦状隙成为扩张和血液滞留状态；维持期：随着窦状隙的膨胀，海绵体小梁对白膜压力增加，从而压迫白膜下静脉，使窦状隙内血流受阻，海绵体内压力增高，结果使阴茎坚挺勃起。

阴茎勃起消退是随着射精过程出现交感神经的兴奋，使螺旋动脉和海绵体平滑肌的张力增加，使动脉血流减少，随着海绵体内压力下降，小梁对白膜下静脉压力也松解，静脉回流增加，阴茎疲软。腰骶部脊髓内有射精中枢，射精中枢的兴奋性，在正常情况下较勃起中枢为低，性交时勃起中枢的刺激经一定积累后，引起射精中枢的兴奋而出现射精，在有节律的射精动作出现的同时达到情欲高潮。射精后，性的兴奋急剧消退，阴茎逐渐松弛软化。

【诊断】全面了解性生活史、既往病史及心理社会史对 ED 首诊很重要，并由病人回答过去 3 个月有关性活动的 5 个问题（表 1-7-1）。

表 1-7-1　男性勃起功能问卷

题目/评分标准	0分	1分	2分	3分	4分	5分
1. 您对勃起和维持勃起的自信程度如何？		很低	低	中等	高	很高

续 表

题目/评分标准	0分	1分	2分	3分	4分	5分
2. 您受到性刺激而有阴茎勃起时，有多少次能够插入阴道？	无性活动	几乎没有或完全没有	少数几次（远少于一半时候）	有时（约一半时候）	大多数时候（远多于一半时候）	几乎总是或总是
3. 您性交时，阴茎插入后，有多少次能够维持勃起状态？	没有尝试性交	几乎没有或完全没有	少数几次（远少于一半时候）	有时（约一半时候）	大多数时候（远多于一半时候）	几乎总是或总是
4. 您性交时，维持阴茎勃起直至性交完成，有多大困难？	没有尝试性交	困难极大	困难很大	有点困难	困难	不困难
5. 您性交时，有多少次感到满足？	没有尝试性交	几乎没有或完全没有	少数几次（远少于一半时候）	有时（约一半时候）	大多数时候（远多于一半时候）	几乎总是或总是

根据表 1 可作出判断 ED 的严重程度，总分 5~10 分。重度；11~15 分，中度；16~20 分，轻度；21~25 分，正常。此外，夜间阴茎勃起试验（NPT）对区分心理性和器质性 ED 有帮助。为进一步查明器质性的病因，已开始进行相关的神经系统、血管系统检查（如彩色双功能超声检查、海绵体测压造影等）、阴茎海绵体注射血管活性药物试验、VISER（vascular indication of Sexual excitation resPonse）诊断仪检查可做出动脉性、静脉性和肌性等病因学的诊断。海绵体活检已被采用来评价海绵体结构与功能。

【治疗】

（1）矫正引起 ED 的有关因素，包括：①改变不良生活方式和社会心理因素；②性技巧和性知识咨询；③改变引起 ED 的有关药物；④对引起 ED 的有关器质性疾病治疗，如雄激素缺乏者，可用雄激素补充治疗。

（2）针对 ED 的直接治疗，包括：①性心理治疗，如性心理疗法或夫妇间行为治疗等。②口服药物，万艾可（Sildenafil）、艾力达（Vardenafil）、希爱力（Tadalafil）均是一种选择性 5 型磷酸二酯酶抑制剂，临床应用有效，但禁忌与硝酸醋类药物合用，否则会发生严重低血压。酚妥拉明是一种 a 肾上腺素能受体阻断剂，对性中枢和外周均有作用，适用于轻、中度 ED 应用。③局部治疗，阴茎海绵体注射血管活性药物，前列腺素 El（PGEI），疗效可达 80%以上，但因有创、疼痛、异常勃起以及长期使用后阴茎局部形成瘢痕，而少用；经尿道给药，比法尔是一种局部外用 PGE：乳膏，疗效可达 75%，不良反应有局部疼痛和低血压；真空缩窄装置是通过负压将血液吸入阴茎，然后用橡皮圈束于阴茎根部阻滞血液回流，维持阴茎勃起，缺点是使用麻烦，并有阴茎疼痛、麻木、青紫、射精障碍等。④手术治疗包括血管手术和阴茎假体，只有在其他治疗方法均无效的情况下才被采用。

（一）勃起功能障碍的手术治疗

勃起功能障碍（erectile dysfunction，ED）是一种常见的男子性功能障碍，据美国麻省男性增龄研究表明，约 52%的 40 岁以上男性患有不同程度的 ED。ED 虽是非致命性疾病，但未及时治疗，可影响工作和生活，甚至导致家庭破裂，进而危及社会。ED 分为心理性和器质性两类，大约各占 50%。器质性 ED 又可分为血管性、神经性及内分泌性 ED。治疗包括口服药物治疗、化学假体、真空负压装置治疗和手术治疗几个方面。在每一阶段都可辅以心理和行为治疗。手术治疗包括阴茎假体植入、增加阴茎血供的动脉手术、减少静脉回流的静脉结扎术。由于药物"万艾可（Viagra）"即枸橼酸西地那非（sildenafil citrate）的面世（有效率达70%），及血管手术远期疗效不佳，动静脉手术有减少的趋势，而阴茎假体植入术前景看好。

1. 阴茎假体植入术

在丧失勃起功能的阴茎海绵体内植入某种支撑物，使阴茎达到足以插入性交的硬度，此种支撑物叫假体。阴茎假体植入术开始于 20 世纪 30 年代，大致经历了 4 个阶段。

（1）应用肋软骨及肋骨：1936 年 Bogaras 及 1944 年 Frumkin 采用肋软骨。1948 年 Bergman 采用肋骨作假体，但由于植入物易被吸收而远期效果不满意，已被放弃。

（2）硬性假体：1950 年 Scardino 首先应用丙烯酸酯（acrylic）作假体。1966 年 Beheri 用聚乙烯杆作假体，均获得成功。

（3）半硬假体：1967 年 Pearman 用半圆状硅胶片作假体，植入于阴茎背侧的 Buck's 筋膜与白膜之间，疗效不理想。1975 年 Small-Carrion 研究了以硅橡胶作外壳，硅海绵作芯子的假体。1980 年 Jonas 设计了银—硅橡胶假体，在硅杆中嵌有盘曲呈螺旋状的银丝杆，具有结构简单、价格低廉、手术较小、能弯曲而不易折断等优点。1983 年美国医学系统设计了一种可弯曲半硬假体，其后端具有延伸器，能根据阴茎大小而延长或缩短，免除术中剪裁。

（4）可充胀性假体：1973 年 Scott 及 Bradley 设计了用涤纶加强的可充胀硅橡胶假体，它的主要优点在于充胀时阴茎勃起，不充胀时呈现自然松弛状态。该假体包括贮液袋（可贮30%泛影钠约 60ral）、充吸泵、中空圆柱体 3 个主件，分别置于下腹腹膜外间隙、阴囊及两侧阴茎海绵体内。贮液袋与两圆柱体间均有管道与泵连接，泵可手控启动，将贮液袋内液体向圆柱体内充胀或吸回，阴茎即可随意勃起或萎软。

近几年来又有两种新的可充胀假体问世，即液压可弯曲性假体（hydroflex penile prosthesis）和自容机假体（self-contained mechanical prosthesis）。液压可弯曲性假体的优点是依赖装置内的液体转换使阴茎勃起，将贮液袋、充吸泵及圆柱体三者融于一体。中空圆柱体为双层构造，尾部和外层的"贮液袋"与前端的驱动泵及阀门相连，挤压阴茎前端泵数次，液体由尾部进入内层而膨胀，挤压阀门液体回流至尾部。缺点是硬度不够理想。自容机假体有 Ominiophase 阴茎假体及 Duraphase 阴茎假体，假体装置无瓣膜及液体转换。

【适应证】

不可逆的器质性 ED，尤其神经性 ED 是假体植入的首选适应证。其他如血管性、外伤性、药物性、心理性 ED 经治疗失败者。

【术前准备】

（1）选择适当的假体：半硬假体植入容易，价格低廉，并发症少。但植入后，会阴部隆起，有碍外观，影响社交活动。由于阴茎大小不等，术中应准备各种号码的假体，以备选用。可充胀假体勃起自然，要求更严格的外科手术，机械故障多，价格昂贵。有下述情况者宜用可充胀假体：①需间隙导尿者；②神经膀胱；③需反复进行膀胱镜检查及 TUR 者；④阴茎感觉减退者。

（2）了解双侧阴茎海绵体是否等大，有无阴茎硬结、炎症及先天畸形，必要时行海绵体造影以资证实。

（3）术前 1 d 开始应用广谱抗生素如头孢菌素等，术后再用 3 d，主要预防革兰阳性细菌感染。

（4）术前晚及术晨嘱病人用强力碘擦洗生殖器 10 min。

（5）在手术室内刮去术野毛发，然后用强力碘消毒生殖器 10 min，并从尿道外口注入 3 mL 杆菌肽—新霉素溶液，用阴茎夹夹住阴茎。如作会阴切口，应用胶布将手术野与肛门隔开。门上置警告标志以限制手术室人员往来。

（6）选择好的半硬假体或可充胀假体，浸泡于红霉素溶液（500 mg 红霉素溶于 500 mL 等渗盐水中）中消毒。术中用抗生素溶液不时冲洗切口。

【麻醉与体位】

可用硬脊膜外腔阻滞麻醉、腰麻、鞍麻或局麻。手术体位视切口而定。阴茎干切口及耻骨上切口可采用仰卧位，会阴部切口可采用膀胱截石位。

2. 半硬假体植入术

【手术步骤】

（1）测定阴茎海绵体直径：在阴茎根部上一止血带，向一侧阴茎海绵体注入生理盐水 60~100 ml，造成人工勃起。用卡尺测量阴茎的直径，测量值的 1/3 即为假体直径的参考值。测毕，松开止血带。

（2）切口选择：可视情况选择阴茎干切口、阴茎根部切口、会阴切口及阴茎阴囊交界部切口。阴茎干切口位于阴茎背侧距冠状沟 2 cm；阴茎根部切口位于耻骨联合下方；切开阴茎皮肤及皮下筋膜，显露阴茎海绵体白膜，注意勿损伤阴茎背神经及血管。会阴切口病人取截石位，在会阴正中作直切口，显露球部尿道及两侧阴茎海绵体脚。阴茎阴囊交界部切口位于阴茎阴囊交界、阴茎干中缝处，长约 5 cm，显露尿道海绵体及两侧的阴茎海绵体白膜。

（3）切开海绵体白膜：显露海绵体后，在白膜上缝两根牵引线，纵行切开白膜 3 cm。白膜切开后即见其下的海绵体组织。

（4）形成海绵体隧道：用组织剪在白膜下分离海绵体组织后，先用 20~30 F 尿道探子经白膜切口伸入海绵体内，向阴茎头及阴茎脚方向逐渐扩张，在阴茎海绵体分叉处，探子的弧度与阴茎脚的走向一致，当探子抵着坐骨结节后即停止扩张，慎勿戳穿阴茎脚。继用 10~12 号子宫颈扩张器扩张，近端扩至阴茎海绵体分叉处即可，因假体后端为锥形，该处不需大号扩张器扩张。此时，隧道已形成，头脚两端扩张长度之和，即为假体所需长度参考值，用抗生素溶液冲洗隧道。

（5）假体植入：选择与测定的直径和长度参考值相近的假体，于尾端修剪妥当，将假体之尾端向阴茎脚插入，再用静脉拉钩牵开远侧切口，将假体远端弯成弧形或环状，在助手协助下将假体塞入阴茎海绵体远端。检查假体长度是否合适，如假体弯曲，则取出假体，再修剪 1 cm；如假体过短，阴茎头下垂，需更换长的假体。

（6）缝合切口：以 4 号丝线间断或连续缝合白膜，以 0 号丝线缝合皮下组织和皮肤，稍加压包扎，留置气囊导尿管。

3. 可充胀假体植入术

【手术步骤】

（1）体位及切口：仰卧位。从耻骨联合上方 1 cm 至阴茎根部作纵切口，或在耻骨联合中部作 5 cm 横切口。切开皮肤、皮下组织，横行切开腹直肌前鞘，分离腹直肌，游离膀胱前间隙，用示指在腹直肌下方左侧或右侧扩大成一陷窝，以放置贮液囊。

（2）植入贮液囊：将贮液囊置于膀胱前间隙内。在切口右侧腹直肌前鞘上戳一小孔，将贮液囊输出管从此孔或拟安放充吸泵一侧之赫氏三角引出，用带钝头针的注射器注入 65 ml 造影剂充满贮液囊，以便 X 线检查。仔细检查隐窝是否足够容纳贮液囊，用套硅胶管的蚊式钳夹住输出管。缝合腹直肌前鞘及皮下组织。

（3）建立海绵体隧道：牵开切口下缘，在切口中线显露阴茎海绵体白膜。于右侧海绵体白膜近耻骨 2cm 处缝 2 针牵引线，在线间作一 2 cm 长直切口（图 4）。勿损伤中线的血管神经束。先用剪刀在白膜下潜行分离海绵体，接着用直径为 8~13 mm 的宫颈扩张器向远侧端和近侧端逐步扩张，建立隧道。

（4）测量隧道：用 Furlow 导引器测量隧道长度。第一步：测量远侧端，从白膜切口近端至海绵体远端的距离，在其基础上加 4 cm 即为欲植入圆柱体的长度。增加此 4 cm 是必要的，因假体后端至输出管出口为 4 cm。

第二步：测量切口近端至海绵体脚附着点的距离，如>4 cm，应选择 1 个假体末端延长器。因圆柱体末端至输出管出口处距离为 4 cm，第二步测量的距离减去 4 cm，即所需延长体的长度。当测量结果有半厘米的尾数时，应将其减去，假体总长要减少一个号码。

（5）植入圆柱体：在圆柱体之远端作一牵引线，牵引线挂于引导器尖端的穿刺针上，在插入引导器前应将针完全缩回。在圆柱体内注入造影剂，并将空气排出，直至圆柱体变圆，勿过度膨胀。将导引器插入海绵体远端，再将针从尿道口外侧 1~2 cm、近侧 1 cm 处经阴茎头穿出。拔出引导器，夹住并牵拉缝线，圆柱体即进入隧道远端。将圆柱体尾端植入阴茎脚。缝合白膜。按同法植入对侧圆柱体。

（6）植入充吸泵：将贮液囊输出管管口放在造影剂液面以下，连续挤捏充吸泵，排出泵内空气。在睾丸和精索的外侧、阴囊内膜层之下用手指分离出一阴囊陷窝，此陷窝应足够大，以使泵位于阴囊底部，并与睾丸隔开。吸回钮应放在外侧。安放完毕，将充吸泵输入管和输出管用阑尾钳在阴囊皮下夹住，以防在连接时充吸泵被拉出。

（7）连接管道：将贮液囊之管与充吸泵之输入管连接，充吸泵之两根输出管分别与两圆柱体之管子连接。如采用塑料快捷接头，则先在管端套上夹环，将接头插入一侧管端，冲洗导管，然后插入另一端，最后用装配工具扣住夹环和接头。如管子过长，可适当剪短，但不宜过短。过短易将充吸泵提至腹股沟外环，造成操作困难。

（8）测试假体：管子连接毕，可试验充吸泵数次，确信假体能匀称地膨胀，准确位于阴茎头下，并能按要求瘪缩，剪断并抽出阴茎头牵引线。

（9）缝合切口：检查白膜切口之缝线。确信充水时圆柱体无破裂，将液体放出。绕导管分两层缝合切口，皮下和阴囊底部放置引流条，24~48 h 拔除。尿道内留置一根较细的气囊尿管，保留过夜。

【术中注意要点】

（1）严格消毒，假体与外科器械分开放置。

（2）海绵体隧道不能过分扩张，以免损伤白膜，术后发生白膜动脉瘤样改变。若扩张时刺破阴茎脚，不能支托假体，可用可吸收合成网状补片折叠后，覆盖修复阴茎脚。

（3）半硬假体长度大小要适度。过长易造成术后疼痛及附近组织压迫坏死，过短则易造成阴茎头下垂畸形。

（4）如阴茎过小，或一侧海绵体有严重纤维化，只需植入一根假体，仍可获得满意的性生活。

（5）若海绵体纤维化，常规方法植入假体失败，则切开冠状沟，剥退阴茎皮肤，然后从近侧开始纵行切开海绵体，每次切开 1 cm，形成两半，在切开的沟内放置假体，然后用 Gore-Tex 合成网片覆盖假体，用 4-o 普罗纶线连续缝合固定。

（6）如有包茎或包皮过长，宜同时行包皮环切，以免术后发生包皮水肿或包皮嵌顿。

（7）如有阴茎硬结症，术中可将斑块一并切除。

（8）使用圆柱体之长度比测得的隧道长度要短 0.5 cm。

（9）充水试验时，圆柱体不能过分扩张。

（10）在植入圆柱体前，应先将切口边缘缝线缝好，以免缝针刺破圆柱体。

（11）泵应置于阴囊底部。

（12）防止管子及连接部扭曲。

（13）在关闭切口前，至少试验假体 6 次。

【术后处理】

（1）创口引流条和留置尿管 24~48h 拔除。

（2）使用抗生素 1~2 周。

（3）植入半硬假体者，床上应放一护架将被子撑起，以免阴茎头受压。

（4）疼痛严重时，可给予止痛剂及己烯雌酚，并严密观察阴茎头有无红肿和坏死。

（5）术后病人应避免穿紧身裤。

（6）植入可充胀假体者，应头低脚高位卧床 18 h，阴囊置冰袋，以防阴囊水肿。

（7）坚持每日将泵向阴囊内牵拉数次，以防泵向上回缩。

（8）可充胀假体每日试验 1 次。

（9）停止性交 4~6 周。

【并发症】

（1）伤口感染、尿道腐蚀或皮肤腐蚀。可取出一侧或两侧假体。

（2）持续疼痛。若超过 4 周以上，应将假体取出。

（3）假体长短不当。过短应取出更换长的；过长应予修剪，使其变短。

（4）圆柱体或贮液囊溢液。必须手术矫正。

（5）充吸泵处感染。可将泵移至另一侧，放置引流后缝合原切口。

（6）白膜动脉瘤样膨出。假体过度膨胀或海绵体切口关闭不当，可形成动脉瘤样膨出，应植入新的假体，同时可用合成网片重建海绵体。

（7）可膨胀假体自发性勃起。放置贮液囊的空间太小或太接近肌肉，都有可能导致自发性勃起，应扩大贮液囊床，并适当增加与肌肉的距离。

（二）静脉性勃起功能障碍的手术治疗

在 20 世纪初即有人尝试用外科手术处理因静脉功能不全所致的 ED。1902 年 Wooten 提出结扎阴茎背深静脉治疗静脉性 ED。以后有许多学者强调了静脉引流对 ED 发生的重要性。直到 1905 年 Wespes 介绍了阴茎海绵体造影及海绵体测压后，外科手术才广泛开展起来。但由于静脉性 ED 的发生机制尚未完全明了，手术的远期疗效不佳，近年来该类手术有逐渐减少的趋势。

阴茎静脉引流有三个系统：浅静脉系统，位于 Colles 筋膜和 Buck 筋膜之间，回流至大隐静脉。中间静脉系统（背深静脉和环静脉），一部分开始于引流阴茎头的多根小静脉，汇成一支或数支背深静脉，然后汇入前列腺周围静脉丛；另一部分由起源于尿道海绵体近腹侧面和阴茎海绵体外侧面及背侧面的微小导静脉，汇合成旋静脉沿阴茎头外侧前行，也通过总导管回流入背深静脉。深静脉系统（海绵体静脉和脚静脉），引流阴茎近侧 1/3 的导静脉，汇成一条或两条位于中隔的海绵体静脉，回流至走行于尿道球和阴茎脚之间的阴部内静脉；另外还有几条小的脚静脉汇入阴部内静脉。根据静脉漏性 ED 灌注性海绵体造影所见，显影频率最高的是阴茎背深静脉和近端静脉（海绵体静脉和脚静脉），两者不相上下。其次是球海绵体及阴茎头（海绵体间漏）。静脉漏可单独出现在一个系统，亦可出现在两个系统，极少数为三个系统同时受累。但应注意，勃起功能正常者亦可有 20% 静脉显影，尤其是人为加压的灌注性海绵体造影。因此近年来有学者提倡行药物性海绵体造影，认为其与生理状态更加吻合。

静脉性 ED 的诊断依据：

（1）海绵体注射罂粟碱 60 mg 后 30 min，阴茎不勃起或稍胀大，或虽充分勃起，但持续时间甚短。

（2）阴茎血供正常，阴茎一臂指数（TB1）>0.7。

（3）排除心理、神经、内分泌等病因。

（4）灌注性海绵体造影，在 80~120 ml/s 流速下阴茎不能勃起。增加灌注速度诱发阴茎勃起后，造影剂迅速充盈有病变的静脉。或者行药物性阴茎海绵体造影，阴茎勃起后造影剂迅速充盈有病变的静脉。

静脉性 ED 的治疗是结扎功能不全的静脉。静脉结扎有多种术式，如阴茎背深静脉结扎术、海绵体松解术、阴茎脚结扎术、海绵体静脉结扎术和髂内静脉结扎术等，以前三种较为常用。

1. 阴茎背深静脉结扎术

【适应证】

适用于背深静脉漏性 ED。

【禁忌证】

阴茎海绵体纤维化禁用。

【术前准备】

术前需做阴茎海绵体造影，明确仅有阴茎背深静脉漏。因本手术的远期疗效不十分理想，术前应向患者交代清楚。

【麻醉与体位】

硬脊膜外腔阻滞麻醉或局麻。体位取仰卧位。

【手术步骤】

（1）切口：耻骨下横切口，长约 3 cm，切开皮肤、皮下，结扎所有背浅静脉。

（2）显露及结扎背深静脉：纵行切开 Buck 筋膜，即可显露位于中线的血管神经束，一般背深静脉较粗大，易于辨认，其两侧可见阴茎背动脉及背神经。剪断阴茎悬韧带，仔细向远端游离背深静脉 2~3 cm，结扎所有属支。结扎背深静脉并切除 2~3 cm。如有 2 支背深静脉，应一并结扎。结扎前后，可向海绵体内注入亚甲蓝（2ml 亚甲蓝加 50~100l 等渗盐水），以判明结扎是否彻底。

（3）缝合切口：将切开的 Buck 筋膜用细丝线间断缝合，防止阴茎体与皮肤粘连。缝合皮下及皮肤。切口稍加压包扎。

【术中注意要点】

（1）在分离结扎静脉时，切勿损伤两侧的背动脉及背神经。

（2）术中向海绵体内注射亚甲蓝，是防止误扎、漏扎的重要措施。

（3）术毕向海绵体内注射罂粟碱 60 mg 或罂粟碱 30 mg 加酚妥拉明 1 mg，注射后阴茎坚硬勃起者，术后效果良好。若注射后阴茎勃起仍不坚硬，应继续寻找侧支静脉，将其结扎。

【术后处理】

（1）术后常有阴茎水肿，1~2 周后可缓解。将阴茎置于腹壁上，可减轻阴茎水肿。

（2）每晚给予己烯雌酚 2~4 mg 肌注，可预防夜间阴茎勃起，减少疼痛。

（3）给予抗生素 5~7。

（4）1 周拆除缝线。

（5）必要时可作阴茎海绵体造影，证实结扎是否完善。

（6）4周后可开始性交。

2. 海绵体松解术

本手术适用于尿道海绵体与阴茎海绵体之间的静脉漏。术前准备、麻醉及体位等均与9.6.2.1阴茎背深静脉结扎术相同。

【手术步骤】

（1）切口：翻转包皮，在距冠状沟 1 cm 左右作环形切口，将阴茎皮肤翻至阴茎基部，裸露阴茎干。尿道内插一导尿管作为标志。

（2）松解海绵体：将远端尿道海绵体完全游离（长度视阴茎海绵体造影静脉漏范围而定），使双侧阴茎海绵体与尿道海绵体彻底分开，即切断了二者间的静脉漏。结扎所有出血点。

（3）游离阴茎头：以组织钳提起已分离的尿道海绵体，从腹侧开始，将阴茎头自阴茎海绵体分离出来。注意分离至阴茎头背侧时，勿损伤阴茎背动脉，结扎所有出血点。

（4）复位缝合：将冠状沟边缘与白膜缝合，使阴茎头复位。缝合包皮切口，保留导尿管。

【术中注意要点】

勿损伤阴茎背动脉及尿道海绵体，以免导致阴茎头坏死和尿道瘘。

【术后处理】

（1）严密观察阴茎头有无色泽改变。

（2）48~72 h 拔除导尿管。

（3）术后 2 个月开始性交。

【主要并发症】

如同时损伤阴茎背动脉和分离尿道海绵体，可引起阴茎头干性坏死。

3. 动脉源性勃起功能障碍的手术治疗

阴茎动脉及其源支（髂内动脉、阴部内动脉）与属支（阴茎深动脉、背动脉）的先天性发育异常、创伤及动脉硬化均可导致勃起功能障碍。对 ED 患者进行动脉造影，发现上述动脉有狭窄、闭锁或发育不良等病理改变者占 25%~85.5%，足见动脉性 ED 的发病率比一般预料要高。

动脉源性 ED 诊断方法很多，临床常用者有阴茎血压测定及动脉造影。动脉造影能确定病变的部位、程度、范围，为手术治疗提供可靠的客观依据。阴茎供血不足按解剖学可分为两类：①近端血管供血不足：它包括主—髂动脉处病变，其病理变化主要为大动脉炎、粥样化斑块堵塞于主—髂动脉水平及髂内动脉起端。②远端动脉供血不足：其范围包括髂内动脉、阴部内动脉及其分支。病变主要是动脉粥样硬化，青年人骨盆骨折后亦可发生阴部内动脉及其分支的损伤，原发性 ED 患者中可发现海绵体动脉不发育或畸形。

　　动脉源性 ED 的手术方式有血管重建及经皮腔内动脉成形术两类。对于主动脉分叉处血栓形成又称 Leriche 综合征、髂总及髂内局限性狭窄或闭锁，可采用动脉内膜剥离或旁路手术。最近又有人用经皮动脉腔内扩张手术治疗髂总或髂内动脉的短而平滑的狭窄、阴部内动脉近端或阴茎背动脉近端的短段狭窄。术后血运改善，ED 可望恢复。但对长段狭窄效果较差。阴部内动脉的外伤性短段狭窄也可采用切除对端吻合术。对于阴茎远端血管闭锁，可采用腹壁下动脉与海绵体直接吻合、腹壁下动脉与阴茎背动脉或阴茎深动脉吻合、腹壁下动脉与阴茎背深静脉吻合（静脉动脉化）。

　　动脉吻合术的疗效取决于下列诸因素：①显微外科技术是否熟练；②海绵体内静脉压是否正常；③年龄越小越好；④血管危险因素越少越好。

二、早泄

　　早泄定义尚有争议，一般认为性交时阴茎能勃起，但对射精失去控制能力，阴茎插入阴道前或刚插入即射精。传统观点认为早泄大都是心理性原因。近年来研究发现，这类病人还存在阴茎感觉过敏，或由于包皮阴茎头炎和前列腺炎等疾病诱发。

　　治疗早泄需根据其发病原因，首先治疗诱发病因，并由妻子密切合作，采用性感集中训练法，克服对性行为的错误认识和自罪感，建立和恢复性的自然反应。性交时应用避孕套，或阴茎头局部应用利多卡因喷雾剂或软膏剂，通过局部麻醉作用来延长射精潜伏期。

　　　　　　　　　　　　　　　　　　　　　　　　　　　　　　　（张　杰）

第七章　男性生殖系统疾病

第一节　隐　睾

隐睾是睾丸下降不正常的总称，分为睾丸未降及睾丸异位两类。大多数位于腹股沟部，占 70%，停留于腹膜后者占 25%，其他部位为 5%。

【原因】

隐睾的形成原因大致可分为三类。

1. 解剖因素

①在胚胎期，睾丸系带很短或缺如，不允许睾丸充分下降；②睾丸系膜与腹膜发生粘连，使睾丸无法向下；③睾丸的血管发育异常，弯曲或皱褶，从上方牵拉而限制睾丸下降；④精索的血管或输精管太短；⑤睾丸体积过大，腹股沟管过紧或外环远端进入阴囊的口缺乏，则睾丸无法进入阴囊内；⑥阴囊发育异常，阴囊太小，容不下睾丸。

2. 内分泌因素

睾丸下降要有足够的动力，那就是要依靠母体的促性腺激素刺激胎儿睾丸间质细胞产生雄激素，故：①睾丸本身有缺陷时，对促性腺激素不产生下降反应而发生隐睾；②因睾丸下降发生在血液中促性腺激素浓度很高时，所以当母体促性腺激素匮乏，也会导致睾丸下降不全。

3. 遗传因素

有部分隐睾病人有明显家族史，故遗传因素也许是隐睾发生原因之一。或许还有其他一些原因导致隐睾的发生，预计随医学水平的不断提高，这些原因会一一明朗化，从而找出有效的防治方法，阻止这种疾病的发生。

【病史】

一侧或双侧阴囊发育不良，站立时阴囊内空虚无睾丸是重要的病史特点；且单侧多见，右侧多于左侧。

【体格检查】

体检在腹股沟处往往可见局部隆起，触及较小的活动睾丸，腹压增大时可坠入阴囊。但有查体中不一定可触及睾丸。

【辅助检查】

1. 实验室检查

血浆睾酮和尿-17 酮类固醇正常或降低。

2. B 超

腹部可发现边界整齐的卵圆形低回声区，内部为均匀细光点。在 B 超无法明确隐睾位置时需行 CT 检查。

【鉴别诊断】

1. 腹股沟淋巴结

常与位于腹股沟部的隐睾相似。但淋巴结为豆形，质地较硬，大小不一，且数目较多，不活动。而隐睾之睾丸边缘光滑、质韧有弹性，有一定的活动度。

2. 无睾

阴囊发育不良，空虚无睾丸。腹部 B 超及 CT 均未发现睾丸。

【治疗】

1. 内分泌治疗

无论单侧或双侧隐睾都应早期（10 月龄）治疗，对不伴斜疝者应首选内分泌治疗。

（1）绒毛膜促性腺激素（HCG）疗法：隔日肌注 HCG1　500U，共 9 次，有效率 14%~52%。

（2）黄体生成素释放激素（LHRH）疗法：LHRH400μg，每日 3 次，鼻雾，共 4 周，有效率 29%~38%。

（3）LHRH+HCG 法：先用 LHRH1.2mg/d，分 3 次鼻雾，4 周后用 HCG 1　500U，每周 1 次，共 3 次，有效率可达 80%，6 个月后复发率为 10%。

（4）Boserelin 疗法：小量 buserelin（LHRH 类似物）10μg，隔日一次，用 5~6 个月可增加生殖细胞及 Leydig 细胞素或可促进生育，尤其用于 7 岁以前更好。

2. 手术治疗

内分泌治疗未下降者，最好于 2 周岁前手术，方法：①睾丸固定术；②睾丸切除术；③睾丸自体移植。

第二节　睾丸扭转

睾丸扭转又称为精索扭转，是青少年阴囊急性肿痛的重要原因。精索扭转方向多由外向内，一般 90°~360°。

【病史】

详细完整的病史是明确诊断的重要依据，在询问病史时应考虑注意以下几个方面。

1. 诱因

常有剧烈运动或阴囊部损伤病史。

2. 临床特点

突发性阴囊剧烈疼痛。可向下腹部或腹内侧放射。

【体格检查】

体检特点明显，表现为：阴囊肿大，睾丸位置固定上移，或呈横位，触痛明显，精索呈麻绳状扭曲缩短，有时伴有鞘膜积液；普雷恩征（Prehn sign）呈阳性，因托起阴囊或移动睾丸时，扭转程度加大，疼痛症状加重；罗希征（Roche sign）呈阳性，因精索扭转而缺血，使睾丸、附睾均增大，界限不清，难以辨别。无明显特异性，主要包括病人全身状况，如体温、热型、营养状况（消瘦、恶病质）和贫血等；泌尿专科可有肾区压痛或叩击痛等。

【辅助检查】

B 超：显示睾丸肿大，呈中等度回声，血流较少或消失。

【鉴别诊断】

1. 急性睾丸炎

多见于成年，发病缓慢，疼痛症状较轻。可伴有全身症状，血象升高。托起阴囊，睾丸瘀血水肿减轻，疼痛可缓解。

2. 嵌顿疝

一般有阴囊可复性肿物病史，腹部体征明显，伴恶心、呕吐等肠梗阻症状，阴囊内可触及椭圆形肿物，睾丸检查正常，无触痛。

【治疗】

一旦确诊首先手法复位，无效可手术切开复位。术中应切开白膜，评估睾丸是否已坏死，以决定是否行睾丸切除术。将扭转精索复位后，应行双侧睾丸固定术。

第三节　　精索静脉曲张

精索静脉曲张因精索静脉血流淤积而引起精索蔓状静脉丛伸长、扩张、纡曲。左侧精索静脉曲张更为多见。可分为两大类：①原发性精索静脉曲张，由于青壮年时期性功能旺盛，生殖器经常勃起引起充血所致；②症状性精索静脉曲张，指肾肿瘤、肾积水、迷走血管等病变压迫或癌栓阻塞肾静脉所致的精索静脉曲张。男性不育症者中 1/3 有精索静脉曲张。

【病史】

详细完整的病史是明确诊断的重要依据，在询问病史时应考虑注意以下几个方面。

（1）常见男性青壮年。

（2）症状性精索静脉曲张可有肾脏肿瘤、肾积水等原发疾病史；原发性精索静脉曲张可有男性不育病史。

【体格检查】

1. 症状

阴囊部坠胀不适，可向会阴部放射，久站或行走劳累后加重，平卧后症状可缓解，常伴有神经衰弱及性功能紊乱的症状。

2. 查体

立位时可见一侧阴囊肿大，睾丸下垂，并可见蚯蚓状曲张的静脉团。平卧或托起阴囊时扩张之静脉团缩小，站立时再次充盈。症状性精索静脉曲张于平卧位时不缩小。

3. 临床分度

（1）Ⅰ度：站立时看不到曲张的静脉，仅有精索周围曲张静脉可扪及，Valsava 试验时静脉曲张程度加重，附睾旁正常、无曲张静脉，平卧时曲张静脉随即消失。

（2）Ⅱ度：站立时可看到精索周围及附睾旁的曲张静脉，并可扪及。平卧时曲张静脉则可逐渐消失。

（3）Ⅲ度：精索周围、附睾以及阴囊均有明显的曲张静脉。阴囊外侧皮肤可见曲张的静脉与大腿内侧静脉交通。平卧后曲张静脉缓慢消失。有时加压后方可消失。

【辅助检查】

1. B 超

显示精索静脉增粗，内径达 3mm 以上，同时静脉数量增多。

2. 精液检查

精子数目减少，活动度减低，形态上不成熟，尖头精子数目增多。

【鉴别诊断】

1. 丝虫性精索淋巴管曲张

有反复发作的丝虫性精索炎的病史，触诊于精索下部有较细小的索团状肿物，立位明显，卧位减轻，透光检查不呈现静脉的紫蓝色。

2. 输精管附睾结核

可有阴囊部坠胀不适症状，但输精管增粗呈串珠样硬结改变，附睾尾部有不规则肿大和硬结。

【治疗】

1. 非手术疗法

（1）轻度精索静脉曲张、无症状者不需治疗。

（2）年轻、症状不严重者，可用：①阴囊托带；②局部冷敷；③避免性生活过度，减少盆腔及会阴部静脉充血。

2. 手术治疗

（1）手术适应证：①临床症状明显的，重度精索静脉曲张和神经衰弱症状重，经精神疗法无效者；②精索静脉曲张合并腹股沟疝、鞘膜积液或并发曲张静脉破裂、静脉炎、血栓形成等；③精索静脉曲张伴有生育力降低者。

（2）术式选择：①腹股沟管内精索内静脉结扎术；②腹膜后精索内静脉结扎术；③阴囊内精索静脉丛结扎术；④精索内静脉转流术；⑤腹腔镜精索内静脉结扎术。

第四节　精索鞘膜积液

精索鞘膜积液是在睾丸下降过程中，随同一起沿腹股沟管下降的覆盖的腹膜，在内环以下形成的精索鞘状突部分未闭合而形成的囊性积液，有时亦可与慢性创伤及炎症有关。

【病史】

多为先天性，多见于儿童，少数病例有局部创伤或炎症史。

【体格检查】

1. 临床症状

主要表现为阴囊部坠胀不适，疼痛或牵扯痛。

2. 体格检查

在阴囊上方或腹股沟管内可触及沿精索走行的椭圆形或柱形的囊性肿物有时可呈哑铃形。睾丸附睾触诊正常，囊肿较大时透光实验阳性。牵扯睾丸或精索，肿物随之下移。肿物与体位无关系。

【辅助检查】

一般选择 B 超，了解精索曲张情况，表现为局部出现圆形或椭圆形的透声区。

【鉴别诊断】

1. 腹股沟疝

疝内容物为可复性，平卧位时消失，站立时出现；腹股沟外环口增大，咳嗽时有冲击感，透光实验为阴性。

2. 精液囊肿

体积小，常位于精索部位，但多在精索下方附睾头部，活动度小，一般为圆形。诊断性穿刺可抽出乳白色含精子的液体。

【治疗】

1. 非手术治疗

（1）婴幼儿鞘膜积液可观察，积液往往可以自行吸收，不能吸收者可穿刺抽液，穿刺后便于检查睾丸有无病变，注意严防感染。

（2）较小鞘膜积液可用药物注射疗法。穿刺后抽尽囊液，再将抽出液总量的 2/3 或 1/3 的 75% 或 95% 乙醇缓慢推入腔内，保留数分钟后抽出，反复冲洗数次，最后将乙醇完全抽出，包扎阴囊。另一方法，抽尽积液，然后将四环素 0.5g+1% 利多卡因 5ml 注入囊内，以后不再抽出药液。

2. 手术治疗

（1）手术适应证：①鞘膜积液较大、坠胀不适、症状明显；②鞘膜积液伴有腹股沟疝者。

（2）术式选择：①较小鞘膜积液及小儿鞘膜积液可做鞘膜开窗术，切除鞘膜前壁大部分，手术创伤小，但有复发可能；②鞘膜翻转术：术中切除大部分鞘膜后做翻转。适于较大的薄壁鞘膜积液；③鞘膜切除术：适于较大厚壁鞘膜积液；④交通性鞘膜积液应于内环处做鞘状突高位结扎切断，剥离切除精索部鞘膜，同时做鞘膜翻转术，合并腹股沟斜疝者应修补；⑤精索鞘膜积液应切除鞘膜。

（张　杰）

第八章　泌尿、男性生殖系统结核

泌尿、男性生殖系统结核是全身结核病的一部分，其中最主要是肾结核。肾结核绝大多数起源于肺结核，少数继发于骨关节结核或消化道结核。肾结核是由结核杆菌引起的慢性、进行性、破坏性病变。结核杆菌自原发感染灶经血行播散引起肾结核，如未及时治疗，结核杆菌随尿流下行可播散到输尿管、膀胱、尿道致病。含有结核杆菌的尿液还可以通过前列腺导管、射精管进入生殖系统，引起前列腺、精囊、输精管、附睾和睾丸结核，男生殖系统结核也可以经血行直接播散引起。泌尿、男生殖系统结核病往往在肺结核发生或愈合后 3～10 年或更长时间才出现症状。

第一节　泌尿系统结核

一、病理

结核杆菌经血行感染进入肾，主要在双侧肾皮质的肾小球周围毛细血管丛内，形成多发性微小结核病灶。由于该处血循环丰富，修复力较强，如病人免疫状况良好，感染细菌的数量少或毒力较小，这种早期微小结核病变可以全部自行愈合，临床上常不出现症状，称为病理肾结核。但此期肾结核可以在尿中查到结核杆菌。如果病人免疫能力低下，细菌数量大或毒力较强，肾皮质内的病灶不愈合逐渐扩大，结核杆菌经肾小管达到髓质的肾小管祥处，由于该处血流缓慢、血循环差，易发展为肾髓质结核。病变在肾髓质继续发展，穿破肾乳头到达肾盏、肾盂，发生结核性肾盂肾炎，出现临床症状及影像学改变，称为临床肾结核。绝大多数为单侧病变。

肾结核的早期病变主要是肾皮质内多发性结核结节，是由淋巴细胞、浆细胞、巨噬细胞和上皮样细胞形成的结核性肉芽组织，中央常为干酪样物质，边缘为纤维组织增生。随着病变发展，病灶浸润逐渐扩大，侵入肾髓质后病变不能自愈，进行性发展，结核结节彼此融合，形成干酪样脓肿，从肾乳头处破入肾盏肾盂形成空洞性溃疡，逐渐扩大蔓延累及全肾。肾盏颈或肾盂出口因纤维化发生狭窄，可形成局限的闭合脓肿或结核性脓肾。结核钙化也是肾结核常见的病理改变，可为散在的钙化斑块，也可为弥漫的全肾钙化。少数病人全肾广泛钙化时，其内混有干酪样物质，肾功能完全丧失，输尿管常完全闭塞，含有结核杆菌的尿液不能流入膀胱，膀胱继发性结核病变逐渐好转和愈合，膀胱刺激症状也逐渐缓解甚至消失，尿液检查趋于正常，这种情况称之为"肾自截"。但病灶内仍存有大量活的结核杆菌，仍可作为病原复发，不能因症状不明显而予以忽视。

输尿管结核表现为黏膜、黏膜下层结核结节、溃疡、肉芽肿和纤维化，病变是多发性的。病变修复愈合后，管壁纤维化增粗变硬，管腔呈节段性狭窄，致使尿流下行受阻，引起肾积水，加速肾结核病变发展，肾功能受到进一步损害，甚至发展成为结核性脓肾，肾功能完全丧失。输尿管狭窄多见于输尿管膀胱连接部，其次为肾盂输尿管连接处，中段者较少见。

膀胱结核起初为黏膜充血、水肿，散在结核结节形成，病变常从病侧输尿管口周围开始，逐渐扩散至膀胱的其他处。结核结节可互相融合形成溃疡、肉芽肿，有时深达肌层。病变愈合致使膀胱壁广泛纤维化和瘢痕收缩，使膀胱壁失去伸张能力，膀胱容量显著减少（不足 50 ml），称为挛缩膀胱。膀胱结核病变及挛缩膀胱常可致健侧输尿管口狭窄或闭合不全，膀胱内压升高，导致肾盂尿液梗阻或膀胱尿液反流，引起对侧肾积水。挛缩膀胱和对侧肾积水都是肾结核常见的晚期并发症。膀胱壁结核溃疡向深层侵及，偶可穿透膀胱壁与邻近器官形成瘘，如结核性膀胱阴道瘘或膀胱直肠瘘。

尿道结核主要发生于男性，常为前列腺、精囊结核形成空洞破坏后尿道所致，少数为膀胱结核蔓延引起。其病理改变主要是结核性溃疡、纤维化导致尿道狭窄，引起排尿困难，加剧肾功能损害。

二、临床表现

肾结核常发生于 20~40 岁的青壮年，男性较女性多见。儿童和老人发病较少，儿童发病多在 10 岁以上，婴幼儿罕见。约90%为单侧性。肾结核症状取决于肾病变范围及输尿管、膀胱继发结核病变的严重程度。肾结核早期常无明显症状及影像学改变，只是尿检查有少量红细胞、白细胞及蛋白，呈酸性，尿中可能发现结核杆菌。随着病情的发展，可出现下列典型的临床表现。

（一）尿频、尿急、尿痛

是肾结核的典型症状之一。尿频往往最早出现，常是病人就诊时的主诉。最初是因含有结核杆菌的脓尿刺激膀胱黏膜引起，以后当结核病变侵及膀胱壁，发生结核性膀胱炎及溃疡，尿频加剧，并伴有尿急、尿痛。晚期膀胱发生挛缩，容量显著缩小，尿频更加严重，每日排尿次数达数十次，甚至出现尿失禁现象。

（二）血尿

是肾结核的重要症状，常为终末血尿。主因是结核性膀胱炎及溃疡，在排尿终末膀胱收缩时出血所致。少数肾结核因病变侵及血管，也可以出现全程肉眼血尿；出血严重时，血块通过输尿管偶可引起肾绞痛。肾结核的血尿常在尿频、尿急、尿痛症状发生以后出现，但也有以血尿为初发症状者。

（三）脓尿

是肾结核的常见症状。肾结核病人均有不同程度的脓尿，严重者尿如洗米水样，内含有干酪样碎屑或絮状物，显微镜下可见大量脓细胞。也可以出现脓血尿或脓尿中混有血丝。

（四）腰痛和肿块肾结核

虽然主要病变在肾，但一般无明显腰痛。仅少数肾结核病变破坏严重和梗阻，发生结核性脓肾或继发肾周感染，或输尿管被血块、干酪样物质堵塞时，可引起腰部钝痛或绞痛。较大肾积脓或对侧巨大肾积水时，腰部可触及肿块。

（五）男性生殖系统结核

肾结核男性病人中有 50%~70% 合并生殖系统结核。虽然病变主要从前列腺、精囊开始，但临床上表现最明显是附睾结核，附睾可触及不规则硬块。输精管结核病变时，变得粗硬并呈"串珠"样改变。

（六）全身症状

肾结核病人的全身症状常不明显。晚期肾结核或合并其他器官活动结核时，可以有发热、盗汗、消瘦、贫血、虚弱，食欲不振和血沉快等典型结核症状。严重双肾结核或肾结核对侧肾积水时，可出现贫血、浮肿、恶心、呕吐、少尿等慢性肾功能不全的症状，甚至突然发生无尿。

三、诊断

肾结核是慢性膀胱炎的常见原因，因此，凡是无明显原因的慢性膀胱炎，症状持续存在并逐渐加重，伴有终末血尿；尤其青壮年男性有慢性膀胱炎症状，尿培养无细菌生长，经抗菌药物治疗无明显疗效；附睾有硬结或伴阴囊慢性窦道者，应考虑有肾结核的可能。下列检查有助于诊断：

（一）尿液检查

尿呈酸性，尿蛋白阳性，有较多红细胞和白细胞。尿沉淀涂片抗酸染色 50%~70% 的病例可找到抗酸杆菌，以清晨第一次尿液检查阳性率最高，至少连续检查三次。若找到抗酸杆菌，不应作为诊断肾结核的唯一依据，因包皮垢杆菌、枯草杆菌也是抗酸杆菌，易和结核杆菌混淆。尿结核杆菌培养时间较长（4~8周）但可靠，阳性率可达 90%，这对肾结核的诊断有决定性意义。

（二）影像学诊断

包括 B 超、X 线、CT 及 MRI 等检查。对确诊肾结核，判断病变严重程度，决定治疗方案非常重要。

B 超简单易行，对于中晚期病例可初步确定病变部位，常显示病肾结构紊乱，有钙化则显示强回声，B 超也较容易发现对侧肾积水及膀胱有无挛缩。

X 线检查泌尿系统平片（KUB）可能见到病肾局灶或斑点状钙化影或全肾广泛钙化。局限的钙化灶应与肾结石鉴别。静脉尿路造影（IVU）可以了解分侧肾功能、病变程度与范围，对肾结核治疗方案的选择必不可少。早期表现为肾盏边缘不光滑如虫蛀状，随着病变进展，肾盏失去杯形，不规则扩大或模糊变形。若肾盏颈纤维化狭窄或完全闭塞时，可见空洞充盈不全或完全不显影。肾结核广泛破坏肾功能丧失时，病肾表现为"无功能"，不能显示出典型的结核破坏性病变。根据临床表现，如果尿内找见结核杆菌，静脉尿路造影一侧肾正常，另一侧"无功能"未显影，虽造影不能显示典型的结核性破坏病变，也可以确诊肾结核。逆行尿路造影可以显示病肾空洞性破坏，输尿管僵硬，管腔节段性狭窄且边缘不整。

CT 和 MRI　CT 对中晚期肾结核能清楚地显示扩大的肾盏肾盂、皮质空洞及钙化灶，三维成像还可以显示输尿管全长病变。MRI 水成像对诊断肾结核对侧肾积水有独到之处。在双肾结核或肾结核对侧肾积水，静脉尿路造影显影不良时，CT、MRI 有助于确定诊断。

（三）膀胱镜检查

可见膀胱黏膜充血、水肿、浅黄色结核结节、结核性溃疡、肉芽肿及瘢痕等病变，以膀胱三角区和患侧输尿管口周围较为明显。结核性肉芽肿易误诊为肿瘤，必要时取活组织检查明确诊断。患侧输尿管口可呈"洞穴"状，有时可见混浊尿液喷出。膀胱挛缩容量小于 50 ml 或有急性膀胱炎时，不宜作膀胱镜检查。

延误肾结核的诊断，临床上常见有下列两种情况：其一是满足于膀胱炎的诊治，长时间使用一般抗感染药物而疗效不佳时，却未进一步追查引起膀胱炎的原因。其二是发现男性生殖系统结核，尤其附睾结核，而不了解男性生殖系统结核常与肾结核同时存在，未作尿检查和尿找抗酸杆菌检查，有时还应作静脉尿路造影检查。

三、鉴别诊断

肾结核主要需与非特异性膀胱炎和泌尿系统其他引起血尿的疾病进行鉴别。肾结核引起的结核性膀胱炎，症状常以尿频开始，膀胱刺激症状长期存在并进行性加重，一般抗感染治疗无效。非特异性膀胱炎主要系大肠杆菌感染，多见于女性，发病突然，开始即有显著的尿频、尿急、尿痛，经抗感染治疗后症状很快缓解或消失，病程短促，但易反复发作。

肾结核的血尿特点是常在膀胱刺激症状存在一段时间后才出现，以终末血尿多见，这和泌尿系统其他疾病引起血尿不同。泌尿系肿瘤引起的血尿常为全程无痛性肉眼血尿。肾输尿管结石引起的血尿常伴有肾绞痛；膀胱结石引起的血尿，排尿有时尿线突然中断，并伴尿道内剧烈疼痛。非特异性膀胱炎的血尿主要在急性阶段出现，血尿常与膀胱刺激症状同时发生。但最主要是肾结核的尿中可以找见抗酸杆菌或尿结核杆菌培养阳性，而其他疾病的尿中不会发现。

四、治疗

肾结核是全身结核病的一部分，治疗时应注意全身治疗，包括营养、休息、环境、避免劳累等。临床肾结核是进行性破坏性病变，不经治疗不能自愈，在有效抗结核药物问世之前，死亡率很高，主要治疗手段是作肾切除。随着链霉素（StrePtomycin）、异烟肼（isoniazid）、利福平（rifampicin）、吡嗪酰胺（pyrazinamide）等抗结核药物相继应用于临床治疗以后，对肾结核的治疗效果有了很大提高。肾结核的治疗应根据病人全身和病肾情况，选择药物治疗或手术治疗。

（一）药物治疗

适用于早期肾结核，如尿中有结核杆菌而影像学上肾盏、肾盂无明显改变，或仅见一、两个肾盏呈不规则虫蛀状，在正确应用抗结核药物治疗后多能治愈。

抗结核药物种类很多，首选药物有吡嗪酰胺、异烟肼、利福平和链霉素等杀菌药物，其他如乙胺丁醇、环丝氨酸、乙硫异烟胺等抑菌药为二线药物。目前常用抗结核药物治疗方法：吡嗪酰胺 $1.0 \sim 1.59 g/d$（2 个月为限，避免肝毒性），异烟肼 300 mg/d，利福平 600 mg/d，维生素 C 1.0g/d，B 族维生素 660 mg/d 顿服，睡前服药同时喝牛奶，有助于耐受药物。如果膀胱病变广泛，膀胱刺激症状严重，头 2 个月可加用肌注链霉素（需作皮试）1.09/d，服用吡嗪酰胺 2 个月后改用乙胺丁醇 1.09g/d。因抗结核药物多数有肝毒性，服药期间应同时服用保肝药物，并定期检查肝功能。链霉素对第Ⅷ脑神经有损害，影响听力，一旦发现应立即停药。

药物治疗最好用三种药物联合服用的方法，并且药量要充分，疗程要足够长，早期病例用药 6~9 个月，有可能治愈。实践证明，药物治疗失败的主要原因是治疗不彻底。治疗中应每月检查尿常规和尿找抗酸杆菌，必要时行静脉尿路造影，以观察治疗效果。连续半年尿中未找见结核杆菌为稳定阴转。5 年不复发即可认为治愈，但如果有明显膀胱结核或伴有其他器官结核，随诊时间需延长至 10~20 年或更长。

（二）手术治疗

凡药物治疗 6~9 个月无效，肾结核破坏严重者，应在药物治疗的配合下行手术治疗。肾切除术前抗结核治疗不应少于 2 周。

（1）肾切除术：肾结核破坏严重，而对侧肾正常，应切除患肾。双侧肾结核一侧广泛破坏呈"无功能"状态，另一侧病变较轻，在抗结核药物治疗一段时间后，择期切除严重的一侧患肾。肾结核对侧肾积水，如果积水肾功能代偿不良，应先引流肾积水，保护肾功能，待肾功能好转后再切除无功能的患肾。

（2）保留肾组织的肾结核手术：如肾部分切除术，适用病灶局限于肾的一极；结核病灶清除术，适用局限于肾实质表面闭合性的结核性脓肿，与肾集合系统不相通。上述结核病变经抗结核药物治疗 3~6 个月无好转，可考虑做此类手术。近年这类手术已很少采用。

（3）解除输尿管狭窄的手术：输尿管结核病变致使管腔狭窄引起肾积水，如肾结核病变较轻，功能良好，狭窄较局限，狭窄位于中上段者，可以切除狭窄段，行输尿管对端吻合术；狭窄靠近膀胱者，则施行狭窄段切除，输尿管膀胱吻合术，放置双 J 形输尿管支架引流管，术后 1~2 个月拔除。

（4）挛缩膀胱的手术治疗：肾结核并发挛缩膀胱，在患肾切除及杭结核治疗 3~6 个月，待膀胱结核完全愈合后，对侧肾正常、无结核性尿道狭窄的病人，可行肠膀胱扩大术。挛缩膀胱的男性病人往往有前列腺、精囊结核引起后尿道狭窄，不宜行肠膀胱扩大术，尤其并发对侧输尿管扩张肾积水明显者，为了改善和保护积水肾仅有的功能，应施行输尿管皮肤造口或回肠膀胱或肾造口这类尿流改道术。

第二节　男性生殖系统结核

男生殖系统结核大多数继发于肾结核，一般来自后尿道感染，少数由血行直接播散所致。

首先在前列腺、精囊中引起病变，以后再经输精管蔓延到附睾和睾丸。单纯前列腺、精囊结核，因部位隐蔽，临床症状常不明显，不易发现。附睾结核临床症状较明显，容易被病人和临床医生发现。

一、病理

男生殖系统结核的病理改变和一般结核病相同，主要也为结核结节、干酪坏死、空洞形成和纤维化等，钙化极少见。前列腺结核脓肿向尿道破溃，可使后尿道呈空洞状，边缘不规则。前列腺、精囊纤维化以后则形成坚硬肿块。输精管结核常致管腔堵塞，输精管变粗变硬，呈"串珠"状改变。附睾结核病变常从附睾尾开始，呈干酪样变、脓肿及纤维化，可累及整个附睾。少数血行感染引起的附睾结核，病变多从附睾头部开始。附睾结核常侵及鞘膜和阴囊壁，脓肿破溃后可形成经久不愈的窦道。睾丸结核常是附睾结核直接扩展蔓延所致。

二、临床表现

男生殖系统结核与肾结核病人的发病年龄相同，绝大多数为20~40岁。前列腺、精囊结核的临床症状多不明显，偶感直肠内和会阴部不适，严重者可出现血精、精液量减少、性功能障碍和不育等。直肠指诊可扪及前列腺、精囊硬结，一般无压痛。附睾结核一般发病缓慢，表现为阴囊部肿胀不适或下坠感，附睾尾或整个附睾呈硬结状，疼痛不明显。形成寒性脓肿如继发感染，阴囊局部出现红肿、疼痛。脓肿破溃后可形成经久不愈的窦道。双侧病变则失去生育能力。

三、诊断

有上述临床表现，直肠指检扣及前列腺、精囊硬结或触及附睾硬结，疑有男生殖系统结核时，需全面检查泌尿系统有无结核病变，应作尿常规，尿找抗酸杆菌、尿结核杆菌培养和静脉尿路造影等检查以除外肾结核。前列腺液或精液中有时可发现结核杆菌；骨盆平片偶可发现前列腺结核钙化；尿道造影可显示前列腺部尿道变形或扩大，造影剂可进入前列腺空洞内。精囊造影价值不大，极少应用。

四、鉴别诊断

前列腺结核需与非特异性前列腺炎及前列腺癌鉴别。慢性前列腺炎病人症状一般较为明显，有结节形成者，范围较局限，常有压痛，经抗感染治疗后，结节可缩小甚至消失。前列腺癌发病多为老年人，前列腺特异性抗原（PSA）测定、直肠指检及影像学检查有助于诊断，必要时需作前列腺穿刺活组织检查。附睾结核需与非特异性慢性附睾炎鉴别，附睾结核硬块常不规则，病程缓慢，常可触及"串珠"样、粗硬的输精管，如附睾病变与皮肤粘连或形成阴囊皮肤窦道，附睾结核诊断不太困难。非特异性慢性附睾炎很少形成局限性硬结，一般与阴囊皮肤无粘连，常有急性炎症发作史或伴有慢性前列腺炎病史。附睾结核有时需与睾丸肿瘤鉴别，B超有助于鉴别。

五、治疗

前列腺、精囊结核一般用抗结核药物治疗，不需要用手术方法，但应清除泌尿系统可能存在的其他结核病灶，如肾结核、附睾结核等。早期附睾结核应用抗结核药物治疗，多数可以治愈。如果病变较重，疗效不好，已有脓肿或有阴囊皮肤窦道形成，应在药物治疗配合下作附睾及睾丸切除术。手术应尽可能保留睾丸组织.

添加附睾及睾丸切除术手术步骤。

附：睾丸切除术

睾丸切除术，主要适用于睾丸肿瘤。因其他原因造成睾丸严重损害无法保留者，也可施行睾丸切除术。睾丸肿瘤行睾丸切除术，先将精索于内环附近高位结扎切断，然后再施行肿瘤睾丸切除。因其他病变或损伤行睾丸切除时，可低位切断精索，切除睾丸。

【适应证】

（1）睾丸肿瘤或阴囊内的其他恶性肿瘤。

（2）成人高位隐睾并睾丸萎缩，或不能下降固定于阴囊内者。

（3）严重睾丸损伤，经手术探查无法保留者。

（4）精索扭转致使睾丸已坏死者。

（5）晚期附睾睾丸结核，致使睾丸不能保留者。

（6）化脓性附睾睾丸炎，反复发作，致使睾丸组织坏死者。

（7）睾丸鞘膜陈旧性血肿，致使睾丸萎缩者

（8）其他疾病需作去势治疗者，如前列腺癌，作双侧睾丸切除，少部分前列腺增生症，偶也可施行双侧睾丸切除。

【术前准备】

（1）如为附睾睾丸结核，术前应抗结核治疗 1 周以上；若为化脓性附睾睾丸炎，术前也应行抗感染治疗。

（2）术前 1 d 剃去阴毛。

【麻醉与体位】

椎管内麻醉或持续硬脊膜外腔阻滞麻醉；小儿用全身麻醉或基础麻醉加局部麻醉。仰卧位。

【手术步骤】

（1）切口：术前已确诊为睾丸肿瘤者，用腹股沟斜切口，上端起于腹股沟内环，下端沿精索向下延长，一般达阴囊上部。非睾丸肿瘤病人用阴囊外上部切口；双侧非肿瘤性睾丸切除者也可采用阴囊正中切口。如术前诊断未能明确睾丸病变性质者，则可采用阴囊高位切口。

（2）分离精索：如为睾丸肿瘤，经腹股沟切口切开皮肤、皮下及腹外斜肌腱膜，牵开腹内斜肌，分离精索直至腹股沟内环附近。于内环略下方先行分离、结扎、切断输精管，再用血管钳钳夹并切断精索血管，用 4 号丝线于近侧端结扎并缝扎之，以防血管滑脱出血。

（3）切除睾丸：将远侧端精索向上牵拉，用手指沿远端精索伸入阴囊内，于睾丸壁层鞘膜外进行分离。应注意不要挤压睾丸，最好多用锐性分离。将阴囊内容物拉出切口之外，于睾丸底部钳夹、切断并结扎睾丸引带。最后将睾丸、附睾及精索等全部阴囊内容物取出。如

肿瘤与周围组织粘连时，应将该部分阴囊一并切除。

（4）引流、缝合：彻底止血后，于阴囊底部另作一小切口，放入橡皮片引流，再缝合切口。用 4 号丝线间断缝合腹外斜肌腱膜，再用细丝线将切口缝合。

【术中注意要点】

（1）术前已明确为睾丸肿瘤者，应先游离精索并于内环处将其结扎切断，然后分离睾丸及鞘膜，以减少挤压所引起的血行播散。若睾丸肿瘤的诊断尚未确定，则在游离精索后先分离输精管，精索用软钳阻断血流，再游离出睾丸，用纱布垫保护好切口后仔细检查睾丸，必要时切开鞘膜进行检查。对可疑组织应立即送冷冻切片定性。待确诊为恶性病变后方可切除睾丸。

（2）明确睾丸肿瘤性质为胚胎癌、畸胎癌或畸胎瘤者，若病人情况允许可同期行睾丸切除和腹膜后淋巴清除术。

（3）睾丸非肿瘤性病变，原则上要尽量保留睾丸组织，可行睾丸部分切除，切除病变组织，保留尚有功能的部分睾丸。

（4）切断精索时，精索血管和输精管要分别结扎，以免线结滑脱出血。如为结核病变，输精管断端需用石碳酸、75%乙醇及等渗盐水处理。

【术后处理】

（1）将阴囊托起，或加压包扎，以防阴囊内出血或血肿形成。

（2）阴囊内引流物于术后 24~48 h 拔除。

（3）伤口缝线于术后 7 d 拆除。

（4）睾丸恶性肿瘤于伤口拆线后，按病理性质及全身情况行腹膜后淋巴清除或放射治疗或化学药物治疗。

（张　杰）

第二篇　神经外科疾病

第一章　神经外科常见症状

第一节　头　痛

头痛一般是指眉以上至枕下部的头颅上半部之疼痛。大多数头痛是由头颅的疼痛感受器受到某种致痛因素（物理性或化学性）刺激，形成异常神经冲动，经痛觉传导通路传递到人脑皮质而产生痛觉。头部的致痛结构：颅外的有头皮、肌肉、帽状腱膜、骨膜、血管及末梢神经，其中以动脉、肌肉、末梢神经最敏感；颅内的有血管（脑底动脉环及其分支、脑膜动脉、静脉窦及其引流静脉）、硬脑膜（特别是颅底部）、脑神经（主要是三叉神经、舌咽神经、迷走神经）和第一到三颈脊神经分支。

一、常见原因

（一）原发性头痛

偏头痛、丛集性头痛、紧张型头痛。

（二）继发性头痛

1. 颅腔内疾病

（1）炎症性疾病：脑膜炎、脑炎、脑脓肿、蛛网膜炎。

（2）占位性病变：颅内肿瘤、寄生虫性囊肿及肉芽肿。

（3）脑血管疾病：脑血管意外、高血压脑病、动脉瘤、静脉窦血栓形成。

（4）头颅外伤：脑震荡、脑挫裂伤、硬脑膜外及硬脑膜内出血、脑震荡后综合征。

（5）颅内低压性头痛。

（6）头痛型癫痫、癫痫后头痛。

2. 颅腔邻近结构的病变

（1）骨膜炎、骨髓炎。

（2）三叉神经、舌咽神经、枕大神经、枕小神经。

（3）青光眼、屈光及调节障碍，鼻旁窦炎、鼻咽癌，中耳炎及内耳炎，齿髓炎。

（4）颈椎病。

（5）颞动脉炎。

3. 全身及躯体某些系统疾病

（1）传染病：流行性感冒、伤寒、肺炎、疟疾等。

（2）中毒：一氧化碳、酒精、颠茄、鸦片、铅、汞等。

（3）内脏疾病：尿毒症、糖尿病、痛风、心脏病、肺气肿、高血压、贫血、更年期综合征、甲状腺功能亢进。

4. 精神性因素

抑郁症、神经症。

二、诊断

头痛是临床上最常见的一种症状。涉及头痛的疾病很多，其病因及发病机制非常复杂。应详细收集病史资料，并进行必要的检查，加以客观分析，大多数可获明确的诊断。

（一）病史

详细了解头痛发生的诱因和形式、部位、性质及伴随症状，可提供进一步检查的线索，有助于诊断。询问病史时必须注意下列几方面。

1. 头痛的部位

由于病变刺激不同的神经而形成疼痛部位的差异。颅外组织的疼痛一般是局限性的，多在受刺激处或其神经支配的区域。颅内幕上敏感结构所致的疼痛由三叉神经传导，常出现在额、颞、顶区；幕下结构所致的疼痛由舌咽神经、迷走神经及颈 1～3 脊神经传导，出现于枕部、上颈部、耳和咽喉部。

2. 头痛的时间

各种原因头痛的发作时间各不相同。突然发生，持续时间极短，多为功能性疾病，神经痛可短至数秒或数十秒，频繁发作；偏头痛常持续数小时或 1～2d；慢性持续性头痛以器质性病变多见，如头部邻近器官（眼、鼻、耳）的疾病，可持续多日；而持续性进行性头痛，则可见于颅内高压、占位性病变；神经症的头痛可长年不断，波动性较大，随着情绪或体内外因素而变化；早晨头痛加剧者，主要是颅内压增高所致，但也可见于炎性分泌物蓄积的额窦炎或筛窦炎；丛集性头痛多在每天睡眠中发生。

3. 头痛的性质

一般不同原因的头痛各有特性。如电击样或刀割样的放射性疼痛多为神经痛；搏动性跳痛，常见于血管性头痛，尤以偏头痛为典型；眼、耳、鼻疾病所伴发者，大多数是胀痛或钝痛；抑郁症、神经症则是隐隐作痛，时轻时重。

4. 头痛的程度

头痛严重程度不能直接反映病变的严重程度，但可受病变部位、对痛觉敏感结构的侵害情况、个体反应等因素的影响。通常剧烈头痛见于神经痛、偏头痛、脑膜炎、蛛网膜下腔出血等；中等度头痛，主要出现于占位性病变；轻度头痛，可见于神经症及某些邻近器官

（耳、眼、鼻）病变。

5. 头痛发生的速度及影响因素

急性突发性头痛，多为脑出血、蛛网膜下腔出血等；亚急性发生的头痛可见于颅内感染；缓慢发生的头痛见于紧张型头痛；而呈进行性加重者，多为颅内占位性病变；反复发作的头痛多为血管性头痛。咳嗽、用力或头部转动，常使颅内压增高而头痛加剧；直立位可使紧张型头痛、低颅压性头痛等加重，而使丛集性头痛减轻；压迫颞、额部动脉或颈总动脉可使血管性头痛减轻。

6. 伴随症状

头痛时伴恶心、呕吐、面色苍白、出汗、心悸等自主神经症状，主要见于偏头痛；头痛伴进行性加剧的恶心、呕吐，常为颅内高压的征兆；体位变化时出现头痛加重或意识障碍，见于脑室内肿瘤、后颅窝或高颈段病变；头痛发作时伴有视力障碍、复视，多为偏头痛；头痛伴眼底视盘水肿或出血，常为颅内高压症或高血压性脑病；头痛伴明显眩晕，多见于后颅窝病变；在头痛早期出现精神症状，如淡漠或欣快，可能为额叶病变。

7. 其他病史

必须注意全身其他系统器官的病史，还应该了解清楚家族史、用药史、外伤史、手术史、月经及烟酒嗜好等情况。

（二）体征

可以引起头痛的疾病甚多，临床检查比较复杂，通常必须包括下列几方面。

1. 内科检查

许多内脏器官或系统的疾患可发生头痛，除了测量体温、血压、呼吸等一般项目外，应按系统详细检查。如高血压、感染性疾病的发热、中暑、缺氧（如一氧化碳中毒）、慢性肺部疾患的高碳酸血症、严重贫血或红细胞增多症等，均可因脑血流增加而致头痛；而内源性和外源性毒素作用、大量饮酒，则可因脑血管扩张而出现头痛。

2. 五官检查

头部邻近器官的疾病也是头痛常见的原因，因此，对头痛患者应仔细检查五官的情况，以便及时查出有关的疾患。如在眼部的视神经炎、儿童的屈光不正、青光眼、眼部表浅炎症（结膜炎、角膜炎、睑板腺炎、泪囊炎等）及眶部组织的炎症；在耳鼻喉方面有鼻炎、鼻窦炎、咽炎、中耳炎或鼻咽部肿瘤，另外，颞颌关节病及严重的牙病也可反射性引起头痛。

3. 神经系统检查

颅内许多疾病均可引起头痛，故全面的神经系统检查是非常重要的，必须逐项进行，其中头颈部及颅神经尤其应仔细检查。通过对阳性体征的综合分析，大多可推断病变的部位，如颅内占位性病变、急性脑血管病、脑或脑膜的炎症等。

4. 精神检查

有不少精神科疾病可伴有头痛。神经症是最常见的，头痛部位多变，疼痛的程度与心境的好坏密切相关；隐匿性抑郁症的情绪症状可被躯体症状所奄盖，常呈一些包括头痛在内的全身不典型的疼痛，有些患者拒绝探讨心理和情绪的问题，仅以头痛为唯一主诉。因此，在排除了器质性病变后还应考虑到某些精神因素，需经过仔细的精神检查才能发现其原因。

（三）辅助检查

为了彻底查明引起头痛的病变原因，必须进行有关的辅功检查，但应根据患者的具体情况和客观条件来选择性地应用。

1. 颅脑方面

为排除或明确颅内病变，通常根据病情和医疗单位的条件来选择相应的检查，如颅脑 X 线摄片（包括颅底、内听道）、脑电图、经颅多普勒超声检查、脑血管造影、放射性核素脑扫描、CT 或磁共振成像等。必须指出脑脊液检查，对确定颅内炎症和出血（特别是蛛网膜下腔出血）有重要价值，但若怀疑肿瘤等占位性病变，特别是后颅窝的占位性病变，务必谨慎从事，防止导致脑疝的危险。

2. 内科方面

依据临床表现及体格检查所提供的线索，根据需要选择必要的检查，如血常规、尿常规、血糖、血沉、尿素氮、肝功能、血气分析、心电图及内分泌功能等检查。

3. 五官方面

主要是眼、耳、鼻、喉及口腔等专科检查，以检查出可能引起头痛的有关疾病。

三、鉴别诊断

头痛病因众多，多以病因结合发病机制来分类，诊断时首要根据临床特点来决定。

（一）原发性头痛

1. 偏头痛

青年女性多见，多有家族史，特征为突然发作性头部剧烈疼痛，可自行或药物缓解，间歇期无症状，易复发。

（1）有先兆的偏头痛：临床较少见，多有家族史，常在青春期发病，呈周期性发作，发作过程分 4 期。①先兆期：在头痛发作前 10～20min 出现视觉先兆，如闪光、暗点、黑蒙，少数可出现烦躁、眩晕、言语含糊、口唇或手指麻木等。②头痛前期：颅外动脉扩张引起的搏动性头痛，多位于一侧的前头部，也可为双侧或两侧交替。③头痛极期：头痛剧烈，范围可扩散，伴面色苍白、恶心、呕吐、畏光，症状持续数小时或 1～2d，数日不缓解者，称为偏头痛持续状态。④头痛后期：头痛渐减轻，多转为疲劳感、思睡，有时见兴奋、欣快，1～2d 后消失。

（2）无先兆的偏头痛：临床最多见，先兆症状不明显，头痛程度较有先兆的偏头痛轻，持续时间较长，可持续数日。

（3）特殊类型偏头痛：临床上很少见。①基底动脉型偏头痛：常见于青年女性，与经期有密切关系，先兆症状累及脑干、小脑和枕叶，类似基底动脉缺血的表现，如视力障碍、眩晕、耳鸣、共济失调、构音障碍等，数分钟至半小时后出现枕部搏动性头痛，伴恶心、呕吐，甚至出现短暂意识障碍。②眼肌瘫痪型偏头痛：头痛以眼眶和球后部为主，头痛减轻后出现同侧眼肌瘫痪，常表现为动眼神经麻痹，数小时至数周内恢复。③偏瘫型偏头痛：头痛发作的同时或过后出现同侧或对侧肢体不同程度的瘫痪，并可持续一段时间，脑电图可见瘫痪对侧半球出现慢波。

2. 丛集性头痛

青壮年男性多见，多无家族史。特征为无先兆的突然一侧头痛，起于眶周或球后，向同侧颅顶、颜面部扩散，伴同侧结膜充血、流泪、鼻塞、面红。多在夜间睡眠中突然发生，每次持续数十分钟至数小时；每天一至数次，并规律地在相同的部位和每天相同的时间出现，饮酒、精神紧张或服用血管扩张剂可诱发，丛集期持续 3~6 周。间隔数月或数年后再发。

3. 紧张型头痛

紧张型头痛是慢性头痛中最常见的一种。主要是由于精神紧张或因特殊头位引起的头颈部肌肉的持久性收缩所致。可发生于枕部、双颞部、额顶部或全头部，有时还可扩散至颈、肩及背部，呈压迫、沉重、紧束样钝痛，颈前后屈伸可诱发，局部肌肉可有压痛和僵硬感。头痛虽然可影响日常生活，但很少因头痛而卧床不起。通常持续数日至数月，常伴紧张、焦虑、烦躁及失眠，很少有恶心、呕吐的症状。

（二）继发性头痛

1. 颅内压变动性头痛

由于颅内压改变，牵引颅内疼痛敏感结构（主要是血管）引起头痛。颅内高压性头痛大多为全头痛，在晨间和疲劳后加剧，咳嗽、喷嚏、低头、屏气用力时，促使头痛加重，幕上占位性病变常以额颞部头痛为多，幕下占位性病变以后枕部头痛为主。颅内低压性头痛常见于腰穿后，偶见于脱水、禁食、腹泻后，部分患者原因不明，为额部或枕部持续性胀痛、钝痛，直立时加剧，平卧后减轻或消失，卧床和补盐可使症状消失。

2. 颅脑损伤性头痛

多为受伤部位的头皮、脑膜神经受损或压迫，如颅骨骨折、继发性蛛网膜下腔出血、硬膜下血肿等。

3. 感染引起的头痛

中枢神经系统或全身性感染性疾病均可出现头痛，多为枕部痛，后转为全头痛，性质为钝痛或搏动性，活动后加剧，下午和夜间较重，体温、血象和病原学检查常可提供感染的证据。脑膜炎的头痛可因直立或屈颈而加剧，卧位时减轻，随炎症消退而缓解。

4. 头部邻近器官组织病变的头痛

头部邻近的器官病变也可引起头痛，常有扩散性疼痛，如眼部病变多在眶部及额部疼痛，鼻、鼻窦及咽部所致多为额部或额颞部疼痛，严重牙痛也扩散至同侧额颞部。

5. 全身性疾病的头痛

发热、中毒、缺氧、高血压、高碳酸血症均可通过增加脑血流，甚至扩张脑血管而引起头痛，同时具有全身各系统功能障碍的征象。常为持续性全头部搏动性疼痛，早晨较重，低头或屏气用力时加剧。

6. 脑血管病变导致的头痛

见于脑出血、颅内动脉瘤、脑动脉炎、脑动脉硬化、脑血管畸形，可伴有相应的定位体征。颞动脉炎常呈持续性和搏动性颞部疼痛，平卧位时加剧。常有视力损害，颞动脉明显扩张、隆起、压痛。

7. 精神性头痛

神经症、抑郁症等，经常出现头痛，部位不定，性质多样，呈钝痛、胀痛，易受环境和情绪的影响，持续数周甚至数年，常伴记忆力、注意力及睡眠等精神方面的症状。

四、预防调护

（1）平时生活应有规律，起居有常，参加体育锻炼，增强体质，避免精神刺激，保持情志舒畅。

（2）饮食有节，宜食清淡，避免过食肥甘，损伤脾胃，聚湿生痰。痰浊中阻，清阳不展，肝阳上亢者，禁食公鸡、猪头肉、螃蟹、虾等以免动风，使病情加重。

（3）头痛剧烈者，宜卧床休息，环境要清静，光线不要过强。

第二节　昏　迷

一、诊断思路

昏迷是脑功能衰竭的突出表现，是各种病因引起的觉醒状态与意识内容，以及身体运动均完全丧失的一种极严重的意识障碍，对剧烈的疼痛刺激也不能觉醒。

意识是自己处于觉醒状态，并能认识自己与周围环境。人的意识活动包括"觉醒状态"与"意识内容"两个不同但又相互有关的组成部分。前者是指人脑的一种生理过程，即与睡眠呈周期性交替的清醒状态，属皮质下激活系统的功能；后者是指人的知觉、思维、情绪、记忆、意志活动等心理过程（精神活动），还有通过言语、听觉、视觉、技巧性运动及复杂反应与外界环境保持联系的敏感力，属大脑皮质的功能。意识正常状态即意识清醒，表现为对自身与周围环境有正确理解，对内外环境的刺激有正确反应，对问话的注意力、理解程度，以及定向力和计算都是正常的。意识障碍就是意识由清醒状态向着昏迷转化，是指觉醒水平、知觉、注意、定向、思维、判断、理解、记忆等许多心理活动一时性或持续性的障碍。

尽管痴呆、冷漠、遗忘、失语等，都是意识内容减退的表现，但只要在其他行为功能还能做出充分和适当的反应，就应该认为意识还是存在的。

按照生理与心理学基础可将意识障碍分为觉醒障碍和意识内容障碍两大类。根据检查时刺激的强度和患者的反应，可将觉醒障碍区分为以下 5 级：①嗜睡。主要表现为病理性睡眠过深，患者意识存在，对刺激有反应，瞳孔、角膜、吞咽反射存在，唤醒后可作正确回答，但随即入睡，合作欠佳。②昏睡或蒙眬。是一种比嗜睡深而又较昏迷稍浅的意识障碍。昏睡时觉醒水平、意识内容及随意运动均减至最低程度。患者不能自动醒转，在持续强烈刺激下能睁眼、呻吟、躲避，意识未完全丧失，对刺激反应时间持续很短，浅反射存在，可回答简单问题，但常不正确。③浅昏迷。仅对剧痛刺激（如压迫眶上神经）稍有防御性反应，呼之偶应，但不能回答问题，深浅反射存在（如吞咽、咳嗽、角膜和瞳孔光反射）。呼吸、血压、脉搏一般无明显改变。④中度昏迷。对强烈刺激可有反应，浅反射消失，深反射减退或亢进，瞳孔光反射迟钝，眼球无转动，呼吸、血压、脉搏已有明显改变，常有尿失禁。⑤深昏迷。对一切刺激均无反应，瞳孔光反射迟钝或消失，四肢张力消失或极度增高，并有尿潴留，呼吸不规则，血压下降。

意识内容障碍常见于以下 3 种：①意识混浊。包括觉醒与认识两方面的障碍，为早期觉醒功能低下，并有认知障碍、心烦意乱、思考力下降、记忆力减退等。表现为注意力涣散，感觉迟钝，对刺激的反应不及时，不确切，定向不全。②精神错乱。患者对周围环境的接触程度障碍，认识自己的能力减退，思维、记忆、理解与判断力均减退，言语不连贯并错乱，定向力亦减退。常有胡言乱语、兴奋躁动。③谵妄状态。表现为意识内容清晰度降低，伴有睡眠-觉醒周期紊乱和精神运动性行为。除了上述精神错乱以外，尚有明显的幻觉、错觉和妄想。幻觉以视幻觉最为常见，其次为听幻觉。幻觉的内容极为鲜明、生动和逼真，常具有恐怖性质。因而，患者表情恐惧，发生躲避、逃跑或攻击行为，以及运动兴奋等。患者言语可以增多，不连贯，或不易理解，有时则大喊大叫。谵妄或精神错乱状态多在晚间加重，也可具有波动性，发作时意识障碍明显，间歇期可完全清楚，但通常随病情变化而变化，持续时间可数小时、数日，甚至数周。

（一）病史和检查

任何原因所致的弥漫性大脑皮质和（或）脑干网状结构的损害或功能抑制均可造成意识障碍和昏迷。因此，对昏迷的诊断需要详询病史、细致而全面地体检，以及进行必要的辅助检查。

病史应着重了解：①发生昏迷的时间、诱因、起病缓急、方式及其演变过程。如突然发生、进行性加剧、持续性昏迷者，常见于急性出血性脑血管病、急性感染中毒、严重颅脑损伤等；缓慢起病、逐渐加重多为颅内占位性病变、代谢性脑病等。②昏迷的伴随症状，以及相互间的关系。如首发症状为剧烈头痛者要考虑蛛网膜下腔出血、脑出血、脑膜炎；高热、抽搐起病者结合季节考虑乙型脑炎、流行性脑脊髓膜炎；从精神症状开始应考虑脑炎、额叶肿瘤等；老年患者以眩晕起病要考虑小脑出血或椎-基底动脉系的缺血。③昏迷发生前有无服用药物、毒物或外伤史，既往有无类似发作，如有则应了解此次与既往发作的异同。④既往有无癫痫、精神疾患、长期头痛、视力障碍，肢体运动受限，高血压和严重的肝、肾、肺、心脏疾患，以及内分泌代谢疾病等。

体格检查时，应特别注意发现特异性的体征，如呼吸气味（肝臭、尿臭、烂苹果、酒精、大蒜等）、头面部伤痕、皮肤瘀斑、出血点、蜘蛛痣、黄疸、五官流血、颈部抵抗、心脏杂音、心律失常、肺部哮鸣音、水泡音、肝大、脾大、腹水征等，以及生命体征的变化。全面的神经系统检查应偏重于神经定位体征和脑干功能的观察：①神经定位体征。肢体瘫痪如为单肢瘫或偏瘫则为大脑半球病变；如为一侧颅神经麻痹（如面瘫）伴对侧偏瘫即交叉性瘫则为脑干病变。双眼球向上或向下凝视，为中脑病变；眼球一上一下，多为小脑病变；双眼球向偏瘫侧凝视，为脑干病变，向偏瘫对侧凝视，为大脑病变；双眼球浮动提示脑干功能尚存，而呈钟摆样活动，提示脑干已有病变（如脑桥出血）。双眼球固定则示脑干功能广泛受累；水平性或旋转性眼球震颤见于小脑或脑干病变，而垂直性眼球震颤见于脑干病变。②脑干功能观察。主要观察某些重要的脑干反射以及呼吸障碍类型，以判断昏迷的程度，也有助于病因诊断。双侧瞳孔散大，光反射消失，提示已累及中脑，也见于严重缺氧及颠茄、阿托品、氰化物中毒；一侧瞳孔散大，光反射消失，提示同侧中脑病变或颞叶钩回疝；双侧瞳孔缩小见于安眠药、有机磷、吗啡等中毒以及尿毒症，也见于脑桥、脑室出血。垂直性头眼反射（头后仰时两眼球向下移动，头前屈时两眼球向上移动）消失提示已累及中脑；睫毛反射、角膜反射、水平性头眼反射（眼球偏向头转动方向的对侧）消失，提示已累及脑桥。吞咽反射、咳嗽反射消失，提示已累及延髓。呼吸障碍如潮式呼吸提示累及大脑深部及脑干上部，也见于严重心力衰竭；过度呼吸提示已累及脑桥，也见于代谢性酸中毒、低氧血症和呼吸性碱中毒；叹息样抑制性呼吸提示已累及延髓，也见于大剂量安眠药中毒。③其他重要体征包括眼底检查、脑膜刺激征等。实验室检查与特殊检查应根据需要选择进行，但除三大常规外，对于昏迷患者，血液电解质、尿素氮、血糖等应列为常规检查；对病情不允许者必须先就地抢救，视病情许可后再进行检查。脑电图、头颅 CT 和 MRI，以及脑脊液检查对昏迷的病因鉴别有重要意义。

（二）判断是否为昏迷

临床上可见到特殊类型的意识障碍，呈现意识内容活动丧失而觉醒能力尚存。患者表现为双目睁开，眼睑开闭自如，眼球无目的地活动，似乎给人一种意识清醒的感觉；但其知觉、思维、情感、记忆、意识及语言等活动均完全丧失，对自身及外界环境不能理解，对外界刺激毫无反应，不能说话，不能执行各种动作命令，肢体无自主运动，称为睁眼昏迷或醒状昏迷。常见于以下 3 种情况。

1. 去大脑皮质状态

去大脑皮质状态是由于大脑双侧皮质发生弥漫性的严重损害所致。特点是皮质与脑干的功能出现分离现象：大脑皮质功能丧失，对外界刺激无任何意识反应，不言不语；而脑干各部分的功能正常，患者眼睑开闭自如，常睁眼凝视（即醒状昏迷），痛觉灵敏（对疼痛刺激有痛苦表情及逃避反应），角膜与瞳孔对光反射均正常。四肢肌张力增高，双上肢常屈曲，双下肢伸直（去皮质强直），大小便失禁，还可出现吸吮反射及强握反射，甚至伴有手足徐动、震颤、舞蹈样运动等不随意运动，双侧病理征阳性。

2. 无动性缄默

或称运动不能性缄默，以不语、肢体无自发运动，但却有眼球运动为特征的一种特殊类型意识障碍。可由于丘脑下部-前额叶的多巴胺通路受损，使双侧前额叶得不到多巴胺神经元的兴奋冲动而引起。但临床上以间脑中央部或中脑的不完全损害，使正常的大脑皮质得不到足够的脑干上行网状激活系统兴奋冲动所致者更为常见。有学者把前种原因所致者称无动性缄默Ⅰ型，后者称无动性缄默Ⅱ型。主要表现为缄默不语或偶有小声稚答语，安静卧床，四肢运动不能，无表情活动，但有时对疼痛性刺激有躲避反应，也有睁眼若视、吞咽等反射活动，有觉醒-睡眠周期存在或过度睡眠现象。

3. 持续性植物状态

严重颅脑损伤后患者长期缺乏高级精神活动的状态，能维持基本生命功能，但无任何意识心理活动。

神经精神疾病所致有几种貌似昏迷状态。①精神抑制状态：常见于强烈精神刺激后或癔症性昏睡发作，患者表现出僵卧不语，对刺激常无反应，双眼紧闭，扒开眼睑时有明显抵抗感，并见眼球向上翻动，放开后双眼迅速紧闭，瞳孔大小正常，光反射灵敏，眼脑反射和眼前庭反射正常，无病理反射，脑电图呈现觉醒反应，经适当治疗可迅速复常。癔症性昏睡，多数尚有呼吸急促，也有屏气变慢，检查四肢肌张力增高，对被动活动多有抵抗，有时四肢伸直、屈曲或挣扎、乱动。常呈阵发性，多属一过性病程，在暗示治疗后可迅速恢复。②闭锁综合征：是由于脑桥腹侧的双侧皮质脊髓束和支配第Ⅴ脑神经以下的皮质延髓束受损所致。患者除尚有部分眼球运动外，呈现四肢瘫，不能说话和吞咽，表情缺乏，就像全身被闭锁，但可理解语言和动作，能以睁眼、闭眼或眼垂直运动示意，说明意识清醒，脑电图多正常。多见于脑桥腹侧的局限性小梗死或出血，亦可见于颅脑损伤、脱髓鞘疾病、肿瘤及炎症，少数为急性感染后多发性神经变性、多发性硬化等。③木僵：常见于精神分裂症，也可见于癔症和反应性精神病。患者不动、不语、不食，对强烈刺激也无反应，貌似昏迷或无动性缄默，实际上能感知周围事物，并无意识障碍，多伴有蜡样弯曲和违拗症等，部分患者有发绀、流涎、体温过低和尿潴留等自主神经功能失调，脑干反射正常。④发作性睡病：是一种睡眠障碍性疾病。其特点是患者在正常人不易入睡场合下，如行走、骑自行车、工作、进食、驾车等时均能出现难以控制的睡眠，其性质与生理性睡眠无异，持续数分钟至数小时，但可随时唤醒。⑤昏厥：仅为短暂性意识丧失，一般数秒至1min即可完全恢复；而昏迷的持续时间更长，一般为数分钟至若干小时以上，且通常无先兆，恢复也慢。⑥失语：完全性失语的患者，尤其是伴有四肢瘫痪时，对外界的刺激均失去反应能力，如同时伴有嗜睡，更易误诊为昏迷。但失语患者对给予声光及疼痛刺激时，能睁眼，能以表情来示意其仍可理解和领悟，表明其意识内容存在，或可有喃喃发声，欲语不能。

（三）昏迷程度的评定

目前国内外临床多根据格拉斯哥昏迷评分（Glasgow coma scale，GCS）进行昏迷计分。

1. 轻型

GCS 13~15 分，意识障碍 20min 以内。

2. 中型

GCS 9~12 分，意识障碍 20min 至 6h。

3. 重型

QCS 3~8 分，意识障碍至少 6h 以上或再次昏迷者。有学者将 QCS 3~5 分定为特重型。

GCS 昏迷评分标准（表 2-1-1）：

表 2-1-1 GCS 昏迷评分标准

自动睁眼 4	正确回答 5	按吩咐动作 6
呼唤睁眼 3	错误回答 4	刺痛能定位 5
刺痛睁眼 2	语无伦次 3	刺痛时躲避 4
不睁眼 1	只能发音 2	刺痛时屈曲 3
	不能言语 1	刺痛时过伸 2
		肢体不动 1

昏迷的判定以患者不能按吩咐动作，不能说话，不能睁眼为标准。一旦能说话或睁眼视物就是昏迷的结束。排除因醉酒、服大量镇静剂或癫痫发作后所致昏迷。

（四）脑死亡

脑死亡又称不可逆性昏迷，是颅内结构最严重的损伤，一旦发生，即意味着生命的终止。许多国家制定出脑死亡的诊断标准，归纳起来如下：①自主呼吸停止。②深度昏迷，患者的意识完全丧失，对一切刺激全无知觉，也不引起运动反应。③脑干反射消失（眼脑反射、眼前庭反射、光反射、角膜反射和吞咽反射、瞬目和呕吐动作等均消失）。④脑生物电活动消失，EEG 呈电静止，AEP 和各波消失。如有脑生物活动可否定脑死亡诊断，但中毒性等疾患时，EEG 可呈直线而不一定是脑死亡。上述条件经 6~12h 观察和重复检查仍无变化，即可确立诊断。

二、病因分类

昏迷的病因诊断极其重要，通常必须依据病史、体征和神经系统检查，以及有关辅助检查，经过综合分析，做出病因诊断。

（一）确定是颅内疾病或全身性疾病

1. 颅内疾病

位于颅内的原发性病变，在临床上通常先有大脑或脑干受损的定位症状和体征，较早出现意识障碍和精神症状，伴明显的颅内高压症和脑膜刺激征，提示颅内病变的有关辅助检查如头颅 CT、脑脊液等通常有阳性发现。①主要呈现局限性神经体征，如颅神经损害、肢体瘫痪、局限性抽搐、偏侧锥体束征等，常见于脑出血、梗死、脑炎、外伤、占位性病变等。②主要表现为脑膜刺激征而无局限性神经体征，最多见于脑膜炎、蛛网膜下腔出血等。

2. 全身性疾病

全身性疾病又称继发性代谢性脑病。其临床特点：先有颅外器官原发病的症状和体征，以及相应的实验室检查阳性发现，后才出现脑部受损的征象。由于脑部受损为非特异性或仅是弥散性功能障碍，临床上一般无持久和明显的局限性神经体征和脑膜刺激征，主要是多灶性神经功能缺乏的症状和体征，且大都较对称。通常先有精神异常，意识内容减少。一般是注意力减退，记忆和定向障碍，计算和判断力降低，尚有错觉、幻觉，随病程进展，意识障碍加深。脑脊液改变不显著，头颅 CT 等检查无特殊改变，不能发现定位病灶。常见病因有急性中毒、内分泌与代谢性疾病、感染性疾病、物理性与缺氧性损害等。

（二）根据脑膜刺激征和脑局灶体征进行鉴别

1. 脑膜刺激征（+），脑局灶性体征（-）

（1）突发剧烈头痛：蛛网膜下腔出血（脑动脉瘤、脑动静脉畸形破裂等）。

（2）急性发病：以发热在先，如化脓性脑膜炎、乙型脑炎、其他急性脑炎等。

（3）亚急性或慢性发病：真菌性、结核性、癌性脑膜炎。

2. 脑膜刺激征（-），脑局灶性体征（+）

（1）突然起病者：如脑出血、脑梗死等。

（2）以发热为前驱症状：如脑脓肿、血栓性静脉炎、各种脑炎、急性播散性脑脊髓炎、急性出血性白质脑病等。

（3）与外伤有关：如脑挫伤、硬膜外血肿、硬膜下血肿等。

（4）缓慢起病：颅内压增高、脑肿瘤、慢性硬膜下血肿、脑寄生虫等。

3. 脑膜刺激征（-），脑局灶性体征（-）

（1）有明确中毒原因：如酒精、麻醉药、安眠药、CO 中毒等。

（2）尿检异常：尿毒症、糖尿病、急性尿卟啉症等。

（3）休克状态：低血糖、心肌梗死、肺梗死、大出血等。

（4）有黄疸：肝性脑病等。

（5）有发绀：肺性脑病等。

（6）有高热：重症感染、中暑、甲状腺危象等。

（7）体温过低：休克、酒精中毒、黏液性水肿昏迷等。

（8）头部外伤：脑挫伤等。

（9）癫痫。

根据辅助检查进一步明确鉴别。

三、急诊处理

（一）昏迷的最初处理

1. 保持呼吸道通畅

窒息是昏迷患者致死的常见原因之一。通常引起缺氧窒息的原因有头部位置不当、咽气管分泌物填塞、舌后坠及各种原因引起的呼吸麻痹等。有效方法：①仰头抬颏法。食指和中指托起下颏，使下颏前移，舌根离开咽喉后壁，气道即可通畅。简单易行，效果好。②仰头抬颈法。一手置于额部使头后仰，另一手抬举后颈，打开气道。③对疑有颈部损伤者，仅托下颏，以免损伤颈髓。④如有异物，需迅速清除，或在其背后猛击一下。如仍无效，则采用Heimlich 动作。⑤放置口-咽通气道。⑥气管插管或气管切开。⑦清除口腔内异物。⑧鼻导管吸氧或呼吸机辅助呼吸。

2. 维持循环功能

脑血灌注不足影响脑对糖和氧等能源物质的摄取与利用，加重脑损害。因此，尽早开放静脉，建立输液通路，以利抢救用药和提供维持生命的能量。

3. 使用纳洛酮

纳洛酮是吗啡受体拮抗剂，能有效地拮抗 β-内啡肽对机体产生的不利影响。应用纳洛酮可使昏迷和呼吸抑制减轻。常用剂量每次 0.4~0.8mg，静注或肌注，无反应可间隔 5min 重复用药，直达效果。亦可用大剂量纳洛酮加入 5% 葡萄糖液缓慢静点。静脉给药 2~3min（肌注 15min）起效，持续 45~90min。

（二）昏迷的基本治疗

1. 将患者安置在有抢救设备的重症监护室

原则上应将患者安置在有抢救设备的重症监护室内，以便于严密观察，抢救治疗，加强护理。

2. 病因治疗

针对病因采取及时果断措施是抢救成功的关键。

3. 对症处理

①控制脑水肿、降低颅内压。②维持水电解质和酸碱平衡。③镇静止痉（抽搐、躁动者）。

4. 抗生素治疗

预防感染，及时做痰、尿、血培养及药敏试验。

5. 脑保护剂应用

能减少或抑制自由基的过氧化作用，降低脑代谢从而阻止细胞发生不可逆性改变，对脑组织起保护作用。

6. 脑代谢活化剂应用

临床上主要用促进脑细胞代谢、改善脑功能的药物，即脑代谢活化剂。

7. 改善微循环，增加脑灌注

对无出血倾向，由于脑缺氧或缺血性脑血管病引起的昏迷，可用降低血液黏稠度和扩张脑血管的药物，以改善微循环和增加脑灌注，帮助脑功能恢复。

8. 高压氧治疗

提高脑组织与脑脊液的氧分压，纠正脑缺氧，减轻脑水肿，降低颅内压，促进意识的恢复。

9. 冬眠低温治疗

使自主神经系统及内分泌系统处于保护性抑制状态，防止机体对致病因子的严重反应，以提高机体的耐受力；同时在低温下，新陈代谢降低，减少耗氧量，提高组织对缺氧的耐受性；且可改善微循环，增加组织血液灌注，从而维护内环境的稳定，以利于机体的恢复。

10. 防治并发症

积极防治各种并发症。

第三节　精神异常

综合医院的神经内科急诊中常常会遇到以精神异常为主诉的患者，接诊医生的首要工作是判断患者的精神异常是由脑部器质性病变（如脑炎、脑血管病）所致的精神症状，还是一类原因不明的脑功能紊乱性疾病（如精神分裂症、情感性精神病）。前者需及时查找病因，做出相应处理；后者则可转精神科进一步诊治。常见的精神症状往往突出表现在感觉、知觉、注意、记忆、思维、情感、行为等方面精神活动的改变，而一些精神症状组成的综合征可以在疾病的某一阶段集中表现出来，是神经系统某些疾病病理生理过程的集中反映，对临床诊断具有一定的价值。常见的有以下几种。

一、谵妄

谵妄是综合医院中遇到的最为常见的精神障碍，尤其在重症和老年患者中发生率较高。这是一种以意识障碍为主的急性脑病综合征，系非特异性病因所致，其病理基础是整个大脑皮质的功能障碍。谵妄的诊断主要依据临床表现。谵妄的病因依靠病史、体格检查和实验室检查来确定。

（一）常见原因

主要有脑器质性疾病，如颅内感染、脑外伤、脑血管病、颅内肿瘤、癫痫等；躯体疾病，如感染性疾病、内脏疾病、营养代谢及内分泌障碍、中毒、手术等；心理社会应激，如亲人突然亡故、搬迁到陌生环境等。

（二）临床表现

急性起病，少数患者可见前驱症状，如倦怠、对声光敏感、失眠等。谵妄症状具波动性，昼轻夜重是其重要特征，有些患者睡眠-醒觉周期颠倒，白天嗜睡，夜间出现症状。持续数小时至数周，总病程不超过6个月。

1. 意识障碍

患者的意识呈混浊状态，意识清晰度下降，意识范围缩窄。严重时可进入昏迷。

2. 感知障碍

患者常常伴有幻觉或错觉，尤以幻视和错视多见，内容多为恐怖性或迫害性。

3. 行为障碍

患者常常呈现精神运动性兴奋，躁动不安，在恐怖性视幻觉、视错觉的影响下，可出现逃避或攻击行为。部分患者可表现为精神运动性抑制，反应迟钝，甚至呈现木僵或亚木僵状态。

4. 认知障碍

患者早期表现为注意力不集中，随后出现逻辑推理能力降低，理解困难，思维不连贯，记忆减退或记忆错误，定向障碍，尤以时间和地点的定向最易受损。可有短暂、片段妄想，内容多为被害妄想。

5. 情感障碍

患者早期可表现为轻度抑郁、焦虑、易激惹；病情严重时，情感较淡漠，有时可有恐惧、激越或欣快。

（三）鉴别诊断

当谵妄患者幻觉、妄想明显时，注意与精神分裂症、躁狂症等精神疾病的鉴别。前者具有特征性的意识障碍和定向力障碍，幻觉以恐怖性幻视为主，脑电图检查常见弥漫性慢波，其他辅助检查也可发现器质性疾病的证据；后者无意识障碍和定向力障碍，幻觉以言语性幻听为主，辅助检查未见特殊异常。

（四）护理

意识障碍的患者失去自理生活和自卫的能力，还可危及他人安全。医护人员首先应了解意识障碍的原因、特点及程度，掌握病情。对于意识蒙眬状态的患者，医护人员应主动关心，加强生活和安全护理，密切观察意识状态的进展情况。对于严重意识障碍的患者，应安置在安静的房间，避免不良刺激；患者受错觉、幻觉或妄想的影响，可能躁动不安，甚至发生攻击性行为，应设专人护理或设置床档，必要时可暂时给予保护性约束；密切观察生命体征的变化，夜间尤应注意。注意加强生活护理，保证饮食营养入量。

二、兴奋躁动状态

兴奋躁动状态又称为精神运动性兴奋，是指患者的动作和言语明显增加，患者常因缺乏自我保护导致外伤，或扰乱他人、毁坏物品。当患者较长时间处于兴奋状态时，体力消耗过度，加之饮食和睡眠不足，容易导致脱水、电解质紊乱或继发感染，甚至全身衰竭。

（一）常见原因及症状特点

1. 精神分裂症

表现为不协调性精神运动性兴奋，常见于精神分裂症青春型，表现为言语零乱，思维散漫，情感喜怒无常，行为幼稚、愚蠢、怪异、冲动、性欲及食欲亢进，可伴片段的幻觉和妄想，有时会出现攻击他人或毁物的行为。

2. 心境障碍的躁狂发作

多数表现为协调性精神运动性兴奋，包括情感高涨或易怒好斗；言语增多，联想加速，甚至音联意联，随境转移；动作增多，整日忙碌，但做事虎头蛇尾。典型的躁狂症状较易诊断，若既往有抑郁发作史，则更支持躁狂发作诊断。

3. 癔症

表现为情感爆发，即在精神刺激后出现哭闹不休以宣泄委屈，夸张做作色彩浓重，严重者可号啕大哭、捶胸顿足、撕衣毁物、在地上打滚、以头撞墙或有自杀姿态等。每次发作持续一至数小时。发作前有精神因素、癔症人格、症状的表演性和情感发泄的特点均有助于诊断。

4. 急性应激障碍

急剧的、强烈的精神刺激后数分钟至数小时突然起病，表现为高度警觉状态，强烈恐惧体验的精神运动性兴奋，激越或情感爆发，行为有一定盲目性。一般持续数小时至 1 周，通常在 1 个月内缓解。根据诱因、发病过程、临床表现与精神因素密切相关等特点可以明确诊断。

5. 精神发育迟滞

患者在智力低下的基础上，因自我控制能力降低，易出现冲动性兴奋，如被激怒时发生毁物、自伤或伤人，但持续时间很短。诊断主要依靠智商测定，生长发育史及学习成绩。

6. 癫痫

（1）患者在癫痫发作后可出现意识模糊状态，同时表现出恐惧、愤怒、行为混乱，可有毁物、伤人等行为，持续几分钟至几天不等，终止突然，清醒后对发作情形遗忘。

（2）精神运动性发作的患者在发作时除意识障碍外，可出现自言自语、喊叫、奔跑等行为异常。有癫痫发作史，脑电图检查可发现尖波或棘波，均有助于诊断。

7. 器质性精神障碍

躯体疾病、中毒或感染等脑器质性精神障碍出现类躁狂症状，患者呈现情绪高涨、言语多、动作多，呈阵发性发作。诊断主要依靠病史、阳性体征和实验室检查的结果。

（二）护理

躁狂状态患者表现为心境高涨、思维奔逸、动作增多。这类患者不仅影响病房的管理秩序和安全，持续兴奋躁动还可导致衰竭。应将患者安置在安静的环境，尽量减少刺激，以减缓患者的兴奋性。护理人员要尊重患者，态度温和，避免用言语激惹或挑逗患者。对于难以安静的患者，可以适当安排参加简单可行的文娱活动，分散注意力，以缓和其兴奋状态。对于极度兴奋的患者，应安置于隔离房间，给予适当约束。患者处于兴奋状态，体力消耗较大，应及时补充水分和营养，加强个人卫生护理，保证充足的睡眠。

三、缄默/木僵状态

缄默指患者在意识清晰状态下沉默不语，或用表情、手势或书写表达自己的意见。木僵状态指患者在意识相对完整时出现的普遍的精神运动性抑制，表现为随意运动完全抑制，全身肌肉紧张，不说、不动，对外界刺激毫无反应，一般需持续 24h 方有诊断意义。症状较轻的患者表现为言语和动作明显减少、迟缓，称为亚木僵状态。

（一）常见原因及症状特点

1. 器质性疾病

器质性木僵见于各种病因，如感染、中毒、脑肿瘤、脑血管病、脑外伤、癫痫等所致的严重的急性脑损害。患者除了木僵症状之外，尚有意识障碍和病理反射等体征。

2. 紧张型精神分裂症

紧张型患者可表现为缄默不语或用书写作答，也可表现为紧张性木僵，出现违拗行为，不语、不动、不食、不饮，双目凝视，面无表情，大小便潴留，口含涎液，全身肌张力增高，甚至出现蜡样屈曲或空气枕头的症状。紧张性木僵持续时间不一，可与紧张性兴奋交替发生，后者表现为突然由木僵状态转变为兴奋、冲动，有时会危及自身和他人安全。

3. 抑郁发作

抑郁性木僵见于严重的抑郁发作，多为不完全性木僵，随着患者情绪低落的加重，运动减少，可逐渐进入木僵状态。患者通常无违拗表现，肌张力正常。耐心询问可获微弱回答，或者以点头、摇头示意。

4. 急性应激障碍

急性应激障碍是由突然而强烈的精神创伤引起的心因性木僵，常伴有意识模糊。心因性木僵持续时间短，恢复后患者对木僵期间的经历多不能回忆。

5. 癔症性缄默症

患者以点头、手势、表情或书写来表达自己的意思，且对病况泰然处之。癔症性缄默症患者发病前的精神因素和癔症人格有助于诊断。

6. 药物性木僵

常在某些抗精神病药物治疗早期、快速加量或药物剂量较大时发生，常伴有急性锥体外系反应，如肌张力增高等，减药或停药可减轻木僵程度。

（二）鉴别诊断

1. 缄默需与以下症状相鉴别

（1）癔症性失声症。患者不能发音或仅发耳语声，发病与精神因素有关。

（2）构音障碍。患者发音困难或发音异常，常见于双侧皮质脑干束受损（假性延髓性麻痹）或舌咽、迷走、舌下神经损害（真性延髓性麻痹）影响发音器官的功能所致。

（3）运动性失语症。患者能讲单词但不成句，呈"电极式言语"，严重者完全不能说话，系大脑的言语运动中枢受损（如脑卒中、外伤）所致。

2. 木僵与昏迷的鉴别

前者无意识障碍，各种反射均保存，患者通常注视检查者，或追视移动物体，常抗拒检查，可出现违拗行为，木僵解除后患者可回忆木僵期间发生的事情；而后者有严重意识障碍，各种反射减弱或消失，常闭眼，无违拗行为，清醒后不能回忆昏迷期间发生的事情。

（三）护理

木僵患者终日卧床、缄默不语、身体僵住保持一定姿势，生活完全不能自理。因此要加强基础护理，定时做口腔护理，床铺整洁，保护皮肤清洁干燥，定期翻身，更衣，预防压疮。注意饮食护理，保证营养摄入，必要时可鼻饲或静脉输液。注意大小便情况。有的患者可突然转为兴奋状态，出现攻击性行为，对此要警惕观察，进行护理干预，保护患者及他人的安全。

四、幻觉/妄想状态

急性幻觉状态指患者突然出现大量持久的无客观事实依据的虚幻知觉。幻觉以听幻觉和视幻觉为多见，也可出现触幻觉、味幻觉和嗅幻觉等。幻觉内容多为负性的、对患者不利的、引起不愉快情绪的，如听到辱骂、威胁或恐吓的声音。多数患者出现幻觉后可以继发妄想，且多为被害妄想。患者常伴有恐惧、愤怒的情绪反应，并可出现逃避、自伤、自杀或暴力攻击行为。

急性妄想状态指患者突然出现大量持久的病理性的歪曲信念。妄想内容杂乱，如被害妄想、关系妄想、物理影响妄想等混杂在一起或者彼此交替出现。患者的言行常常受到其妄想支配，产生拒食、逃避或攻击行为。

（一）常见原因及症状特点

1. 精神分裂症

精神分裂症急性期可出现大量幻觉、妄想，通常以言语性幻听和被害妄想为主，妄想内容多荒谬怪异。急性幻觉/妄想状态下患者常显情绪激动，甚至产生自伤、自杀、躲避或冲动伤人行为。

2. 心境障碍

严重抑郁症患者可出现片段的听幻觉，内容多为负面的评论性内容；也可以罪恶妄想、虚无妄想和被害妄想为突出症状。患者常有情绪极度低落等抑郁症状群。严重的躁狂症患者，可出现夸大妄想、非血统妄想，亦可有与心境障碍不相协调的被害妄想等。

3. 精神活性物质所致精神障碍

（1）酒精性幻觉症：酒精依赖患者在意识清晰状态下可出现丰富的听幻觉、被害妄想和嫉妒妄想；在震颤谵妄时也可有明显的听幻觉和视幻觉（多为小动物或昆虫）。

（2）致幻剂或麻醉品引起的幻觉症：摄入致幻剂（如印度大麻）或麻醉品（如可卡因）后，可出现急性幻觉状态，患者有听幻觉、视幻觉和时空感知综合障碍等。服用精神活性物质史，血、尿中该物质或其代谢产物检测阳性，均有助于诊断。

4. 急性器质性精神障碍

谵妄时可有大量恐怖性的视错觉和视幻觉，或为内容多变的片段妄想，如关系妄想、被害妄想，可有逃避反应。常见于脑和躯体的急性器质性疾病。意识障碍、脑或躯体疾病的症状和体征有助于诊断。

（二）护理

妄想状态的患者对妄想内容坚信不疑，并可支配患者的思维、情感和行为，有时可能造成意外的发生。护理时应该根据妄想的内容特点和疾病的不同阶段进行护理。入院时妄想状态的患者多数不肯暴露妄想内容，拒绝住院治疗，为此，医护人员态度要和蔼，言语要恰当，取得信任。症状活跃期，患者对妄想内容十分敏感，医护人员不可贸然触及患者的妄想内容，以免引起反感；对于主动述说的患者，要耐心倾听，不必与其争辩。当患者妄想开始动摇或自知力开始恢复时，应加强心理护理，帮助患者认识疾病。

对于因被害妄想而拒食的患者，应鼓励自行取饭，集体进餐，以减轻或消除疑虑；对于有自罪妄想的患者，常为赎罪无休止地参加劳动或吃剩饭，医护人员应给予劝阻，关心照顾其生活，保证患者正常进食，防止体力过度消耗；对于有关系妄想的患者，要注意在患者面前不得低声或耳语，以免引起患者的疑虑，使妄想泛化。若患者的妄想泛化及工作人员或其他患者，应减少或避免接触，必要时可暂时将工作人员调至其他病房或给患者更换房间，并要加强观察，以防意外。

（三）辨证论治

1. 痰气郁结证

治则：理气解郁，化痰醒神。

代表方：逍遥散合顺气导痰汤加减。

常用药：柴胡、白芍、当归、茯苓、白术、甘草、枳实、木香、香附、半夏、陈皮、陈胆星、郁金、石菖蒲。

2. 心脾两虚

治则：健脾益气，养心安神。

代表方：养心汤合越鞠丸加减。

常用药：人参、黄芪、甘草、香附、神曲、苍术、茯苓、当归、川芎、远志、柏子仁、酸枣仁、五味子。

3. 痰火扰神

治则：清心泻火、涤痰醒神。

代表方：生铁落饮加减。

常用药：龙胆草、黄连、连翘、陈胆星、浙贝母、橘红、竹茹、石菖蒲、远志、茯神、生铁落、朱砂、玄参、天冬、麦冬、丹参。

4. 火盛阴伤

治则：育阴潜阳，交通心肾。

代表方：二阴煎合琥珀养心丹加减。

常用药：黄连、牛黄、黄芩、生地黄、阿胶、当归、白芍、人参、茯神、酸枣仁、柏子仁、远志、石菖蒲、生龙齿、琥珀、朱砂。

5. 痰热郁结

治则：豁痰化瘀，调畅气血。

代表方：癫狂梦醒汤加减。

常用药：陈皮、半夏、胆南星、柴胡、香附、青皮、桃仁、赤芍、丹参。

第四节　感觉障碍

感觉是作用于各感受器对各种形式的刺激在人脑中的直接反映。分为两类：①普通感觉包括浅感觉、深感觉和复合感觉（皮质感觉）。浅感觉指皮肤、黏膜感受的外部感觉，包括痛觉、温度觉和触觉；深感觉指来自肌肉、肌腱、骨膜和关节的本体感觉，如运动觉、位置觉和振动觉；复合感觉包括实体觉、图形觉、两点辨别觉、皮肤定位觉和重量觉。②特殊感觉如嗅觉、视觉、味觉和听觉。

一、临床分类

感觉障碍根据其病变的性质可分以下两类。

（一）刺激性症状

感觉径路刺激性病变可引起感觉过敏（量变），也可引起感觉障碍如感觉倒错、感觉过度、感觉异常及疼痛（质变）。

1. 感觉过敏

感觉过敏是指轻微的刺激引起强烈的感觉，如较强的疼痛感受。

2. 感觉倒错

感觉倒错指非疼痛刺激却诱发疼痛感觉。

3. 感觉过度

一般发生在感觉障碍的基础上，感觉刺激阈增高，达到阈值时可产生一种强烈的定位不明确的不适感，且持续一段时间才消失。见于丘脑和周围神经损害。

4. 感觉异常

在无外界刺激的情况下出现的麻木感、肿胀感、沉重感、痒感、蚁走感、针刺感、电击感、束带感和冷热感等。

5. 疼痛

依病变部位及疼痛特点可分为局部性疼痛、放射性疼痛、扩散性疼痛、牵涉性疼痛。

（1）局部性疼痛：如神经炎所致的局部神经痛。

（2）放射性疼痛：神经干、神经根及中枢神经刺激性病变时，疼痛可由局部扩展到受累感觉神经的支配区，如脊神经根受肿瘤或突出的椎间盘压迫，脊髓空洞症引起的痛性麻木。

（3）扩散性疼痛：疼痛由一个神经分支扩散到另一分支支配区产生的疼痛，如手指远端挫伤，疼痛可扩散到整个上肢。

（4）牵涉性疼痛：实属一种扩散性疼痛，是由于内脏和支肤的传入纤维都汇聚到脊髓后角神经元，故内脏病变的疼痛，是由于内脏和皮肤的传入纤维都汇聚到脊髓后角神经元，故内脏病变的疼痛冲动可扩散到相应的体表节段，而出现感觉过敏区，如心绞痛时引起左胸及左上肢内侧痛，胆囊病变引起右肩痛。

（二）抑制性症状

感觉径路受破坏时出现的感觉减退或缺失。同一部位各种感觉均缺失称为完全性感觉缺失；同一个部位仅某种感觉缺失而其他感觉保存，则称为分离性感觉障碍。

二、临床表现

感觉障碍的临床表现多种多样，病变部位不同，其临床表现各异。

（一）末梢型

肢体远端对称性完全性感觉缺失，呈手套或袜子形分布，可伴有相应区的运动及自主神经功能障碍。见于多发性神经病。

（二）周围神经型

感觉障碍局限于某一周围神经支配区，如桡神经、尺神经、腓总神经、股外侧皮神经等受损；神经干或神经丛受损时则引起一个肢体多数周围神经的各种感觉障碍，多发性神经病变时因病变多侵犯周围神经的远端部分故感觉障碍多呈手套或袜子形分布，且常伴有运动和自主神经功能障碍。

（三）节段型

1. 单侧节段性完全性感觉障碍（后根型）

见于一侧脊神经根病变（如脊髓外肿瘤），出现相应支配区的节段性完全性感觉障碍，可伴有后根放射性疼痛，如累及前根还可出现节段性运动障碍。

2. 单侧节段性分离性感觉障碍（后角型）

见于一侧后角病变（如脊髓空洞症），表现为相应节段内痛、温度觉丧失，而触觉、深感觉保留。

3. 双侧对称性节段性分离性感觉障碍（前连合型）

见于脊髓中央部病变（如髓内肿瘤早期及脊髓空洞症）使前连合受损，表现双侧对称性分离性感觉障碍。

（四）传导束型

1. 脊髓半切综合征

表现病变平面以下对侧痛、温觉丧失，同侧深感觉丧失及上运动神经元瘫痪；见于髓外肿瘤早期、脊髓外伤。

2. 脊髓横贯性损害

病变平面以下传导束性全部感觉障碍，伴有截瘫或四肢瘫、尿便障碍；见于急性脊髓炎、脊髓压迫症后期。

（五）交叉型

表现为同侧面部、对侧偏身痛温觉减退或丧失，并伴其结构损害的症状和体征。如小脑后下动脉闭塞所致的延髓背外侧综合征，病变累及三叉神经脊束、脊束核及对侧已交叉的脊髓丘脑侧束。

（六）偏身型

脑桥、中脑、丘脑及内囊等处病变均可导致对侧偏身（包括面部）的感觉减退或缺失，可伴有肢体瘫痪或面舌瘫等。丘脑病变时深感觉重于浅感觉，远端重于近端，常伴有自发性疼痛和感觉过度，止痛药无效，抗癫痫药可能缓解。

（七）单肢型

因大脑皮质感觉区分布较广，一般病变仅损及部分区域，故常表现为对侧上肢或下肢感觉缺失，有复合感觉障碍为其特点。皮质感觉区刺激性病灶可引起局部性感觉性癫痫发作。

三、处理

总的说来，感觉障碍的处理有以下两类方式。

（一）代偿法

就是采用各种措施，补偿患者已减退或丧失的感觉功能，使之免受不良刺激的伤害。主要应从几方面着手：①刺激要反复给予。②刺激的种类要多样化。③根据感觉障碍的恢复情况，循序渐进地进行刺激，不可操之过急。④配合使用视觉、听觉和言语刺激，以加强效果。⑤对有些患者，在刺激后可能会产生不适，应注意有无眩晕、恶心、呕吐、出汗等；是否有情绪变化或异常行为出现等。如有不适反应，则应立即停止刺激。⑥实施感觉刺激前，应先向患者解释清楚以获得其合作。⑦尽可能把感觉刺激融入日常活动中进行，如在洗脸时，配合做触觉刺激。

（二）感觉刺激法

使用各种感觉刺激以图促进感觉通路功能的恢复或改善。如触觉刺激、实体觉训练等。要遵循的要点是：①刺激要反复给予。②刺激的种类要多样化。③根据感觉障碍的恢复情况，循序渐进地进行刺激，不可操之过急。④配合使用视觉、听觉和言语刺激，以加强效果。⑤对有些患者，在刺激后可能会产生不适，应注意其反应，如有无眩晕、恶心、呕吐、出汗等；是否有情绪变化或异常行为出现等。如有不适反应，则应立即停止刺激。⑥实施感觉刺激前，应先向患者解释清楚以获得其合作。⑦尽可能把感觉刺激融入日常活动中进行，如在洗脸时，配合做触觉刺激。

四、一般感觉的训练

（一）皮肤感觉的训练

皮肤感觉包括痛、温、触觉，对这些感觉功能进行训练的目的，主要为了使患者学会保护自己不受有害物的伤害。

1. 有痛、温觉障碍的患者

一定要告诫他们，有些物体会在他们没有痛苦知觉的情况下造成伤害。如洗澡时用热水，可能会因温度过高而造成烫伤。因此一定要学会通过水蒸气的有无或多少来辨别水温的高低，而且在入浴前一定要用健手或让家人试探水温的高低。

2. 进行触觉的刺激与训练

可使用的材料有：①柔软的物品，如法兰织布、羽毛，气球等。②可塑性强的物质，如水、黏土、沙等。③手感粗糙的物品，如各种沙子等。④感觉压力的器材，如把垫子、棉被或治疗球压在身上等。

训练中，可用上述材料在患者身上摩擦或让其触摸、把玩，以体验对各种物体的不同感觉。需要注意的是，训练中，刺激的强度要从最小开始，逐渐增大，要避免过强的刺激，否则会使患者生厌。同时，刺激的部位应从较不敏感的肢体末端开始，慢慢移向肢体近端和躯体。

（二）躯体感觉意识的训练

有些患者有自身感觉障碍，从而导致一系列的动作困难，包括：①对自己身体部位的认识和识别困难，因而不能意识身体的哪部分在动，不能有意识地控制身体动作。②对自己身体特有的空间认识不够完整，因此很难区别宽窄、大小等。③偏侧忽略，即忽略一侧的身体或环境，仿佛那一侧不存在，并由此导致左、右辨认障碍等。④躯体动作缺乏节奏性，导致动作笨拙。⑤手-眼协调不良。⑥不能模仿他人动作。

培养躯体感觉意识的方法：①触觉刺激法，如前所述。②本体感受器刺激法。通过被动运动、挤压和牵伸等手段刺激手腕或肘关节、踝关节、膝关节等处的本体感受器；以加强患者对这些部分的空间位置和运动的意识程度。③身体运动法。如摇晃、旋转、跳跃等活动，可帮助患者培养平衡感觉，学习空间关系，增强运动觉、前庭觉和本体觉。④使用视、听觉代偿法。配合言语刺激，让患者找中身体各个部分，并反复让其练习辨认和命名躯体的各个部位。

（曾坚锋）

第二章　颅脑和脊髓损伤

第一节　头皮损伤

一、头皮血肿

头皮血肿多为钝力损伤所致。

(一) 临床表现

头皮血肿分为 3 种类型:

1. 头皮下血肿

出血局限在皮下,不易扩散,肿块较硬;有时肿块较大,中心稍软,造成颅骨凹陷骨折的假象。

2. 帽状腱膜下血肿

出血弥散和聚集在帽状腱膜下的疏松结缔组织,血肿可迅速扩散,有的甚至使整个头部明显变形,谓"牛头征",头皮触诊软,有波动感。此种情形有时见于学校儿童玩耍时抓扯头发,撕伤帽状腱膜下血管;出血量大时患儿可表现为贫血甚至休克症状。

3. 骨膜下血肿

多伴有颅骨骨折,血肿局限在颅骨外膜和各颅骨缝线连接的区域之间,一般不跨越骨缝线,触之可有波动感。

(二) 治疗

头皮下血肿早期应该冷敷局部或加压包扎头部限制其发展,24~48h 以后可做局部热敷促进其消散吸收,一般不做穿刺抽血,较小的血肿可在数日内自行吸收消失。帽状腱膜下血肿出血量大时一定要注意全身情况,特别是发生在幼儿,应及时输血;因其出血量较大,一般不易自行吸收;穿刺抽血常不能一次将所有积血完全抽净,有时须多次方能完成;有时亦可用将连接无菌引流袋的粗针刺入血肿腔做持续外引流;有时血肿在血肿腔内凝集成块,穿刺和引流均不能奏效,需切开头皮将凝血块排出,然后加压包扎。骨膜下血肿常见于婴儿产伤,也见于幼儿跌伤。最好能够早做穿刺或引流,若待其自行吸收,常留下骨性钙化隆起,严重时使头颅变形。如头皮血肿发生感染,均应早做切开引流,司时全身应用抗生素治疗。

二、头皮裂伤

头皮裂伤为锐性切割或较大的钝力直接作用所致。

（一）诊断

锐性切割伤伤口整齐，钝性损伤在头皮裂开的边缘呈锯齿状并有头皮的挫伤和擦伤。由于头皮血管极为丰富，皮下组织致密而伸缩性小，故一旦头皮断裂，血管不容易收缩，出血甚多且不易自行停止。头皮裂伤较大时，可在短时内因大量失血造成失血性休克。

（二）治疗

头皮裂伤的紧急处理主要是止血。最常用的方法是加压包扎，然后在有条件的地方将伤口清创缝合。清创时要注意将帽状腱膜下的毛发等异物完全清除，否则容易导致其后的伤口感染。由于头皮血供丰富，愈合能力强，故头皮裂伤均应争取一期缝合。有的伤口在 3d 以内，只要无明显的化脓性感染，也应争取在彻底清创后一期缝合。

三、头皮撕脱伤和头皮缺损

（一）诊断

帽状腱膜下组织疏松，当大量的毛发受到暴力撕扯时可将整个头皮甚至连同额肌、颞肌或骨膜一并撕脱。根据撕脱的程度，又分为完全性撕脱伤和部分撕脱伤，后者撕脱的皮瓣尚有部分蒂部与正常组织相连。此损伤几乎无一例外地发生于长发女工在工作时不慎头发被机器卷入所致。损伤严重，除了大量出血以外，还常常伴有颈椎和脑组织的损伤。所以，现场急救时，除了注意止血抗休克以外，还应注意颈部的制动和早期发现脑损伤的严重程度。

（二）治疗

头皮撕脱伤的处理原则与头皮裂伤相同。由于损伤范围太广，常常伴有头皮缺损，处理时应注意以下几点：

（1）对部分撕脱伤的患者，要确认尚存的蒂部是否有足够的血流供应撕脱的皮瓣，如未有足够的血流，则应按完全性撕脱伤处理（但不要切断尚存的联系），否则术后会导致大片的头皮坏死。

（2）完全性撕脱伤时，应将撕下的头皮彻底清洗、消毒（不用碘酊）后，切除皮下组织制成皮片（越薄越好），紧贴于创口周边稀疏缝合还原（注意修复耳郭和眉毛）。

（3）头皮撕脱伤同时伴有头皮缺损时，可根据情况做减张切口或弧形皮瓣转移，尽量缩小头皮的缺损部分，然后再行身体其他部位（如腹部或大腿内侧）取皮覆盖伤口。

（4）如头皮全层撕脱，无法取回再植，颅骨大面积暴露而无组织覆盖，可于清创后即时行颅骨间隔钻孔术，骨孔深及板障，间隔约 1cm；术后若干时日，待板障生出肉芽组织后，再行植皮手术。

（5）注意有无颈椎损伤，如有，同时按颈椎损伤处理。

第二节　脑损伤

脑损伤可以分为原发性脑损伤和继发性脑损伤。原发性脑损伤是指脑组织受到创伤的当时发生的损害，损伤以后立刻出现相应的临床症状和体征，如脑震荡、脑挫裂伤和原发性脑干损伤等。继发性脑损伤是指脑组织受到创伤以后，经过一段时间，由于脑的出血、水肿或血肿造成脑的二次损害症状和体征。

一、原发性脑损伤

（一）脑震荡

脑震荡是指头部受到创伤以后，即刻发生的一过性脑功能障碍。短暂的意识障碍和无肉眼可见的病理变化是脑震荡的主要特点。脑震荡是脑损伤中程度最轻的一种，可以单发也可以与其他脑损伤并存。

【病理】

脑震荡是一种轻型脑损伤，伤后脑组织一般无器质性的病理改变。意识障碍为一过性，其发病机制不明。一般认为与脑干网状结构的受损有关。外伤时脑脊液在脑室内的震动、颅内压力的改变、脑干本身的机械性牵拉扭转以及血管功能紊乱等都可能导致短暂的脑功能障碍。

【临床表现】

1. 意识障碍

多数程度较轻，可以有意识丧失或仅是一过性的神志恍惚，意识障碍可以短至数秒钟、数分钟，一般不超过 20min，意识清醒后可以恢复正常。

2. 遗忘症

多表现为逆行性遗忘症，即伤员对受伤当时情况或受伤的经过不能记忆。

3. 头痛、头昏

在受伤后数日内明显，以后逐渐减轻，有的患者自觉症状很重，头痛、头昏常持续很长时间。

4. 恶心、呕吐

多数较轻，1~2d 内消失；小儿常较明显，有的甚至可以成为主要症状。

5. 其他

可出现自主神经功能紊乱症状，表现为情绪不稳、易激动、不耐烦、注意力不集中、耳鸣、心悸、多汗、失眠或噩梦等。

【诊断】

诊断脑震荡的根据是：①有明确的头部外伤史；②受伤当时确有短暂的意识丧失或意识恍惚，而且在 20min 以内完全清醒；③有明确的逆行性遗忘症；④受伤以后神经系统检查无阳性体征，血压、脉搏、呼吸正常，腰椎穿刺脑脊液压力和细胞计数正常；⑤头部 CT 扫描未见异常。

【治疗】

脑震荡的患者大多可以不治而愈，一般不需住院。在家卧床休息，光线宜暗，环境安静，饮食清淡。休息时间为 7~10d。有的伤员自觉症状很重，可以针对性地进行镇静、止痛等药物处理。有条件的地方对脑震荡患者最好能够保持 3~5d 的医疗联系或观察，这样常可以发现一些有并发症的患者，尤其是合并迟发性颅内血肿者，常需要进行紧急医疗处理。

脑震荡的治疗除了休息和药物以外，很重要的一个方面是医务人员要对伤员做耐心细致的思想工作，解除伤员对脑震荡的恐惧心理，尤其是对某些症状的解释应当明确，否则其后伤员会把所有的身体不适都与脑震荡联系起来，造成日后所谓顽固性的脑震荡后遗症。

（二）脑挫裂伤

脑挫裂伤是指头部受到创伤以后脑组织发生的器质性损伤，一般损伤较重，昏迷时间较长；严重的脑挫裂伤常危及伤员生命。

【病理】

脑组织的器质性损伤，按其病理形态改变可分为脑挫伤和脑裂伤。前者在脑皮质的表面仅有散在的出血点，局部静脉扩张，脑组织肿胀及水肿；后者则在损伤的局部还可见到软脑膜的断裂和出血，有时甚至是破碎的脑组织。临床上常无法区分脑挫伤和脑裂伤，加之二者多数都是同时并存，只是程度不同而已，所以常统称为脑挫裂伤。脑挫裂伤的多发部位为颅底。颅底面凹凸不平，损伤过程中脑组织的移动、摩擦和撞击首先造成与颅底紧密接触的额叶和颞叶底面的挫裂伤。脑挫裂伤的另一多发部位为头部受力的对侧。其损伤机制除了直接损伤以外，还可因"对冲性脑损伤"。脑挫裂伤除了大脑皮质的弥漫性损伤以外，还常合并脑干网状结构的损伤。

【临床表现】

脑挫裂伤的临床表现较之脑震荡严重，主要有：

1. 意识障碍

脑挫裂伤的意识障碍一般比较严重，昏迷程度和持续时间与损伤程度和部位有关。昏迷可由数分钟至数十分钟不等，有的甚至长达数日或长期昏迷。

2. 头痛

脑挫裂伤造成的蛛网膜下腔出血、脑水肿和脑肿胀，可引起较为严重的头痛并且持续时间较长。头痛的性质主要为全头部胀痛或跳痛，咳嗽时加重。

3. 恶心、呕吐

脑挫裂伤时脑脊液对第四脑室的冲击、脑血管运动功能的紊乱、颅内压力的改变以及蛛网膜下腔出血的刺激等，都可引起恶心和呕吐。大多伤后立即出现，呕吐为喷射性，若患者处于昏迷状态，常造成严重的误吸。

4. 癫痫

脑挫裂伤的早期癫痫发作多见于儿童，一般发生于伤后数小时或数日内，有的甚至发生在外伤的当时。发作形式多以大发作和局限性发作为主；晚发和局限性癫痫常要警惕颅内血肿的可能。

5. 脑膜刺激征

脑挫裂伤造成蛛网膜下腔出血,后者引起颈项强直,直腿抬高试验阳性。若无新鲜出血,陈旧的蛛网膜下腔出血一般 5~7d 可被逐渐吸收。颈强直可随脑脊液中含血量的减少而逐渐减轻。

6. 局灶性神经系统体征

依脑挫裂伤的发生部位而定,若损伤累及脑的功能区,常于伤后即刻出现相应肢体的单瘫、偏瘫或偏一侧的感觉障碍,以及失语或偏盲等。

7. 脑脊液

脑挫裂伤的伤者早期腰椎穿刺即可发现肉眼或显微镜下血性脑脊液,压力一般高于正常,压力过高时不宜过多地放出脑脊液。

【诊断】

头部外伤,伤后意识障碍较深,持续时间较长,头痛、恶心、呕吐等症状较重,伴有脑膜刺激征,腰椎穿刺脑脊液为血性时即可确诊脑挫裂伤。头颅 CT 检查,虽然有时 CT 影像不能看见脑挫裂伤的直接表现,但是头颅 CT 对发现是否合并颅内血肿以及脑的损伤程度等具有极为重要的意义。

【治疗】

(1)脑挫裂伤患者一般应该卧床休息 2~3 周;在伤后 3~5d 内应密切观察病情,注意血压、脉搏、呼吸、瞳孔和意识的变化,以便早期发现颅内血肿。

(2)呕吐频繁的患者可暂禁食,每日补充液体 2000~2500mL。

(3)头痛严重者可适当选用镇静药物,有的尝试每天或隔天行腰椎穿刺术,放出部分血性脑脊液以减缓头痛,但颅内压力较高时不主张做腰椎穿刺。

(4)药物治疗:脱水可用 20% 甘露醇、25% 山梨醇、20% 甘油果糖等药物,其他可酌情使用止血药、抗生素等。

二、继发性脑损伤

这里主要讨论继发性颅内血肿。

颅脑损伤伤及颅内血管导致颅内出血,血液聚集在颅腔达到一定体积时可以引起急性脑受压的临床症状。在闭合性颅脑损伤中,颅内血肿的发生率约为 10%。颅内血肿在形成过程中,由于颅骨本身没有伸缩性,因此当血肿达到一定的体积时,势必造成颅内压增高或急性脑受压。脑受压的初期,颅内压处于代偿阶段,主要表现为颅内血管收缩,脑血流量减少,脑脊液产生速度减慢,脑室排空等。此时脑的体积相应缩小,颅内压力得到缓冲。血肿进一步发展,颅内压代偿功能失调,脑组织明显移位形成脑疝,压迫脑干,最终导致生命中枢衰竭而死亡。

颅内血肿常以下列方式进行临床分类:

（1）根据血肿形成的时间分为急性、亚急性、慢性 3 种。急性者见于外伤后 3d 以内形成的颅内血肿；亚急性见于 3d 至 3 周以内者；慢性则通常为 3 周以上者。有时外伤后首次 CT 未见血肿，之后再次 CT 出现血肿，称为迟发性颅内血肿。

（2）根据血肿在颅内的解剖层次，可以分为硬脑膜外、硬脑膜下、脑内和脑室内血肿。如颅内同时有 2 个以上的部位出现血肿，则称为多发血肿。

（一）硬脑膜外血肿

血肿位于颅骨内板之下和硬脑膜之间，发生率占颅内血肿的 25%～30%，仅次于硬脑膜下血肿。其中以急性者为主，约占 85%，亚急性者约占 12%，慢性者极少。

【病因、病理】

血肿多发生在头部的着力部位，出血来源主要是脑膜中动脉、静脉，其他尚有静脉窦、板障静脉等。脑膜中动脉的主干在颞部颅骨内板的血管沟（部分形成骨管）中走行，骨折时易于受伤。动脉性的出血十分凶猛，常于外伤后数小时内形成血肿，出现脑受压症状。静脉窦或板障静脉受伤后的出血一般比较缓和，血肿常常是在缓慢出血的基础上，硬脑膜与颅骨内板之间不断分离的过程中逐渐形成的。硬脑膜外血肿 95% 以上都合并有颅骨骨折，仅有少数是由于外伤时的颅骨变形导致硬膜分离出血而没有颅骨的骨折。

【临床表现】

主要表现为急性脑受压症状，症状出现的急缓与出血的速度、部位以及人体的代偿能力有关。出血越快，颅内代偿能力越差，急性脑受压的症状越重。血肿的部位与脑疝形成的关系，血肿位于颞部者，早期表现可为小脑幕切迹疝的症状；位于额叶或顶枕叶者，脑疝症状出现较晚；位于后颅窝者，少量出血即可导致枕骨大孔疝，后果严重。

1. 意识障碍

分原发性和继发性意识障碍，前者的意识障碍发生于受伤的当时，此后意识可以完全清醒，即进入所谓"中间清醒期"，以后随着血肿的出现和增大，再次出现意识障碍；后者的意识障碍发生于伤后的一段时间内，表现为进行性加深，直至发展为脑疝甚至死亡。典型的硬脑膜外血肿的原发性意识障碍一般都比较轻微，多数是脑震荡的一过性脑功能障碍，有的甚至完全没有意识障碍。中间清醒期的长短取决于血肿形成的速度，可自数十分钟至数日不等，但约 90% 的病例发生于外伤后的 8～18h。急性硬脑膜外血肿的患者约 70% 表现有中间清醒期。其他非典型的患者可以表现为伤后持续昏迷，或昏迷由浅变深，直至出现脑疝症状。

2. 头痛、恶心和呕吐

随着血肿的增大，颅内压力进行性增高，患者出现头痛、恶心和呕吐症状。有的患者头痛剧烈，在继发昏迷之前甚至出现频繁的躁动。

3. 瞳孔改变

在受伤的当时，有的患者可以出现双侧瞳孔扩大，以后在中间清醒期恢复正常；在脑疝前期时，可以出现血肿侧的瞳孔稍有缩小，对光反射迟钝，此为动眼神经受刺激症状；出现脑疝时，血肿侧的瞳孔明显扩大，对光反射消失，眼球固定。此时动眼神经受压并瘫痪。

4. 偏瘫

可有两种形式：一是因血肿在运动区附近，压迫运动区皮质出现对侧的锥体束征，肢体无力或瘫痪，上、下肢程度可不相等；另一种是脑疝时因大脑脚受压出现对侧肢体的偏瘫，上、下肢同时发生，且程度一致。

5. 生命体征改变

随着颅内压力的不断升高和脑疝形成，可出现脉搏变慢、血压升高、呼吸加深变慢等代偿现象。当脑疝继续发展加重时，脑干功能衰竭，则出现血压下降，脉搏、呼吸加快，最后呼吸停止、心脏停搏。

【辅助检查】

1. X 线检查

颅骨平片常显示有骨折。当骨折线通过脑膜中动脉沟或静脉窦时，要高度警惕硬脑膜外血肿的发生。

2. CT 扫描

在颅骨内板的下方可以看到局限性梭形或半月形高密度区，CT 值为 40~100Hu，血肿的密度均匀一致；调骨窗显示时，常可见颅骨骨折。

3. 超声波探测

可以发现中线波移位。

【诊断】

根据头部外伤史和典型的意识改变过程，结合颅骨 X 线平片，尤其是有通过硬脑膜中动脉沟或静脉窦的骨折时，要高度警惕硬脑膜外血肿发生的可能。CT 扫描是发现硬脑膜外血肿的最好诊断方法，血肿的大小、部位，脑组织的移位程度，在 CT 扫描中一目了然。有的时候，当不具备 CT 检查条件或情况十分紧急时，亦可在诊断不清楚的情况下只凭体征立即行钻孔探查术，否则一味强调检查贻误手术时机，将铸成不可挽回的大错。

（二）硬脑膜下血肿

硬脑膜下血肿发生在硬脑膜与蛛网膜之间，在颅内血肿中约占 60%，是最为常见的颅内血肿。根据血肿症状出现的早晚，可以分为急性、亚急性和慢性硬脑膜下血肿。

1. 急性硬脑膜下血肿

伤后 1~3d 内出现症状，是硬脑膜下血肿中最为多见的一种，常合并严重的脑挫裂伤。出血多来自挫伤破裂的皮质血管，血液可直接流入或先经皮质后再流入硬脑膜下腔形成血肿，又称为复合性硬脑膜下血肿。少数血肿可来自桥静脉的撕裂出血，这种情况可以没有脑挫裂伤，血肿位于大脑的凸面，称为单纯性硬脑膜下血肿。

【临床表现】

由于合并原发性脑挫裂伤，临床症状多较严重，而且发展迅速。伤后多持续昏迷，或昏迷不断加深，极少有中间清醒期。根据脑挫裂伤的不同部位，可以出现脑受损的局灶症状或抽搐。出现急性脑受压和脑疝时，瞳孔和生命体征明显改变，危重患者常有去大脑强直、双侧瞳孔散大、病理性呼吸等危急征象。

【辅助检查】

主要是头颅 CT 检查，急性硬脑膜下血肿表现为颅骨内板下方新月形或半月形高密度区，CT 值 70～80Hu，硬脑膜下血肿范围广泛，而且常合并脑挫裂伤、脑水肿，因此占位效应比硬脑膜外血肿要明显得多。

【诊断】

急性硬脑膜下血肿特点是病情进行性恶化，很快出现急性脑受压症状。CT 扫描可以明确诊断。在紧急情况下，为了争取时间，不做 CT 亦可直接手术探查。

2. 慢性硬脑膜下血肿

多见于中老年人，伤后 3 周以上出现症状，临床上并不少见，约占硬脑膜下血肿的 1/4。

【病理】

慢性硬脑膜下血肿的出血多来自矢状窦旁受损的引流静脉。血肿的囊壁多在伤后 7～10d 开始形成，2～3 周已经完善，囊壁靠近硬脑膜侧较厚而且粘连较紧，血管丰富；而靠近蛛网膜侧较薄，粘连较轻。一般认为血肿的形成是因为血肿腔内的血凝块不断液化使其成为高渗状态，然后再吸入低渗的脑脊液使血肿缓慢增大。也有人认为是血肿壁的新生血管破裂出血或渗出导致血肿腔内的高渗状态。

【临床表现】

主要是慢性脑受压和脑的局灶性症状。

（1）原发损伤轻微：多数伤者的外伤并不严重，有些甚至是在出现症状以后自己也不能回顾最初是何时何地发生的损伤。

（2）慢性脑受压症状：头痛、头昏并不严重，多有注意力不集中，记忆力下降，嗜睡或失眠，视力减退，视神经盘水肿，精神疲惫，工作效率明显降低。

（3）脑的局灶性症状：表现为偏侧肢体的肌力弱、轻瘫或锥体束征，一侧的中枢性面瘫，运动性失语或混合性失语等。

【诊断】

年龄 50 岁以上，有轻微头部外伤史，经过一段时间以后出现颅内压增高症状和伴有神经功能受损体征时，要想到慢性硬脑膜下血肿的可能。对有疑诊的患者最好做头部 CT 扫描，发现颅骨内板下方新月形或半圆形高密度影或等密度影、中线移位、脑室受压时诊断即可成立。

（三）脑内血肿

脑内血肿是指头部外伤以后在脑实质内出血形成的血肿。脑内血肿的发生率约占闭合性颅脑损伤的 1%，占颅内血肿的 5%。多见于成人和老年伤者，可能与脑的血管脆性有关。脑内血肿多数伴有脑挫裂伤，常与硬脑膜下血肿并发；少数因凹陷骨折刺伤脑组织所致；部分因外伤时脑组织在颅内动荡引发脑内血管破裂出血。

【病理】

根据血肿在脑内的深浅，临床上常见如下两种情况：

1. 浅部血肿

主要由来自脑皮质的挫裂伤出血所致，血肿部位一般与挫裂伤的皮质部位一致或靠得很近，多见于额叶或颞叶的底面，常与硬脑膜下血肿合并存在，当手术清除硬脑膜下血肿时，多数可同时发现脑内血肿。

2. 深部血肿

由于脑深部的血管破裂出血所致，脑皮质表面可没有明显的损伤。所以，在开颅探查时常有遗漏血肿的可能。

【临床表现】

外伤性脑内血肿以浅部居多，约占 4/5。临床表现类似于急性硬脑膜下血肿，主要表现为在脑挫裂伤的基础上出现急性脑受压症状。

【辅助检查】

常规做头部 CT 扫描，可见脑内不规则高密度区或混杂密度区，常伴有脑水肿、脑室系统的挤压变形和脑的移位。浅部血肿常合并硬脑膜下血肿，深部血肿要注意与有些自发性脑内血肿相鉴别。

【诊断与治疗】

外伤性脑内血肿常与脑挫裂伤和急性硬脑膜下血肿同时存在，如其本身不是发生在脑的功能区，则不会表现出特有的症状和体征，故术前没有 CT 资料很难做出明确诊断。浅部血肿常在手术中发现，深部血肿则主要靠脑内穿刺。

外伤性脑内血肿有时应与动脉瘤、动静脉畸形、高血压脑出血等脑血管病引起的脑实质出血相鉴别，此类出血多无明显或严重的外伤史，但起病急，症状和体征严重，必要时可做脑血管造影以明确诊断。

（四）迟发性颅内血肿

迟发性颅内血肿是指头部外伤以后，首次影像学检查（主要是 CT 检查）未见颅内血肿，而数小时乃至数天以后再次行影像学检查却发现，原来没有血肿的部位出现血肿，以前的小血肿增大，或原来的单发血肿现在又在其他部位出现新的血肿。迟发性颅内血肿的发生率为颅内血肿的 8%～10%，其中多数为迟发性脑内血肿。

【病理】

迟发性颅内血肿的病理基础主要是脑挫裂伤，尤其是较为广泛的脑挫裂伤；外伤以后脑组织肿胀、渗出，受损的局部静脉压力增高，甚至微小静脉可以破裂出血，许多小的出血病灶融合起来形成一个大的颅内血肿。其他情况尚可见于颅内静脉或很小的血管破裂出血，此时出血缓和，当颅内压力较低、凝血功能欠佳或血管弹性不好时，可以缓慢形成较大的颅内血肿。

【临床表现】

迟发性颅内血肿的临床表现取决于原发性脑损伤的轻重程度，一般都有中间清醒期或意识好转期，此后出现意识逐渐变差以及急性脑受压的临床症状。

【诊断】

迟发性颅内血肿的诊断一般比较困难，首次影像学检查未见血肿容易给临床医生造成这样的错觉，即其后的症状加重均以"脑水肿"诊断。因此，当伤者的中间清醒期或中间好转期过去以后出现症状加重，首先应考虑有无迟发性颅内血肿的可能，老年伤者犹然。有时原发性的脑损伤和继发性的脑损伤交织在一起，无从判断主从关系时，最好的办法还是做 CT 检查。

三、脑干损伤

脑干损伤是指中脑、脑桥和延髓的损伤。脑干损伤分为原发性和继发性损伤。原发性损伤是指在外伤的当时，由外力所致的脑移位使脑干撞击在颅底斜坡或小脑幕裂孔边缘，或由外力所致的脑干本身的扭转、牵拉造成的损伤。继发性损伤是指颅内血肿或脑组织水肿、肿胀，间接压迫、牵拉、扭转脑干所致的损伤。

（一）原发性脑干损伤

【病理】

原发性脑干损伤占重型颅脑损伤的 5%~7%，为颅脑损伤死亡病例的 1/3。损伤发生时，脑干在外力的作用下，与小脑幕游离缘或斜坡撞击，或受脑室内液体压力的冲击致伤。损伤多发生在一侧脑干背部或中央部，局部可见不同程度的挫裂伤、出血、水肿和缺血坏死、软化等病理变化。

【临床表现】

脑干内有许多重要的脑神经核、网状结构和运动、感觉神经的传导束，所以脑干是生命的中枢，脑干受损以后会出现一系列威胁患者生命的临床症状和体征。

1. 意识障碍

意识障碍的程度与脑干受损的部位和程度有关，一般昏迷程度较深，而且持续时间较长。

2. 生命体征改变

脑干内呼吸中枢受损可出现呼吸表浅、不规则和呼吸暂停等呼吸功能衰竭的表现。心血管中枢受损可出现低血压、脉搏频数、心律失常。脑干损伤引起自主神经中枢功能障碍，体温调节失衡出现高热，体热不能及时发散，致使高热达 40℃ 持续不退。

3. 眼球和瞳孔改变

脑干损伤常出现眼球分离、双眼同向凝视或同向运动障碍；瞳孔大小多变且形状不规则，双侧缩小如针或两侧散大固定，亦可双侧不等大；对光反射消失。

4. 锥体束征

由于脑干内锥体束损伤，可出现肢体瘫痪、肌张力增高、腱反射亢进、浅反射消失，还可出现一侧或双侧的病理反射。若受伤后一切反应消失，肌张力由增高而变为松弛，则为死亡前征兆。

5. 去大脑强直

为中脑受损所特有的症状，全身肌张力增高，阵发性四肢过度伸直，头向后仰呈"角弓反张"，此强直发作受到刺激时更加明显。这种发作常预示伤者病情严重并且预后不良。

【诊断】

颅脑损伤后立即陷入深昏迷，瞳孔大小多变，眼球分离，四肢肌张力增高，去大脑强直发作，生命体征不稳定，此时头颅 CT 检查排除颅内血肿，则原发性脑干损伤的诊断可以成立。

【治疗】

原发性脑干损伤的治疗基本上与重度脑挫裂伤相同。

1. 保持呼吸道通畅

脑干损伤患者深度昏迷，呼吸不畅，应当早期行气管切开，从而减少呼吸道无效腔，有利于呼吸道排痰，保证氧气供给。也可采用高压氧舱治疗。

2. 人工冬眠低温治疗

降低脑组织的新陈代谢，提高脑组织对缺氧的耐受力，从而保护受损的脑组织，减轻脑水肿。

3. 控制脑水肿、脑肿胀

可用高渗性脱水药物治疗，常用的药物有 20% 甘露醇、20% 甘油果糖及利尿药等。

4. 止痉药物

脑干损伤后出现的肌张力增高和去大脑强直，可用抗癫痫药物或镇静药物控制，常用的有苯巴比妥钠、地西泮、10% 水合氯醛、苯妥英钠等。

5. 改善脑组织代谢药物

可用能量合剂如腺苷三磷酸、胞磷胆碱、脑活素、脑多肽、神经节苷脂类等。

6. 加强护理

防止出现肺炎、压疮、泌尿系感染、肢体挛缩等并发症。

（二）继发性脑干损伤

继发性脑干损伤是颅脑损伤后，由于颅内压增高、局限性颅内血肿和脑水肿使脑干发生偏侧移位，造成小脑幕切迹压迫中脑，使脑干缺血、软化和坏死。继发性脑干损伤的发生常需一段时间，时间的长短取决于急性脑受压的程度和个体的代偿能力。典型病例表现为小脑幕切迹疝的临床过程。

【临床表现】

1. 头痛、呕吐、烦躁

外伤之后出现剧烈头痛、频繁呕吐和不能解释的烦躁时，都应考虑到有急性脑受压的可能。

2. 瞳孔大小、对光反射变化

仔细观察瞳孔可以见到早期伤侧的瞳孔稍有缩小，以后开始扩大，表现为双侧瞳孔不等大，最后是双侧瞳孔均扩大；对光反射开始是迟钝，以后则消失。

3. 肢体功能受损

受伤对侧肢体运动功能障碍，可以是轻瘫、全瘫，肌张力增高，腱反射亢进，病理反射阳性。

4. 生命体征改变

呼吸加快、变慢或不规则；脉搏频数或沉缓；血压升高，晚期则下降；体温可以不升。

【治疗】

继发性脑干损伤的治疗主要是及时地去除急性脑受压的病因。大多需要手术治疗，手术的目的是清除颅内血肿和挫伤失活的脑组织，改善颅内压力。手术中可根据情况决定是否敞开硬脑膜、是否去除颅骨骨瓣，以求获得最大限度的颅内减压作用。

四、火器性损伤

颅脑的火器性损伤有如下特点：①损伤多较严重，伤情变化快，死亡率高；②伤道内多有异物存留，常合并严重的颅内出血；③属污染伤口，如处理不及时或不妥当，极易出现颅内感染造成死亡；④治疗效果与损伤程度、手术时机和清创的彻底程度有关，一般疗效差，后遗症多。

【病理】

火器性颅脑损伤可分为如下 3 型：

1. 盲管伤

弹片或枪弹从头部或颜面射入，异物停留于颅腔内，在射入口的创道附近常有许多碎骨片；颅内创道深浅不一，有时异物甚至在达到对侧颅骨内板后反弹造成更为复杂的损伤。

2. 贯穿伤

弹片或枪弹从头部或颜面射入，从头颅另一端出来，即有入口和出口；一般入口较小，出口较大。高速枪弹贯穿颅内，造成脑组织的突然膨胀和回缩，致使脑组织呈弥漫性损伤。

3. 切线伤

枪弹呈切线擦过头颅，造成头皮、颅骨和脑组织沟槽状损伤；金属异物已经飞逸，碎骨片分散于脑浅部，损伤区狭长，常合并脑组织膨出。

【临床表现】

1. 一般脑受损症状

意识障碍，清醒者可有头痛、呕吐、畏光等表现。

2. 颅内压增高症状

颅内出血、水肿或感染都可引起颅内压增高，伤者剧烈头痛、呕吐、躁动不安，甚至昏迷。

3. 颅内感染症状

高热、颈项强直、屈腿伸直试验阳性。若颅内有感染，腰椎穿刺见脑脊液混浊、白细胞数增高和糖定量减少。

4. 局灶性脑损害症状

脑的损伤部位不同可以出现不同的脑损害症状，最常见的是运动障碍和运动性失语、失明和失聪（听）等。

【治疗】

1. 现场救护

火器性颅脑损伤的现场救护十分重要，主要是保持呼吸道通畅、控制伤口出血和防止创伤污染；伤员大多有昏迷，搬运时注意侧卧位，防止舌根后坠，可放入通气道，或者将舌用大号别针牵出或用缝线将其固定在口外；遇大血管出血时，可包扎止血或先行缝合止血；伤口以消毒敷料加压包扎，避免搬运途中再度污染。

2. 处理原则

①火器性颅脑损伤的清创处理越早越好；②由于条件不具备，早期清创处理不彻底者，宜在伤后 1~2d 内再行清创术；③伤口若无感染迹象，伤后 3~6d，也可行清创手术；④手术清创的目的是从外向内彻底清除一切异物和碎骨片，杜绝一切术后伤口感染的可能。

3. 清创步骤

①头皮切口多以射入口为中心做"S"形或梭形切口，切除创缘 2mm，清除创口内头发、泥沙等异物；②将射入口处破碎的颅骨清除后，再咬除部分颅骨形成直径 3~4cm 的骨窗；③脑的清创是沿着创道清除一切破碎液化的脑组织以及脑内的碎骨片和一切异物；④金属异物的取留取决于手术的难易程度和金属异物的部位，在可能的情况下，应尽量取出；⑤硬脑膜的处理，清创完毕之后硬脑膜应严密缝合，不能缝合者，可用帽状腱膜、颞肌筋膜或其他办法来修补。

五、重型颅脑损伤

【概况】

重型颅脑损伤是指 GCS3~8 分（我们将其分为 3 个亚型）的患者。在颅脑损伤中重型脑损伤（STBI）占 8%~10%，但死亡率却高达 30%~50%。众多研究发现，重型颅脑在损伤后的数小时至几天内，脑组织可以发生再次损害（SBI），称为继发性脑损害。这种继发性脑损害的病理改变主要是：颅内压增高（ICP）、脑代谢增高、脑灌注压（CPP）降低和脑血流量（CBF）降低。上述所谓"两高两低"的病理改变，严重影响了脑的供血，导致脑组织缺血和缺氧，因此可以说脑组织创伤后的再次损害的实质就是脑缺血。

【临床分期】

重型颅脑损伤的临床经过大致可以经历以下 4 个阶段。

1. 急性期

又称生命体征不稳定期，脑创伤后 1~3d，颅内可能发生出血、梗死和不能控制的颅内压增高；3~7d 颅内压力达到高峰；8~14d 生命体征趋向稳定。

2. 稳定期

2~4 周，急情期过后，生命体征稳定，多数患者脑干功能开始有所恢复，出现自发睁眼、眼球活动，甚至大脑皮质的功能也出现转机，患者逐渐清醒。

3. 康复期

脑创伤后 1~3 个月，脑干功能基本恢复，大脑皮质的认知功能仍有障碍。

4. 后遗症期

3 个月以后，即使清醒，也遗有不同程度的神经功能障碍。

【临床诊断与观察】

脑创伤后再次损害的临床表现主要是颅内压增高和脑灌注压降低。其中脑灌注压降低对脑组织的损害尤为严重。当脑灌注压降低<60mmHg，颅内压升高>20mmHg，即应采取积极措施监测和密切观察。

1. 颅内压监测

所有重型 TBI 患者（复苏后 GCS3~8 分），同时 CT 异常（头部 CT 发现血肿、挫伤、肿胀、脑疝或基底池受压之一者）均应行 ICP 监测；ICP 持续>40mmHg，没有有效措施控制者，应立即采取手术减压方式挽救患者生命。

2. CT 动态观察

①重型 TBI 患者首次头部 CT 以后，无论有或无形态学改变，在其后的 6~8h 内，应该再次做 CT 检查；当患者出现不能解释的烦躁和呕吐时，应随时做 CT 检查；②脑外伤 24h：最大可能发生颅内继发性病变的时间段，应该重复头部 CT 扫描；③脑外伤 48~72h：颅内可能发生再出血、原有血肿增大、迟发脑内血肿或脑水肿程度达到顶峰；④脑外伤 7~10d：脑膨出、脑肿胀和脑软化的程度，在此时间段都表现得最为突出；⑤脑外伤 3~4 周：脑内血肿已经基本吸收，可能出现亚急性或慢性硬膜下血肿、脑积水、脑膨出等病变；⑥脑外伤 3 个月左右：头部 CT 扫描主要观察有无脑积水、脑膨出和脑萎缩等。

3. 头部 CT 扫描的重要形态学改变

重型颅脑损伤除了可能出现严重的局限性占位病变表现以外，其他表现亦可间接说明脑损害的严重程度和颅内压力的高低。这些头部 CT 扫描的形态学表现为：①脑室系统变小，脑室的额角和体部缩小成裂隙状小条；②脑沟和脑的蛛网膜下腔几乎消失；③脑基底池，包括外侧裂池、视交叉池、脚间池等不同程度的闭塞；④环池闭塞或充满血液；⑤脑的移位，大脑镰下疝（脑的中线结构向对侧移位超过 5mm）；单侧海马钩回疝（一侧的基底池发生闭塞）；小脑扁桃体疝（幕下四脑室完全闭塞）。因此，上述征象合并改变时，提示病情已十分危急。

【处理步骤】

阶梯治疗 1：气管插管，正常通气（$PaCO_2$：32~36mmHg）；充分镇静与止痛；必要时神经肌肉麻痹。

阶梯治疗 2：头部中度抬高（30°）。

阶梯治疗 3：脑室外引流。

阶梯治疗 4：甘露醇（0.25~0.5g/kg）静脉滴注。

阶梯治疗 5：轻/中度低温（32~34℃）24h。

阶梯治疗 6：手术减压。

阶梯治疗 7：在 EEG 控制下（90%脑电抑制）"巴比妥昏迷"疗法。

【手术干预】

对不能控制的颅内压增高（ICP 持续>40mmHg）者，应果断采取手术方式降低颅内压。

标准大骨瓣减压术（单侧）。

头皮切口：起自颧弓上耳屏前，向上后经耳轮上方在顶结节前转向中线，止于前额。

骨切除范围：下达颧弓上；后止顶结节；内至中线旁 2~3cm，前位眉弓上 2cm。

显露部位：大脑半球凸面额颞顶部；颅底额、颞极。

要点：

（1）骨窗足够大，一般达到 8cm×10cm（常规 6cm×8cm），避免脑组织嵌顿。

（2）骨瓣足够低（显露额、颞极）。

（3）咬除蝶骨嵴，使侧裂足够宽，侧裂血管减压。

（4）敞开硬脑膜，充分减压。

（5）用颞肌筋膜减张缝合。

【其他治疗】

1. 过度通气

可以造成低碳酸血症，使脑血管收缩、颅内压降低。但研究表明重度过度通气，不仅不会使颅内压降低，反而会因为低碳酸血症加剧脑血管的收缩，导致脑血流减少。因此有效的过度通气应该是，①轻度过度通气使 $PaCO_2$<35mmHg（正常动脉血 $PaCO_2$ 约为 40mmHg）；②时间不宜超过半小时；③重度过度通气，当 $PaCO_2$<25mmHg，脑氧耗量增加，脑血流减少，可能对维持脑的灌注量不利。

2. 亚低温

治疗效果明确，最佳温度 32℃~35℃，32℃ 以下容易引起低血压和心律失常。一般是采取半导降温冰毯通过体表散热。通常是全身降温和头部降温并用（单纯头部降温，效果不好）。具体做法是用肌松剂和镇静剂：肌松剂，苯磺酸阿曲库铵 100mg/24h，或维库溴铵 20mg/24h；冬眠合剂（氯丙嗪 200mg/24h，异丙嗪 200mg/24h）。气管切开辅助呼吸，外伤后 8~24h 即可开始，维持 3~14d。

3. "巴比妥昏迷" 疗法

使用巴比妥类药物，减少脑充血、减轻脑水肿、降低脑代谢、改善脑组织缺氧。具体应用方法为：诱导剂量，硫喷妥钠 15mg/kg+40mL 生理盐水，20~30min 静脉滴注；维持剂量，硫喷妥钠 10mg/（kg·h），静脉滴注；维持 2~3d。

【预后】

重型颅脑损伤由于其后继发的脑缺血改变，使其预后较差，平均死亡率可高达 30%~50%。具体病例的预后主要取决于：①原发性脑损伤的程度（原发或继发脑干损伤）；广泛脑挫裂伤；弥漫性轴索损伤等；②年龄：不同年龄伤者的血管条件不同，一般而言，年龄超过 65 岁以上者预后极差；③全身状态：心脑血管条件、呼吸循环功能、心肝肺肾功能等；④合并损伤：有无其他脏器损伤；⑤颅内压：是否能够有效控制；⑥并发症：心脑血管、呼吸、消化、营养等。

第三节　颅脑损伤的处理

一、头皮血肿抽吸术

头皮血肿较大（直径超过 3cm），3~5d 后仍不能自行吸收者，可考虑行头皮血肿抽吸术。

一般是在血肿波动最明显的地方将毛发剃除，用 18 号针头刺入，将积血尽量吸完，然后局部加压包扎。有时血肿较大（如帽状腱膜下血肿），数天以后血肿腔内已形成分隔，则应在不同的部位分别穿刺血肿。血肿穿刺排血不完全时，头皮仍然浮起，加压包扎效果不佳，可试用加戴石膏帽固定的方法。多数情况下，帽状腱膜下血肿要经数次抽吸和加压包扎后方能完全清除积血，因此有时亦可试行穿刺持续引流的办法。其具体做法是将穿刺针的后面接一无菌引流袋，然后将针头刺入血肿腔维持 1~2d。少见情况，血肿极大而且出血新鲜，血肿腔内充满凝固的血块，此时虽然触诊血块波动明显，但穿刺却不能奏效，对此可在头皮血肿的波动处做皮肤小切口将凝血块排出，术后仍要加压包扎头部。

二、新生儿颅内血肿抽吸术

新生儿颅骨骨缝未闭，有时可借助颅骨骨缝的连接处穿刺诊断或治疗颅内疾病。最常用的地方为新生儿颅骨冠状缝的外侧部位。剃除毛发后，最好先用尖针在穿刺部位打一皮洞，然后用带管芯的腰椎硬膜外穿刺针向病变的方向刺入。新生儿颅内血肿包括硬膜下血肿、积液和脑内血肿，一般进针不深均可顺利到达血肿腔。抽吸血肿时，负压不要太大，必要时可反复抽吸。

三、头皮裂伤清创缝合术

头皮的锐器切割损伤，边缘整齐，污染不重，如不合并颅骨的损伤，则在伤口清洗后分层缝合即可。若是钝性暴力造成的裂伤，除了裂伤以外，伤口周围尚有明显的皮肤挫伤。清创时宜先做一般性清洗，然后由浅及深修整受创的皮缘，污染皮缘的切除一般仅 1~2mm，以免术后缝合张力太大。必要时可以 "S" 状延长伤口，将伤口内的异物（如毛发、泥土、砂石），包括挫伤失活的组织全部清除。清理完毕，伤口分两层缝合，必要时放置引流物。

四、头皮撕脱复位术

头皮撕脱伤处理远较头皮裂伤为复杂。根据撕脱伤的程度可分为不全撕脱损伤和完全撕脱损伤。不全撕脱伤时尚有瓣蒂与头皮相连，此时一定要认真检查和判断瓣蒂的血供是否能保证撕脱头皮的营养，如其不能，则应将其视为完全撕脱伤处理；否则，还原皮瓣后，头皮可能整个坏死。

完全性头皮撕脱伤最理想的处理方法是在彻底清创以后，分别在残存头皮和撕脱头皮上面找到一条动脉和两条静脉，然后将其吻合，再将整个头皮原位缝合，但这样的机会实在太少。绝大多数情况是残存的头皮严重污染，组织挫伤严重，撕脱的头皮经过机器的碾轧和现场的污染，送到医院时几乎已经面目全非，完全不具备吻合的条件。对此，在清创以后，应将撕脱头皮的皮下组织尽量去除，形成中厚皮片（越薄越好），然后将此贴在头皮的缺失处压紧。皮片较大时可于中间间断切开小口以防皮片下积液，一般不放引流物。

五、颅骨凹陷骨折复位术（碎骨片摘除术）

（一）手术指征

（1）大片颅骨塌陷造成颅内空间减小，引起颅内压增高者。

（2）脑功能区受压有神经压迫症状，或有继发癫痫可能者。

（3）骨折局部颅骨内板塌陷超过 1cm 者。

（4）开放性粉碎性凹陷骨折。

（5）骨折位于前额部影响外观者。

（二）手术方法

颅骨凹陷骨折最理想的做法是在局麻或全麻下，于凹陷骨折的四周钻 3~4 个骨孔，然后用线锯将其骨孔间连接锯断，完整取下凹陷的骨片；将骨片翻转过来，用骨锤将其锤平，最后还纳之。如凹陷颅骨取出时已经破碎，则此法不能奏效。儿童颅骨较软，有时亦可试行仅钻 1 孔，伸入骨膜剥离器，将凹陷骨折顶起还原。粉碎性凹陷骨折，尤其是涉及颅内静脉窦的地方，因粉碎骨片已经不可能还原，故可不必钻孔取下骨片。正确的做法是先在正常的颅骨处钻 1 孔，然后用咬骨钳沿骨凹陷周围咬除一圈，尽量在把周围的碎骨片取完之后，再取静脉窦表面的碎骨片。

六、矢状窦破裂修补术

外伤性矢状窦破裂后修补的机会极少，开颅以后血流如注，根本无法看清矢状窦的裂口所在，更多的做法是用明胶海绵立即覆盖于矢状窦的裂口之上，压迫一段时间以后，出血自然止住。有时裂口超过 5mm，单纯压迫不能奏效，则必须要在充分显露的前提下进行矢状窦裂口的修补。首先，将周围的颅骨咬除以显露一段矢状窦，然后在充分吸引的条件下，轻压裂口两端的矢状窦以阻断血流，看清裂口以后一般用 5-0 的无创带针丝线缝合 1~2 针。还有一种方法是硬脑膜周围悬吊止血法，具体做法是在矢状窦的一侧或双侧悬吊硬脑膜，将覆盖明胶海绵的矢状窦裂口压迫于颅骨内板和硬脑膜之间。

七、小脑幕上血肿清除术

（一）颞肌下减压术

颞肌附着于头颅侧方的颞窝内，上起自上颞线，下止于下颌骨的喙突，颞深筋膜位于其表，颞深筋膜的下面分成浅、深两层，分别止于颧弓的内、外侧。传统的颞肌下减压术是在颧弓上的颞部做直切口，分开颞肌后颅骨钻孔，然后用咬骨钳将骨孔扩大。这种方法骨窗小，减压效果极为有限，故现在基本上放弃不用。新的做法是在上颞线的头皮投影区做头皮弧形切口，于颞浅筋膜下分离皮瓣，在上颞线处和额骨颧突、颧骨额突的后方将颞深筋膜切开，用骨膜剥离子分开颞肌与颞窝的附着，在颞窝处的颅骨钻孔并扩大骨窗，最后将硬脑膜呈放射状切开减压。关颅时主要是将颞深筋膜缝合即可。

（二）硬脑膜外血肿

硬脑膜外血肿的好发部位为颞部、颞后顶部、颅骨骨折局部、头皮挫伤的深面。除非术前 CT 已经明确血肿的部位，否则手术探查时均应以上述部位作为根据。

首先在血肿的体表部位形成一个马蹄形皮骨瓣，掀开骨瓣后即可看见血肿；清除血肿时不必过分地刮去硬脑膜表面的血凝块，以免导致新的出血。如果术前 CT 证实硬脑膜下没有血肿或积液，则不必切开硬脑膜。为防止术后的积血，可以将血肿周缘的硬脑膜与骨窗周缘的骨膜进行悬吊。清除血肿之后，颅内压力明显降低，关颅时应该还纳骨瓣，硬脑膜外置橡皮引流管，然后分层缝皮。若患者术前急性硬膜外血肿量很大，且已脑疝形成时，关颅时宜打开硬膜，行去骨瓣减压术，以缓解术后出现严重的脑水肿。有时在时间和条件都不允许的情况下，也可试行骨窗开颅术。此即在血肿的头皮表面做一弧形或垂直切口，用撑开器牵开之后颅骨钻孔，用咬骨钳扩大骨孔形成骨窗，以下的步骤就是清除血肿。骨窗开颅术的显露比骨瓣开颅术要小得多，一般在靠近颅底的部位和血肿较大时均不宜使用。

（三）硬脑膜下血肿

硬脑膜下血肿常合并有脑的挫裂伤，血肿范围广泛，损伤较重。脑挫裂伤的多发部位主要是颞叶和额叶的底面，硬脑膜下血肿的出血来源主要是脑挫裂伤和脑的表面静脉，尤其是回流到矢状窦的一些桥静脉。硬脑膜下血肿的发生部位几乎无例外地都在一侧或两侧的额、颞部。手术显露的范围应该包括一侧的额底和颞底，以及靠近矢状窦的部分桥静脉。

头皮切口上起自额部发际内的中线处，向后弧形切开，下止于耳屏前和颧弓上。骨瓣尽量大一些，钻 5~6 孔，形成带蒂或游离的骨瓣。"H"形或放射状切开硬脑膜，清除脑表面血肿后，再轻抬额叶的底面和颞叶的底部，将其挫伤破碎的脑组织一并吸除。术后视脑损伤的程度决定是否弃去骨瓣，如脑的损伤不重，压力不高，可以缝合硬脑膜后还纳骨瓣（硬脑膜亦可不必缝合）。如脑的损伤较重，估计术后可能发生严重的脑水肿，则应弃去骨瓣，敞开硬脑膜充分减压。有时脑的挫伤严重，切开硬脑膜之后脑组织向外严重膨出，甚至不能关闭切口，此时一定要注意有无下列情况存在：一是排除对侧有无血肿，二是排除同侧的脑内和额、颞部的底面有无血肿。这些情况排除以后，可以要求麻醉师降低血压，加深麻醉和正压过度换气；与此同时，手术者可以将部分额极和颞极的脑组织吸除，然后尽快关颅。

（四）脑内血肿

脑内血肿一般发生在脑损伤的额叶和颞叶，有的是在脑挫裂伤的基础上由许多小的出血灶缓慢融合而来，后一种情况脑内血肿的形成需要一段时间，此即所谓"迟发性血肿"。脑内血肿的开颅术与硬脑膜下血肿的手术方法大致相同。显露脑组织、清除血肿后，将软化的脑组织尽量吸除干净，否则会加重术后脑水肿，延长病程。

注意：清除血肿、去骨瓣以后，脑组织从骨窗膨出严重的患者，术后应复查 CT，如果有遗漏血肿或新血肿形成，应再次进行血肿清除术。

（五）慢性硬脑膜下血肿

慢性硬脑膜下血肿在临床上表现为缓慢颅内压增高和偏侧神经功能障碍的假性脑瘤症状。手术的目的主要是改善脑受压和促使脑复张。对此，以前多采取骨瓣开颅术，清除血肿，剥离血肿包膜，尤其是脑表面的血肿脏层包膜，用以促使脑的术后扩张。这种手术方法损伤较大，剥离脑表面的血肿脏层包膜有可能造成术后渗血，加之此类患者多数年龄较大，故现在基本废弃不用。目前取而代之的是钻孔引流术，即在额颞部颅骨上钻一小孔，切开硬脑膜后将导管插入硬脑膜下的血肿腔内，持续引流 48~72h 后将导管拔出。有的术者偏向于钻双孔引流，有的主张术后尽量用清水将血肿腔冲洗干净。

八、小脑血肿清除术

（一）硬脑膜外血肿（骑跨横窦）

小脑的硬脑膜外血肿多见于颅盖部的线性骨折延伸至后颅窝，尤其是延伸通过横窦的骨折，造成特有的骑跨横窦幕上、幕下硬脑膜外血肿。一般发病较缓，通常外伤后 2~3d 症状达到高峰。

手术时取侧卧位或俯卧体位，在血肿的体表部垂直切开皮肤、皮下和各层组织，在达到颅骨以后常可见到纵行的骨折线。在骨折线的旁边钻孔，然后扩大骨窗。血肿多已凝固，清除静脉窦表面的血肿时应注意不要人为地损伤静脉窦。手术以后将明胶海绵 1~2 块贴附于静脉窦的表面，然后分层关颅。枕下的颅骨缺损，由于有枕肌的庇护，一般不做处理。

（二）硬脑膜下血肿

小脑的硬脑膜下血肿少见。

（三）脑内血肿

小脑的脑内血肿常合并有小脑的脑挫裂伤，多见于年龄较大的伤者，可能与伤者受伤以前的血管状况有关。动脉硬化、高血压、血液凝固状态等因素与血肿的形成和发展密切相关。手术体位同硬脑膜外血肿。

一般取枕下正中切口，沿中线切开枕下肌肉显露部分枕骨。颅骨钻孔后用咬骨钳扩大骨窗，骨窗尽可能大一些，以利于术后枕下减压。放射状切开硬脑膜，仔细观察脑的表面，在可疑血肿的地方用脑针穿刺（在有 CT 资料的情况下，直接切开小脑皮质亦可），清除血肿和破碎的脑组织，术后一般不缝硬脑膜，不放引流物，分层关颅。

九、颅内异物取出术

颅内异物，这里主要指金属异物，尤其是颅脑枪弹伤，如高压气枪子弹、小口径步枪子弹等。金属异物越小，手术取出困难越大。枪弹金属异物射入颅内以后，由于枪弹残余力量大小和射入角度的不同，可以造成不同程度的病理损害。金属异物可以贯穿颅骨，或在颅骨内板和颅内组织之间反弹曲折，造成非常复杂的弹道关系。因此，术前仅凭颅骨 X 线正、侧位检查很难做出正确判断。目前比较好的办法是通过立体导向的方法做到正确定位，同时在损伤最小的前提下取出异物。

十、气管切开术

颅脑损伤昏迷患者 GCS 计分 8 分以下，持续时间 6h 以上，估计在 24h 内不能清醒者，均应早期行气管切开术。

（一）手术方法

1. 体位

仰卧，肩下垫枕，头后仰。

2. 切口

一般为颈前正中直切口，自环状软骨下缘到胸骨上窝稍上处，依次切开皮肤、皮下组织及颈浅筋膜。

3. 分离气管前肌群

用血管钳将胸骨舌骨肌和胸骨甲状肌在颈中线处分开，显露第 2~第 4 气管软骨环。

4. 确认气管

有时甲状腺峡部横跨第 2~第 4 气管软骨环前，应将气管前筋膜切开，然后将甲状腺峡部向上牵拉，确认略带灰白色的气管软骨。

5. 切开气管

以反向挑刀或尖刀自下而上沿中线挑开 1~2 个气管环，为了插管方便，有时可将切口两侧的气管软骨切除少许。

6. 插入套管

以气管扩张器或血管钳撑开气管切口，将带有管芯的外套管插入气管切口内。

7. 创口处理

将气管套管用纱带打死结系在颈部，皮肤切口上端酌情缝合 1~2 针，然后拔出管芯，将纱布垫衬于套管的底板之下。

（二）手术并发症

1. 皮下气肿

常与过多分离气管前软组织和气管切口过大有关，轻者局限于颈部，严重时可向头面部、胸部、腹部蔓延，一般在 24h 内停止发展，不需处理。

2. 气胸

向下分离时损伤胸膜顶部所致，多见于儿童和脖粗短患者，气胸明显影响呼吸时，应行胸腔穿刺或闭式引流术排出积气。

3. 喉狭窄

切开气管部位过高，误伤环状软骨，术后可出现喉狭窄造成拔管困难。

4. 气管狭窄

切开气管时，造成气管软骨过多损伤，术后可以出现气管狭窄。

5. 食管损伤

食管前壁与气管后壁相连，呼气困难时，气管前壁与后壁相接触，此时切开气管容易误伤食管，形成日后的气管食管瘘。

第四节 脑疝的治疗

一、脱水药的应用

（一）高渗性脱水药

此类药物输入人体以后，使血液渗透压增高，在脑组织和脑毛细血管内出现渗透压梯度。在一定时间内，脑和脊髓的水分移向脑毛细血管内，最终经肾脏排出，从而达到脑组织脱水和降低颅内压的作用。

1. 甘露醇

脱水作用发生快，作用强且较为持久，使用较大剂量亦无不良反应，是目前较常用的脱水药。国内成人，20%甘露醇 200～250mL ［一般用量 1～2g/kg，亦可用到 3～4g/（kg·次）］快速静脉注射（5～10mL/min）用药 10～20min 后颅内压开始下降，半小时后降低至最低水平，其降低颅内压效率为 50% 左右。4～8h 后血液渗透压又达到用药前水平。因此，20%甘露醇 125mL，每 6h 静脉注射 1 次较为恰当。此药在体内仅一小部分转化为糖原，绝大部分保持原有结构，由肾脏排出体外。每 8g 甘露醇可带出水分 100mL。应用甘露醇脱水，要定期测定 K^+、Na^+、Ca^{2+}、Cl^-，特别注意有无低钾血症，若电解质下降必须及时补充。老人、儿童及合并有充血性心力衰竭的患者，在输注甘露醇后可使血容量突然增加，一般可使心排血量增加 50%～100%，从而有导致心力衰竭和肺水肿的可能。

2. 甘油

是一种较好的脱水剂，又极少出现反跳作用，很少导致电解质紊乱。其中一部分在肝脏内转化为葡萄糖，可提供一定的热量（1g 甘油产生热 17.6J）；另外一部分从肾脏排出，起利尿作用。静脉滴注，成人按每天 1g/kg。目前临床应用的有以下两种：

（1）甘油果糖注射液，甘油果糖能通过血脑屏障，进入脑组织氧化成磷酸化基质，参加脑代谢，提供热量。甘油果糖注射液的利尿作用明显低于甘露醇，因此它可以减轻肾脏的负担，对有肾功能损害的患者尤为适用。用药 10～20min 后颅内压开始下降，较甘露醇显著缓慢，但持续作用时间较前者长，达 12h。静脉滴注，成人 250～500mL/次，每天 1～2 次 ［滴速为 500mL/（2～3）h］。

（2）复方甘油注射液，甘油氯化钠注射液为无色透明的灭菌水溶液，内含甘油 10%、氯化钠 0.9%，pH 为 4.5～7.0，渗透压是生理盐水的 6 倍，为 20%甘露醇的 1.7 倍，无反跳现象及明显的渗透性利尿作用，故不会造成水、电解质紊乱及肾脏损害。该药在肝脏代谢，参与体内三羧酸循环，供给机体能量。更适宜于意识障碍不能进食的患者。应用时要控制静脉滴注的速度，否则会发生血红蛋白尿或血尿。

若甘油浓度大于 10%，则可在注射部位产生静脉炎。输注过快能引起溶血、血红蛋白尿，甚至急性肾衰竭。

（二）利尿药

此类药物输入人体以后主要通过利尿脱水，减轻脑水肿，降低颅内压。但是其降低颅内压作用较高渗性脱水药弱而且缓慢，易造成水、电解质紊乱。

1. 呋塞米

由于它具有强大的利尿作用，而使机体血液浓缩，血浆渗透压增高，从而使脑组织脱水，降低增高的颅内压。另外，它还可以降低脑脊液生成率，平均下降 40%～70%。一般用量为每次 0.5～2mg/kg，肌内注射或静脉注射，1～4 次/日。一般静脉注射 5～10min 见效。1～2h 发挥最大作用。亦可以用大剂量一次疗法，呋塞米 250mg 加入 0.9%氯化钠溶液 500mL 中，在 1h 内滴完。其利尿作用可维持 24h，作用明显，可以用于颅内压增高危象。

2. 依他尼酸

主要是抑制远端肾小管对钠离子的重吸收产生利尿作用，因而对心功能不全但血压正常、肾功能良好的患者适宜用此药。剂量为 25~50mg/次，加入 5%~10% 葡萄糖溶液 20mL 中，静脉注射，每日 2 次，15min 发生利尿效能，可维持 6~8h。

二、激素

肾上腺皮质激素能改善血脑屏障的功能，降低脑毛细血管的通透性，因此对血管源性脑水肿有较好的疗效。临床应用首选以下几种。

1. 地塞米松

其作用为氢化可的松的 30 倍。成人剂量为 10mg/次。一般成人首次剂量 20mg，12h 后可以重复给予。儿童剂量每次 0.5~1mg/kg，每天可用 3~6 次。用药 1 周后逐渐停药。

2. 氢化可的松

成人剂量 100~800mg/d，儿童剂量每次 8~10mg/kg，每天可用 1~2 次。

3. 甲泼尼龙

是目前唯一可一次性大量应用的糖皮质激素，作用力强，30min 即达血药浓度高峰。体内不积蓄，盐皮质激素样作用微弱。短期内使用，对肾上腺皮质功能无抑制。抗炎作用是氢化可的松的 5 倍。体内排除迅速，不良反应小，下丘脑-垂体-肾上腺轴（HPA）抑制时间仅仅是倍他米松的 1/3。剂量为成人 30mg/kg，以至少 30min 时间静脉给药，此剂量可在 48h 内，每 4~6h 重复一次。用于原发或继发性脑水肿、放射治疗后或多发性硬化症急性危重期，一次性大量应用（1000mg/次）。全身性真菌感染为禁忌证。

长期应用肾上腺皮质激素有诱发上消化道溃疡和出血的可能，因此在较长期应用肾上腺皮质激素时应该常规给予抗酸药和保护胃黏膜制剂。肾上腺皮质激素有降低机体免疫力的作用，可能增加局部和全身感染的机会，要及时加用抗生素治疗和预防感染。由于长期应用肾上腺皮质激素有抑制成纤维细胞生成作用，延迟伤口的愈合，长期应用肾上腺皮质激素，特别是体质较弱的患者应该延迟拆线。近期研究表明，肾上腺皮质激素对减少和预防脑水肿的作用争议较大。

三、血清白蛋白

血清白蛋白有一定的脱水作用。20% 人血白蛋白 50mL/次，静脉滴注。

四、脑脊液外引流

患者因各种原因所致急性颅内压增高和急性阻塞性脑积水甚至脑疝，需要在短时期内降低颅内压，可施行紧急脑室穿刺和脑脊液持续引流术。

适应证：

（1）肿瘤和其他颅内病变引起的脑积水，由于病情危急，不能立即行开颅手术，特别是已经发生脑疝并发呼吸衰竭的患者，用以抢救生命。

（2）自发性或外伤性脑室内出血或脑内出血破入脑室系统。

（3）在后颅窝手术前为防止在切开硬脑膜时小脑急性膨出，造成脑组织裂伤和继发脑干损伤；术后持续引流血性脑脊液以避免脑室系统梗阻和调整颅内压力。

五、减压术

通过手术的方法解除急性进行性脑受压，用以挽救生命，可施行脑减压术，但必须慎重，只有在迫不得已时才采用。

（一）外减压术

1. 颞肌下减压术

切除双侧颞肌下的骨板，同时将硬脑膜切开。

2. 枕下减压术

切除大部分枕骨（包括枕骨大孔后缘），同时将硬脑膜切开。

3. 大骨瓣切除减压术

广泛切除两侧额骨、颞骨和顶骨，或者同时将前颅窝和中颅窝的骨质大部切除，眶顶部也包括在内。同时，将相应硬脑膜广泛切开。

（二）内减压术

1. 额叶切除术

切除范围限于额叶前部，不包括中央前回。首先电凝切断由额叶皮质汇入上矢状窦的桥静脉，然后在大脑纵裂内将胼周动脉的各个分支——电灼切断，在中央前回前方 2cm 处冠状切开额叶皮质，侧面在外侧裂上方切开，分离白质达大脑镰，此时位于额叶眶面的嗅球和嗅束也一并切除。

2. 颞叶切除术

先分离大脑外侧裂，将供应颞叶前端的大脑中动脉分支结扎切断，再切断大的静脉直到脑岛，特别注意结扎切断颞极部的桥静脉。切除范围从颞尖向后 5~6cm 为界限，在 Labbe 静脉以前。横向切开皮质分离直达颞叶底面，再从大脑侧裂的底部切开，经颞叶海马将整块颞叶切除。在左侧要注意保护颞上回后部。

3. 枕叶切除术

在距状沟处切开皮质，分离白质找到大脑后动脉分支结扎切断。然后，将汇入横窦的静脉电凝切断，整块切除枕叶。

第五节　脑神经损伤

一、嗅神经损伤

外伤或手术造成一侧或两侧嗅神经撕裂或离断的损伤。多见于筛板骨折或因额叶底部挫裂伤所致，额底或翼点入路的手术也可造成，前颅底骨折累及筛板导致嗅神经丝的撕裂。

（一）临床表现

患者有颅脑损伤病史，尤其是前颅底骨折者，可出现"熊猫眼"征。一侧或两侧嗅觉丧失。X 线平片、CT 或 MRI 提示颅前底骨折。治疗主要以保守为主，给予维生素（如维生素 B_1 和维生素 B_{12}）和脑神经营养药物，如丁咯地尔和阿米三嗪萝巴新片（都可喜）等。

（二）预后

单侧损伤多影响不大；双侧未离断者，经治疗功能可有不同程度的恢复；双侧完全离断者将失去功能。

二、视神经损伤

多因前颅窝骨折累及视神经管或眶尖所致。手术中过度分离及牵拉或由于眼动脉损伤导致供血不足造成视神经的损伤。主要表现为视神经离断、挫伤、出血和水肿，随后影响神经的血供而出现退行性改变或萎缩。

（一）临床表现

患者有颅脑损伤病史，还可出现前颅窝骨折征象——"熊猫眼"征，耳、鼻流血或脑脊液漏。视神经损伤后的突出表现为视力下降，甚至失明，也可表现为视野的缺失；晚期眼底检查可有视神经萎缩。X 线平片提示视神经管及周围结构的骨性改变。CT 或 MRI 提示视神经压迫征象，额底挫裂伤，而无其他颅内病变。

（二）治疗

大多为保守治疗，少数经 CT 或 MRI 检查，明确有视神经管骨折造成神经受压的病例可行开颅探查，行视神经减压术。

（三）预后

急性期以脱水、止血、激素、维生素和神经营养药物治疗，多数经保守治疗功能可有不同程度的恢复，但挫伤严重已经失明者，预后不佳。

三、面神经和听神经损伤

面神经和听神经中枢段常合并在一起，二者多同时受损。多因岩骨骨折累及面神经和听神经所致，听神经瘤手术中极易损伤此神经。

（一）临床表现

根据受损程度不同，主要表现为面神经挫伤、间质性出血和水肿而导致患者出现面瘫。

面神经中枢段损伤后的突出表现为面瘫，可合并听神经损伤的症状。临床上还可发现中颅窝骨折的征象，如外耳道流血、脑脊液漏等。X 线平片可提示岩骨骨折。CT 或 MRI 提示乳突气房积血或面、听神经损伤的直接征象，而无其他颅内病变。

（二）治疗

与视神经损伤一样，大多为药物保守治疗，少数经 CT 或 MRI 明确有面神经管骨折造成神经受压的病例可将面神经管凿开，行面神经减压术。也有报道对于中枢段离断的病例可行断端吻合术，或行面神经、舌下神经或副神经吻合术。

（三）预后

多数经保守治疗功能可有不同程度的恢复，但离断者预后不佳。行面神经减压或吻合术后，神经功能可有不同程度的恢复。

（曾坚锋）

第三章　缺血性脑血管疾病

第一节　短暂性脑缺血发作

短暂性脑缺血发作（transient ischemi attack，TIA）指急性发作的短暂性、局灶性的神经功能障碍或缺损，病因是由于供应该处脑组织（或视网膜）的血流暂时中断所致。TIA 预示患者处于发生脑梗死、心肌梗死和其他致死性血管性疾病的高度危险中。TIA 症状持续时间越长，24h 内完全恢复的概率就越低，脑梗死的发生率随之升高。大于 1~2h 的 TIA 比多次为时短暂的发作更为有害。所以 TIA 的早期诊断以及尽早、及时的治疗是很重要的。TIA 是脑血管疾病中最有治疗价值的病种。随着医学的进步，对于 TIA 的认识得到了很大提高。

一、历史背景

1951 年美国神经病学家 Fisher 首次提出命名，1958 年提出 "TIA 可能持续几分钟到几小时，最常见是几秒钟到 5 或 10min"；同年美国国立卫生研究所委员会（NIH）定义 TIA 为一种脑缺血发作，局限性神经功能障碍持续时间 < 1h；1964 年 Acheson 和 Hutchinson 提出 1h 作为 TIA 和中风的时间界限；1975 年 NIH 委员会将持续时间确定为 < 24h。目前随着对 TIA 认识的深入，为强调 TIA 的严重性和紧迫状态，有人建议改用 "小中风" "暂时性中风" "暂时性脑发作" 和 "先兆性中风" 命名 TIA。最近更提出先兆脑梗死（threatening infarct of the brain，TIB）、迫近中风综合征（impending stroke syndrome）、紧急中风前综合征（emergency prestroke syndrome）等喻意准确和预示病情严重、紧急的名称。2002 年 Albers 提出 "TIA 是由局部脑或视网膜缺血所引起的短暂的神经功能缺失发作，典型的临床症状持续不到 1h，且没有急性梗死的证据。相反，持续存在的临床症状或影像上有肯定的异常梗死就是卒中"。

二、定义

TIA 是由颅内血管病变引起的一过性或短暂性、局灶性脑或视网膜功能障碍；临床症状一般持续 10~15min，多在 1h 内，不超过 24h；不遗留神经功能缺损症状和体征；结构性（CT、MRI）检查无责任病灶。需要强调 TIA 指局部脑缺血，与全脑缺血所致的晕厥在病理生理上是完全不同的，症状学上也有一定的区别。

对于 24h 这个时间限定，目前越来越受到质疑。动物实验发现脑组织缺血 3h，局部的缺血损伤不可逆，出现选择性神经元坏死；大脑中动脉阻断缺血 30min，DWI 发现有异常，但病变是可逆的，2.5h 后即不可逆。临床研究证实 70% TIA 在 10min 内消失，绝大多数 TIA < 1h，典型的症状持续数秒到 10~15min。TIA > 1~3h 神经功能缺损恢复的概率非常低。近年研究发现前循环 TIA 平均发作 14min，后循环平均 8min。影像学研究表明超过 1h 的 TIA 发作多发现有新的实质性脑病损，同样说明有脑梗死病理改变的 TIA 患者临床上可表现为暂时性的体征。所以有人提出若遇发作超过 1h 的患者，应按急性脑梗死处理。因此，有人提出急性缺血性脑血管综合征（Acute Ischemic Cerebrovascular Syndrome）的概念来描述基于脑缺血这个病理生理基础上的一组临床症状。

三、病因

（一）动脉粥样硬化

老年人 TIA 的病因主要是动脉粥样硬化。

（二）动脉-动脉栓子

常由大动脉的溃疡型粥样硬化释放出的栓子阻塞远端动脉所致。

（三）源性栓子

最多见的原因为：①心房纤颤。②瓣膜疾病。③左心室血栓形成。

（四）病因

如下所述。

（1）血液成分的异常（如真性红细胞增多症、血小板减少症、抗心磷脂抗体综合征等）。

（2）血管炎或者 Moyamoya 病是青少年和儿童 TIA 的常见病因。

（3）夹层动脉瘤。

（4）血流动力学的改变：如任何原因的低血压、心律不齐、锁骨下盗血综合征和药物的不良反应。

四、发病机制

不同年龄组，发病机制有所不同。

（1）源于心脏、颈内动脉系统和颅内某些狭窄动脉的微栓塞和血栓形成学说：以颈内动脉系统颅外段的动脉粥样硬化性病变最常见，也是导致脑血流量减少的主要原因之一。微栓子的产生与颈动脉颅外段管腔狭窄的程度无关，而决定于斑块易脱落的程度。多发斑块为主要的影响因素；微栓子物质常为血凝块和动脉粥样硬化斑块。老年人 TIA 要多考虑动脉硬化。

（2）低灌注学说：必须有动脉硬化的基础或有血管相当程度的狭窄前提下发生；血管无法进行自动调节来保持脑血流恒定；或者低灌注时狭窄的血管因缺血而产生 TIA 的临床表现。

一般而言，颈内动脉系统多见微栓塞，椎基底动脉系统多见低灌注。

五、临床表现

大部分患者就诊往往在发病间歇期，没有任何阳性体征，诊断通常是依靠病史的回顾。TIA 的症状是多种多样的，取决于受累血管的分布。

（一）视网膜 TIA（retinal transient ischemic attack，RTIA）

RTIA 也称为发作性黑矇或短暂性单眼盲。短暂的单眼失明是颈内动脉分支眼动脉缺血的特征性症状，但是少见。患者主诉为短暂性视物模糊、眼前灰暗感或眼前云雾状。RTIA 的发作时间极短暂，一般 < 15min，大部分为 1~5min，罕有超过 30min 的。阳性视觉现象如闪光、闪烁发光或城堡样闪光暗点一般为先兆性偏头痛的症状，但颈动脉狭窄超过 75% 的 RTIA 患者也可见此类阳性现象。短暂单眼失明发作时无其他神经功能缺损。患者就医前 RTIA 发作的次数和时间变化很大，从几天到 1 年，从几次到 100 次不等。RTIA 的预后较好，发作后出现偏瘫性中风和网膜性中风的危险性每年为 2%~4%，较偏瘫性 TIA 的危险率低（12%~13%）；当存在有轻度颈动脉狭窄时危险率为 2.3%；而存有严重颈动脉狭窄时前两年的危险率可高达 16.6%。

（二）颈动脉系统 TIA

亦称为短暂偏瘫发作（transient hemispheric attacks，THAs），最常见的症状群为偏侧肢体发作性瘫痪和感觉异常或单肢的发作性瘫痪，以面部和上肢受累严重；其次为对侧纯运动偏瘫、偏身纯感觉障碍，肢体远端受累较重，有时可是唯一表现。主侧颈动脉缺血可表现为失语，伴或不伴对侧偏瘫。偏盲也常发生于颈动脉缺血；认知功能障碍和行为障碍有时也可是其表现。THAs 的罕见形式是肢体摇摆（shaking），表现为反复发作的对侧上肢或腿的不自主和不规律的摇摆、颤抖、战栗、抽搐、拍打、摆动。这型 TIA 和癫痫发作难以鉴别。某些脑症状如"异己手综合征"，岛叶缺血的面部情感表情的丧失，顶叶的假性手足徐动症等，患者难以叙述，一般医生认识不足，多被忽略。

（三）椎-基底动脉系统 TIA

孤立的眩晕、头晕和恶心多不是椎-基底动脉系统 TIA（vertebral basel transient ischemic attacks，VBTIAs）所造成，VBTIAs 可造成发作性眩晕，但同时或其他时间多伴有其他椎基底动脉的症状和体征发作：包括前庭小脑症状，眼运动异常（如复视），单侧或双侧或交叉的运动和感觉症状、共济失调等。大脑后动脉缺血可表现为皮质性盲和视野缺损。另外，还可以出现猝倒症，常在迅速转头时突然出现双下肢无力而倒地，意识清楚，常在极短时间内自行起立，此发作可能是双侧脑干内网状结构缺血导致机体肌张力突然降低而发生。

六、影像学与 TIA

（一）头颅 MRI

TIA 发作后的 DWMRI 可以提示与临床症状相符脑区的高信号；症状持续时间越长，阳性率越高。

（二）经颅多普勒超声（TCD）

可以评价脑血管功能；可以发现颅外脑血管的狭窄或斑块。同时还可以根据血流检测过程中的异常信号血流，检测和监测有否栓子脱落及栓子的数量。对于颅内脑血管，多普勒超声检查仅仅可以间接反映颅内大血管的流速和流量，无法了解血管的狭窄，必须结合 MRA 或脑血管造影检查。

（三）SPECT

TIA 发作间期由于神经元处于慢性低灌注状态，部分神经元的功能尚未完全恢复正常，SPECT 检查可以显示相应大脑区域放射性稀疏和/或缺损。

（四）脑血管造影

MRA 和 CTA 可以发现颅内或颅外血管的狭窄。选择性动脉血管造影是评估颅内外血管病最准确的方法，可以鉴别颅内血管炎、颈或椎动脉内膜分层等疾病。

七、诊断和鉴别诊断

TIA 发作的特征为：①好发于 60 岁以上的老年人，男性多于女性。②突然发病，发作持续时间 < 1h。③多有反复发作的病史。④神经功能缺损不呈进展性和扩展性（march of symptoms）。

若身体不同部分按顺序先后受累时，应考虑为偏头痛和癫痫发作。

鉴别诊断："类 TIA"的病因：①颅内出血：小的脑实质血肿或硬膜下血肿。②蛛网膜下隙出血（SAH）：预兆性发作，可能是由于小的，所谓"前哨"警兆渗漏（sentinel warning leaks）所致，如动脉瘤扩展，压迫附近的神经、脑组织或动脉内栓子脱离至动脉。③代谢异常：特别是高血糖和低血糖，药物效应。④脑微出血。⑤先兆性偏头痛。⑥部分性癫痫发作并发 Todd´s 瘫痪。⑦躯体病样精神障碍。⑧其他：前庭病变、晕厥、周围神经病或神经根病变、眼球病变、周围血管病、动脉炎、中枢神经系统肿瘤等。

八、治疗

TIA 是卒中的高危因素，需对其积极进行治疗，整个治疗应尽可能个体化。治疗的目的是推迟或预防梗死（包括脑梗死和心肌梗死）的发生，治疗脑缺血和保护缺血后的细胞功能。

主要治疗措施：①控制危险因素。②药物治疗：抗血小板聚集、抗凝、降纤。③外科治疗，同时改善脑血流和保护脑细胞。

（一）危险因素的处理

寻找病因和相关的危险因子，同时进行积极治疗。其危险因素与脑卒中相同。

AHA 提出的 TIA 后危险因素干预方案：

并发糖尿病，血压 < 130/85mmHg；LDL < 100mg/dl；fBG < 126；戒烟和酒；控制高血压；治疗心脏病；适量体育运动，每周至少 3~4 次，每次 30~60min。鉴于流行病和实验研究资料关于绝经后雌激素对于血管性疾病影响的矛盾性，AHA 不建议有 TIA 发作的绝经期妇女终止雌激素替代治疗。

（二）药物治疗

抗血小板聚集药物治疗：已证实对有卒中危险因素的患者行抗血小板治疗能有效预防中风。对 TIA 尤其是反复发生 TIA 的患者应首先考虑选用抗血小板药物。

《中国脑血管病防治指南》建议：

（1）大多数 TIA 患者首选阿司匹林治疗，推荐剂量为 50~150mg/d。

（2）有条件时，也可选用阿司匹林 25mg 和潘生丁缓释剂 200mg 的复合制剂，每天 2 次，或氯吡格雷 75mg/d。

（3）如使用噻氯匹定，在治疗过程中应注意检测血常规。

（4）频繁发作 TIA 时，可选用静脉滴注抗血小板聚集药物。

AHA Stroke Council's Ad Hoc Committee 推荐：

（1）阿司匹林是一线药物，推荐剂量 50~325mg/d。

（2）氯吡格雷、阿司匹林 25mg 和潘生丁缓释剂 200mg 的复合制剂以及噻氯匹定也是可接受的一线治疗。

与 Ticlid（噻氯匹定）相比，更推荐 Plavix（氯吡格雷），因为不良反应少，Aggrenox（小剂量阿司匹林+潘生丁缓释剂）比 Plavix 效果更好，两者不良反应发生率相似。

（3）重申心房颤动患者 TIA 后抗凝预防心源性栓塞的重要性和有效性，建议 INR 在 2.5。

（4）非心源性栓塞卒中的预防，抗凝和抗血小板之间无法确定。

最近发表的 WARSS 结果表明，华法林（INR 1.4~2.8）与 Aspirin（325mg/d）预防卒中再发和降低死亡上效果无统计学差异，但是因为不良反应轻、方便、经济，所以 Aspirin 在以后的治疗指南中似乎有更好的趋势。

（三）抗凝治疗

目前尚无有力的临床试验证据来支持抗凝治疗作为 TIA 的常规治疗。但临床上对心房颤动、频繁发作 TIA 或椎-基底动脉 TIA 患者可考虑选用抗凝治疗。

《中国脑血管病防治指南》建议：

（1）抗凝治疗不作为常规治疗。

（2）对于伴发心房颤动和冠心病的 TIA 患者，推荐使用抗凝治疗（感染性心内膜炎除外）。

（3）TIA 患者经抗血小板治疗，症状仍频繁发作，可考虑选用抗凝治疗。

（4）降纤治疗。

《中国脑血管病防治指南》建议 TIA 患者有时存在血液成分的改变，如纤维蛋白原含量明显增高，或频繁发作患者可考虑选用巴曲酶或降纤酶治疗。

（四）TIA（特别是频发 TIA）后立即发生的急性中风的处理

溶栓是首选（NIH 标准）：

（1）适用范围：①发病 < 1h。②脑 CT 示无出血或清晰的梗死。③实验室检查示血球容积、血小板、PT/PTT 均正常。

（2）操作：①静脉给予 tPA 0.9mg/kg，10% 于 1min 内给予，其余量于 60min 内给予；同时应用神经保护剂，以减少血管再通-再灌注损伤造成进一步的脑损伤。②每小时神经系统检查 1 次，共 6 次，以后每 2h 检查 1 次，共 12 次（24h）。③第二天复查 CT 和血液检查。

（3）注意事项：区别 TIA 发作和早期急性梗死的时间界限是 1~2h。

（五）外科治疗

1. 颈动脉内膜剥脱术（carotid endarterectomy，CEA）

1951 年美国的 Spence 率先开展了颈动脉内膜切除术。1991 年北美有症状颈动脉内膜切除实验协作组（NASCET）和欧洲颈动脉外科实验协作组（ECST）等多中心大规模的随机试验结果公布以后，使得动脉内膜切除术对颈动脉粥样硬化性狭窄的治疗作用得到了肯定。

（1）适应证：①规范内科治疗无效。②反复发作（在 4 个月内）TIA。③颈动脉狭窄程度 > 70%者。④双侧颈动脉狭窄者。⑤有症状的一侧先手术。⑥症状严重的一侧伴发明显血流动力学改变先手术。

（2）禁忌证：① < 50%症状性狭窄。② < 60%无症状性狭窄。③不稳定的内科和神经科状态（不稳定的心绞痛、新近的心梗、未控制的充血性心力衰竭、高血压或糖尿病）。④最近大的脑梗死、出血性梗死、进行性中风。⑤意识障碍。⑥外科不能达到的狭窄。

（3）CEA 的危险或并发症：CEA 的并发症降低至≤3%，才能保证 CEA 优于内科治疗。

CEA 的并发症包括围手术期和术后两部分并发症。围手术期并发症有脑卒中、心肌梗死和死亡；术后并发症有颅神经损伤、伤口血肿、高血压、低血压、高灌注综合征（hyperperfusion syndrome）、脑出血、癫痫发作和再狭窄。①颅神经损伤：舌下神经、迷走神经、面神经、副神经。②颈动脉内膜剥脱术后高灌注综合征（postendarterectomy hyperperfusion syndrome）：在高度狭窄和长期低灌注的患者，狭窄远端的低灌注区的脑血管自我调节功能严重受损或麻痹，此处的小血管处于极度扩张状态，以保证适当的血流供应。当正常灌注压或高灌注压再建后，由于血管自我调节的麻痹，自我血管收缩以保护毛血管床的功能丧失，可造成脑水肿和出血。脑血流的突然增加最常见的临床表现是严重的单侧头痛，特征是直立位时头痛改善。这些头痛患者的脑血流从术前的平均（43±16）ml/（100g · min）到术后的（83±39）ml/（100g · min）。③脑实质内出血：是继发于高灌注的最坏的情况，术后 2 周发生率为 0.6%。出血量大，后果严重，死亡率高（60%）和预后不良（25%）。④癫痫发作：发生率为 3%，高灌注综合征造成的脑水肿是重要的原因，或为高血压脑病造成。

根据 NASCFT 结果，ICA 狭窄≥70% 手术可以长久获益；ICA 狭窄 50%~69% 有症状的患者可从手术获益，但是益处较少。NASCET 和其他研究还发现男性患者、中风过的患者，症状为半球的患者分别与女性患者、TIA 患者和视网膜缺血的患者相比，手术获益大，内科治疗中风的危险大；同时提出糖尿病患者、血压偏高的患者、对侧血管有闭塞或者影像学已有明确病灶的患者手术期间发生中风的危险大。因此 AHA Stroke Council´s Ad Hoc Committee 推荐如果考虑给存在 ICA 中度狭窄并发生过 TIA 或卒中的患者手术，需要认真评估患者的所有危险因子，比较一般内科治疗 2~3 年和手术后 2~3 年的中风危险性。

2. 血管介入治疗

相对于外科手术治疗而言，血管介入在缺血性脑血管病的应用历史较短。自 1974 年问世以来，经皮血管成形术（percutaneous transluminal angioplasty，PTA）成为一种比较成熟的血管再通技术被广泛应用于冠状动脉、肾动脉以及髂动脉等全身血管狭窄性病变。PTA 成功运用于颈动脉狭窄的最早报道见于 1980 年。1986 年作为 PTA 技术的进一步发展的经皮血管内支架成形术（percutaneous transluminal angioplasty and stenting，PTAS）正式运用于临床，脑血管病的血管介入治疗开始了迅速的发展。

颅内段颈内动脉以及分支的狭窄，手术困难，药物疗效差，介入治疗可能是较好的选择。但是由于颅内血管细小迂曲，分支较多，且血管壁的弹力层和肌层较薄，周围又缺乏软组织，因此手术操作困难，风险大，相关报道少。

大多数学者认为颅外段颈动脉狭窄患者符合下列条件可考虑实施 PTA 或 PTAS：①狭窄≥70% 。②病变表面光滑，无溃疡、血栓或明显钙化。③狭窄较局限并成环形。④无肿瘤、疤痕等血管外狭窄因素。⑤无严重动脉迂曲。⑥手术难以抵达部位（如颈总动脉近端、颈内动脉颅内段）的狭窄。⑦非动脉粥样硬化性狭窄（如动脉肌纤维发育不良、动脉炎或放射性损伤）。⑧复发性颈动脉狭窄。⑨年迈体弱，不能承受或拒绝手术。

禁忌证：①病变严重钙化或有血栓形成。②颈动脉迂曲。③狭窄严重，进入导丝或球囊困难，或进入过程中脑电图监测改变明显。④狭窄 < 70% 。

椎动脉系统 TIA，应慎重选择适应证。

其他还有颈外-颈内动脉搭桥治疗初步研究患者可以获益，但仍需更多的随机临床研究证实，同时评价其远期疗效。

九、预防及预后

TIA 后第一个月内发生脑梗死者 4%~8% ；3 月内为 10%~20% ；50% 的脑梗死发生于 TIA 后 24~48h。1 年内 12%~13%，较一般人群高 13~16 倍，5 年内增至 24%~29% 。故应予积极处理，以减少发生脑梗死的概率。频发性 TIA 更需要急诊处理。积极寻找病因，控制相关危险因素。使用抗血小板聚集药物治疗，必要时抗凝治疗。

第二节　动脉粥样硬化性脑梗死

脑梗死（cerebral infarction，CI）是缺血性脑卒中（cerebral ischemic stroke，CIS）的总称，约占脑血管病的 60%~80% 。临床包括动脉硬化性脑梗死、脑栓塞（心源性、脂肪性、动脉源性、其他）、分水岭脑梗死、腔隙性脑梗死、出血性梗死、无症状脑梗死及原因未明的脑梗死等。动脉粥样硬化性脑梗死是脑梗死中最常见的类型，是在脑动脉粥样硬化引起的血管壁病变的基础上，出现管腔狭窄、闭塞或形成血栓，造成局部脑组织因血液供应缺乏或中断而使脑组织（包括神经细胞、胶质细胞及血管）发生缺血、缺氧致软化坏死，引起相应的神经系统症状和体征。故临床上又称为动脉粥样硬化性脑血栓、血栓性脑梗死或脑血栓形成。

一、病因

（一）血管病变

脑动脉粥样硬化主要发生在管径 $500\mu m$ 以上的大动脉，与全身各处的动脉粥样硬化相同，主要的病理改变是动脉内膜深层的脂肪变性和胆固醇沉积，形成粥样硬化斑块及各种继发病变，使管腔狭窄，严重的可发生闭塞。脑动脉粥样硬化可发生于颈内动脉和椎-基底动脉系统的任何部位，好发于颅内大动脉及中、小动脉分叉、弯曲和汇合处，如大脑中动脉、前动脉和大脑后动脉起始部，颈总动脉与颈内、外动脉分叉处，颈动脉窦、大脑中动脉各分支，椎动脉颈段、基底动脉与分支动脉连接处等，这些部位脑动脉长期受血流冲击易出现内皮细胞损伤、基底层断裂，血流缓慢或涡流而形成血栓。

由于脑部动脉有丰富的侧支循环，一般情况下，动脉硬化斑块本身并不引起脑缺血症状，只有当血管管腔狭窄达到 80%～90% 时才影响脑血流量。动脉硬化可历经数年至数十年发展过程，先出现动脉内膜破坏、内膜下出血或形成动脉内膜溃疡等病变，胆固醇等沉积于内膜下层引起血管壁脂质透明变性，也可造成纤维脂质斑，斑块沿动脉壁扩大蔓延，使动脉变硬弯曲，管壁增厚，血小板、纤维蛋白等血中有形成分黏附、聚集、附着于受损的粗糙动脉内膜上，形成血栓，使管腔逐渐狭窄至闭塞，导致血流中断，造成脑组织坏死、软化。这一过程十分缓慢，小的血栓可被血流冲走，大的血栓在动脉壁上黏着牢固，直至管腔狭窄闭塞。动脉硬化斑块亦可脱落形成栓子阻塞血管，称此为脑栓塞性脑梗死。

脑动脉粥样硬化常伴高血压病，与动脉粥样硬化互为因果，高血压可使小动脉内膜纤维素样变性，小动脉的肌层发生透明变性、内膜增厚、管腔狭窄，同时高血压时血管渗透性增高，凝血机制增强，可导致脑供血障碍，因此，高血压者脑血栓的发生率为非高血压患者的 7 倍。另外糖尿病和高脂血症也可加速动脉粥样硬化的进程，糖尿病可引起微血管和大血管病变，首先引起的是动脉内皮细胞损伤，从而使动脉粥样硬化过早发生。据报道反复发生缺血性脑卒中患者中 10%～30% 有糖尿病病史，缺血性脑卒中死亡者，有糖尿病者较非糖尿病者多 2 倍以上。其他如遗传、吸烟、酗酒、肥胖、鼾症、年龄等，也是脑动脉粥样硬化不可忽视的危险因素。

（二）血液成分的改变

血液黏度的增高及血液的高凝状态是血栓形成的重要因素之一。血浆黏度、血细胞的数量、血细胞比容、红细胞的变形性、红细胞的大小和形态、红细胞的积聚等因素均可影响血液的黏稠度。因此当某些原因造成患者脱水使血液浓缩，或因真性红细胞增多症、高脂血症及血液中纤维蛋白原含量增加、血液病等均可造成血液黏度增高，同时血小板功能的异常及凝血因子的异常也可使血液处于高凝状态。目前认为血黏度的增加及高凝状态也是发生动脉硬化性脑梗死的一个重要危险因素。

在血管壁病变的基础上，血小板附着、积聚及释放 5-羟色胺等化学物质，加之血中酸碱度（pH）的变化以及血中离子的变化等均可影响脑血液循环。另外，血中血栓素 A_2 和前列

环素 I_2 平衡失调（前者可使血管收缩、血栓形成，后者可使血管扩张、不易形成血栓）也与脑动脉粥样硬化性血栓形成有关。内皮细胞释放的一氧化氮（NO）、内皮细胞源性纤维蛋白酶原激活剂等也参与脑动脉粥样硬化性血栓的形成。

（三）血流动力学异常

脑血流量的调节受血压、脑血管的阻力等多种因素的影响。其中血压的改变是影响脑局部血流量的重要因素。当血流缓慢或血压下降时，引起脑血流量减少，在动脉壁病变的基础上易导致血栓形成。

（四）其他

其他较少见的病因有血管先天发育异常、血管炎（结核性、梅毒性、钩端螺旋体感染、风湿热、巨细胞动脉炎、结节性动脉周围炎、系统性红斑狼疮、大动脉炎、结缔组织病及艾滋病等）；还可见于高同型半胱氨酸血症、动脉壁的创伤及主动脉、颈动脉或椎动脉动脉壁分离（夹层）、药物滥用（如可卡因及海洛因等）及偏头痛等。近来认为 moyamoya 病是儿童及青少年发生脑梗死的重要原因。

二、发病机制

动脉粥样硬化性斑块逐渐使脑血管管腔狭窄，随着病变的进展，动脉硬化斑块内溃疡、附壁血小板团块和血栓裂缝、斑块内出血变得更加常见，斑块一般含有脂质核心和纤维帽。当纤维帽崩解后，脂质核心与管腔内容物相接触，激活血小板，并进一步激活凝血连锁性反应，促进白色血栓和红色血栓沉积到斑块表面。血小板性团块和血栓从动脉壁上脱落后，可顺着血流阻塞远端血管，引起短暂性或长期性神经系统功能障碍，同时血流的减少也会引起远端血管灌注不足。

脑组织对缺血缺氧极其敏感，神经细胞在完全缺血、缺氧大约 5 分钟，就会出现不可逆性的损害，其变化过程较为复杂，也称其为缺血性级联反应。包括神经细胞电生理功能变化、细胞代谢的改变、兴奋性氨基酸大量释放、细胞膜电位改变、细胞内钙超载及其他活性介质释放、大量自由基生成等待，最终导致神经细胞死亡或凋亡。

急性脑梗死病灶由缺血中心区及其周围的缺血半暗带（ischemic penumbra）组成。缺血中心区的脑血流量阈值为 10ml/（100g·min），神经细胞膜离子泵和细胞能量代谢衰竭，脑组织即发生不可逆性损害。缺血半暗带的脑血流量处于电衰竭 [约为 20ml/（100g·min）] 与能量衰竭 [约为 10ml/（100g·min）] 之间，局部脑组织存在大动脉残留血流和（或）侧支循环，故脑缺血程度较轻，损伤具有可逆性。缺血中心区和缺血半暗带是一个动态的病理生理过程，随着缺血程度的加重和时间的延长，中心坏死区逐渐扩大，缺血半暗带逐渐缩小。

由于缺血半暗带内的脑组织损伤具有可逆性，因此在一定的时间段内如果进行有效的治疗，就能减轻脑损伤的程度，促进功能恢复，我们称这个时间段为治疗时间窗。它包括再灌注时间窗和神经保护时间窗，前者指脑缺血后，经过有效的治疗血流再通，脑功能可恢复正常；后者指在时间窗内应用神经保护药物，可防止或减轻脑损伤，改善预后。缺血半暗带的存在除受治疗时间窗的影响之外，还受到脑血管闭塞的部位、侧支循环、组织对缺血的耐受性等诸多因素的影响，因此不同的患者治疗时间窗存在着差异。一般认为，再灌注时间窗为发病后 3~4 小时内，不超过 6 小时，进展性脑卒中可以相应地延长，神经保护时间窗可以延长至发病数小时后，甚至数天。

三、病理

大体所见：动脉粥样硬化血管呈乳白色或黄色，管壁变硬，血管弯曲、粗细不等。脑动脉闭塞的早期，6 小时以内脑组织改变尚不明显，在大体标本上与正常脑组织不易区别，8~48 小时缺血脑组织中心区开始肿胀，变软，灰白质境界不清，最重的梗死中心部位的脑组织逐渐开始坏死软化。一般 3~7 天脑组织水肿达高峰，严重的可导致脑组织肿胀，向对侧移位，甚至脑疝形成。

由于血栓中各部位血小板、红细胞、白细胞及纤维素的含量不同其颜色亦不同，血栓的头部含血小板、纤维蛋白和白细胞多呈白色，故称“白色血栓”，尾部含红细胞多呈红色故称“红色血栓”。血栓转归有 4 种：①在纤溶系统作用下血栓破裂成小栓子阻塞远端血管或再通；②动脉壁上的小血栓被内膜上皮覆盖形成内膜下动脉粥样硬化斑；③血栓不断增大完全堵塞管腔；④经过一段时间血栓机化，血管可再通。

镜下所见：急性期梗死区脑组织结构不清，神经元出现急性缺血性改变，可见皱缩、核深染，并可见炎细胞浸润、胶质细胞坏变、神经轴突和髓鞘崩解、小血管坏变、毛细血管轻度扩张，其周围有红细胞渗出及组织间液的积聚，此期为坏死期；梗死 2~3 天后，特别是 7~14 天时，梗死中心的坏死软化脑组织开始液化，病灶周围脑水肿明显，病变区神经细胞消失，吞噬细胞（格子细胞）大量出现，星形胶质细胞增生，称此期为软化期；3~4 周以后液化坏死的脑组织被吞噬和移走，胶质细胞、胶质纤维及毛细血管增生，病灶小者逐渐形成胶质瘢痕，病灶大者逐渐形成中风囊，中风囊内充满浆液，称此期为恢复期，恢复期可持续 1~2 年。

局部血液供应中断引起的脑梗死多为白色梗死，少数梗死近皮质或栓塞的患者，由于血运富，再灌流时容易发生出血性梗死，另外由于脑梗死病灶内的血管壁发生缺血性病变，当管腔内的血栓溶解和（或）侧支循环开放等原因使血流恢复后，血液会从破损的血管壁漏出，引起继发性渗血或出血，导致出血性脑梗死，也称为红色梗死。

经病理资料统计各主要脑动脉血栓的发生率为：颈内动脉的起始部及虹吸部 29%，大脑中动脉 43%，大脑后动脉 9%，大脑前动脉 5%，基底动脉 7%，椎动脉 7%。

四、临床表现

中老年患者多见，尤其多见于 60 岁以上患有脑动脉粥样硬化的老年人，病前有脑梗死的危险因素，如高血压、糖尿病、冠心病、高脂血症、高黏血症及红细胞增多症等。常在安静状态下或睡眠中起病，部分患者病前有 TIA 病史，起病较脑出血、脑栓塞稍慢，常在数小时或 1~2 天达高峰，少数患者病情逐渐进展数天才达高峰。根据脑动脉血栓形成部位的不同，可出现神经系统不同的局灶性症状和体征。患者可有头痛、眩晕、偏瘫、失语等，一般意识清楚，在发生基底动脉血栓或大面积脑梗死时，病情严重，可出现意识障碍，甚至有脑疝形成，最终导致死亡。脑梗死的病情严重程度依据梗死面积的大小、部位、病灶的多少及脑干损害程度而异。

（一）临床分型

1. 根据症状体征演变过程分类

内容如下所述。

（1）完全性脑卒中（complete stroke）：发病急，脑卒中发生后临床表现比较严重，进展较快，常于数小时内（< 6 小时）达到高峰。瘫痪多较完全，严重者可出现昏迷，甚至形成脑疝而死亡。本型梗死多发生在基底节区影响内囊后肢或大脑中动脉主干闭塞引起大面积梗死时，并以栓塞为多。

（2）进展性脑卒中（progressive stroke）：脑卒中发生后临床症状较轻微，但呈进行性加重，甚至出现较严重的神经功能缺损，患者的症状和体征在数小时至 1~3 天达高峰，亦可长达 3~5 天或更长。

（3）可逆性脑缺血发作或称可逆性缺血性神经功能缺损（reversible ischemic neurological deficit，RIND）：脑缺血出现的局灶性神经损伤的症状和体征一般在 24~72 小时恢复，最长可持续 3 周，恢复后不留后遗症。CT 或 MR 可于 24 小时后见小梗死灶或腔隙性梗死、CT 也可无异常发现。其机制可能是侧支循环好，或形成的血栓很快脱落，或血管痉挛及时解除等。本型实际上是一种较轻的脑梗死，其病理基础是弥漫性脑动脉硬化。

2. OCSP 分型（英国牛津郡社区脑卒中分型）

即根据病变血管的分型。颈内动脉系统和椎基底动脉系统不同血管病变，其梗死部位、大小、侧支循环代偿能力、临床表现、预后及治疗均有不同，因此要求在急性期，尤其是超早期（3~6 小时内）迅速准确分型。OCSP 分型不依赖影像学结果，常规 CT、MRI 尚未发现病灶时就可根据临床表现迅速分型，并提示闭塞血管和梗死灶的大小和部位，临床简便易行，对指导治疗、评估预后有重要价值。OCSP 分型标准：

（1）完全前循环梗死（TACI）：表现为三联征，即完全大脑中动脉（MCA）综合征的表现：高级神经活动障碍（意识障碍、失语、失算、空间定向力障碍等）；同向偏盲；对侧（包括面部、上肢及下肢）较严重的运动和（或）感觉障碍。多为 MCA 近端主干，少数为颈内动脉虹吸段闭塞引起的大面积脑梗死。

（2）部分前循环梗死（PACI）：有以上三联征中的两个，或只有高级神经活动障碍，或感觉运动缺损较 TACI 局限。提示 MCA 远端主干、各级分支或 ACA 及分支闭塞引起的中、小梗死。

（3）后循环梗死（POCI）：表现为各种不同程度的椎-基底动脉综合征：①同侧脑神经瘫痪及对侧感觉运动障碍；②双侧感觉运动障碍；③双眼协同活动及小脑功能障碍，无长束征或视野缺损等。为椎-基底动脉及其分支闭塞引起的大小不等的脑干、小脑梗死。

（4）腔隙性脑梗死（LACI）：为长期高血压所致的小的腔隙病灶，表现为不同的临床类型如纯运动性轻偏瘫、纯感觉性脑卒中、共济失调性轻偏瘫、构音障碍-手笨拙综合征等。多位于基底节区、放射冠、半卵圆中心或脑桥。

（二）不同动脉闭塞时的临床表现

1. 颈内动脉（ICA）

颈总动脉在颈部甲状软骨上缘处（相当于第四颈椎水平）分成颈外动脉和颈内动脉。颈内动脉及其分支共同构成颈内动脉系，也称为前循环。颈内动脉按其行程，以颅底的颈动脉管外口为界，分为颅外段和颅内段。新的分类根据邻近的结构及经过的解剖部位将 ICA 分成 7 个解剖段：颈段（C_1）、岩段（C_2）、破裂孔段（C_3）、海绵窦段（C_4）、床突段（C_5）、眼段（C_6）、交通段（C_7），其中，$C_3 \sim C_5$ 通常合称为颈内动脉虹吸部。颈内动脉的分支除眼动脉是从眼段分出外，其他分支几乎都是从颈内动脉交通段分出。颈内动脉的分支有眼动脉、后交通动脉、脉络膜前动脉、大脑前动脉及大脑中动脉。

颈内动脉闭塞的主要原因是血管动脉粥样硬化性狭窄，各段均可发生，但以颈动脉窦和颈内动脉起始处最为常见，其次为虹吸部。

颈内动脉供应脑的幕上大片区域，包括额叶、顶叶、部分枕叶、颞叶、基底核、内囊、间脑前半部以及眼球及其附属结构，由于脑动脉本身尚存在着广泛侧支循环，因此颈内动脉闭塞后，其梗死区域不一定就是其所有的供应区域，而往往是其分支血管供应的部分区域梗死。大约有 2/3 的颈内动脉闭塞的患者可以无任何症状，其原因是在眼动脉分出之前闭塞，患侧大脑前动脉较易从前交通动脉获得健侧颈内动脉系的血液。而且眼动脉与颈外动脉吻合良好，则可以完全代偿其供血，故不易出现缺血症状。因此颈内动脉闭塞后是否产生症状，或产生症状的轻重主要看 Willis 动脉环特别是后交通动脉发育是否完好。

颈内动脉血流中断后大脑中动脉获得的血液来源主要有两条通路，一是通过前交通动脉从健侧颈内动脉获血，另一条是通过后交通动脉从椎-基底动脉获血，但实际的情况是通过前交通动脉而来的血液大多流向患侧大脑前动脉供应区，而第二条通路的后交通动脉常发育不良（据报道，我国有 50% 以上的人此动脉一侧或两侧发育不良），结果是供应范围较广的大脑中动脉能够获得的健侧的血流很少，因此颈内动脉闭塞时，所产生的症状主要是大脑中动脉供应区的症状，故在临床上，颈内动脉血栓与大脑中动脉血栓形成不易区别。

除 Willis 动脉环这一颅内主要侧支循环通路外，通过颈外动脉的面动脉与颈内动脉的眼动脉的吻合，血液可经患侧颈外动脉流入颈内动脉，此时眼动脉是否通畅，是这个侧支循环的关键。如侧支循环未建立或眼动脉同时并发血栓，则患者可产生视力模糊或失明，甚至视神经萎缩。

颈内动脉病变时其临床表现复杂多样，最重要的征象是短暂性单眼失明发作，这种失明常表现为视物暗淡、发黑、昏暗，持续数秒钟或数分钟，一般不会遗留永久性失明。但如果眼动脉同时伴有血栓，则视力障碍有可能成为永久性的不可逆改变。另外是短暂性脑缺血发作，表现为不同肢体不同程度的功能障碍，在数周或数月内反复发生。随着狭窄的不断加重，侧支循环的建立，可引起动脉扩张和头痛等不适症状，有时头痛可能是唯一的症状。另外，颈内动脉闭塞的患者常伴有冠心病和外周血管疾病病史。

颈内动脉闭塞的其他表现可为大脑中动脉和（或）大脑前动脉缺血症状，或分水岭梗死（位于大脑前、中动脉或大脑中、后动脉之间），临床表现为对侧偏瘫、偏身感觉障碍和偏盲，若病变累及优势半球可出现失语。最常见的局部梗死灶是位于大脑中动脉区域。也可出现同侧 Horner 综合征和对侧偏瘫，当颈内动脉虹吸部血栓形成时，尚可出现动眼神经麻痹而致眼睑下垂和复视。如视神经束和视放射受累则出现病变对侧同向偏盲。也有的患者表现为晕厥发作和偏瘫，意识障碍一般较轻，产生的原因主要是由于患侧大脑半球脑缺血所致，当血液供应情况改善时，晕厥和偏瘫可减轻或完全消失。如果侧支循环建立不好也可进行性加重。另外，还有少数患者表现为智力减退、失认、失用、失算、不能分辨左右侧以及偏瘫等，其损害区主要为额-顶-颞区。如果脑底动脉环不健全或有变异，颈内动脉闭塞影响大脑中动脉及大脑前动脉供血区，可造成大脑半球的广泛梗死，导致患者昏迷、脑疝等严重情况。有报道此种情况占 55% 左右。

另外颈内动脉闭塞还会出现一种不常见的，但很典型的发作性症状，通常在站立或活动时出现震颤，即病变对侧上肢振动或抖动，有时累及下肢，在坐下或躺下时则颤动消失，称为肢体震颤性（抖动性）TIA，容易误诊为癫痫。

当一侧颈内动脉完全闭塞时往往听不到杂音，相反由于对侧颈内动脉代偿性的血流增加，故可听到杂音。若一侧颈内动脉狭窄，则可在狭窄部位听到杂音，但当狭窄达到 85% 或更高时，或残存管径不到 1.5mm 时，则杂音消失。同时当颈内动脉闭塞时，同侧视网膜动脉压下降，颞浅动脉额支扩张充血，搏动增强。

综上所述，颈内动脉血栓形成时的临床表现主要有以下几种情况：①无任何临床症状和体征；②病灶侧出现一过性或持久性的视力障碍，病灶对侧偏瘫（主要是眼动脉和大脑中动脉同时受累）；③病灶侧出现霍纳征（Horner 征）及对侧偏瘫，前者主要为颈内动脉外壁上的交感神经节后纤维受损所致；④颈内动脉系统 TIA 临床反复发作；⑤发作性晕厥和偏瘫；⑥痴呆及偏瘫，患者主要表现为认知障碍，失认、失用、失算、不能分辨左右侧；⑦反复头痛不适；⑧肢体抖动性 TIA 发作；⑨突然昏迷、偏瘫，严重者脑疝死亡（影响大脑中动脉或大脑前动脉主干）。

颈内动脉不同分支闭塞临床表现：

（1）眼动脉：是颈内动脉第一个较大的分支，与视神经一起经视神经管入眶。眼动脉在行程中发出分支供应眼球，眼球外肌、泪腺和眼睑等。其最重要的分支为视网膜中央动脉。

视网膜中央动脉有 4 个分支，即视网膜鼻侧上、下和颞侧上、下小动脉，营养视网膜内层，由于这 4 支视网膜动脉彼此不相吻合或吻合甚少，故任何一支发生阻塞后，即引起该支分布区的视网膜变性，产生视力障碍。

由于眼动脉的分支与颈外动脉的分支相互吻合，而且眼动脉与脑膜中动脉之间有丰富的吻合，故眼动脉闭塞时，除非血栓扩展至视网膜中央动脉，否则不会引起视力障碍。通常视网膜中央动脉硬化的可反映出脑动脉特别是颈内动脉系统硬化的程度。但脑动脉硬化并不意味着视网膜中央动脉也出现同样的变化，反之，眼底视网膜动脉正常，同样不能除外脑动脉硬化。

视网膜中央动脉可通过直接检眼镜肉眼观察到，其主要表现有以下几种：①正常情况下，在动、静脉交叉点处，通过透明的动脉壁可看出居于动脉后面的静脉血管。若动脉硬化，管壁失去其透明性，则静脉很难显示出来。②硬化血管弯曲程度比正常显著，动脉管径粗细不均，管径的这些变化可在同一个动脉上交替出现，尤以距视盘较远的部位更为显著。③在硬化的动脉管壁上，其光反射比正常动脉壁要强而宽大。血柱通过增厚而不甚透明的管壁所透露出的色调，不再为正常的鲜红色，而近似红铜色，称为"铜丝状动脉"。如再进一步硬化，使管腔高度狭窄，管壁变为白色，中央仅显示出一条狭窄的红色血栓，如果管腔几近完全梗阻则管壁全部变白，此时称为"银丝状动脉"。④动、静脉交叉压迫征。在动脉横过静脉交叉点上，硬化的动脉压迫静脉使静脉两端管径变细（Ⅰ级）或成为锥形（Ⅱ级），严重者可使后面的静脉仿佛因动脉压迫而中断一样（Ⅲ级）。硬化的血管壁有较高的渗透性，在某些情况下，可见视网膜上有灰白色渗出物或出血性渗出。

（2）后交通动脉：后交通动脉是组成 Willis 动脉环的重要动脉之一。是颈内动脉系和椎-基底动脉系压力平衡的渠道。在病理情况下，Willis 动脉环所起的作用，在很大程度上取决于后交通动脉的变异和发育情况，若先天发育不良，则 Willis 动脉环代偿作用是有限的。后交通动脉在走行过程中，尚发出数条细小的后交通动脉中央支，供应下丘脑、丘脑腹侧部、视束前 1/3 以及内囊后肢、丘脑底核（Luys 体）。这些中央支闭塞后因缺乏有效的侧支循环，故多产生相应供应区的软化。如供应丘脑底核的后交通中央支闭塞后可引起对侧偏身舞蹈症等。

（3）脉络膜前动脉：脉络膜前动脉起自颈内动脉发出眼动脉、后交通动脉之后，向后、向外侧供应苍白球、外侧膝状体、内囊后肢、颞叶内侧，最后终止于侧脑室脉络丛。

脉络膜前动脉细小，行程长，供血范围广、分支缺乏侧支循环，一旦闭塞容易出现下述症状：轻偏瘫影响面部、上肢及下肢，短暂性偏身感觉缺失及构音障碍，偶有同向性偏盲，黄斑回避，中心视野保留，还可出现眼前发花、发白、视物不清等视觉症状，眼球的垂直和侧视麻痹；双侧脉络膜前动脉闭塞的患者可有较严重的构音障碍、认知下降及假性延髓性麻痹样绒膜，影像学表现为靠近颞角的大脑皮质和外侧膝状体梗死。

（4）大脑前动脉：大脑前动脉是颈内动脉的较大分支，两侧大脑前动脉之间以前交通动脉相连，是两侧颈内动脉系的重要吻合通道。其终末动脉和大脑后动脉的末梢支吻合，从而形成颈内动脉系和椎-基底动脉系的另一吻合途径。大脑前动脉分为皮质支和中央支两组。皮质支供应整个额叶前端，额叶、顶叶内侧面和上外侧凸面一狭长区以及胼胝体；中央支供应部分额叶眶面皮质、外囊、尾状核和豆状核前部、苍白球外侧部、内囊前肢、内囊膝部和后肢前部。

大脑前动脉闭塞性疾病较为少见，大多数是心源性或动脉源性栓塞所致。若出现大脑前动脉内源性动脉粥样硬化，患者一般伴有广泛的颅外、颅内闭塞性疾病，临床表现为多发性脑梗死。动脉闭塞后是否产生症状，取决于闭塞位置及侧支循环情况。大脑前动脉近端闭塞时，如果前交通动脉发育良好，侧支循环丰富，可由对侧大脑前动脉供血，临床上可不产生任何症状；但若侧支循环不良或前交通动脉发育不好、先天阙如、对侧大脑前动脉纤细或阙如，或大脑前动脉在前交通动脉和 heubner 返动脉（内侧纹状动脉）之间发生闭塞，通常有明显的症状，临床主要表现为：

①对侧中枢性偏瘫：瘫痪的特点是下肢重于头面及上肢，有的仅表现为下肢中枢性瘫痪，也可出现额叶性共济失调，是由于旁中央小叶前半和中央前回上部 1/4 皮质发生缺血或软化以及内囊膝部和后肢前部的锥体束受损所致，由于上述部位仅由大脑前动脉皮质支供应，而支配头面部及上肢的途径内囊膝和后肢前部的锥体束纤维，除由大脑前动脉中央支供应外，还有其他动脉供应。额叶性共济失调是由于额桥束纤维发生缺血或软化所致。

②对侧下肢感觉障碍：是由于旁中央小叶后半及中央后回上 1/4 皮质缺血软化所致。

③轻度的膀胱和直肠括约肌障碍：主要表现为排尿困难，是由于旁中央小叶受损所致。

④精神症状：大脑前动脉闭塞时，会影响胼胝体和额叶的血液供应，故会出现精神症状。表现为情感淡漠、反应迟钝、积极性和主动性减退或欣快、人格改变及痴呆等精神症状。

⑤失语：当病变累及左侧大脑前动脉区时，常出现经皮质性运动性失语或感觉性失语，患者自发语言减少，但能够很好地重复语言。

⑥肢体失用症：大脑前动脉闭塞一个较有意义的体征是左上肢失用。是由于连接语言感受中枢的左侧大脑半球中央后回与控制左侧肢体活动的右侧大脑半球之间的联系通路受损所致。临床表现为患者左手不能按指令完成动作，而右手则能正常，同时有左手失写，不能说出左手上的物体是什么，而放在右手上的物体能够准确说出，因此患者不存在理解上的问题。

⑦双下肢瘫痪和感觉障碍：可有严重的尿潴留及强握及摸索等原始反射。是由于一侧大脑前动脉阙如，另一侧大脑前动脉供应两侧大脑半球内侧面及部分背外侧面，使两侧的旁中央小叶受累所致。

⑧异样手征：常见于右手，干扰左手的意志性活动，即一只手不自主干涉另一只手的活动。

（5）大脑中动脉：大脑中动脉（middle cerebral arterr，MCA）是颈内动脉的直接延续，是颈内分支中最粗大的一支，也是供应大脑半球血流量最大的动脉，按其走行分为 5 段，即水平段（M_1）、回转段（M_2）、侧沟段（M_3）、分叉段（M_4）、终段（M_5）。大脑中动脉的分支也分为皮质支和中央支两组。皮质支分为眶额动脉、前中央动脉、中央动脉、顶前动脉、顶后动脉、角回动脉、颞后动脉、颞前动脉。皮质支主要供应大脑半球外侧面，包括额中回以下、中央前后回下 3/4 顶下小叶、枕叶月状沟或枕外侧沟以前以及颞下回上缘或上半以上的部分、岛叶的皮质及皮质下白质；中央支也称为纹状动脉、豆纹动脉或穿动脉，均发自水平段，供应尾状核、豆状核、内囊后肢的前 3/5。

　　MCA 闭塞的主要原因是血管动脉粥样硬化及栓塞，随着 TCD、MRA、CTA 及 DSA 的普及，许多先前诊断为 MCA 闭塞的患者实际上是 ICA 颅外段病变，即大多数 MCA 闭塞为栓塞性，源自 ICA 近端斑块或心源性栓子。

　　①大脑中动脉主干（起始段）闭塞：大脑中动脉主干完全闭塞常见于 MCA 近端栓塞，在内源性 MCA 闭塞的大部分患者中，由于有充分的侧支循环，至少在边缘区域免受累及。大脑中动脉主干闭塞的患者通常很严重，表现为中央支和皮质支供应区的循环障碍，临床上可出现对侧较完全的偏瘫、偏身感觉障碍和同向性偏盲，即"三偏"综合征，瘫痪的特点是上下肢程度相同。发生在主侧半球的病变还可同时出现完全性失语、失用、失认，非主侧半球病变可出现偏瘫侧忽视症等体象障碍。严重者因梗死面积大引起严重脑水肿而出现高颅压症，临床上表现为不同程度的意识障碍甚至脑疝形成。

　　②大脑中动脉上主干闭塞或狭窄：MCA 上主干供应额叶和顶叶上部。有时豆纹动脉起自上主干近端，此时，内囊和基底节外侧也由上主干供血。临床表现为偏瘫（面部、手及上肢重于下肢），偏身感觉缺失（深浅感觉均有障碍），共同偏视（眼球固定偏向患侧），左侧优势半球病变会出现失语，右侧半球病变常出现失认，即否认自己有偏瘫。

　　③大脑中动脉下主干闭塞或狭窄：MCA 下主干供应颞叶外侧面和顶下小叶。闭塞时一般没有感觉及运动异常，而常有视野缺损（偏盲或上象限盲）。若累及左侧半球，患者可有 Wernicke 失语。颞叶梗死也常伴有行为异常。Wernicke 失语患者常易怒、偏执躁狂、易有攻击性。右颞叶梗死常有激惹性亢进状态，表现为强烈的谵妄。

　　④大脑中动脉中央支闭塞：大脑中动脉中央支为数条细小的动脉，它供应内囊的上 3/5 以及大部分壳核和尾状核。MCA 主干在分出中央支之前闭塞或中央支闭塞后，由于大脑凸面有良好的侧支循环而少受波及，位于深部的基底核和内囊的侧支循环很差，因此，一部分 MCA 闭塞的患者具有中央支区域选择性缺血表现。患者表现为对侧上下肢同等程度的中枢性瘫痪，多数没有偏身感觉障碍和偏盲。因为内囊下 2/5 相当于浅深感觉传导束和视辐射通过处是由脉络膜前动脉供应的缘故，优势半球可出现失语。

　　⑤大脑中动脉发出中央支之后闭塞：此时患侧半球的外侧面可发生广泛的缺血或软化。当脑血流灌注压过低或脑血流量减少时，大脑前、中、后动脉交错地带也可发生分水岭脑梗死，由于供应内囊的中央支供血完好，故内囊区无受损表现。临床表现为对侧偏瘫和偏身感觉障碍，偶有偏盲。偏瘫的特点是头面部及上肢完全瘫痪，而下肢轻度瘫痪，偏身感觉障碍也是头面部及上肢重而下肢轻。这是因为支配下肢运动和浅深感觉的中央前、后回上 1/4 及旁中央小叶是由大脑前动脉供应的缘故。损害如果发生在优势半球时，尚可出现混合性失语、失写、失读以及运用不能等，这是由于额下回后部运动性语言中枢区、颞上回后部听觉性语言中枢、额中回后部书写中枢、角回视觉性语言中枢以及缘上回运用中枢分别受累的缘故。

　　⑥大脑中动脉皮质支闭塞：MCA 上、下主干分支的皮质支远端闭塞会出现 MCA 节段性梗死。病因多为栓塞，很少是由于大脑凸面分支的内源性动脉粥样硬化性闭塞。影像学上 MCA 区域梗死最常见的征象是楔形、软膜区域、皮质下、基底节、内囊梗死。根据不同的分

支供血区损伤部位，临床可出现下述症状：

眶额动脉闭塞：额叶眶部外侧半以及额下回受损。由于影响到额下回后部的 Broca 区，故临床可出现运动性失语，早期可出现一过性反应异常，类似精神症状，实际上是失语给我们造成的错觉。

前中央动脉闭塞：额中回后部、额下回后部、中央前回下 3/4 皮质受损。可引起对侧面及舌肌瘫痪、对侧上肢轻瘫，损害若发生在优势半球可有运动性失语。

中央动脉闭塞：中央前回、后回下 3/4 的皮质受损。因此处尚有较为丰富的来自大脑前动脉的侧支吻合，故出现偏瘫和偏身感觉障碍也仅以头面部和上肢重。

顶前动脉闭塞：中央后回下 3/4 及顶间沟前部上、下缘的皮质受损。临床可出现以头面部及上肢为主的对侧偏身感觉障碍，若同时累及中央前回则可出现偏身力弱。

顶后动脉闭塞：缘上回（在优势半球侧此回为运用中枢）及顶上小叶下缘皮质受损。如发生在优势半球可表现为运用不能或失用症。

角回动脉闭塞：角回（在优势半球为视觉性语言中枢）及顶上小叶后部上缘皮质受损。可有失读，命名性失语症、也可出现古茨曼综合征（Gerstmann syndrome），表现为失算、失写、手指失认、左右辨别不能等。右侧顶叶邻近角回受损可出现体象障碍。

颞后动脉闭塞：颞上回后部（在优势半球为听觉性语言中枢）以及颞中回和颞下回后部受损。主要表现为感觉性失语（颞上回后部）和健忘性失语（颞中下回后部），或出现同向性偏盲。

2. 椎-基底动脉系统（后循环）脑梗死

椎动脉及其分支与基底动脉及其分支共同构成椎-基底动脉系，或称后循环。椎-基底动脉系统供应小脑幕以下诸结构，包括脑干和小脑以及幕上颞叶下面和枕叶内侧面等。

（1）椎动脉：椎动脉是椎-基底动脉系的主干动脉，左右各一。椎动脉血栓在临床上很少见，而椎动脉供血不足较多。若两侧椎动脉的粗细差别不大，当一侧闭塞时，通过对侧椎动脉的代偿作用，可以无明显的症状。约 10% 的患者一侧椎动脉细小，脑干仅由另一侧椎脉供血，此时供血动脉闭塞引起的病变范围等同于基底动脉或双侧椎动脉阻塞后的梗死区域，症状较为严重。

椎动脉的颅内分支主要有脑膜支、脊髓后动脉、脊髓前动脉及小脑后下动脉，其中最重要的是小脑后下动脉。

椎动脉主要分支闭塞的临床表现：

①脊髓前动脉延髓支闭塞：脊髓前动脉延髓支主要供应延髓腹侧中缝旁的一些结构，包括锥体束、内侧丘系和舌下神经根丝等。故此动脉闭塞后主要表现为延髓腹侧综合征：病变同侧舌下神经周围性瘫，伸舌偏向患侧，病变对侧上下肢痉挛性瘫痪及深感觉障碍，痛温觉正常。如果病变累及两侧脊髓前动脉延髓支，则可引起伸舌不能，四肢瘫及四肢位置觉和震动觉消失。

②小脑后下动脉：是椎动脉颅内分支中最大的一支，左右各一，其分支包括小脑支、脉

络膜支和延髓支。主要供应延髓背外侧区、第四脑室、脉络丛和小脑后下面皮质还有小脑扁桃体及深部的齿状核。

小脑后下动脉在临床较为重要，是血栓形成或栓塞的好发部位之一。小脑后下动脉闭塞后，因小脑支和脉络膜支与附近血管有丰富的吻合，所以很少受影响，而延髓支是小脑后下动脉的终末动脉，故受影响较大。因此，小脑后下动脉闭塞主要表现为延髓支供应区-延髓背外侧面梗死，此处的主要结构有脑神经核团（疑核、迷走神经背核、孤束核、前庭外侧核及三叉神经脊髓束核），纤维束（脊髓丘脑束、三叉神经脊髓束、孤束、脊髓小脑束、绳状体纤维、橄榄小脑纤维及红核脊髓束等），网状结构及行于网状结构内的内脏（自主）神经纤维（以交感神经纤维为主）。受损后主要表现为：①眩晕、恶心、呕吐和眼球震颤（前庭神经核、绳状体及脊髓小脑束受损）；②交叉性感觉障碍（三叉神经脊束核及对侧交叉的脊髓丘脑束受损）；③同侧 Horner 征（交感神经下行纤维受损）；④吞咽困难和声音嘶哑（舌咽、迷走神经及疑核受损）；⑤同侧小脑性共济失调（绳状体或脊髓小脑束受损）。临床称为延髓背外侧综合征（Wallenberg 综合征）。

由于小脑后下动脉延髓支的解剖变异较多，常会有不典型的临床表现，其变异主要有以下几种情况：

不供应三叉神经脊髓束及核，但供应三叉丘系（也称三叉神经二级纤维），此时临床上会出现对侧偏身感觉障碍。

供应范围扩大，在原有供应范围的基础上，尚供应三叉丘系。临床上会出现同侧面部及对侧偏身感觉障碍。

供应范围缩小，三叉神经脊髓束及核和三叉丘系均不受延髓支供应。此时临床仅出现对侧面部以下的偏身感觉障碍。

有人认为有少数舌下神经核可能也受小脑后下动脉延髓支供应，故延髓支闭塞有时也可出现舌下神经受累的情况。

（2）基底动脉：基底动脉由左右两条椎动脉在脑桥下缘汇合而成，是椎基底动脉系的主干动脉。基底动脉主要供应部分延髓、脑桥（主要为脑桥基底部，被盖部尚有小脑上动脉分支供血）、中脑、除小脑半球后下面及下蚓部外的小脑半球各部位、颞叶下面、枕叶内侧面及部分间脑。

基底动脉是椎动脉的延续动脉，两者无论是结构上还是功能上都很难分开，因此基底动脉和椎动脉是一个整体，临床上叙述其病变时，常合并在一起称为椎-基底动脉系统病变。椎动脉粥样硬化斑块或血栓栓子的脱离可很快进入基底动脉，但因椎动脉的管径较基底动脉细，故粥样硬化斑块很难堵塞基底动脉主干，多随血流阻塞基底动脉的某一分支，特别是终末分支——大脑后动脉。

基底动脉的分支主要有脑桥支、内听动脉、小脑前下动脉、小脑上动脉及终末支大脑后动脉。基底动脉闭塞临床较常见，根据血管闭塞的速度、部位、血栓范围、是否并发其他后循环动脉闭塞、侧支循环是否充分等使临床表现轻重不一，多表现为不同程度的四肢瘫痪及脑神经异常，早期常会出现 TIA 表现，常见的症状是复视、头晕、双下肢力弱及头痛。根据闭塞部位及程度的不同，临床症状复杂多样。如病变在基底动脉下端，可出现眩晕、呕吐、四肢瘫或交叉性瘫痪，亦可出现注视麻痹及小脑性共济失调、吞咽困难等，严重的可出现昏迷、去大脑强直；如病变在基底动脉上端，可出现闭锁综合征（主要影响脑桥基底部），无动性缄默（系中脑与间脑网状结构受损）；如病变在基底动脉尖端，可出现基底动脉尖综合征。如果病变在脑桥支（长旋或短旋），可出现相应的脑干病变综合征。

综上，基底动脉闭塞的常见临床表现：①肢体瘫痪：运动障碍一般是双侧，多为不对称的轻偏瘫；②假性延髓性麻痹：病变可直接累及脑神经运动核，引起一侧或双侧面部、腭、咽喉、颈部、舌肌瘫痪，从而引起构音障碍、发音异常、声音嘶哑、吞咽困难、舌肌力弱；③眼球运动异常：展神经核、内侧纵束及脑桥外侧凝视中枢（PPRF）位于脑桥被盖旁正中，此区域容易出现缺血而出现核间性眼肌麻痹；④眼震：前庭神经核及其联系纤维也常受累，引起垂直和水平眼震；⑤其他眼部体征：眼睑下垂、瞳孔缩小、眼斜视也常见于基底动脉闭塞性患者；⑥昏迷：若病变影响双侧脑桥内侧部分，则容易引起昏迷，此时应与闭锁综合征鉴别。

基底动脉主干闭塞临床表现为眩晕、恶心、呕吐及眼球震颤、复视、构音障碍、吞咽困难及共济失调等，病情进展迅速可出现延髓性麻痹、四肢瘫、高热、昏迷、瞳孔针尖样缩小很快死亡。

基底动脉不同分支闭塞的临床表现：

①脑桥支：是基底动脉至脑桥的许多小的分支总称，分为旁中央动脉（供应脑桥基底沟两侧，有个别支自基底沟中央穿入，供应脑桥腹侧面中线旁结构）、短旋动脉（供应脑桥腹外侧区楔形地带）和长旋动脉（分布于脑桥被盖区）。

a. 脑桥旁中央动脉闭塞

脑桥基底内侧综合征：也称为脑桥中部基底综合征（Foville 综合征）：表现为水平性同向注视麻痹，病变侧展神经和（或）面神经麻痹、对侧肢体偏瘫。是皮质下侧视中枢、展神经和（或）面神经脑内根丝和锥体束同时受损所致。

对侧偏身感觉障碍：旁中央动脉闭塞时有时可影响到内侧丘系、三叉丘系和脊髓丘脑束而出现偏身感觉障碍，但症状轻微较易恢复。

局限性运动障碍：当旁中央动脉受损极为局限时，可仅表现为局限性运动障碍。这是因为脑桥部位锥体束较为分散，仅皮质脊髓束的一部分受累，皮质核束没有受累的缘故。

b. 脑桥短旋动脉闭塞

脑桥基底外侧综合征，也有称为脑桥腹外侧综合征、脑桥腹下部综合征（Millard-Gubler syndrome）：病变侧展神经和面神经瘫，对侧上、下肢上运动神经元性瘫及中枢性舌下神经麻痹。

小脑征：偶尔因为脑桥小脑纤维和桥臂受累而单纯出现同侧小脑症状。

偏身感觉障碍：由于内侧丘系、三叉丘系、脊髓丘系受累可出现对侧偏身感觉障碍，因为这个区域血液供应有重叠，故有时不出现症状。

Horner 征：因通过脑桥的交感纤维受累所致。

c. 脑桥长旋动脉闭塞

脑桥被盖综合征（Raymond-Cestan 综合征）：同侧小脑性共济失调及对侧偏身感觉障碍，是由于累及结合臂、内侧丘系、三叉丘系、脊髓丘系的缘故。

三叉神经、展神经、面神经、前庭蜗神经中部分或全部脑神经麻痹，有时可有眼球震颤。病变累及脑桥上部网状激活系统时，可出现意识障碍。

②内听动脉：内听动脉也称迷路动脉，一般认为是基底动脉的分支，但尸检发现几乎80%的内听动脉都发自小脑前下动脉。

由于内听动脉供应区侧支循环较差，而且半规管、椭圆囊和球囊对血液供应的变化反应特别敏感，血液供应稍有减少，就可产生平衡障碍、眩晕、恶心或呕吐。耳蜗对血液供应的变化也十分敏感，当血流量减少时，可引起高调耳鸣，若血流量持续减少到完全阻断时，临床可突然出现听觉丧失，成为神经性耳聋。因此内听动脉血液供应障碍的症状可作为椎-基底动脉系统疾病的早期信号而引起临床重视。

③小脑前下动脉：小脑前下动脉从基底动脉下段发出，主要供应桥臂、绒球和小脑前部，脑桥被盖尾侧部（包括面神经核及根丝、内侧丘系、脊髓丘系、三叉神经脊髓束及核等，少数情况分布至延髓上部），脑桥臂下部（小脑中脚下部），绳状体（小脑下脚），第四脑室外侧孔附近脉络丛。

小脑前下动脉闭塞极为少见，主要为脑桥-小脑梗死症状，多为局限性损害。临床上可出现同侧小脑共济失调、同侧面部痛温觉消失及触觉减退，对侧身体痛温觉消失以及 Horner 征等，个别患者可有听力减退或丧失，几乎不发生脑干受压和小脑扁桃体疝，预后良好。

因小脑前下动脉分布到小脑的分支与小脑后下动脉和小脑上动脉存在吻合，小脑前下动脉分布到脑桥被盖的分支与脑桥长旋动脉存在重叠供应，故闭塞后的临床症状可不典型。

④小脑上动脉：小脑上动脉自基底动脉近终点处发出，距离大脑后动脉很近，动眼神经根从上述两动脉之间穿出。供应区为小脑半球上面、上蚓部、结合臂、小脑髓质深部和齿状核等中央核团，脑桥被盖头端，包括内侧丘系、外侧丘系、脊髓丘系、三叉丘系及三叉神经脑内根丝和其核团等，脑桥臂，中脑尾端被盖外侧部，松果体及第三脑室脉络组织。

小脑上动脉闭塞后受损的范围从小脑半球伸向结合臂，并波及中脑尾端和脑桥头端的被盖部位，临床表现为同侧小脑共济失调（上肢重于下肢）以及对侧偏身感觉障碍，也可出现同侧面部感觉障碍，同侧展神经麻痹、耳聋以及 Horner 综合征。单纯小脑上动脉闭塞在临床上较为少见，常并发基底动脉顶端闭塞，如病变累及脑干、丘脑、中脑及枕叶即为基底动脉尖综合征。

⑤大脑后动脉：大脑后动脉是基底动脉的终末支，包括中央支（丘脑穿动脉、丘脑膝状动脉、四叠体动脉、脉络膜后内动脉、脉络膜后外动脉、中脑支）及皮质支。中央支主要供应大部中脑、丘脑、下丘脑、丘脑底核、胼胝体压部、膝状体及视放射等，另有分支到侧脑

室及第三脑室脉络丛；皮质支主要供应大脑半球底面和内侧面的一部分。包括楔叶、楔前叶后 1/3、舌回、颞叶后部、颞下回、海马回、梭状回、穹隆回峡及顶上小叶后部。

大脑后动脉与大脑前动脉的交界区在楔前叶的后部及顶上小叶后部，与大脑中动脉交界区为颞下回上缘及枕叶月状沟或枕外侧沟附件的皮质。

大脑后动脉闭塞引起的临床症状变异很大，动脉的闭塞位置和 Willis 动脉环的构成在很大程度上决定了脑梗死的范围和严重程度。

a. 大脑后动脉主干闭塞：因为大脑后动脉与大脑前动脉及大脑中动脉之间有广泛丰富的吻合，因此大脑后动脉闭塞一般不会造成其全部供应区的损害。

当一侧大脑后动脉闭塞时可引起同侧视觉区和胼胝体压部梗死。视觉区受累，主要表现为病灶对侧同向性偏盲，黄斑回避，偶为象限盲，可伴有视幻觉、视物变形和视觉失认等，也可出现一过性黑矇等。

病变在优势半球，胼胝体压部受累，由于阻断左侧大脑半球语言区到右侧大脑半球枕叶的纤维联系，故产生"失读症"，通常不伴有失写，可有命名性失语，非优势半球受累可有体像障碍。

基底动脉上端闭塞，尤其是双侧后交通动脉异常细小时，会引起双侧大脑后动脉皮质支闭塞，表现为双眼全盲，光反射存在，即皮质盲。有时可伴有不成形的幻视发作；累及颞叶的下内侧时，会出现严重的记忆力损害。另有个别患者表现为否认失明综合征（Antonio 综合征），患者并不觉得自己已经不能看到东西，否认自己失明，此时能描述或谈论实际上是想象的"所见之物"，即虚构自己想象中的视觉印象，而且走起路来毫无顾虑之意。

b. 大脑后动脉分支闭塞：大脑后动脉不同分支的闭塞临床可有不同表现。

丘脑穿动脉闭塞：出现红核丘脑综合征，表现为小脑性共济失调、意向性肢体震颤、短暂性舞蹈样手足徐动以及伴有感觉障碍。

丘脑膝状动脉闭塞：临床表现为丘脑综合征，包括短暂性的对侧肢体轻偏瘫，对侧肢体感觉障碍（深感觉重于浅感觉，面部感觉障碍一般轻微），剧烈的自发性疼痛，对侧轻度的共济失调，舞蹈样手足徐动，也可出现过度的情绪反应等。

中央支闭塞：可出现不同类型的临床综合征如 Weber 综合征（动眼神经交叉瘫），Claud 综合征（同侧动眼神经麻痹，对侧小脑性共济失调），Parinaud 综合征（双眼上视不能，会聚不能、瞳孔对光反射消失而瞳孔散大）及 Benedikt 综合征（同侧动眼神经麻痹，对侧投掷样不自主运动）。

大脑后动脉皮质支闭塞：因侧支循环丰富的缘故，一般很少出现临床症状。闭塞后由于枕叶和海马受损，临床可有视野缺损和记忆力缺失，记忆障碍的特点是近记忆力损害而瞬间记忆和远记忆尚好。有些患者在早期可出现暂时性精神错乱，清醒后即出现记忆缺失。一般认为双侧动脉闭塞后，左右海马同时受累才导致记忆缺失，主侧闭塞产生暂时性的记忆缺失。

⑥基底动脉尖综合征（top of the basilar syndrome，TOBS）：1980 年 Caplan 提出以基底动脉顶端为中心的 2cm 直径范围内（即左右大脑后动脉、左右小脑上动脉和基底动脉顶端），

因栓塞或血栓等原因所致的以视觉障碍、动眼神经障碍及意识、行为异常为主要表现的一组综合征称之为 TOB 综合征。TOB 综合征包括中脑、丘脑、小脑上部、颞叶内侧和枕叶不同区域梗死的症状，但由于供应中脑与丘脑的深穿支较供应大脑和小脑的动脉及其分支细，侧支循环较难建立，故 TOBS 主要表现为中脑、丘脑等部位缺血症状，也可有枕叶、颞叶及小脑受损表现。

TOBS 临床表现如下：

瞳孔异常：中脑顶盖前区病损可出现瞳孔异常（缩小、固定中央或散大），瞳孔反射迟钝及瞳孔分离等征象。

眼球运动障碍：顶盖前区、后联合及上丘脑病变导致一侧或双侧动眼神经部分或完全麻痹（动眼神经核或根受累）时，可出现随意性或反射性垂直凝视麻痹。少数患者出现垂直注视的一个半综合征，即上视麻痹并发单眼下视麻痹；也可出现斜视和偏斜，集合亢进、顽固性眼震、假性展神经麻痹，上睑萎缩或痉挛等；少数患者出现梗死对侧单眼上抬受限，是中脑上部至同侧动眼神经亚核纤维受累所致。

意识障碍：脑干、丘脑网状激活系统缺血，临床上可出现不同程度的意识障碍，可为一过性、持续数日或反复发作，急性期后，患者仍可有懒散和淡漠。

脑干幻觉（大脑脚幻觉及脑桥幻觉）：大脑脚幻觉常在黄昏出现，以形象、生动、具体的视幻觉为主，如看到活动的人和动物，多彩的画面等，患者对此有判断力，与脑干首端网状结构有关；脑桥幻觉多为抽象、虚幻的，如可以看到眼前的物体变弯曲，有时仿佛隔墙看到里面的物件，或者能看见人经墙壁进入，患者对此无判断力，是大脑脚后部及上部脑桥被盖部内侧纵束附件受累所致。

记忆力障碍：颞叶内侧受累或丘脑梗死会出现严重的记忆丧失，患者无法形成新的记忆，不能回忆起脑卒中前发生的事情。

大脑后动脉区域梗死：除表现为对侧偏盲或皮质盲外，还可出现行为异常、虚构性问答（不能区分梦境与现实）、视觉失认以及 Balint 综合征（又称皮质性注视麻痹），多为双侧顶枕区病变尤其是双侧大脑后动脉及其分支痉挛或阻塞时，表现为眼球随意运动消失，眼动失调与视觉注意障碍，但保存自发性与反射性眼球运动，常伴言语困难、失写、意念运动性失用症状等。

⑦闭锁综合征（locked-in syndrome）：闭锁综合征为基底动脉脑桥分支双侧闭塞致脑桥基底部双侧梗死所致，患者大脑半球和脑干被盖部网状激活系统无损害，因此意识保持清醒，对语言的理解无障碍，由于其动眼神经与滑车神经的功能保留，故能以眼球上下运动示意与周围的环境建立联系，因双侧皮质脑干束与皮质脊髓束均被阻断，展神经核以下运动性传出功能丧失，患者表现为不能讲话，眼球水平运动障碍，双侧面瘫，舌、咽及构音、吞咽运动均有障碍，不能转颈耸肩，四肢全瘫，可有双侧病理反射。因此虽然意识清楚，但因身体不能动，不能言语，常被误认为昏迷。脑电图正常或轻度慢波有助于和真正的意识障碍相区别。

3. 脑内不同部位梗死的临床表现

如下所述。

（1）额叶梗死：额叶是最大的脑叶，占半球表面积的 1/3 左右。分为旁中央小叶前部，中央前回，额上、中、下回，额叶前端为额极，额叶底面脑回为眶回。其血液供应来源为：大脑前动脉皮质支（眶动脉、额极动脉、胼周动脉、胼缘动脉、楔前动脉）及大脑中动脉皮质支（眶额动脉、前中央动脉、中央动脉）。

①额叶外侧部梗死：为大脑中动脉上主干闭塞所致，主要表现为偏瘫（面部、手及上肢较下肢重），偏身感觉缺失（包括针刺感及位置觉减退），双眼凝视病灶侧，对侧空间感缺失，视觉失认（右侧半球疾病更容易出现），优势半球病变会出现运动性失语。

②额叶内侧梗死：主要表现为运动前区功能障碍，瘫痪多较完全，但强烈的疼痛刺激会诱发缓慢、笨拙的上肢运动，也可出现左上肢失用。当梗死累及左侧大脑前动脉区及运动皮质区时，常导致经皮质性运动性和感觉性失语，患者自发语言减少，但能很好地复述。也可出现尿失禁，特点是不能控制排尿，但却保留尿急的能力，常见于双侧额叶病变的患者。单侧或双侧额叶梗死的患者还可表现为情感淡漠、积极性和主动性减退，对询问或指令性反应迟钝，用词量少而简单，患者时而赘语时而缄默不语。偶可出现异样手征，常见于右手，不自主地干涉另一只手的活动，是由于半球间的联络缺陷所致。还有部分患者出现病灶对侧的强有力抓握、抓握反射亢进等。

③双侧额叶梗死：当一侧的大脑前动脉发育不良或缺失时，另一侧大脑前动脉供应双侧额叶，若此大脑前动脉闭塞则可出现双侧额叶梗死症状，表现为突发性的情感淡漠、意志力丧失，当累及旁中央小叶时，会出现一侧或双侧下肢力弱，大小便失禁，另外，还可出现突发性痴呆，偶有意识障碍、抽搐及四肢瘫的表现。

（2）顶叶梗死：顶叶位于额叶之后，枕叶之前。分为中央后回、缘上回、角回和顶上小叶。顶叶病变主要表现为感觉障碍、体像障碍、失结构症、运动障碍等症状。

其血液供应主要来源于大脑中动脉的顶前动脉（供应中央后回下 3/4 的皮质），顶后动脉（又称缘上回动脉，供应缘上回及顶上小叶下缘皮质），角回动脉（分布于角回及顶上小叶后部下缘）及大脑后动脉皮质支（顶枕动脉、距状沟动脉）。

顶叶梗死的临床表现：

①感觉障碍：顶前动脉闭塞可出现以头面部及上肢为主的对侧偏身感觉障碍及精细感觉障碍。主要表现为皮质感觉丧失，包括实体觉、两点辨别觉和皮肤定位觉等，而一般感觉障碍轻微，若中央前回也受累，则可出现偏身轻度的运动障碍。

②失用：顶后动脉闭塞时缘上回受损，若优势半球病变可出现运用不能或失用症，表现为不能运用某种物品，如不会用笔写字，不会用钥匙开锁等。

③体象障碍：非优势半球病变时可出现体象障碍，为顶叶病变的特殊证候，表现为自体认识不能和病觉缺失，患者否认对侧肢体的存在或认为不是自己肢体，也可表现为病觉缺失，否认自己瘫痪的存在，或感觉自己的肢体阙如或幻多肢等。

④Gerstmann 综合征：优势半球角回、缘上回以及顶叶移行至枕叶部位的病变，可出现计算不能、不能识别手指、左右侧认识不能及书写不能，即"四失症"。

⑤共济失调：顶叶病变可出现深感觉障碍性共济失调，睁眼时共济失调不明显，闭眼时加重，见于对侧肢体或肢体的一部分。

⑥视觉与眼球运动障碍：由于顶后动脉、角回动脉和颞后动脉尚供应皮质深面的视辐射，故上述三支动脉闭塞后，还会出现对侧同向偏盲，也可出现视物变形及视觉滞留现象。

⑦经皮质感觉性失语：在顶叶或顶颞结合区的分水岭部位病变，即大脑中动脉与大脑前后动脉交界区梗死可出现经皮质感觉性失语，因为 Wernicke 区至 Broca 区发音机制完整，但由于各语言功能区联系纤维被阻断而不能理解语言，但保留语言功能，能够复述别人的语言。

（3）颞叶梗死：颞叶位于大脑外侧沟下方，枕叶前方。其前端称颞极，颞叶背外侧面分为颞上、中、下回，其他的结构还包括梭状回、海马旁回、钩回、齿状回、海马及颞横回。

颞叶的血液供应来源于大脑中动脉皮质支（颞后动脉、颞前动脉），大脑后动脉皮质支（颞下前动脉、颞下中动脉、颞下后动脉）。颞叶外侧面的血液供应来自大脑中动脉，其内侧面由大脑后动脉供血。

颞叶功能复杂，主要与情绪活动、语言、记忆、听觉、平衡和肢体活动有关，颞叶损伤的临床表现主要有以下几个方面：

①失语：优势半球的颞上回后部近外侧裂的下后方病变时表现为感觉性失语，患者语言功能完好，但由于不能理解别人讲话的意思，故经常答非所问。颞中、下回后部受损可出现命名性失语，对于物品不能说出其名称，但能说出其用途，当告知该物品名称后可以复述，但片刻又遗忘。

②精神症状：是颞叶病变常见的临床症状，多发生于主侧半球病变，主要表现为人格改变、精神错乱、情绪异常、易激惹、反应迟钝及表情淡漠等。

③幻听、幻嗅及幻味：位于外侧裂的深处的颞横回为听觉中枢，接受两侧的听觉纤维，故单侧的听觉中枢损害不引起耳聋，但受刺激时可产生幻听。颞叶底部的海马钩回是嗅觉中枢及味觉中枢，一侧病变不产生嗅觉和味觉障碍，受刺激后可产生幻嗅及幻味。

④听觉性失认：优势半球颞叶听觉区域与言语理解、听觉分析等功能有关，损害时出现听觉性失认症，即能听到各种声音，但不能识别声音的种类。如闭目后不能识别熟悉的钟声、动物鸣叫声等。

⑤癫痫：颞叶病变可出现癫痫发作，多表现为复杂部分性发作，患者有时以此为首发症状，容易漏诊。

⑥记忆力障碍：海马受累可出现记忆障碍，特点是近记忆力损害，瞬间记忆和远记忆力尚好。有些患者在疾病早期出现暂时性精神错乱，清醒后即出现记忆缺失，一般认为，左右海马同时受累才导致记忆缺失，也有人认为左侧闭塞可产生暂时性记忆缺失。

⑦舞蹈症：少见报道，颞叶梗死可出现半侧舞蹈症，其病理基础可能为颞叶补充运动区（颞上回 22 区及颞中下回非听部分）的颞叶丘脑纤维、颞叶纹状体纤维损害所致。

⑧视野改变：颞叶视放射纤维受损可出现双眼对侧视野的同向上象限盲。

（4）枕叶梗死：枕叶位于大脑皮质的外侧面小脑幕上，仅占小部分，与其上前方的顶叶和下前方的颞叶分界不清，后端为枕极。枕叶内侧面由距状沟分成楔回和舌回，距状沟周围的皮质为视觉中枢。

枕叶的血液供应来源于大脑后动脉皮质支的顶枕动脉、距状沟动脉。枕叶脑梗死病因主要为动脉粥样硬化，临床表现以多种视觉障碍为主，以视野缺损最常见，可产生皮质盲、偏盲、视觉性发作、视觉失认等。临床表现主要有以下几个方面：

①视野障碍

同向性偏盲：为一侧视中枢病变所致，表现为病变对侧同向性偏盲，有黄斑回避，瞳孔光反射存在；如果病变仅损害一侧楔回或舌回，则表现为病变对侧象限盲；当纹状皮质为散在损害时，则表现为不对称的同向性偏盲。

上下性偏盲：极为罕见，指双眼上半或下半视野受损，上半偏盲是由于大脑后动脉颞下后支闭塞致双侧舌回受损所致，下半偏盲是由于大脑后动脉的顶枕分支闭塞致双侧楔回受损所致。

皮质盲：双侧枕叶病变所致，表现为全盲但双瞳孔对光反射及调节反射存在，有时患者还表现为自身不能感知到失明的存在。

②视知觉障碍

视觉失认症：枕叶是视觉皮质中枢，主要与视力和视觉记忆有关，第 18、19 区病损引起视觉性失认症，包括物体失认症、相貌失认症、同时失认症、色彩失认症、视空间失认症等。

视定向障碍：视定向障碍又称地理性记忆丧失，表现为不能确定自身或物体在空间的位置，不认识熟悉的地方。见于枕叶的背侧面、顶叶深部白质病变。

③色觉感知障碍

全色盲：全色盲是指患者诉说全部颜色似乎变得暗淡，似乎环境也褪了色，严重病例则完全无色。轻症病例区别相似颜色困难，最常见的主诉为所有东西看来是灰色的或变化的黑色，因此患者难以区别一些具有精确色彩的日常物体。

色视：色视是由脑部损害引起的色觉反应，患者仿佛通过一个带有颜色的滤片，以至感觉周围环境似乎也着了色，常与色盲密切相关。偶尔发展为色觉保留，如患者看了红色物体后，随即周围环境全变成红色。

④无失写的失读症：左侧枕叶损害时由于右侧视皮质和言语区失联系以及到左侧角回的传出纤维中断，可导致无失写的失读症，表现为不能阅读词和句子，但能读单个字母，理解及讲话正常，能够书写。

⑤光幻觉：光幻觉是指偏盲视野中出现的光幻觉，往往突然出现，常保留在一个位置或慢慢移动，其移动不受睁闭眼的影响。其发生机制是由于全部或部分视皮质受刺激兴奋所致，彩色现象是由于视联合区广泛的"色彩"神经元受刺激而产生，光幻觉的发生意味着纹状皮质内存在有大量功能完整的神经元，其病变属可逆的，因此有光幻觉存在时，其视觉就有恢

复的可能。

⑥轻偏瘫：枕叶病变偶有出现轻偏瘫，若供应丘脑、内囊后部和中脑的大脑后动脉中央支同时受损时，则可产生轻偏瘫，也有人认为与梗死后水肿和额顶叶下部或内囊后支受累或受压有关。

⑦Balint 综合征：1907 年匈牙利内科医师 Balint 记录并观察了一个患者，由于顶叶后部损害引起凝视麻痹、视野内物体忽略和应答错误。后来人们将这三主征称作 Balint 综合征。

（5）岛叶梗死：岛叶（insula）是大脑半球的五大脑叶之一，又称第 5 脑叶，属于边缘系统的一部分。在人类，岛叶主要与内脏感觉有关，岛叶周围以未封闭的三角形的岛环状沟与额、顶、颞叶分界，岛环状沟的开口位于岛叶的尖端，即岛阈，额叶、颞叶、顶叶覆盖在岛叶上的部分称为岛盖。

岛叶的血液供应均来自大脑中动脉。供应岛叶皮质的动脉，即岛叶动脉，其中绝大部分起自大脑中动脉的 M2 段，少部分来自 M1 段，且主要供应岛阈处。大脑中动脉 M3 段主要供应岛盖的内侧面。

岛叶梗死临床主要表现为感觉运动障碍、心血管功能变化、语言障碍、吞咽困难以及意识障碍。岛叶皮质是内脏信息的整合部位，是心血管活动中枢，岛叶皮质和皮质下边缘系统与自主神经相联系，而且左右侧岛叶对心血管活动有不同的影响，左岛叶皮质主要与副交感神经效应有关，右岛叶皮质与交感神经活动有关，岛叶皮质通过下丘脑最后经过自主神经影响心脏功能。

（6）丘脑梗死：丘脑是间脑的主体结构，位于大脑和脑干之间，是一卵圆形的巨大灰质团块，左右各一，借丘脑间黏合（中间块）连接，前面突出部分为丘脑前结节，紧邻室间孔后端膨大部分为丘脑枕，两侧丘脑之间构成第三脑室背侧部。

丘脑的血液供应来源较为复杂，接受椎-基底动脉系统和颈内动脉系统的双重血液供应，但大部分来自椎-基底动脉系统。颈内动脉系统的分支供应主要有脉络膜前动脉及大脑前动脉的丘脑支，大脑中动脉的豆核视束动脉，后交通动脉的丘脑结节动脉；椎-基底动脉系统的分支供应主要有大脑后动脉的丘脑膝状动脉、丘脑穿动脉，脉络膜后动脉丘脑支。其中，丘脑的血液供应大部分来自大脑后动脉近端发出的丘脑膝状动脉、丘脑穿动脉、后交通动脉的丘脑结节动脉以及脉络膜后动脉丘脑支。

丘脑前内侧部分主要由丘脑穿动脉和丘脑结节动脉供应，但 30% ~ 75% 的病例丘脑结节动脉由基底动脉供应；后外侧部由丘脑膝状动脉供应；丘脑外侧的前部由丘脑结节动脉供应；腹外侧由丘脑膝状体动脉供应；丘枕核和后外侧区域则主要由脉络膜后动脉供血。

丘脑梗死常见临床类型如下：

①外侧丘脑梗死：丘脑膝状体动脉闭塞所致的外侧丘脑梗死可出现以下临床表现：

纯感觉性脑卒中：仅表现为病变对侧感觉异常和麻木，常常是面部与手，或单纯面部出现感觉障碍，客观感觉障碍常较轻微，有时仅表现为主观感觉异常，这是由于丘脑感觉核缺血所致。

感觉运动性脑卒中：除感觉障碍外，尚有轻微的运动障碍，是由于病变范围较纯感觉性脑卒中病变范围大累及邻近腹外侧核和内囊后肢所致。

丘脑综合征：表现为对侧半身感觉减退（以深感觉为主），自发性疼痛、感觉过度（丘脑痛）、一过性对侧轻偏瘫（内囊后肢受累）、共济失调（从齿状核到红核，然后到丘脑腹外侧核的小脑离心纤维中断）和不自主运动如舞蹈、手足徐动和震颤等锥体外系症状（病变累及或者靠近腹外侧核阻断锥体外系和小脑的传导束所致），患者的手常保持在一种固定的肌张力不全姿势即丘脑手。

②丘脑前外侧及内侧病变：丘脑前外侧型病变范围包括腹前核和腹外侧核，不表现为经典的丘脑综合征，而表现为运动性失语，构音障碍，近记忆力损害和纯运动障碍。丘脑内侧病变可引起明显的自主神经功能障碍，出现 Horner 综合征，出汗异常、消化道症状等。

③丘脑内侧病变：单侧丘脑结节动脉闭塞较少见，临床表现为意志丧失、缺乏主动性、对询问长时间延迟回答、淡漠、对事物不感兴趣、懒散、反应迟钝。也有表现为轻度失语性语言障碍，特别是命名性失语。右侧丘脑梗死的患者可有偏侧忽略和视空间功能受损，还可出现记忆障碍，可能与乳头丘脑束受损有关。少数情况下，可出现对侧轻度感觉或运动异常以及构音障碍。以上表现类似于额叶和（或）尾状核梗死的表现，其原因是尾状核、丘脑前核和额叶是皮质-基底节-黑质-丘脑-皮质环路间复杂通路的一部分。

④丘脑腹后外侧核病变：表现为共济失调轻偏瘫，丘脑腹后外侧核接受来自对侧小脑齿状核的传导束（齿状红核丘脑投射），当病变仅局限于丘脑腹后外侧核可出现对侧共济失调，若最初局限性水肿影响到内囊后肢附近的皮质脊髓束时，可出现一过性轻偏瘫表现。

⑤丘脑背内侧核及板内核病变：丘脑背内侧核及板内核由丘脑穿动脉和脉络膜前、后动脉的丘脑支供血，临床较少见，患者表现为不同程度的意识障碍，运动感觉障碍，垂直注视麻痹和动眼神经麻痹。也有文献报道，该部位梗死表现为典型的三联症：即急性意识障碍（病变累及板内核和中脑网状结构所致），认知及行为障碍（特别是意志缺失、近事遗忘）和垂直性凝视麻痹（由于内侧纵束和通过后联合区的其他眼球运动通路受损所致）。单纯背侧型最少见，病变范围包括背内侧核，表现为轻度和易恢复的偏瘫和偏身感觉障碍，伴运动性失语或构音障碍。

⑥丘脑腹后外侧核：病变时可出现对侧肢体扑翼样震颤，偏侧震颤和肢体肌张力异常性运动。

⑦红核丘脑综合征：丘脑穿通动脉闭塞所致，表现为病灶侧小脑性共济失调，意向性震颤、舞蹈样不自主运动，对侧感觉障碍，一般不伴有偏瘫。

⑧双侧中线旁丘脑梗死综合征：少数情况下，患者可出现双侧对称的丘脑结节动脉区梗死，其原因可能是两侧的丘脑结节动脉起源于一个共同的血管干，或供应丘脑的丘脑结节动脉阙如时，其供应区由深部脚间基底动脉供应，此动脉也称中线旁丘脑动脉或丘脑穿通支，常为单枝发出，且供应双侧丘脑，故发生闭塞后可导致双侧丘脑梗死。临床上可出现一过性意识障碍，继而高度嗜睡，有 Korsakoff 遗忘综合征，语言障碍，皮质下痴呆，丘脑忽略和下

视麻痹等。其主要临床表现如下：

意识障碍：昏迷或高度嗜睡，平均持续 5~7 天，随意识障碍程度减轻，患者仍有多睡，是该综合征的主要特征。是由于中脑网状上行激活系统间联系中断所致。

记忆力障碍及痴呆：记忆力障碍为 Korsakoff 遗忘综合征样表现，近记忆力障碍明显，远记忆力也受损，持续时间较长。是由于丘脑内侧背正中核或红核、杏仁核、隔区和中脑顶盖到丘脑背正中核间传导径路受阻所致，而认知障碍是由于丘脑背正中核和腹前核受损所致。

垂直性注视麻痹和眼内肌或眼外肌麻痹：是本综合征的另一主要特征，上下视麻痹双侧多见，眼内肌麻痹单侧多见。上视不能与顶盖前区及后联合背部、导水管周围灰质和内侧纵束间质受损有关，下视麻痹是由于丘脑和中脑结合区双侧病损所致，瞳孔不等大和对光反射消失，与动眼神经核或顶盖前区下降纤维缺血受损的范围大小有关。

语言功能障碍：是一种皮质下失语，表现为语言含糊不清，缓慢，语音低或接近消失，自发性语言减少，构音障碍，重复及模仿言语，命名困难，词汇量贫乏，少数患者急性期出现严重甚至完全性失语。

⑨丘脑枕梗死：由于丘脑嘴侧的大部分（包括前核），可能是由脉络膜后动脉环绕丘脑背侧后发出的最远端分支供应，病变累及丘脑前核、丘脑后内侧核和后外侧核时可有意志丧失，持续性动作，语言障碍，幻觉和记忆缺失或伴肌张力异常的不自主运动，有时可发现轻度偏瘫或偏身感觉迟钝。

（7）尾状核梗死：尾状核的血液供应：外侧部大多由 MCA 纹状体穿支的内侧支和外侧支供应，尾状核头部由 ACA 的 Heubner 返动脉（内侧纹状体动脉）供应。

尾状核梗死临床表现变化多端，运动障碍表现不明显，通常为短暂性轻瘫，常有运动异常，表现为对侧肢体舞蹈症，是尾状核梗死较特异的表现。另外尾状核梗死还可出现行为改变，意志力丧失，表现为情感淡漠，对事物漠不关心，懒惰、做事迟缓，特别是行动迟缓很常见，每个动作要花费更长时间。另一个常见的异常表现是坐立不安，行为亢进，激惹或与情感淡漠、懒惰交替出现，有些患者讲话滔滔不绝，思维奔逸、谵妄，类似颞叶梗死表现，尤其是右侧尾状核梗死更易出现。左侧尾状核梗死可有轻微失语，右侧尾状核梗死偶可引起左侧视野缺失。

因尾状核和许多皮质区域之间以及丘脑、苍白球、黑质之间有着紧密的联系，尾状核.丘脑-皮质回路与计划、思考、行为和其他高级功能密切相关，因此病变后的表现很像内侧丘脑、额叶以及颞叶梗死的表现。

（8）小脑梗死：小脑的血液供应主要来自椎-基底动脉系统的 3 对动脉，有小脑上动脉（SCA），小脑前下动脉（AICA），小脑后下动脉（PICA）。因供应小脑的血管不仅供应小脑本身，而在其行程中均发出分支到脑干，又因梗死部位、梗死灶的大小，有无脑室系统梗阻及脑干是否受压等种种情况的不同，使小脑梗死的临床症状复杂多样，其临床表现常与前庭疾病、脑干病变、椎-基底动脉供血不足、颅后窝占位性病变等疾病相似，缺少特异性，因此在缺少影像学检查的情况下容易误诊。

由于小脑有丰富的侧支循环，故小脑梗死与其他部位梗死相比其发病率低，发病率占脑血管病的 15% 左右。

小脑梗死的病因主要为内源性动脉粥样硬化性血栓形成及栓塞，多发生在小脑后下动脉供血区。其原因可能为小脑前下动脉及小脑上动脉与基底动脉的长旋、短旋动脉有着较丰富的血管吻合，而小脑后下动脉本身行程长，侧支吻合少，加之小脑后下动脉变异大，故当椎-基底动脉血液循环发生障碍时，小脑后下动脉供血区易受累而发生梗死。

①小脑梗死的临床表现

起病形式：多呈急性或亚急性起病，症状在数小时或数日内达高峰。

眩晕、恶心及呕吐：是小脑梗死最常见的症状之一，且往往是首发症状，部分患者在发生梗死前有发作性眩晕等椎-基底动脉系统的短暂性缺血发作病史，多数患者伴有水平眼震，少数出现垂直、旋转或混合眼震。

共济失调：病变侧小脑性共济失调，指鼻试验、轮替试验、跟膝胫试验均不稳准，昂白试验睁闭眼均不稳，也可出现小脑性语言。值得注意的是部分意识清醒的小脑梗死患者，小脑损害的体征很轻微，甚至阙如，其原因可能与梗死灶小有关，但亦有病灶较大的小脑梗死患者无症状，这可能与对侧小脑的代偿功能较强有关，而病情严重或有意识障碍者，小脑体征也常无法查出。

脑积水：由于脑水肿压迫第四脑室，或小脑蚓部梗死压迫第四脑室可造成梗阻性脑积水。此时因颅内压升高可出现头痛，呕吐，严重者可出现视盘水肿，甚至意识障碍。有报道 11%~25% 的小脑梗死患者可出现脑积水。其发生及轻重与病灶的大小、病灶的部位密切相关。

其他：当小脑梗死面积大或梗死灶周围水肿严重时，可使脑干受压或继发脑干缺血，或同时伴有脑干的梗死，出现脑干不同部位受损的临床表现，严重者昏迷而危及生命。

②临床分型：根据临床表现将小脑梗死分为 3 型：

良性小脑梗死：也称为轻型。无脑干受压及脑室系统阻塞症状。神志清楚，症状轻微或不出现症状，预后良好。此型占小脑梗死的 60%~80%。

假肿瘤型小脑梗死：也称为中型。有脑干受压症状，可有出现剧烈头痛，恶心呕吐，如治疗及时预后较好，此型多伴有脑积水。

昏迷型小脑梗死：又称重型。发病短时间内即出现昏迷，预后不良。

五、辅助检查

（一）一般检查

包括血、尿常规、凝血功能检查、血沉、肝功能、血糖、血脂、肾功能、同型半胱氨酸等。这些检查有助于发现病因及危险因素，对临床有一定的参考价值，并在治疗方面有一定的指导意义。

（二）心脏检查

包括心电图及心彩超，可了解掌握并发心脏病变情况，对脑梗死有辅助诊断意义，心房纤颤及心脏附壁血栓等有利于脑栓塞的诊断。

（三）头颅 CT

脑梗死发病后的 24 小时内，一般无影像学改变。在 24 小时后梗死区出现低密度病灶。对于急性脑卒中患者，头颅 CT 是最常用的影像学检查手段，对于发病早期脑梗死与脑出血的鉴别非常重要，缺点是对小脑和脑干病变显示不佳。

（四）头颅 MRI

MRI 比 CT 扫描优越，并完全克服 CT 的上述缺点和不足。脑梗死在 6~12 小时以后 MRI 可出现异常信号。病变区域呈现长 T_1，长 T_2 信号。与 CT 相比，MRI 可以发现脑干、小脑梗死及小灶梗死。功能性 MRI 如磁共振弥散加权成像（DWI）和灌注加权成像（PWI），可以在发病后数分钟内检测到缺血性改变，DWI 与 PWI 显示的病变范围相同区域，为不可逆性损伤部位；DWI 与 PWI 的不匹配区域，为缺血半暗带。功能性 MRI 为超早期溶栓治疗提供了科学依据。因此早期脑梗死、疑为脑干或小脑梗死或有临床症状而 CT 未发现病灶者应做 MRI 检查。

（五）经颅多普勒超声（TCD）及颈部血管超声

对血管狭窄的初筛有非常重要的临床意义，其简便易行、经济实用并且无创性，建议作为脑梗死的常规检查项目。该检查对评估颅内外血管狭窄、闭塞、血管痉挛或者侧支循环建立的程度等均有帮助，并可以应用于溶栓治疗监测，对预后判断有重要的参考意义。

（六）血管成像

DSA、CTA 和 MRA 可以显示脑部大动脉的狭窄、闭塞和其他血管病变，如血管炎、纤维肌性发育不良、颈动脉或椎动脉壁分离（夹层）及 moyamoya 病等。作为无创性检查，MRA 的应用较为广泛，但对小血管显影不清，尚不能代替 DSA 及 CTA。

（七）单光子发射计算机断层扫描（SPECT）和正电子发射断层扫描（PET）

能在发病后数分钟显示脑梗死的部位和局部脑血流的变化。通过对脑血流量（CBF）的测定，可以识别缺血半暗带，指导溶栓治疗，并判定预后。但 PET 价格昂贵，应用受限。

六、诊断

中、老年患者，有动脉粥样硬化及高血压等脑卒中的危险因素，多在安静状态下起病，病前可有反复的 TIA 发作史，症状常在数小时或数天内达到高峰，出现局灶性的神经功能缺损，梗死的范围与某一脑动脉的供应区域一致，一般意识清楚。头颅 CT 在早期多正常，24~48 小时内出现低密度病灶。DWI、PWI、SPECT 和 PET 有助于早期诊断，血管影像学检查可发现狭窄或闭塞的动脉。

诊断要点：

（1）脑血栓形成前多有高血压，动脉粥样硬化，高脂血症，高黏血症、糖尿病、血压降低或严重脱水及吸烟、大量饮酒等病史。

（2）发病年龄较大，多在 60 岁以上，但近年有逐渐低龄化的趋势。

（3）常于安静或睡眠时发病。

（4）既往可有 TIA 发作史。

（5）起病较缓，数小时或 1~3 天病情达高峰。也可突然发病，呈完全性脑卒中。

（6）多数患者意识清醒。而大面积梗死，或重症脑干梗死，重症小脑梗死早期即可出现意识障碍。

（7）局灶性定位体征明显，如偏瘫，失语等。

（8）CT 扫描显示与闭塞血管分布一致的低密度病灶，梗死灶多呈扇形。

（9）MRI 显示梗死灶呈长 T_1 与长 T_2 的异常信号。磁共振弥散加权成像（DWI）和灌注加权成像（PWI）联合运用，对急性脑缺血的早期诊断、血沉灌注评价更全面、更正确，对临床制订治疗方案具重要价值。

七、鉴别诊断

脑梗死应与症状较轻的小量脑出血鉴别，或大面积梗死时应与脑出血鉴别，脑出血发病时血压高、头痛较明显，发病急，头 CT 可资鉴别。

对进展型脑卒中应与颅内占位性病变，如脑脓肿、硬膜下血肿等进行鉴别。目前头部 CT 及 MRI 已广泛应用于临床，给鉴别诊断提供了非常重要的依据。平扫改变鉴别困难者，可行增强扫描。

（一）与脑出血、蛛网膜下隙出血或脑栓塞鉴别

如下所述（表 2-3-1）。

表 2-3-1　动脉硬化性脑梗死、脑栓塞和蛛网膜下隙出血鉴别

鉴别点	缺血性脑血管疾病		出血性脑血管疾病	
	脑血栓形成	脑栓塞	脑出血	蛛网膜下隙出血
发病年龄	老年（60 岁以上）多见	青壮年多见	中老年（50~65 岁多见）	各年龄组均见，以青壮年多
常见病因	动脉粥样硬化	各种心脏病	高血压及动脉硬化	动脉瘤（先天性、动脉硬化性）、血管畸形
TIA 史	较多见	少见	少见	无
起病时状态	多在静态时	不定，多由静态到动态时	多在动态（激动、活动时）	同脑出血

续　表

鉴别点	缺血性脑血管疾病		出血性脑血管疾病	
	脑血栓形成	脑栓塞	脑出血	蛛网膜下隙出血
起病缓急	较缓（以时、日计）	最急（以秒、分计）	急（以分、时计）	急骤
意识障碍	无或轻度	少见	多见、持续	少见、短暂
痫性发作	多无	短暂	可有	较多见
头痛	多无	少有	多有	剧烈
呕吐	少见	少见	多见	最多见
血压	正常或增高	多正常	明显增高	正常或增高
瞳孔	多正常	多正常	患侧有时大	多正常
眼底	动脉硬化	可见动脉栓塞	动脉硬化，可见视网膜出血	可见玻璃体膜下出血
偏瘫	多见	多见	多见	无
脑膜刺激征	无	无	可有	明显
脑脊液	多正常	多正常	压力增高，含血	压力增大，血性
CT 检查	脑内低密度灶	脑内低密度灶	脑内高密度灶	蛛网膜下隙高密度影

（二）硬膜下血肿或硬膜外血肿

出现偏瘫等局灶性神经功能缺失症状时应注意和脑梗死鉴别，仔细询问病史，硬膜下血肿或硬膜外血肿多有头部外伤史，病情呈进行性加重，多伴有头痛、恶心及呕吐，严重者出现意识障碍及颅内高压征象。头颅 CT 检查在颅骨内板的下方可发现局限性梭形或新月形高密度区，骨窗可见颅骨骨折线及脑挫裂伤等，头 MRI 检查对硬膜下血肿或硬膜外血肿更为敏感和特异。

（三）颅内占位性病变

颅内肿瘤或脑脓肿等也可急性发作，引起局灶性神经功能缺损，类似于脑梗死。脑脓肿可有身体其他部位感染或全身性感染的病史。头颅 CT 及 MRI 检查以及增强扫描有助于明确诊断。

八、治疗

脑梗死的治疗不能一概而论，应根据不同的病因、发病机制、临床类型、发病时间等确定具有针对性的治疗方案，实施以分型、分期为核心的个体化治疗。脑梗死通常按病程可分为急性期（1~2 周），恢复期（2 周至 6 个月）和后遗症期（6 个月以后）。特别要重视超早期（发病 6 小时内）和急性期的处理，注意对患者进行整体化综合治疗和个体化治疗相结合。

缺血性脑血管病总的治疗原则是：①发病不同时间采取不同的治疗措施，如超早期、急性期、恢复期等。②改善缺血区的血流供应，增加缺血区的血流量及氧的供给，促进微循环，阻断和终止脑梗死的进展。③预防和治疗缺血性脑水肿。④脑细胞保护剂的应用，保护缺血半暗带。⑤加强护理和治疗并发症，治疗和消除致病因素。⑥早期和规范的康复治疗，积极促进神经功能的恢复，提高生活质量，降低致残率。

脑梗死的治疗重点是急性期的分型治疗，腔隙性脑梗死不宜脱水，主要是改善循环，大、中梗死应积极抗脑水肿降颅压，防止脑疝形成，在 < 6 小时的时间窗内有适应证者可行溶栓治疗，脑梗死的治疗主要涉及内科综合治疗及针对脑梗死的治疗。

（一）内科综合治疗

1. 一般治疗

卧床休息，注意对皮肤、口腔及尿道的护理，按时翻身，避免出现压疮和尿路感染等，保持呼吸道通畅，对于有意识障碍的患者，应给予气道的支持及辅助通气，尽量增加瘫痪肢体的活动，避免发生深静脉血栓和肺栓塞，对于出现此并发症的患者，主要是抗凝治疗，常用药物包括肝素、低分子肝素及华法林等。

2. 调控血压

脑血管病并发高血压的处理原则：①积极平稳控制过高的血压，降血压宜缓慢进行，防止降血压过低、过快，因为此类患者的血压自动调节功能差，急速大幅降血压则易导致脑缺血，故在降血压治疗过程中应严密监测血压变化。②提倡个体化降压治疗，因为每个患者的基础血压不同，对降血压药物敏感性不同，以及并发其他不同的疾病等。③在降血压过程中应注意靶器官（脑、心、肾）的保护。

（1）早期脑梗死：许多脑梗死患者在发病早期，其血压均有不同程度的升高，且其升高的程度与脑梗死病灶大小、部位及病前是否患有高血压病有关。脑梗死早期的高血压处理取决于血压升高的程度及患者的整体情况和基础血压来定。如收缩压在 180~220mmHg 或舒张压在 110~120mmHg 之间，也可不必急于降血压治疗，但应严密观察血压变化；如果 BP > 220/120mmHg，则应给予缓慢降血压治疗，并严密观察血压变化，防止血压降得过低。

（2）出血性脑梗死：多见于脑栓塞、大面积脑梗死和溶栓治疗后。一旦发生出血性脑梗死，应使收缩压≤180mmHg 或舒张压≤105mmHg。

（3）溶栓治疗前后：在溶栓治疗前后，如果收缩压 > 180mmHg 或舒张压 > 105mmHg，则应及时降血压治疗，以防止发生继发性出血。最好使用微量输液泵静注硝普钠，能够随时、迅速、平稳地降低血压至所需水平，具体用法为 1~3μg/（kg·min），但需严密监测血压变化情况。也可用乌拉地尔（亚宁定）、拉贝洛尔等。

（4）脑梗死恢复期：脑梗死进入恢复期后，均按高血压病的常规治疗要求，口服病前所用的降血压药或重新调整降血压药物，使血压缓慢平稳下降，一般应使血压控制在正常范围以内或可耐受的水平，以尽可能预防脑梗死复发。

3. 控制血糖

高血糖和低血糖都能加重缺血性脑损伤，影响预后。当血糖高于 11.1mmol/L 时，应给予胰岛素治疗，将血糖控制在 8.3mmol/L 以下。研究表明胰岛素具有降低血糖和脑保护的双重作用。低血糖时应及时补充 10%~20% 的葡萄糖，在上述两种情况下均要进行血糖监测。

4. 降低血脂

低密度脂蛋白增高是脑梗死的主要危险因素，对于血脂增高特别是有颈动脉动脉硬化斑块的患者，应给予他汀类降血脂药物及抗氧化剂稳定斑块防止进一步脱落。

5. 控制感染

下列情况下要使用抗生素：①有明显意识障碍；②并发压疮、肺部或泌尿系等感染。体温升高常预示着脑卒中预后不良，应给予物理降温，同时使用对乙酰氨基酚等解热镇痛药。

6. 吞咽困难的处理

30%~65% 的急性脑卒中患者会出现吞咽困难，主要是由于口咽部功能障碍引起，可以引发肺炎、进食不足、脱水及营养不良等并发症。对于能经口进食的患者，吞咽时注意保持体位（头偏向患侧，颏向下内收），适当增加食物的黏度，也可进行吞咽功能的训练，如通过各种刺激增强咽部的感觉传入等。如果不能经口摄入足够的食物，应考虑采用经皮胃管（胃造瘘术）或鼻胃管给予。

（二）针对脑梗死的治疗

1. 控制颅内压、减轻脑水肿

脑水肿的高峰期为发病后的 3~5 天，大面积脑梗死时多伴有明显颅内压（intracranial pressure，ICP）升高。ICP 增高是急性脑卒中的常见并发症，是脑卒中患者死亡的主要原因之一。脑血管病患者出现头痛、呕吐、视盘水肿等提示颅内压增高者，应降低颅内压，防止脑疝形成。

（1）一般处理：患者卧床，避免头颈部过度扭曲；避免引起 ICP 增高的其他因素，如激动、用力、发热、抽搐、呼吸道不通畅、咳嗽、便秘等。

（2）脱水治疗：需根据颅内压增高的程度和心肾功能状况选用脱水剂的种类和剂量以及应用时间。

①甘露醇：是最常用的脱水剂，其渗透压约为血浆的 4 倍，用药后血浆渗透压明显增高，使脑组织的水分迅速进入血液中，经肾脏排出，大约 8g 甘露醇带出 100ml 水分。一般用药后 10 分钟开始利尿，2~3 小时作用达高峰，维持 4~6 小时，因有反跳现象，临床上可用 20%

甘露醇 125~250ml 每 6~8 小时 1 次快速静脉滴注，一般应用 5~7 天为宜。颅内压增高明显或有脑疝形成时，可加大剂量，快速静推，使用时间也可延长。

②呋塞米（速尿）：一般用 20~40mg 静注，6~8 小时 1 次，与甘露醇交替使用可减轻两者的不良反应。

③甘油果糖：也是一种高渗脱水剂，其渗透压约相当于血浆的 7 倍，起作用的时间较慢，约 30 分钟，但持续时间较长（6~12 小时）。可用 250~500ml 静脉滴注，每日 1~2 次，脱水作用温和，一般无反跳现象，并可提供一定的热量，肾功能不全者也可考虑使用。

④其他：还可应用七叶皂苷钠，该药具有抗炎、抗渗出及消除肿胀的作用，常用量为 10~20mg 加入 5% 葡萄糖或生理盐水 250ml 中静脉滴注，每日 1~2 次。糖皮质激素虽可减轻脑水肿，但易引起感染、血糖升高、诱发应激性溃疡等，故多不主张使用。白蛋白 10~20g，每日 2 次，可辅助脱水，但价格较贵，可酌情考虑使用。

在使用脱水药物时，应注意心肾功能，特别是老年患者六量使用甘露醇易致心肾功能衰竭，应计出入量，监测肾功能，并观察心律和心率变化，甘油果糖滴注过快时可导致溶血，呋塞米易致水电解质紊乱特别是低钾血症，在应用时应以注意。

2. 改善脑循环

脑梗死是缺血所致，恢复或改善缺血组织的灌注成为治疗的重心，应贯穿于治疗的全过程，以保持良好的脑灌注压。临床常用的措施可归纳为下列几方面：

（1）溶栓治疗：超早期溶栓的目的是挽救缺血半暗带，通过溶解血栓，使闭塞的脑动脉再通，恢复梗死区的血液供应，防止缺血脑组织发生不可逆性损伤。大多数脑梗死是血栓或栓塞引起的颅内动脉闭塞，因此，血管再通复流是最合理的治疗方法，而溶栓治疗的时机是影响治疗的关键。

对经过严格选择的发病 3 小时内（近来已有试验证明可以放宽至 4.5 小时）的急性缺血性脑卒中患者应积极采用静脉溶栓治疗，首选 rt-PA，无条件采用 rt-PA 时，可用尿激酶替代，在有条件的单位，对发病 3~6 小时的急性缺血性脑卒中患者，可考虑试用静脉尿激酶溶栓治疗，但选择患者时应该更加严格。对发病 6 小时以内的急性缺血性脑卒中患者，在有经验和有条件的单位，可以考虑进行动脉内溶栓治疗。基底动脉血栓形成的溶栓治疗时间窗和适应证可以适当放宽，因为基底动脉血栓形成的死亡率非常高，而溶栓治疗可能是唯一的抢救方法。一般认为超过时间窗溶栓多不会增加治疗效果，且会增加再灌注损伤和出血并发症，恢复期患者应禁用溶栓治疗。

临床常用的溶栓药物包括：重组组织型纤溶酶原激活剂（recombinant tissue type plasmino-gen activator，rt-PA）和尿激酶（urokinase，UK）。

适应证：①年龄 18~75 岁；②发病在 6 小时以内；③脑功能损害的体征持续存在超过 1 小时，且比较严重（NIHSS7~22 分）；④脑 CT 已排除颅内出血，且无早期脑梗死低密度改变及其他明显早期脑梗死改变；⑤患者或家属签署知情同意书。

禁忌证：①既往有颅内出血（包括蛛网膜下隙出血），近 3 个月有头颅外伤史，近 3 周内有胃肠或泌尿系统出血，近 2 周内进行过大的外科手术，近 1 周内有不可压迫部位的动脉穿刺；②近 3 个月有脑梗死（陈旧小腔隙性梗死未遗留神经功能体征者除外）或心肌梗死史；③严重心、肾、肝功能不全或严重糖尿病者；④体检发现有活动性出血或外伤（如骨折）的证据；⑤已服用抗凝药，且 INR > 1.5；48 小时内接受过肝素治疗（APPT 超出正常范围）；⑥血小板计数 < 100 000/mm3，血糖 < 2.7mmol/L（50mg）；⑦血压：收缩压 > 180mmHg，或舒张压 > 100mmHg；⑧妊娠；⑨不合作。

　　溶栓药物治疗方法：①尿激酶（UK）：用量为 100 万～150 万 IU，溶于生理盐水 100～200ml 中，持续静滴 30 分钟，动脉溶栓时可以减少用药剂量，但需要在 DSA 监测下进行；②rt-PA，剂量为 0.9mg/kg（最大剂量 90mg），先静脉推注 10%（1 分钟），其余剂量连续静滴，60 分钟滴完。

　　溶栓治疗时的注意事项：①患者应在 ICU 或者卒中单元进行监测；②定期进行神经功能评估，在静脉点滴溶栓药物过程中 1 次/15 分钟：随后 6 小时内，1 次/60 分钟，直至监测 24 小时；③在用药过程中患者出现严重的头痛、急性血压增高、恶心或呕吐，应立即停用溶栓药物，并紧急进行头颅 CT 检查；④监测血压，如果收缩压 ≥185mmHg 或者舒张压 ≥105mmHg，可酌情选用 β 受体阻滞剂，如拉贝洛尔、亚宁定等，如果收缩压 > 230mmHg 或舒张压 > 140mmHg，可静滴硝普钠；⑤静脉溶栓后，根据病情选择个体化方案继续综合治疗；⑥溶栓治疗后 24 小时内一般不用抗凝、抗血小板药，24 小时后无禁忌证者可用阿司匹林 300mg/d，共 10 天，以后改为维持量 50～150mg/d；⑦不要太早放置鼻胃管、导尿管或动脉内测压导管。

　　（2）降纤治疗：很多证据显示脑梗死急性期血浆中纤维蛋白原和血液黏滞增高。蛇毒制剂可以显著降低血浆纤维蛋白原水平，尚有增加纤溶活性及抑制血栓形成作用，更适用于并发高纤维蛋白原血症患者。常用的药物有：①巴曲酶：巴曲酶治疗急性脑梗死可显著降低纤维蛋白原水平，症状改善快且较明显，不良反应轻，但亦应注意出血倾向；②降纤酶：降纤酶可有效地降低脑梗死患者血液中纤维蛋白原水平，改善神经功能，并减少脑卒中的复发率，发病 6 小时内效果更佳。值得注意的是纤维蛋白原降至 130mg/dl 以下时增加了出血倾向；③其他降纤制剂：如蚓激酶等临床也有应用。

　　建议脑梗死早期（特别是 12 小时内）可选用降纤治疗，高纤维蛋白原血症患者更应积极降纤治疗。应严格掌握适应证、禁忌证。

　　（3）抗凝治疗：可以阻止血栓的进展，防止脑卒中复发，并预防卧床患者发生深静脉血栓形成和肺栓塞。虽然急性期抗凝治疗已广泛应用于临床多年，但一直存在争议。一般急性脑梗死（特别是 24 小时内）患者不推荐常规立即使用抗凝剂，如果无出血倾向、严重肝肾疾病、血压 > 180/100mmHg 等禁忌证时，下列情况可考虑选择性使用抗凝剂：①心源性梗死（如人工瓣膜、心房纤颤、心肌梗死伴附壁血栓、左心房血栓形成等）患者；②缺血性脑卒中伴有蛋白 C 缺乏、蛋白 S 缺乏、活性蛋白 C 抵抗者，症状性颅外夹层动脉瘤患者；颅内外动脉狭窄患者；③卧床的脑梗死患者可使用低剂量肝素或相应剂量的低分子肝素预防深静脉血栓形成和肺栓塞；④抗凝作为静脉溶栓后的辅助治疗，但不推荐在溶栓后的 24 小时内应用。

临床常用的药物有肝素、低分子肝素及华法林等。临床使用抗凝治疗时，应该密切监测凝血常规，使用抗凝剂要因人而异。

（4）抗血小板制剂：有证据表明缺血性脑卒中早期使用阿司匹林对于降低死亡率和残疾率有一定效果，症状性脑出血无显著增加；但与溶栓药物同时应用可增加出血的危险。建议多数无禁忌证的不溶栓患者应在脑卒中后尽早（最好 48 小时内）开始使用阿司匹林，溶栓的患者应在溶栓 24 小时后使用阿司匹林，或阿司匹林与双嘧达莫缓释剂的复合制剂，推荐剂量：梗死早期阿司匹林 150～300mg/d，4 周后改为预防剂量（50～150mg/d）。

（5）扩容：对一般缺血性脑梗死患者而言，目前尚无充分的随机临床对照研究支持扩容升压可改善预后，但对于脑血流低灌注所致的急性脑梗死如分水岭梗死可酌情考虑扩容治疗，但应注意可能加重脑水肿、心功能衰竭等并发症。

（6）中药治疗：动物实验已经显示一些中药单成分或者多种药物组合如丹参、川芎嗪、三七、葛根素、银杏叶制剂等可有降低血小板聚集、抗凝、改善脑血流、降低血黏滞度等作用。临床经验也显示对缺血性脑卒中的预后有帮助。但是，目前没有大样本、随机对照研究显示临床效果和安全性。

3. 神经保护治疗

主要是针对缺血性级联反应的各种途径，进行有针对性的治疗。临床上常用的神经保护治疗如下：

（1）钙离子通道阻滞剂：能阻止细胞内钙超载，防止血管痉挛，增加血流量，改善微循环。主要药物包括尼莫地平、盐酸氟桂利嗪等。

（2）自由基清除剂：氧自由基损伤是脑缺血性级联反应的重要因素。抗自由基药物包括依达拉奉、超氧化物歧化酶（SOD）、维生素 E、维生素 C、甘露醇、谷胱甘肽等。

（3）胞磷胆碱：是胞磷酰胆碱的前体，能促进神经细胞膜卵磷脂的合成，具有稳定细胞膜的作用，并可减少游离脂肪酸的形成。可用 0.5～1.0g 加入到 250～500ml 生理盐水中静脉滴注，每日 1 次。

（4）亚低温治疗：亚低温（32～34℃）可以降低脑氧代谢率，抑制兴奋性氨基酸的释放，减少自由基的生成，还能抑制具有细胞毒作用的白三烯的生成和释放，防止钙离子、钠离子的内流等。治疗方法包括局部亚低温和全身亚低温两种，后者因不良反应较多，现已很少应用。

（5）其他：如谷氨酸拮抗剂、γ-氨基丁酸激动剂、他汀类药物、硫酸镁、抗细胞间黏附因子抗体、神经节苷脂及抑制细胞因子的药物等，其临床效果尚有待进一步研究。高压氧亦可应用。

总之，使用神经保护剂可能减少细胞损伤、加强溶栓效果，或者改善脑代谢，但是目前尚缺乏大样本的多中心、随机、双盲、对照临床试验结果。

4. 外科治疗

对于有或无症状的单侧颈动脉狭窄 > 70%，或经药物治疗无效者可行颈动脉内膜切除术（CEA），术前应评估双侧颈动脉血流状况。脑梗死伴有占位效应和进行性神经功能恶化者，为了挽救生命，可行去骨瓣减压术。

5. 血管内介入治疗

介入性治疗包括颅内、外血管经皮腔内血管成形术及血管内支架置入等，其与溶栓治疗的结合已经越来越受到重视。颈动脉狭窄 > 70%，患者有与狭窄相关的神经系统症状，可考虑行血管内介入性治疗。颈动脉狭窄 < 70%，但有明显与之相关的临床症状者，在有条件的医院可考虑行血管内介入性治疗。

6. 康复治疗

康复的目标是减轻脑卒中引起的功能缺损，提高患者的生活质量。除运动康复治疗外，还应注意语言、认知、心理和职业等方面的康复。并且要进行广泛的宣传教育，强调康复是一个持续的过程，提高社会和家庭对康复重要性的认识。

（1）康复应尽早进行，脑缺血患者只要意识清醒，生命体征平稳，病情不再进展，48 小时后即可进行。

（2）在急性期，康复运动主要是抑制异常的原始反射活动，重建正常运动模式，其次才是加强肌肉力量的训练。

（3）除运动康复外，尚应注意语言、认知、心理、职业与社会等的康复。已证实一些药物，如溴隐亭等对肢体运动和言语功能的恢复作用明显，巴氯酚对抑制痉挛状态有效，可选择应用。可乐定、哌唑嗪、苯妥英钠、地西泮、苯巴比妥、氟哌啶醇对急性期的运动可产生不利影响，故应少用或不用。

（4）强调康复是一个持续的过程：严密观察脑卒中患者有无抑郁、焦虑，它们会严重地影响康复进行和功效。要重视社区及家庭康复的重要性。

7. 建立脑卒中绿色通道和卒中单元

在有条件的医院，应建立脑卒中绿色通道和卒中单元，脑卒中的绿色通道包括医院 24 小时内均能进行头颅 CT 及 MRI 检查，与凝血功能有关的检查可在 30 分钟内完成并回报结果，以及诊疗费用的保证等，尽量为急性期的溶栓及神经保护治疗赢得时间。

卒中单元（stroke unit，SU）是脑血管疾病最佳管理模式，指在脑卒中病房内，由神经专科医师、物理治疗专家、语言康复专家、心理医师及专业护理人员等组成，对患者进行药物治疗、肢体康复、语言训练、心理康复和健康教育等全面治疗。

九、预后

本病急性期的病死率为 5%~15% 。存活的患者中，致残率约为 50% 。影响预后的因素较多，最重要的是神经功能缺损的严重程度，其他还包括患者的年龄和脑卒中的病因等。

第三节 脑干梗死及其常见综合征

脑干梗死系指椎-基底动脉及其分支狭窄或闭塞引起的供血区——中脑、脑桥或延髓的缺血性坏死、软化。约占脑梗死的 21.8%，病死率为 14.2%～45.2%。

对于该病的研究大致可分为 4 个阶段：①脑干的神经核团及传导路的解剖-功能研究阶段：自 19 世纪即陆续有报道；②颅内血管的解剖、病理与临床的研究：1946 年 Kubik 和 Adams 第一次系统地分析了 18 例基底动脉闭塞导致脑干梗死的临床-病理关系，提出该病在生前可做出诊断，英国的 Stopford 和法国的 Foix 阐述了基底动脉分支的解剖和脑干外侧区、旁中央区缺血性梗死综合征；③颅外动脉粥样硬化引起脑梗死的研究：20 世纪 50 年代以来 Fisher 证实颈内动脉颅外段粥样硬化是半球软化的常见原因之后，Yates 对脑干梗死者的椎动脉颅外段仔细地进行了分离，也发现该处有显著的粥样硬化闭塞性病变，有人还提出这些病变动脉的一系列血流动力学异常可导致临床上 TIA 及未发生血管闭塞的某些脑区域出现缺血性软化；④CT、MRI 应用于临床后对脑干梗死的再认识：自 CT 和 MRI 分别于 20 世纪 70 年代、80 年代相继应用于临床以来，为神经科医师提供了在活体上研究神经解剖、影像和临床表现间相互关系的可能性，发现了众多的腔隙综合征，协助临床更准确地定位、定性诊断并指导治疗。

本文拟重点从脑干的血液供应特点和临床症状的相关性出发，介绍中脑、脑桥、延髓梗死的临床特点及脑干梗死引起的常见综合征。

吉林大学第一医院神经内科统计过住院的脑干梗死病例 60 例。其中，中脑梗死 11 例，脑桥梗死 31 例，延髓梗死 18 例，脑干梗死的部位脑桥＞延髓＞中脑。病死率为 12.8%。下面将各部位脑干梗死的临床特征和常见综合征介绍如下。

一、中脑梗死

（一）中脑梗死的临床特征

1. 复合性眼球运动障碍

中脑梗死多累及中脑被盖内侧，该处会聚了眼球垂直注视和水平注视的下行纤维，且是动眼神经核簇的所在地。临床可表现有动眼神经核上性、核性损害的特点，即眼球的共同凝视麻痹，单一或多数眼外肌瘫痪以及瞳孔异常的复合眼球运动障碍体征。主要有下列表现：

（1）垂直注视运动障碍：占 90.9%。表现形式为：①持久性下视：属核上性损害，一侧中脑被盖部梗死累及后联合外侧纤维，常引起孤立的上视麻痹，因为一侧后联合破坏，实际上阻断了从内侧纵束头端间质核到动眼神经核的双侧冲动。②Parinaud 综合征：属核上性损害，梗死灶累及顶盖前区和后联合区域，造成垂直性凝视麻痹。最常见为双眼向上凝视麻痹，其次为向上及向下凝视麻痹，最少见向下凝视麻痹。③假性 Parinaud 综合征：是核性损害特征性表现，病灶侧完全性动眼神经麻痹，伴对侧眼上视障碍。原位时病灶侧眼轻度外斜视，对侧眼轻度下斜视。对侧眼上视受限是由于病灶侧上直肌核破坏所致。④两上睑下垂伴垂直注视障碍：属核性损害。中脑被盖内侧部梗死累及动眼神经核群的上直肌核、下直肌核及提上睑肌核，内直肌核和下斜肌核相对不受影响，呈现一种动眼神经核的节段性损害。⑤无睑下垂的双侧不全性眼外肌麻痹：属核性损害。表现为非同轴眼动。麻痹肌不能有效收缩，致使眼球向该侧运动幅度缩小或不能运动，可为单条肌或多条肌的非等同性瘫痪。

（2）侧视障碍：占 45.4% 。表现形式为：①侧视麻痹（向病灶侧共同偏视）：脑桥无梗死，推测可能累及随皮质脑干束伴行的额眼区未交叉的下行纤维或是内侧纵束的核前纤维；②前核间性眼肌麻痹。

（3）一侧或双侧性瞳孔散大伴对光反射消失：占 45.4% 。中脑的瞳孔散大比较独特，以此可与丘脑梗死鉴别。丘脑梗死亦可出现垂直或侧视障碍以及嗜睡或昏睡，酷似中脑梗死。但由于损伤交感神经下行纤维，引起麻痹性瞳孔缩小，而中脑梗死则是破坏了 E-W 核及其纤维，引起麻痹性瞳孔散大。

2. 共济失调

可表现为严重的双侧性小脑性共济失调，表现为动作性震颤；也可表现为病灶侧或病灶对侧的小脑性共济失调，仅表现为指鼻不稳、轮替笨拙。是由于中脑被盖结合臂或结合臂交叉损害所致。

3. 嗜睡或昏睡

中脑网状上行激活系统损害可出现多眠、昏睡，甚至昏迷。约占 54.5% 。

（二）中脑梗死引起的常见综合征

1. 大脑脚综合征（Weber 综合征）

（1）原因：大脑后动脉脚间支或脉络膜后动脉阻塞，或两者均阻塞。

（2）症状：①同侧动眼神经麻痹（动眼神经纤维损伤）；②对侧中枢性面神经瘫痪、舌下神经瘫痪及中枢性上、下肢体瘫痪（皮质脑干束、皮质脊髓束损伤）；③可出现对侧肌张力增高、强直（黑质损伤）。

2. 红核综合征（Benedikt 综合征）

（1）原因：基底动脉脚间支或大脑后动脉阻塞，或两者均阻塞。

（2）症状：①同侧动眼神经瘫痪伴瞳孔散大（中脑内的动眼神经根纤维中断：动眼神经的髓内根在红核附近分成许多小束，大部分从红核的后侧及内侧迂回行走，只有一小部分纤维从红核中穿过。所以当红核病变时，同侧动眼神经瘫多不完全）；②对侧触觉、振动觉、位置觉减退（内侧丘系损害）；③对侧运动过度如震颤、舞蹈、手足徐动（红核损害）；④对侧强直，以肌张力增高多见（黑质损害）。

3. 中脑被盖内侧综合征

（1）原因：丘脑穿动脉（丘脑-下丘脑旁正中动脉）闭塞。中脑被盖内侧梗死是中脑梗死的常见部位。该区域系丘脑穿动脉所供血。该动脉起源于大脑后动脉内侧段，供血范围包括动眼神经核、中脑网状结构、部分下丘脑区域及丘脑内侧核团。闭塞后可表现独特的临床证候。

（2）症状：①持续性嗜睡（中脑顶端被盖内侧的网状结构和下丘脑损害）；②病灶侧动眼神经瘫（动眼神经核不全受损和患侧动眼神经髓内纤维受损）；③记忆力下降、睡眠障碍、精神症状（丘脑内侧核因受损所致，因其参与上行激活系统，调节睡眠，并与额叶联系广泛，是边缘系统的一部分，与记忆有关）；④眼震及核间性眼肌麻痹（内侧纵束受损）；⑤对侧轻偏瘫（病变波及大脑脚的锥体束所致）；⑥共济失调（结合臂交叉损伤）。

4. 结合臂交叉综合征

（1）原因：下丘水平旁中央动脉闭塞。

（2）症状：唯一表现为双侧对称性、严重的小脑性共济失调——动作性震颤（中脑被盖近中线部即相当于结合臂交叉部损伤）。

二、脑桥梗死

（一）脑桥梗死的临床特征

（1）眼球运动障碍：占脑桥梗死的 64.5% 。表现形式为：①凝视麻痹：闭锁综合征可表现完全性凝视麻痹，即病灶侧及病灶对侧的双向凝视麻痹；②一个半综合征；③向病灶侧视缓慢，固视减弱，即两眼不能持久地快速地向病灶侧凝视，不能保持偏心性眼位，可能由于病灶位于展神经核上脑桥被盖的腹侧，未损害同侧前庭核至对侧的二级纤维，所以向病灶侧凝视麻痹轻；④展神经周围性瘫。

（2）肢体瘫痪：占 83.8% 。交叉瘫占 48.4% ，偏瘫占 25.8% ，四肢瘫占 9.6% 。

（3）不能伸舌及构音障碍。

（4）去大脑强直发作：四肢呈伸直性紧张，全身肌张力显著增高，尤其伸肌明显。轻者刺激后（如压眶）方出现，重者阵发性自发地出现，甚至呈持续性伸直性强直。如果大脑强直突然转为四肢肌张力减低状态，常常是临危前的表现。去大脑强直是预后不良的征兆。

（5）非典型表现：可出现讷吃–手笨拙综合征、孤立的周围性面瘫、反复出现椎－基底动脉 TIA 而临床无肯定体征、下肢力弱等。

（二）脑桥梗死引起的常见综合征

1. 脑桥前下部综合征（Millard–Gubler 综合征）

原因：基底动脉发出的短旋支闭塞引起，病灶位于脑桥下部基底部外侧。

症状：①同侧展神经瘫痪（展神经髓内纤维损伤）；②同侧面神经周围性瘫痪（面神经核及髓内纤维损伤）；③对侧痉挛性偏瘫（锥体束损伤）；④对侧躯体痛、温觉消失（脊髓丘脑侧束损伤）；⑤对侧触觉、位置觉及振动觉减退（内侧丘系损伤）。

2. 脑桥内侧部综合征（Foville 综合征）

（1）原因：基底动脉短旋支与旁正中支阻塞，病变位于脑桥基底部和被盖部。

（2）症状：①病灶侧外展及面神经麻痹（展神经核、展神经及面神经损伤）；②两眼向病灶对侧凝视（展神经副核损伤）；③对侧偏瘫，包括中枢性舌瘫（锥体系损伤）。

3. 脑桥被盖下部综合征

（1）原因：基底动脉短旋支和长旋支阻塞。

（2）症状：①同侧展神经与面神经核性瘫痪（展神经和面神经核损伤）；②眼球震颤、向病灶侧注视不能（内侧纵束损伤）；③对侧偏身共济失调、协同不能（小脑中脚损伤）；④对侧痛、温觉丧失（脊髓丘脑侧束损伤）；⑤对侧触觉、位置觉和振动觉减退（内侧丘系损伤）；⑥同侧软腭和咽肌节律性失常（中央被盖束损伤）。

4. 脑桥被盖上部综合征（Raymond-Cestan 综合征）

（1）原因：基底动脉长旋支阻塞，偶见小脑上动脉阻塞。

（2）症状：①同侧面部感觉消失（三叉神经纤维中断）；②同侧咬肌瘫痪（三叉神经运动核损伤）；③偏身共济失调，意向性震颤，轮替运动不能，小脑性语言（小脑上脚损伤）；④对侧除面部外所有躯体感觉消失（脊髓丘脑侧束损伤）。

5. 闭锁综合征（locked-in syndrome）

又称去传出状态（deefferented state），系脑桥基底部病变所致。

（1）原因：基底动脉脑桥分支双侧闭塞，导致脑桥基底部双侧梗死所致。

（2）症状：患者大脑半球和脑干被盖部网状激活系统无损害，意识保持清醒，对语言的理解无障碍。由于其动眼神经与滑车神经的功能保留，能以眼球上下运动示意与周围的环境建立联系。但因脑桥基底部损害，双侧皮质延髓束与皮质脊髓束均被阻断，展神经核以下运动性传出功能丧失，患者表现为不能言语，眼球水平运动障碍，双侧面瘫无表情，舌、咽及构音吞咽运动均障碍，不能转颈耸肩，四肢全瘫，可有双侧病理反射。因此虽然意识清醒，但因身体不能动，不能言语，会被误认为昏迷。脑电图正常或轻度慢波有助于与真正的意识障碍相区别。

6. 脑桥中部基底综合征

（1）原因：基底动脉旁中央支或短旋支阻塞。

（2）症状：①同侧咬肌弛缓性瘫痪，同侧面部所有感觉消失（三叉神经根纤维损害）；②同侧偏身共济失调及协同不能（小脑中脚损伤）；③对侧痉挛性偏瘫（皮质脊髓束损害）。

7. 脑桥基底部微小梗死综合征

（1）原因：单侧或双侧脑桥基底部多发性微小的、通常为陈旧的囊性梗死。多发生在伴有糖尿病的基底动脉硬化患者，常见于旁中央动脉阻塞。

（2）症状：假性延髓性麻痹：主要出现吞咽困难，饮水返呛，伴有因运动性脑神经核上纤维受损所致的发音分节。此外，常伴有大脑半球特别是基底节区的缺血性病灶。

关于脑桥梗死，单纯发生在脑桥被盖部的梗死少见，大病灶往往发生在基底动脉的中上1/3 分布区，中、小病灶以脑桥中下部基底部居多。这与血管构型有一定关系：①基底动脉随着向中脑顶端的延伸而逐步变细，上段、下段管径可相差 1mm 以上，所以上段相对易形成较完全梗阻，发生较大面积梗死；②基底动脉旁中央分支在脑干实质内无吻合，相当于终末动脉，主要供应基底部及部分被盖部，易闭塞；③被盖部接受小脑上动脉、小脑前下动脉及基底动脉主干发出的其他长旋支的"双重"血供，而且小脑上动脉、小脑前下动脉分别与大脑后动脉、椎动脉、小脑后下动脉存在吻合支，因此临床上一般不孤立出现被盖部梗死，如闭锁综合征主要为脑桥腹侧梗死，而被盖部常保留。

三、延髓梗死

（一）延髓梗死的临床特征

（1）经典的 Wallenberg 综合征表现。

（2）网状结构损害症状突出：①呼吸功能障碍：如睡眠中呼吸暂停，即睡眠无呼吸综合征；②胃肠功能障碍发生率高，可表现呃逆、呕吐、上消化道出血；③心血管功能不稳定：体位性晕厥、血压骤升且持续，心电图异常率高。

（3）眼征：以 Horner 征及眼球震颤（旋转性眼震为主）为主要表现。

由于血管变异致梗死范围扩大或梗死灶周围的水肿，可出现轻偏瘫伴有锥体束征。

（二）延髓梗死引起的常见综合征

1. 延髓背外侧综合征（Wallenberg 综合征）

（1）原因：小脑后下动脉阻塞或椎动脉阻塞。

（2）症状：①突发眩晕、恶心、呕吐及眼球震颤（前庭神经核损伤）；②吞咽困难、声音嘶哑或失声、饮水呛咳、病灶侧软腭上抬无力及咽反射减弱或消失（疑核损伤）；③同侧面部痛、温觉减弱或消失（三叉神经脊束核损伤）；④对侧偏身痛、温觉减退或消失（脊髓丘脑束损伤）；⑤同侧 Horner 征（交感神经纤维损伤）；⑥同侧小脑性共济失调（小脑下脚、脊髓小脑后束损伤）；⑦呃逆（网状结构的呼吸中枢损伤）。

2. 延髓中部（内侧）综合征（Dejerine 综合征）

（1）原因：椎动脉或基底动脉旁中央支阻塞。

（2）症状：①同侧舌下神经弛缓性瘫痪、肌肉萎缩（舌下神经损伤）；②对侧非痉挛性偏瘫，伴 Babinski 征阳性（锥体束损伤）；③对侧触觉、振动觉和位置觉减退（内侧丘系损伤）；④眼球震颤（内侧纵束损伤）。

（刘小江）

第三篇　其他外科疾病与护理

第一章　骨科疾病

第一节　上肢骨折

上肢以上臂和前臂为杠杆，各关节为运动枢纽，通过手部操作而体现其功能。因此，对上肢功能的要求灵活性高于稳定性。治疗上，必须重视手部早期功能锻炼，固定时间一般较下肢略为缩短，不宜过长。

一、锁骨骨折

锁骨是有两个弯曲的长骨，位置表浅，呈"〜"形，内侧段前凸，有胸锁乳突肌和胸大肌附着，外侧段后突，有三角肌和斜方肌附着。锁骨桥架于胸骨与肩峰之间，是肩胛带同上肢与躯干间的骨性联系。锁骨骨折是较为常见的骨损伤之一，多发生在锁骨中 1/3 及中外 1/3 处，以儿童及青壮年多见。

【病因病机】

多因肩部外侧或手掌先着地跌倒，外力经肩锁关节传至锁骨而发生，以短斜形骨折为多。骨折后，内侧段可因胸锁乳突肌的牵拉向后上方移位，外侧段则由于上肢的重力和胸大肌牵拉而向前下方移位。

直接暴力多引起横断或粉碎性骨折，临床较少见。骨折严重移位时，锁骨后方的臂丛神经和锁骨下动、静脉可能合并损伤。

【临床表现】

骨折后局部肌肉痉挛、肿胀、疼痛、压痛均较明显，可摸到移位的骨折端。患肩向内、向下、向前倾斜，患者常以健手托着患侧肘部，以减轻上肢重量牵拉，头向患侧倾斜，下颌偏向健侧，使胸锁乳突肌松弛而减少疼痛。幼年患者缺乏自诉能力且锁骨部皮下脂肪丰厚，不易触摸，尤其是青枝骨折，临床表现不明显，但在穿衣、上提其手或从腋下托起时，会因疼痛加重而啼哭。

【诊断要点】

1. 病史

有外伤史，间接暴力多见。

2. 症状

锁骨部疼痛、肿胀，肩部活动受限。

3. 体征

局限性压痛，纵轴叩击痛，骨擦音，畸形；合并有血管神经损伤者上肢血运、运动及感觉异常。

4. 辅助检查

肩关节正位、穿胸位 X 线检查，必要时加照腋位和肩胛骨切位，粉碎性骨折或肩关节活动困难者可行 CT 三维重建，疑有血管损伤者可进行彩超检查。

【治疗】

幼儿无移位锁骨骨折或青枝骨折可用三角巾悬吊患侧上肢。有移位骨折，虽可设法使其复位，但实际上没有很好的方法维持复位，最终锁骨总要残留一定的畸形。外形虽不雅观，但一般不影响肩关节的功能。婴幼儿由于骨塑形能力强，一般的畸形在发育中可自行矫正，没必要为取得解剖复位而反复整复。有移位骨折可按以下方法治疗。

1. 整复方法

患者坐位，挺胸抬头，双手叉腰，术者将膝部顶住患者背部正中，双手握其两肩外侧，向背侧徐徐牵引，使之挺胸伸肩，此时骨折移位即可复位或改善，如仍有侧方移位，可用提按手法矫正。

2. 固定方法

（1）一般固定法：

① "∞" 字绷带固定法：在两腋下各置棉垫，用绷带从患侧肩后经腋下，绕过肩前上方，横过背部，经对侧腋下，绕过对侧肩前上方，绕回背部至患侧腋下，包绕 8~12 层。包扎后，用三角巾悬吊患肢于胸前。

②双圈固定法：患者坐位，选择大小合适的纱布棉圈，分别套在患者的两肩上，胸前用布条平锁骨系于双圈上，然后在背后拉紧双圈，迫使两肩后伸，用布条分别在两圈的上下方系牢，最后在患侧腋窝部的圈外再加缠棉垫 1~2 个，加大肩外展，利用肩下垂之力，维持骨折对位。一般需固定 4 周，粉碎性骨折可延长固定至 6 周。大多数病例均可达骨折愈合。

（2）经皮穿针内固定：克氏针内固定创伤小，因为它允许有限的暴露和减少软组织损伤。其方法是患者取仰卧位，头旋向健侧。局麻，常规消毒铺巾。在 X 线电视监视下，用两指捏住锁骨内侧段。由外侧折段的骨折面进髓腔，向外打出肩部，然后将针退出折面，复位，再顺行打入。针后端形成直角，截除多余段，残端埋入皮下。在锁骨内侧 3~4cm 区域，其下方有重要神经、血管束，为穿针危险区。在 X 线电视监视下，自锁骨内侧端骨隆起处向外穿针能安全避过此危险区。但是克氏针固定不牢靠，且容易出现克氏针折弯。

3. 手术疗法

尽管对于大部分锁骨骨折非手术方法具有很高的愈合率，可是严重移位、高度粉碎及短缩大于 2cm 的骨折患者对于采用保守治疗的疗效并不满意。在某些特定的情况下，手术固定被认为可达到更好的临床效果，同时可以减少保守治疗的痛苦。

（1）适应证：合并有锁骨下神经、血管损伤；开放性骨折；粉碎性骨折，尤其同一肢体多发骨折，锁骨畸形愈合或者不愈合而合并有症状者。

（2）手术选择：对锁骨骨折采用切开复位内固定术应十分慎重，并应注意减少手术的创伤和骨膜的剥离范围。可采用螺丝钉内固定、接骨板内固定、记忆合金环抱器固定等。目前锁骨使用钛质弹性髓内钉（TEN）初步效果良好，肩关节功能显著改善，对于粉碎性骨折，还是以接骨板固定为佳。

4. 药物治疗

初期宜活血祛瘀、消肿止痛，可内服活血止痛汤，外敷接骨止痛膏；中期宜接骨续筋，内服可选用新伤续断汤、肢伤二方，外敷接骨续筋药膏；中年以上患者，易因气血虚弱，血不荣筋，并发肩关节周围炎，故后期宜着重养气血、补肝肾、壮筋骨，可内服六味地黄丸，外贴坚骨壮筋膏。儿童患者骨折愈合迅速，如无兼症，后期不必用药。

5. 功能锻炼

初期可做腕、肘关节屈伸活动，中后期逐渐做肩部功能锻炼，重点是肩外展和旋转运动，防止肩关节因固定时间太长而致功能受限制。当 X 线片显示骨折愈合时，一般在伤后 6~8 周，允许进行抗阻力活动和强化训练。

【预后与调护】

锁骨骨折愈合较快，一般预后好。固定期间要经常检查骨折对位情况，防止骨折发生再移位。睡眠时需平卧免枕，肩胛间垫高，以保持双肩后仰，有利于维持骨折复位。固定期间如发现上肢神经或血管受压症状或绷带松动，应及时调整绷带松紧度。

二、肱骨外科颈骨折

肱骨外科颈位于解剖颈下 2~3cm，相当于大、小结节下缘与肱骨干的交界处，为疏松骨质和致密骨质交界处，常易发生骨折，而肱骨解剖颈很短，骨折较罕见。紧靠肱骨外科颈内侧有腋神经向后进入三角肌内，臂丛神经、腋动静脉通过腋窝，严重移位骨折时可合并神经血管损伤。

【病因病机】

多因跌倒时手掌或肘部先着地，传达暴力所引起，若上臂在外展位则为外展型骨折，若上臂在内收位则为内收型骨折。以老年人较多见，女性发病率高，亦可发生于儿童与成人。临床常见以下 3 种类型：

1. 外展型骨折

受外展传达暴力所致。断端外侧嵌插而内侧分离，多向前、向内侧突起成角。有时远端向内侧移位，常伴有肱骨大结节撕脱骨折。

2. 内收型骨折

受内收传达暴力所致。断端外侧分离而内侧嵌插，向外侧突起成角。

3. 肱骨外科颈骨折合并肩关节脱位

受外展外旋传达暴力所致。若暴力继续作用于肱骨头，可引起前下方脱位，有时肱骨头受喙突、肩盂或关节囊的阻滞得不到整复，关节面向内下，骨折面向外上，位于远端的内侧。临床较少见，若处理不当，常容易造成患肢严重的功能障碍。

肱骨外科颈骨折是接近关节的骨折，周围肌肉比较发达，肩关节的关节囊和韧带比较松弛，骨折后容易发生软组织粘连，或结节间沟不平滑。中年以上患者，易并发肱二头肌长头肌腱炎、冈上肌腱炎或肩关节周围炎。

【临床表现】

手或肘撑地，或肩部直接受暴力打击，肩部疼痛，淤肿明显，活动受限。检查见肩部肿胀或畸形，肩周压痛，有时可触及骨擦音或骨擦感，纵轴叩击痛，检查桡动脉搏动及上肢运动感觉，了解有无血管神经损伤。

【诊断要点】

1. 病史

有外伤史，间接暴力多见。

2. 症状

肩部疼痛、肿胀，上臂内侧可见瘀斑，活动受限。

3. 体征

局限性压痛，纵轴叩击痛，骨擦音，畸形；合并有血管神经损伤者上肢血运、运动及感觉异常。

4. 辅助检查

肩关节正位、穿胸侧位（或外展侧位）X线检查，必要时加照腋位和肩胛骨切位可确定骨折类型及移位情况，粉碎性骨折或肩关节活动困难者可行CT三维重建，疑有血管损伤者可行彩超检查。

【治疗】

无移位的骨折、稳定骨折，仅用三角巾悬吊患肢1~2周即可开始活动。有移位骨折需进行手法复位。合并脱位时，先整复脱位，后整复骨折。若合并有血管神经损伤者则选用手术治疗。

1. 整复方法

患者坐位或卧位，一助手用布带绕过腋窝向上提拉，屈肘90°，前臂中立位，另一助手握其肘部，沿肱骨纵轴方向牵拉，纠正缩短移位，然后根据不同类型再采用不同的复位方法。

（1）外展型骨折：术者双手握骨折部，两拇指按于骨折近端的外侧，其他各指环抱骨折远端的内侧向外端提，助手同时在牵拉下内收其上臂即可复位。

（2）内收型骨折：术者两拇指压住骨折部向内推，其他四指使远端外展，助手在牵引下将上臂外展即可复位。如成角畸形过大，还可继续将上臂上举过头顶；此时术者立于患者前外侧，用两拇指推挤远端，其他四指挤按成角突出处，如有骨擦感，断端相互抵触，则表示成角畸形矫正。对合并肩关节脱位者，有些可先整复骨折，然后用手法推送肱骨头；亦可先持续牵引，使肩盂间隙加大，纳入肱骨头，然后整复骨折。

2. 固定方法

在助手维持牵引下，将棉垫 3~4 个放于骨折部的周围，短夹板放在内侧，若内收型骨折，大头垫应放在肱骨内上髁的上部；若外展型骨折，大头垫应顶住腋窝部，并在成角突起处放一平垫，三块长夹板分别放在上臂前、后、外侧，用三条扎带将夹板捆紧，然后用长布带绕过对侧腋下用棉花垫好打结。

对移位明显的内收型骨折，除夹板固定外，尚可配合皮肤牵引 3 周，肩关节置于外展前屈位，其角度视移位程度而定。

3. 手术疗法

治疗目的是重建无痛的功能正常的肩关节。

（1）适应证：对手法复位不满意，骨折块向外移位或残留不同程度的旋转畸形；整复失败，或固定过程中发生再移位者。

（2）手术选择：闭合复位经皮螺纹钉固定，切开复位内固定或肱骨头置换术。在制订手术计划时必须考虑患者的骨折严重程度，骨量，肩袖的状况，患者的年龄、活动量及健康状况。对生活质量要求较低或存在严重的内科疾病（如痴呆）的患者应选择非手术治疗。

4. 药物治疗

初期宜活血祛瘀、消肿止痛，内服可选用和营止痛汤、活血止痛汤、肢伤一方加减，外敷消瘀止痛药膏、双柏散；老年患者则因其气血虚弱，血不荣筋，易致肌肉萎缩，关节不利，故在中后期宜养气血、壮筋骨、补肝肾，还应加用舒筋活络、通利关节的药物，内服可选用接骨丹、生血补髓汤或肢伤三方加减，外敷接骨续筋膏和接骨膏等。解除固定后可选用海桐皮汤、骨科外洗一方、骨科外洗二方熏洗。

5. 功能锻炼

初期先让患者进行握拳，屈伸肘、腕关节，舒缩上肢肌肉等活动，3 周后练习肩关节各方向活动，活动范围应循序渐进，每日练习十多次。一般在 4 周左右即可解除外固定。后期应配合中药熏洗，以促进肩关节功能恢复。练功活动对老年患者尤为重要。

【预后与调护】

肱骨外科颈骨折愈合较快。外展型骨折应使肩关节保持在内收位，切不可做肩外展抬举动作，尤其在固定早期更应注意这一点，以免骨折再移位。对内收型骨折，在固定早期则应维持在外展位，勿使患肢做内收动作。老年患者外伤后肩周围软组织已有损伤，固定时间过长可引起肩关节周围软组织粘连，并容易并发肩周炎，因此护理时要注意鼓励和协助患者进行肩部功能锻炼。

三、肱骨干骨折

由肱骨外科颈下 1cm 至内外踝上 2cm 处的一段长管状坚贡骨称为肱骨干，它上部较粗，自中 1/3 以下逐渐变细，至下 1/3 渐成扁平状，并稍向前倾。肱骨干骨折很常见，约占全身骨折总数的 1.31%。肱骨干中下 1/3 交界处后外侧有一桡神经沟，有桡神经通过，紧贴骨干，故中下 1/3 交界处骨折，易并发神经损伤。

【病因病机】

肱骨干中上部骨折多因直接暴力引起，多为横断性或粉碎性骨折。肱骨干周围有许多肌肉附着，由于肌肉的牵拉，故在不同平面的骨折会造成不同方向的移位。上 1/3 骨折（三角肌止点以上）时，近端因胸大肌、背阔肌和大圆肌的牵拉而向前、向内移位；远端因三角肌、喙肱肌、肱二头肌和肱三头肌的牵拉而向上、向外移位。中 1/3 骨折（三角肌止点以下）时，近端因三角肌和喙肱肌牵拉而向外、向前移位；远端因肱二头肌和肱三头肌的牵拉而向上移位。肱骨干下 1/3 骨折多由间接暴力（如投弹、掰手腕）所致，常呈斜形、螺旋形骨折。移位可因暴力方向、前臂和肘关节的位置而异，多为成角、内旋移位。

【临床表现】

肱骨干骨折患者伤时可闻及"咔嚓"的骨折声，出现疼痛、肿胀，局部压痛、畸形、反常活动及骨擦音等。若骨折合并桡神经损伤，可出现垂腕、手部掌指关节不能伸直、拇指不能伸展和手背虎口区感觉减退或消失。肱骨干骨折的患者应当常规检查患肢远端血运情况，包括对比两侧桡动脉搏动、甲床充盈、皮肤温度等，必要时可行血管造影，以确定有无肱动脉损伤。

【诊断要点】

1. 病史

有明显外伤史，间接暴力多见。

2. 症状

上臂肿胀、疼痛，侧突畸形，不能高举。

3. 体征

有挤压痛、假活动，骨擦音和肘部叩击痛；合并有桡神经损伤者有垂腕畸形及虎口区感觉异常。

4. 辅助检查

正侧位 X 线片，可明确骨折部位、类型及移位程度。

【治疗】

治疗肱骨干骨折时，如过度牵引、反复多次整复，或体质虚、肌力弱的横断性骨折和粉碎性骨折患者，再因上肢重量悬垂作用，在固定期间可逐渐发生分离移位。如处理不及时或不恰当，则可致骨折迟缓愈合甚至不愈合。因此，在治疗过程中，必须防止骨折断端分离移位。

1. 整复方法

患者坐位或平卧位。一助手用布带通过腋窝向上，另一助手提持前臂在中立位向下，沿上臂纵轴对抗牵引，一般牵引力不宜过大，否则易引起断端分离移位。待重叠移位完全矫正后，根据骨折不同部位的移位情况进行整复。

（1）上 1/3 骨折：在维持牵引下，术者两拇指抵住骨折远端外侧，其余四指环抱近端内侧，将近端托起向外，使断端微向外成角，继而拇指由外推远端向内，即可复位。

（2）中 1/3 骨折：在维持牵引下，术者以两拇指抵住骨折近端外侧挤按向内，其余四指环抱远端内侧向外端提。纠正移位后，术者捏住骨折部，助手徐徐放松牵引，使断端互相接触，微微摇摆骨折远端或从前后内外以两手掌相对挤压骨折处，可感到断端摩擦音逐渐减小，直至消失，骨折处平直，表示基本复位。

（3）下 1/3 骨折：多为螺旋形或斜形骨折，仅需轻微力量牵引，矫正成角畸形，将两斜面挤按复正。

2. 固定方法

靠近上 1/3 骨折，可做超肩关节固定，靠近下 1/3 时可做超肘关节固定。固定时间为 4~8 周。但需注意以下几点：

（1）胸大肌止点以上骨折，因折端复位后不稳定，应于内侧夹板上端加厚蘑菇垫以推挤远折端向外，同时应稍松结扎，肘关节屈曲度应大于 90°，悬吊于胸前，以保持折端稳定对位。

（2）肱骨中段骨折，因骨折端易形成分离及向外成角，故应采用双超夹板固定（即超肩超肘关节夹板）。对折端已有分离移位者，可根据情况选用超肩或超肘夹板，同时加用布带做反向牵引固定。

（3）肱骨下段骨折，以超肘夹板固定，使前臂旋前，切忌旋后。

（4）肱骨下段（髁上 3~4cm 处）的横断性骨折，超肘夹板固定，前臂应极度旋前，肘关节极度屈曲位悬吊，固定时间应较长，因此型骨折愈合较慢。应定期做 X 线透视或拍摄照片，以及时发现在固定期间骨折端是否有分离移位。若发现断端分离，应加用弹性绷带上下缠绕肩、肘部，使断端受到纵向挤压而逐渐接近。

3. 手术疗法

治疗的基本原则是使骨折尽早愈合，早期进行患肢的功能康复，尽可能减少并发症。

（1）适应证：肱骨是非负重骨，即使存在一定程度的旋转、短缩和成角畸形，也能获得良好的代偿功能。肱骨周围血液供应丰富，对骨折愈合十分有利，因此即使固定不十分完善，单纯肱骨干骨折非手术治疗也可获得满意的疗效。但合并有开放骨折、多段骨折手法不能达到满意复位或无法维持满意复位、继发于恶性肿瘤的病理骨折、骨折不愈合、合并同侧肘关节和肩关节骨折、血管损伤、合并桡神经损伤和臂丛神经损伤等，可进行切开复位内固定手术。

（2）手术选择：可选用接骨板、自锁髓内钉、外固定架。

①接骨板固定：尽管带锁髓内钉的使用趋于增多，但现阶段接骨板固定仍是最主要的固定方式，主要因为其操作简单、易于掌握，无需 C 形臂透视等较高档辅助设备，术后基本没有肩部疼痛现象。

②髓内钉固定：适用于肱骨外科颈下 2cm 至鹰嘴窝上 4cm 的骨折，尤其适用于粉碎、多段、长斜形骨折。

③外固定架固定：适用于严重的开放骨折伴大面积软组织损伤及骨缺损，伴发烧伤的感染性骨不连。优点是允许对软组织进行处理，可通过牵引及加压影响骨痂的形成。

4. 药物治疗

按骨折三期辨证用药。骨折迟缓愈合者，应重用接骨续损药，如土鳖虫、自然铜、骨碎补之类。闭合性骨折合并桡神经损伤，可将骨折复位，夹板固定，内服药还应加入行气活血、通经活络之品，如黄芪、地龙之类，选用骨科外洗二方、海桐皮汤熏洗。

5. 功能锻炼

固定后即可做伸屈指、掌、腕关节活动，有利于气血畅通。肿胀开始消退后，患肢上臂肌肉应用力做舒缩活动，应逐渐进行肩、肘关节活动。骨折愈合后，应加强肩、肘关节活动，并配合药物熏洗，使肩、肘关节活动功能早日恢复。

【预后与调护】

上 1/3 骨折一般预后良好，骨滋养动脉从肱骨干中间的滋养孔进入骨内下行，所以中、下 1/3 骨折容易发生延迟愈合或不愈合。合并有桡神经损伤恢复期需 3~6 个月。血管损伤患者注意制动，患肢保暖。小夹板固定患者，2 周内经常调节扎带松紧度，以免发生再移位；加强腕部和手指的活动，防止肌肉萎缩。手、前臂肿胀时，可嘱患者每日自行轻柔按摩手和前臂。若发现断端分离时，术者可一手按肩，一手按肘部，沿纵轴轻轻挤压，或使用触碰手法使骨断端接触，并适当延长木托板悬吊日期，直到分离消失、骨折愈合为止。

四、桡尺骨骨干骨折

桡尺骨骨干骨折，又称前臂双骨折或桡尺骨骨干双骨折，多发生于青壮年，有时可同时发生上下关节的脱位，临床较多见。

【病因病机】

桡尺骨骨干骨折可由直接暴力、传达暴力或扭转暴力所造成。

1. 直接暴力

多由于暴力直接作用于前臂，导致同一平面的横行或粉碎性骨折，多伴有不同程度的软组织损伤，包括肌肉、肌腱断裂，神经血管损伤等。

2. 间接暴力

跌倒时手掌着地，暴力通过腕关节向上传导，由于桡骨负重多于尺骨，暴力作用首先使桡骨骨折，若残余暴力比较强大，则通过骨间膜向内下方传导，引起低位尺骨斜形骨折。

3. 扭转暴力

跌倒时手掌着地，同时前臂发生旋转，导致不同平面的尺桡骨螺旋形骨折或斜形骨折。多为高位尺骨骨折和低位桡骨骨折。

【临床表现】

外伤后局部疼痛、肿胀、肢体畸形和功能障碍，特别是前臂旋转功能受限。骨折部位压痛明显，多有成角畸形，有时可触及骨折端或有骨擦音和异常活动。但儿童青枝骨折仅有成角畸形。复杂的前臂开放性骨折可合并血管、神经损伤，并出现相应的感觉、运动功能障碍。

【诊断要点】

1. 病史

患者有前臂直接、间接或特殊暴力外伤史。

2. 症状

局部肿痛、畸形和功能障碍，特别是前臂旋转功能受限。

3. 体征

尺骨和桡骨不同平面同时出现压痛、纵轴叩击痛、成角畸形或骨擦音。

4. 辅助检查

X 线尺桡骨正侧位片应包括肘关节和腕关节，可明确骨折类型及移位情况。注意有无合并上、下关节脱位，以防漏诊和误诊。

【治疗】

桡尺骨骨干骨折可发生多种移位，如重叠、成角、旋转及侧方移位等。若治疗不当可发生尺、桡骨交叉愈合，影响旋转功能。因此治疗的目标除了良好的对位、对线以外，特别要注意防止畸形和旋转。

1. 整复方法

患者平卧，肩外展 90°，肘屈曲 90°，中、下 1/3 骨折取前臂中立位，上 1/3 骨折取前臂旋后位，由两助手做拔伸牵引，矫正重叠、旋转及成角畸形。桡尺骨骨干骨折均为不稳定时，如骨折在上 1/3，则先整复尺骨；如骨折在下 1/3，则先整复桡骨；骨折在中段时，应根据两骨干骨折的相对稳定性来决定。若前臂肌肉比较发达，加之骨折后出血肿胀，虽经牵引后重叠未完全纠正者，可用折顶手法加以复位。若斜形骨折或锯齿形骨折有背向侧方移位者，应用回旋手法进行复位。若桡尺骨骨折断端互相靠拢时，可用挤捏分骨手法，术者用两手拇指和示、中、环三指分置骨折部的掌、背侧，用力将尺、桡骨间隙分到最大限度，使骨间膜恢复其紧张度，向中间靠拢的桡、尺骨断端向桡、尺侧各自分离。

2. 固定方法

（1）夹板固定：若复位前尺桡骨互相靠拢者，可采用分骨垫放置在两骨之间，若骨折原有成角畸形，则采用三点加压垫法。各个压垫放置妥当后，依次在掌、背、桡、尺侧夹板，掌侧板由肘横纹至腕横纹，背侧板由鹰嘴至腕关节或掌指关节。桡侧板由桡骨头至桡骨茎突，尺侧板自肱骨内上髁下达第五掌骨基底部，掌背两侧夹板要比尺桡两块夹板宽大，夹板间距约 1cm。扎缚后，屈肘 90° 三角巾悬吊，前臂中立位，固定至临床愈合，成人需 6~8 周，儿童需 3~4 周。

（2）石膏固定：复位成功后，可用长臂前后石膏托固定，肿胀消退后改为长臂石膏管，均应超肘腕关节，在尺桡骨间前后加压塑性固定于中立位，使呈双凹状，起到分骨作用，有利于骨间膜的修复与功能重建。一般固定 8~12 周可达骨性愈合，根据拍片情况拆除石膏。

3. 手术疗法

前臂骨折由于不同方向肌肉力量的牵拉，大多数为不稳定骨折，需要手术治疗，通过内固定的方法维持骨折复位后的稳定。

（1）适应证：①前臂严重的开放性骨折，软组织损伤重者；②不稳定骨折，手法复位困难或失败者；③对位、对线不良的陈旧性骨折；④伴有神经、血管或肌腱损伤或严重骨缺损者；⑤骨折不愈合者。

（2）手术选择：常用的手术方法有外固定器固定、经皮穿针内固定、接骨板螺钉固定、髓内针内固定。

髓内针内固定是治疗前臂骨折常用的方法，分为顺行法治疗和逆行法治疗两种方式。其优点是：切口小，不影响皮肤美观，手术操作微创，对软组织的剥离少，可有效降低感染及骨折延迟愈合和不愈合的发生率。其缺点是：难以达到坚强的固定，对抗成角、旋转和扭转的力量较小，往往需要术后较长时间外固定制动，从而影响了术后的功能锻炼。髓内针的针尾留在皮肤表面或者皮下，也会对软组织、肌腱产生激惹作用。

4. 药物治疗

按骨折三期辨证用药，若尺骨下 1/3 骨折愈合迟缓时，要着重补肝肾、壮筋骨以促进其愈合，若后期前臂旋转活动仍有障碍者，应加强中药熏洗。

5. 功能锻炼

初期鼓励患者做手指、腕关节屈伸活动及上肢肌肉舒缩活动；中期开始做肩、肘关节活动，如弓步云手，活动范围逐渐增大，但不宜做前臂旋转活动。解除固定后做前臂旋转活动。

【预后与调护】

随着内固定技术的普及和不断提高，桡尺骨骨干骨折预后多数良好。18 岁以下的青少年、单纯性骨折及稳定骨折者功能恢复较好。在固定期间，应使前臂维持在中立位，要鼓励和正确指导患者做适当的练功活动。此外，在更换外敷伤药、调整夹板松紧度及拍片复查时，应用双手托平患肢小心搬动，切不可用一手端提患肢，同时还应避免伤肢前臂的任何旋转活动，以防骨折再移位。

第二节　下肢骨折

下肢的主要功能是负重和行走，故需要一个良好的稳定结构，两下肢要等长。因此，骨折的整复要求有良好的对位和对线。若患肢成角畸形，将会影响肢体的承重力；若患肢短缩在 2cm 以上，则会出现跛行。下肢肌肉发达，骨折整复后，单纯夹板固定难以保持断端整复后的位置，尤其是股骨干骨折及不稳定的胫腓骨骨折，常需配合持续牵引，固定时间也应相对长些，以防止过早负重而发生畸形或再骨折。

一、股骨颈骨折

由股骨头下至股骨颈基底部之间的骨折称股骨颈骨折，是老年人常见的骨折之一，尤以老年女性多见。由于老年人股骨颈骨质疏松，所以只需很小的旋转外力，就能引起骨折。老年人的股骨颈骨折几乎全由间接暴力引起，主要为外旋暴力，如平地跌倒时，下肢突然扭转等皆可引起骨折。少数青壮年的股骨颈骨折，则由强大的直接暴力导致，如车辆撞击或高处坠落等，同时常伴有多发性损伤。

【病因病机】

股骨颈骨折最为常见，大多发生于老年人，平均年龄在 60 岁以上，以 60～70 岁居多。由于老年人骨质疏松，股骨颈脆弱，故轻微的直接或间接外力，如平地跌倒、床上跌下或下肢突然扭转等，即可引起骨折。而青壮年股骨颈骨折，往往由于强大的直接暴力导致，如车辆撞击或高处坠落等。

【临床表现】

老年人跌倒后诉髋部疼痛，不敢站立和走路，应首先想到股骨颈骨折的可能。有移位的骨折，患肢多有轻度屈髋屈膝及外旋畸形。由于远端受肌群牵引而向上移位，因而患肢变短。

髋部除有疼痛外，活动患肢时疼痛较明显。在患肢足跟部或股骨大粗隆叩击时，髋部也感疼痛。在腹股沟韧带中点的下方常有压痛。股骨颈骨折多系囊内骨折，骨折后出血不多，又有关节囊和丰厚肌群的包围，因此，外观上局部不易看到肿胀。移位骨折患者在伤后不能坐起或站立，但也有一些无移位的线状骨折或嵌插骨折患者，在伤后仍能走路或骑自行车。对这些患者要特别注意，不要因遗漏诊断而使无移位的稳定骨折变为移位的不稳定骨折。

【诊断要点】

1. 病史

患者有明显外伤史。

2. 症状

髋部疼痛，髋部活动后可引起疼痛加重，有时疼痛沿大腿内侧向膝部放射。囊内骨折局部肿胀和瘀斑不明显，囊外骨折则肿胀和瘀斑比较明显。髋部功能障碍，不能站立行走，但有部分患者可以站立行走或跛行。

3. 体征

腹股沟中点有明显压痛，患肢有纵轴叩击痛。有移位骨折伤肢会出现外旋、短缩，髋、膝轻度屈曲畸形。

4. 辅助检查

髋关节正侧位 X 线照片能明确骨折类型、部位和移位情况，对治疗方法的选择有帮助。对可疑骨折，可采用 CT 检查，或加照健侧片对比或 2 周后再照片检查。

【治疗】

在选择治疗方法之前，首先要了解伤者的全身情况，特别是老年人要注意全面检查血压以及心、肺、肝、肾等主要脏器功能，结合骨折全面考虑。新鲜无移位骨折或嵌插骨折不需复位，但患肢应制动；如移位骨折，应该尽早给予复位和固定。儿童股骨颈骨折复位后采用钢针或直径较细的空心加压螺钉固定，钉头尽量不要穿过骺板。

1. 整复方法

患者平卧，助手按住两侧髂嵴以固定，术者立于伤侧，面对患者，用肘弯套住患肢腘窝部，另一只手握患肢踝部，使之屈髋屈膝 90°，顺势拔伸牵引。远端牵下后，伸髋至 135° 左右，将患肢内旋（使骨折端扣紧），并适当外展后伸直。骨折远端仍有后移者，可令助手固定骨盆，另一助手握小腿牵引患肢并稍外旋，术者以宽布带套在自己颈上并绕过患者大腿根部，做挺腰伸颈动作，纠正移位，再令助手内旋患肢。骨折处仍有向前成角者，两助手维持牵引下，术者一手扣住股骨大粗隆后侧向前端提，一手按股骨颈前方向后压。并令助手将患肢内旋，向前成角可纠正。检查复位成功与否：将患肢置于平台上或术者手掌平托患足，患肢无外旋者即为成功。

2. 固定方法

对于无移位或嵌插骨折者，一般多采用患肢牵引或"丁字鞋"维持 8~12 周，以防止患肢外旋和内收，需 3~4 个月愈合。但若骨折不稳定，则在早期仍存在移位的可能，一般主张采用内固定。至于石膏外固定已很少应用，仅限于年龄较小的儿童。

3. 手术疗法

（1）适应证：青壮年及小于 60 岁的头下型及部分经颈型骨折；闭合复位失败者；大于 65 岁的头下型骨折；经颈型骨折或粉碎而有移位的骨折；陈旧性股骨颈骨折等。

（2）手术选择：目前治疗股骨颈骨折的手术方法较多，对于中青年患者可采取闭合复位空心加压钉固定术，而近年来所采取的切开复位空心加压钉固定并股方肌蒂骨移植术能明显降低股骨颈骨折的不愈合率。针对老年患者可采用闭合复位内固定术，这种方法具有创伤小、手术时间短、骨折愈合后髋关节功能好等优点，但不愈合率较高、卧床时间长，从而增加了并发症的概率。而人工股骨头置换术和人工全髋关节置换术因避免了上述缺点，患者术后可以早期下床，减少了患者长期卧床、并发症发生的概率和精神压力，近年来被广泛应用于临床。

4. 药物治疗

本病的药物治疗甚为重要，因初期瘀血滞留影响骨痂生长和会师，故以破瘀生新为主，如活血祛瘀汤加三七粉，以活泼血运，增强股骨头的血液供应；中后期除用大量接骨丹外，还必须注意补肾壮骨，益肝续筋，故宜予骨质增生丸或健步虎潜丸。若长期卧床而并发胸腹胀闷、饮食少思者，乃肝脾气伤之故，用六君子汤加柴胡、当归、川芎、丹皮、山栀；食少不寐者，为脾气郁结，用加味归脾汤；喘咳痰多者，系肝火犯肺，用小柴胡汤加青皮、山栀清之；如大便不通、喘咳吐血，乃瘀血停滞为患，用当归导滞散通之。

5. 功能锻炼

卧床期间应加强全身锻炼，鼓励患者每天做深呼吸，主动拍背助咳嗽排痰，臀部垫气圈或泡沫海绵垫，预防长期卧床并发症；同时应积极进行患肢股四头肌舒缩活动、踝关节和足趾屈伸功能锻炼，以防肌肉萎缩、关节僵直的发生。无移位骨折 3 个月后可扶拐步行锻炼，但不可负重太早，应根据 X 线照片显示骨折愈合的情况，再考虑患肢逐步负重锻炼。

【预后与调护】

股骨颈骨折愈合较慢，平均需 5~6 个月，而且骨折不愈合率较高，为 15% 左右。如发现有迟缓愈合现象，应限制患肢活动，延长固定时间，辨证施治，骨折仍有愈合的可能。如果骨折不愈合，可采用股骨颈重建术或人工关节置换术。无论骨折是否愈合，均可能发生股骨头缺血性坏死，坏死率一般在 20%~35%。如果出现股骨头坏死，早期可以采用扶拐减轻负重或不负重、内服中药治疗；中期可以采用保髋手术治疗；晚期可以采用人工关节置换术治疗。固定期间应注意预防并发症，预防压疮和坠积性肺炎等，鼓励患者咳嗽、排痰，加强护理。伤后疼痛减轻时，鼓励患者功能锻炼。

二、股骨干骨折

股骨干骨折是指股骨小粗隆下 5cm 和髁以上 5cm 的股骨骨折，一般又分上 1/3、中 1/3、下 1/3 骨折，约占全身骨折的 6%，青壮年多见，男性多于女性，高能量损伤所致粉碎性骨折占 60%~70%。

【病因病机】

多由直接暴力所造成，间接暴力所产生的杠杆作用、扭转作用亦能引起骨折。直接暴力引起者多为横断性或粉碎性骨折；间接暴力引起者多为斜形或螺旋形骨折，此骨折均属不稳定骨折。青枝型骨折仅见于小儿。股骨干骨折多由强大暴力所造成，骨折后断端移位明显，软组织损伤常较重。骨折移位的方向，除受外力和肢体重心的影响外，主要是肌肉牵拉所致。

1. 股骨干上 1/3 骨折

骨折近端因受髂腰肌、臀中肌、臀小肌及其他外旋肌群的牵拉而产生屈曲、外展、外旋移位；骨折远端由于内收肌群的作用而向后、向上、向内移位。

2. 股骨干中 1/3 骨折

两骨折段除有重叠畸形外，移位方向依暴力而定，但多数骨折近段呈外展屈曲倾向，远端因内收肌的作用，其下端向内上方移位。无重叠畸形的骨折，因受内收肌收缩的影响有向外成角的倾向。

3. 股骨干下 1/3 骨折

因膝后方关节囊及腓肠肌的牵拉，骨折远端往往向后移位。严重者，骨折端有损伤腘动、静脉及坐骨神经的危险。

【临床表现】

有明显外伤史，伤后局部肿胀、疼痛，出现短缩、成角或旋转畸形，有异常活动，可扪及骨擦音。严重移位的股骨下 1/3 骨折，在腘窝部有巨大的血肿，小腿感觉和运动障碍，足背、胫后动脉搏动减弱或消失，末梢血循环障碍，应考虑有血管、神经的损伤。损伤严重者，由于剧痛和出血，早期可合并创伤性休克。严重挤压伤、粉碎性骨折或多发性骨折，还可并发脂肪栓塞。

【诊断要点】

1. 病史

有明显外伤史。

2. 症状

伤后骨折局部肿胀及疼痛明显，功能丧失。

3. 体征

出现缩短、成角和旋转畸形，局部压痛，可扪及骨擦音，异常活动。

4. 辅助检查

股骨干 X 线检查可显示骨折部位、类型及移位情况。

【治疗】

处理股骨干骨折，应注意患者的全身情况，积极防治创伤性休克，重视对骨折的急救处理，应用简单而有效的方法给予临时固定，急速送往医院。股骨干骨折的治疗采用非手术疗法，多能获得良好的效果。但因大腿的解剖特点是肌肉丰厚，拉力较强，骨折移位的倾向力大，在采用手法复位、夹板固定的同时需配合短期的持续牵引治疗。必要时，还需切开复位内固定。

1. 整复方法

患者取仰卧位，一助手固定骨盆，另一助手用双手握小腿上段，顺势拔伸，并徐徐将患肢屈髋 90°、屈膝 90°，沿股骨纵轴方向用力牵引，矫正重叠移位后，再按骨折不同的部位分别采用下列手法。

（1）上 1/3 骨折：将患肢外展，并略加外旋，然后由助手握近端向后挤按，术者握住远端由后向前端提。

（2）中 1/3 骨折：将患肢外展，同时以双手自断端的外侧向内挤压，然后以双手在断端前后、内外夹挤。

（3）下 1/3 骨折：在维持牵引下，使膝关节徐徐屈曲，并以紧挤在腘窝内的两手作支点将骨折远端向近端推迫。

若股骨干骨折重叠移位较多，手法牵引未能完全矫正时，可用返折手法矫正。若斜行、螺旋形骨折背向移位，可用回旋手法矫正，往往断端间的软组织嵌顿也随之解脱。若有侧方移位可用两手掌指合抱或两前臂相对挤压，施行端提捺正手法。

2. 固定方法

对儿童、老年人及肌肉薄弱，且骨折稳定者，可单纯采用夹板固定，否则应配合牵引进行固定。

（1）夹板固定：复位后根据上 1/3、中 1/3、下 1/3 骨折不同的部位放置压垫，上 1/3 骨折放在近端的前方和外侧，中 1/3 骨折放在断端的外侧和前方，下 1/3 骨折放在近端的前方，再放置夹板，内侧板由腹股沟至股骨内髁，外侧板由股骨大转子至股骨外踝，前侧板由腹股沟至髌骨上缘，后侧板由臀横纹至腘窝上缘，然后用布带捆扎。

（2）垂直悬吊皮肤牵引：用于 4~5 岁的儿童。将双下肢用皮肤牵引向上悬吊，重量为 1~2kg，要保持臀部离开床面，利用体重作对抗牵引。3~4 周经 X 线照片有骨痂形成后，去掉牵引，开始在床上活动患肢，5~6 周后负重。对儿童股骨干骨折要求对线良好，对位要求达功能复位即可，不强求解剖复位。如成角不超过 10°，重叠不超过 2cm，以后功能一般不受影响。

（3）水平持续皮肤牵引法：适用于 5~12 岁的儿童及老年患者。在膝下放软枕使膝部屈曲，用宽布带在腘窝部向上牵引，同时小腿行皮肤牵引，使两个方向的合力与股骨干纵轴成一直线，合力的牵引力为牵引重力的 2 倍。有时亦可将患肢放在托马架上，进行滑动牵引。牵引前可行手法复位，或利用牵引复位。

3. 手术疗法

（1）适应证：股骨干骨折经过非手术治疗，一般都能获得满意的效果。但有以下情况者，可考虑手术切开复位内固定：①严重开放性骨折早期就诊者；②合并有神经血管损伤，需手术探查及修复者；③多发性损伤，为了减少治疗中的矛盾，便于治疗者；④骨折断端间嵌夹有软组织者。

（2）手术选择：常用的手术方法有接骨板固定和髓内针固定两大类，上 1/3、中 1/3 骨折，多采用髓内针，下 1/3 骨折多采用接骨板。无论采用何种手术方式，股骨干骨折手术的基本原则不会改变，那就是良好的复位、牢靠的固定和早期功能锻炼。另外，开放性股骨干骨折可以用外固定支架做临时固定，为二期手术创造条件。

4. 药物治疗

股骨干骨折骨髓腔内出血较多。出血过多而发热不退，脉洪大而虚，重按无力者，属血虚发热，用当归补血汤或大剂独参汤频服。待症状逐渐好转，则按骨折三期分治原则进行辨证施治。

5. 功能锻炼

年龄较大的儿童、成人患者的功能锻炼应从复位后第 2 天起，开始练习股四头肌舒缩及踝关节、跖趾关节屈伸活动。如小腿及足部出现肿胀可适当配合按摩。从第 3 周开始，直坐床上，用健足蹬床，以两手扶床练习抬臀使身体离开床面，以达到使髋、膝关节开始活动的目的。从第 5 周开始，两手拉吊杆，健足踩在床上支撑，收复、抬臀，臀部完全离开床面，使身体、大腿与小腿成一水平线，以加大髋、膝关节活动范围。经拍片，骨折端无移位者，可从第 7 周开始扶床架练习站立活动。解除牵引后，在床上活动 1 周即可扶双拐下地做患肢不负重的步行锻炼。当骨折端有连续性骨痂时，患肢可循序渐进地增加负重。经观察证实骨折端稳定，可改用单拐。1~2 周后可弃拐行走，这时再拍 X 线片检查，若骨折端无变化，且愈合较好，方可解除夹板固定。

【预后与调护】

股骨干部位血运丰富，合理复位后较少出现不愈合。骨折持续牵引时，要注意牵引重量的调整、牵引力线的方向、夹板位置及扎带的松紧度。患肢放置在牵引架上，要注意股四头肌和踝、趾关节的功能锻炼，并防止皮肤发生压疮。

三、髌骨骨折

髌骨是人体最大的籽骨，髌骨骨折造成的重要影响为伸膝装置连续性丧失及潜在髌股关节失配。髌骨骨折多见于 30~50 岁的成年人，儿童极为少见。

【病因病机】

髌骨骨折可由直接暴力或间接暴力造成，以后者多见。直接暴力所致者，是由于外力直接打击在髌骨上而引起，如撞伤、踢伤等，多呈粉碎性骨折，髌骨两侧的股四头肌筋膜及关节囊一般尚完整，对伸膝功能影响较少；间接暴力所致者，是由于膝关节在半屈曲位时跌倒，为了避免倒地，股四头肌强力收缩，髌骨与股骨滑车顶点密切接触成为支点，髌骨受到肌肉强力牵拉而骨折，骨折线多呈横行。髌骨两旁的股四头肌筋膜和关节囊破裂，两骨块分离移位，伸膝装置受到破坏，如不正确治疗，可影响伸膝功能。

【临床表现】

患者多有明显外伤史，伤后觉膝部疼痛、乏力，不能伸直膝关节，无法站立。髌骨骨折系关节内骨折，故膝关节内有大量积血，肿胀严重，血肿迅速渗于皮下疏松结缔组织中，形成局部瘀斑；由于髌骨位置表浅，可触及骨折端，移位明显时，其上下骨折端间可触及一凹沟，有时可触及骨擦音。

【诊断要点】

1. 病史

有明确外伤史。

2. 症状

患膝疼痛、肿胀。多数患者伤后不能站立行走。

3. 体征

常见皮下瘀斑及膝部皮肤擦伤，髌骨压痛；骨折有分离移位时，可有骨擦音或异常活动；移位明显者，可触及骨折端及畸形；浮髌试验阳性。

4. 辅助检查

X 线检查可明确骨折类型及移位情况，如为纵裂或边缘骨折，需拍摄轴位片，自髌骨的纵轴方向投照才能显示骨折。

【治疗】

治疗髌骨骨折时，要求恢复伸膝装置的功能，并保持关节面的完整光滑，防止创伤性关节炎的发生。无移位的髌骨骨折、移位不大的横断性骨折，可单纯采用抱膝圈固定膝关节于伸直位；横断性骨折若移位在 1cm 以内者，可采用手法整复，抱膝圈固定膝关节于伸直位；如移位较大的髌骨骨折，手法整复有困难者，可采用内固定治疗。

1. 整复方法

患者平卧，先在无菌操作下抽吸关节腔及骨折断端间的血肿后，注入 1% 普鲁卡因溶液 10~20mL 做局麻，患肢置于伸直位。术者以一手拇指及中指先捏挤远端向上推，并固定之，另一手拇指及中指捏挤近端上缘的内外两角，向下推挤，使骨折近端向远端对位。

2. 固定方法

无移位的髌骨骨折，其关节面仍保持光滑完整，筋膜扩张部及关节囊亦无损伤者，在患肢后侧（由臀横纹至足跟部）用单夹板固定膝关节于伸直位，亦可用长腿石膏托或管型固定患肢于伸直位 4~6 周。有轻度分离移位的骨折经手法整复后可用抱膝环固定或采用弹性抱膝兜固定，后侧用长夹板将膝关节固定在伸直位 4 周。

3. 手术疗法

（1）适应证：骨折移位明显，手法复位失败，骨折端有软组织嵌入，或多块骨折者；严重粉碎性骨折，难以复位者。

（2）手术选择：切开复位，钢丝、张力带或螺钉等内固定；行髌骨部分切除术或全切除术。传统或改良的克氏针钢丝张力带固定术具有固定强度大、手术费用低、患者可以早期功能锻炼等优点，依然是目前主要的手术治疗方法。而聚髌器和髌骨环的应用使手术过程更加简便，但手术费用较高。

4. 药物治疗

髌骨骨折早期瘀肿非常明显，应重用活血祛瘀、利水消肿药物；中期应用接骨续筋通利关节之品；后期服补肝肾、壮筋骨的药物，解除固定后应用中药熏洗。

5. 功能锻炼

术后的功能锻炼应根据具体伤情和骨折固定的稳定程度而分别对待。一般在骨折固定可靠的条件下，可即刻进行肌肉的等长收缩运动和肢体的不负重活动。早期（术后 3 天左右，伤口无炎性反应和疼痛）应用关节持续被动运动（CPM）辅助锻炼，可防止股四头肌挛缩、减轻局部肿胀、促进软骨修复、保存关节功能。经 X 线检查证实骨折初步愈合后，可开始有限的负重（扶拐）锻炼，直到骨愈合（2~3 个月）。然后增加负重和抗阻力练习以尽早实现骨折的牢固愈合（4~6 个月）。在骨牵引条件下，要鼓励早期关节一定范围内的功能锻炼。伴有膝关节创伤（韧带损伤）者，在支具保护下也应早期进行一定范围的肢体主动活动。

【预后与调护】

髌骨骨折属于关节内骨折，要求解剖复位。如果髌骨关节面复位不佳、不平滑，愈合后易发生髌股关节炎；外固定时间长，关节内可发生粘连，导致关节僵硬。注意调整抱膝圈扎带的松紧度，松则不能有效地维持对位，紧则抱膝圈影响肢体的血循环。解除固定后，进行膝关节屈伸锻炼，并配合中药熏洗。

四、胫腓骨骨干骨折

胫腓骨骨干骨折是指胫骨结节、腓骨小头以下至内、外踝以上的骨折，各种年龄均可发病，在全身长骨骨折中发生率较高，以青壮年为多。

【病因病机】

直接暴力或间接暴力均可造成胫腓骨骨干骨折。

1. 直接暴力

由重物打击，踢伤、擂伤或车轮挤压伤等所造成。暴力多来自小腿的外前侧，以横断形、短斜形骨折最多，亦可造成粉碎性骨折。两骨骨折线多在同一平面，且常在暴力作用侧有一三角形碎骨片。因胫骨位于皮下，穿破皮肤的可能性大，肌肉被挫伤的机会较多，除上 1/3 发生骨折外，血管神经同时受伤的较少。

2. 间接暴力

由高处落下，扭伤或滑倒所致，多为斜形或螺旋形骨折。特点为腓骨的骨折线较胫骨的骨折线为高，软组织损伤少，偶尔因骨折移位，骨尖穿破皮扶。在儿童胫腓骨双骨折，可同时为青枝骨折。

直接或间接暴力，均可造成两骨折段重叠、成角或旋转畸形，暴力的方向及小腿本身的重力，是造成畸形的主要原因。因小腿外侧受暴力的机会较多，使骨折端向内成角，而小腿重力使骨折端向后侧倾斜成角，足的重力可使骨折远端向外旋转。肌肉的收缩可使两骨折端重叠。

【临床表现】

患肢肿胀、疼痛和功能障碍，可有骨擦音和异常活动。有移位骨折者，可有肢体缩短、成角及足外旋畸形。损伤严重者，在小腿前、外、后侧间隔区单独或同时出现极度肿胀，扪之硬实，肌肉紧张无力，有压痛和被动牵拉痛。严重齐压伤、开放性骨折应注意早期创伤性休克的可能。胫骨上 1/3 骨折者，检查时应注意腘动脉的损伤。腓骨上端骨折时应注意腓总神经的损伤。小腿肿胀明显，皮肤感觉减退或消失，伴有剧痛应警惕骨筋膜室综合征。小儿青枝骨折或裂纹骨折，临床症状可能很轻，但患儿拒绝站立或行走，局部有轻微肿胀及压痛。

【诊断要点】

1. 病史

有明显外伤史。

2. 症状

伤后小腿疼痛剧烈，以骨折部位明显，任何活动都会加重疼痛。损伤严重者，小腿可出现极度肿胀，瘀斑较明显。伤后患肢不能站立和行走。但单纯腓骨骨折可行走。

3. 体征

骨折端可有环形压痛，并有纵轴叩击痛。若损伤严重，骨折移位明显者，患肢可有短缩、成角及旋转畸形。

4. 辅助检查

正侧位 X 线检查可以明确骨折类型、部位及移位方向。因胫骨和腓骨骨折处可以不在同一平面，故 X 线照片应包括胫腓骨全长。

【治疗】

胫腓骨骨折的治疗原则主要是恢复小腿的长度和负重功能。因此，应重点处理胫骨骨折。对骨折端的成角和旋转移位，应予纠正。无移位骨折只需用夹板固定，有移位的稳定性骨折，可用手法整复、夹板固定；不稳定性骨折，可用手法整复、夹板固定，同时配合跟骨牵引，或选用内固定。

开放性骨折应彻底清创，尽快闭合伤口，将开放性骨折变为闭合性骨折。合并筋膜室综合征者应切开减压。

1. 整复方法

（1）牵引：患者平卧位，膝关节屈曲 150°~160°，一助手站于患肢外上侧，用肘关节套住患膝腘窝部。另一助手站在患肢足部，一手握住前足，一手把握足跟部，沿胫骨长轴做对抗牵引 3~5min，矫正重叠及成角畸形。

（2）矫正前后侧移位（端提法）：以中 1/3 骨折为例，一般骨折近端易向前内移位。术者两手拇指放在远端前侧，其余四指环抱小腿后侧。在维持牵引下，近端牵引之助手将近端向后按压，术者两手四指端提远端向前，使之对位。如仍有左右侧移位，可同时推近端向外拉、远端向内，一般即可对位。

（3）分骨挤按：经过上述方法，一般骨折即可达到满意对位。有些类型骨折，如螺旋形、斜形骨折，远端易向外侧残余移位，可用此法整复。以左侧为例，术者站于患者外侧，右手拇指（与左手拇指协同）置于远端前外方，挤压骨间隙，将远端向内侧推挤，右手四指置于近端的内侧，向外用力提拉，并嘱把持足部牵引的助手，将远端稍稍内旋，可使完全对位。

（4）摇摆：术者两手握住骨折端，在维持牵引下，嘱把持足部牵引的助手，徐徐向前后摇摆骨折远端，或术者向内外做轻轻摇摆，使骨折端紧密相接。然后以拇指及示指沿胫骨前嵴及内侧面来回触摸骨折部，是否平整，对线是否良好，最后用木板、纸压垫或石膏固定。

2. 固定方法

（1）夹板固定：根据骨折断端移位的方向及其倾向性而放置适当的压力垫。

①上 1/3 部骨折时，膝关节置于屈曲 40°～80° 位，夹板下达内、外踝上 4cm，内、外侧夹板上端超过膝关节 10cm，胫骨前嵴两侧放置两块前侧板，前外侧板正压在分骨垫上。两块前侧板上端平胫骨内、外两髁，后侧板的上端超过腘窝部，在股骨下端做超膝关节固定。

②中 1/3 部骨折时，外侧板下平外踝，上达胫骨外髁上缘；内侧板下平内踝，上达胫骨内髁上缘；后侧板下抵跟骨结节上缘，上达腘窝下 2cm，以不妨碍膝关节屈曲 90° 为宜；两前侧板下达踝上，上平胫骨结节。

③下 1/3 部骨折时，内、外侧板上达胫骨内、外踝平面，下平齐足底；后侧板上达腘窝跟骨结节上缘；两前侧板与中 1/3 骨折固定方法相同。

将夹板按部位放好后，横扎 3～4 道布带。下 1/3 骨折的内外侧板在足跟下方做超踝关节捆扎固定；上 1/3 骨折内、外侧板在股骨下端做超膝关节捆扎固定，腓骨小头处应以棉垫保护，避免夹板压迫腓总神经。

（2）需要配合跟骨牵引者，穿钢针时，跟骨外侧要比内侧高 1cm（相当于 15° 斜角），牵引时足跟便轻度内翻，恢复小腿的生理弧度，使骨折对位更稳定。牵引重量一般为 3～5kg，牵引后在 48h 内拍摄 X 线片检查骨折对位情况，如果患肢严重肿胀或有大量水泡，则不宜采用夹板固定，以免造成压疮、感染，暂时单用跟骨牵引，待消肿后再用夹板固定。若骨折对位良好，则 4～6 周后拍摄 X 线片复查，如有骨痂生长，则可解除牵引。

3. 手术疗法

（1）适应证：对不稳定性骨折、开放性骨折或合并神经血管损伤者，骨折畸形、延迟愈合或不愈合者，可采用手术治疗。

（2）手术选择：可选用螺丝钉固定系统、钢板螺钉系统、髓内钉固定系统、截骨术和植骨术等。胫骨干骨折是较常见的骨折之一，手术方法一般采用切开复位接骨板内固定术、外固定架术和带锁髓内针固定术，一般术后预后良好，但由于胫腓骨干中下 1/3 段血运较差，也是不愈合和延迟愈合的高发部位，故此段骨折应尽量减少术中损伤。腓骨干骨折一般不需手术也能自然愈合，但是出于腓骨远端下 1/3 处时便有可能会引起踝关节不稳，可行手术固定。

4. 药物治疗

按骨折三期辨证施治。胫骨中 1/3、下 1/3 骨折后期应着重补气血、益肝肾、壮筋骨。

陈旧骨折实行手法折骨或切开复位、植骨术后，亦应及早使用补法。

5. 功能锻炼

整复固定后，即可做踝、足部关节屈伸活动及股四头肌舒缩活动。采用跟骨牵引者，可用健腿和两手支持体重抬起臀部。稳定性骨折从第 2 周开始进行抬腿及膝关节活动，从第 4 周开始扶双拐做不负重步行锻炼。不稳定性骨折解除牵引后仍需在床上锻炼 5~8 天后，才可扶双拐做不负重步行锻炼。足底要放平，不要用足尖着地，锻炼后骨折部若无疼痛，自觉有力，即可改用单拐逐渐负重锻炼。解除跟骨牵引后，若胫骨轻度向前成角者，可使用两枕法纠正；胫骨有轻度向内成角者，可让患者屈膝 90°，髋关节屈曲外旋，将患肢的足部放于健肢的小腿上，呈盘腿姿势，利用肢体本身的重力来恢复胫骨的生理弧度。8~10 周根据 X 线照片及临床检查，达到临床愈合标准，即可去除外固定。

【预后与调护】

胫腓骨骨干中下 1/3 部位的血运较薄弱，骨折修复能力较差，有可能出现骨折迟缓愈合或不愈合，治疗时应注意。如果患肢严重肿胀或有大量水泡，则不宜采用夹板固定，以免造成压疮、感染。运用夹板固定时，要注意松紧度适当。既要防止消肿后外固定松动而致骨折重新移位，也要防止夹缚过紧妨碍血运造成压疮，注意抬高患肢，下肢在中立位置，膝关节屈曲 20°~30°。

第三节　躯干骨折

一、肋骨骨折

肋骨古称"胸肋""胁肋"。肋骨共有 12 对，左右对称，连接胸椎和胸骨而组成胸廓，对胸部脏器起着保护作用。肋骨靠肋软骨与胸骨相连，具有缓冲外力作用。青少年肋骨与肋软骨柔软而富有弹性，因而不易折断。成年以后，尤其老年人，气血虚衰，骨质脆弱，肋骨失去弹性，肋软骨趋于骨化，所以容易发生骨折。

肋骨骨折多发生于第 4~第 7 肋。因第 1~第 3 肋骨较短，且受锁骨和肩胛骨保护；自第 7 肋以下肋软骨不连于胸骨而连于上一肋软骨，故弹性较大；第 11~第 12 肋骨是浮肋，较易避御暴力，故上述肋骨骨折较少见。

【病因病机】

直接和间接暴力都能引起骨折。直接暴力如拳棒打击、车撞等，肋骨在受暴力打击处发生骨折，骨折端向内移位，可穿破胸膜及肺脏；间接暴力如塌方、车轮辗压等，胸部受到前后方对挤的暴力，往往肋骨在腋中线附近发生骨折，骨折端向外弯曲。亦有暴力打击前胸而后肋骨折或打击后背而前肋骨折。胸部肌肉急剧而强烈的收缩，如严重咳嗽、喷嚏时亦可偶发肋骨骨折，但均发生在体质衰弱、骨质松脆者。

骨折可发生在一根或数根肋骨。在肋骨上只有一处被折断，称单处骨折；有两处被折断者，称双处骨折，较少见。多根肋骨双处骨折时，该处胸廓失去支持，吸气时因胸腔内负压增加而向内凹陷；呼气时因胸腔负压减低而向外凸出，恰与正常呼吸活动相反，称为反常呼吸。若骨折端刺破胸膜，空气进入胸膜腔，则可并发气胸，沉入的空气使伤侧肺萎陷，影响了正常呼吸功能和血液循环。如胸膜穿破口已闭合，不再有空气进入胸膜腔，则称为闭合性气胸；如胸膜穿破口未闭合，空气仍自由沟通，则称为开放性气胸；如胸膜穿破口形成阀门，吸气时空气通过穿破口进入胸膜腔，呼气时则不能将空气排出胸膜腔，胸膜腔内压力不断增高，对肺的压迫和纵隔的推移也愈来愈大，则称为张力性气胸。

若骨折端刺破胸壁和肺的血管，血液流入胸膜腔，则并发血胸。早期因胸部呼吸活动，胸膜腔内的瘀血不易凝固；后期由于气血凝滞，形成"干血"或"老血"，胸膜粘连，终为纤维组织填塞，成为机化血胸、纤维胸。

胸部损伤后，若未及时治疗或治疗不彻底，瘀血散而未尽，气滞而不流畅，则可形成陈伤（或称宿伤）。

【诊断要点】

伤后局部疼痛、肿胀，有血肿或瘀斑。说话、喷嚏、咳嗽、深呼吸和躯干转动时疼痛加剧。检查骨折处有压痛或畸形，有时可闻及骨擦音。两手分别置于前胸和后背，前后挤压胸廓，可引起剧烈疼痛，称胸廓挤压征阳性。多根双处骨折时，该部胸廓失去支持而出现反常呼吸，吸气时骨折处胸壁陷落，呼气时反而隆起，影响呼吸与循环机能，产生呼吸困难、紫绀，甚至气脱等严重症状。X线摄片可以了解骨折的状况。但骨与软骨交接处骨折，在X线照片上不易看出。

并发闭合性气胸时，可出现胸闷、气促等不适，检查伤侧呼吸运动减弱，叩诊呈鼓音，呼吸音及语颤减低或消失。开放性气胸患者，呼吸困难、紫绀，血压下降，脉细数，伤侧呼吸音低微或消失，同时可听到空气经胸壁伤口进出的声音，叩诊呈鼓音。张力性气胸患者，有严重的呼吸困难、紫绀和休克，有时气体由胸膜腔挤入纵隔和皮下组织，在头、颈、上肢、胸部等处可触及皮下气肿，伤侧呼吸音极度减弱或消失，叩诊呈鼓音，胸腔穿刺抽出部分气体后，压力减低，但不久又增高，X线检查可了解气胸程度以及肺萎陷和纵隔移位的程度。

并发血胸时，小量的胸膜腔积血，常无自觉症状。大量积血可出现面色苍白、气促、紫绀，脉细数。检查见肋间饱满，叩诊呈浊音，呼吸音及语颤减低，胸腔穿刺可明确诊断。X线检查时，小量积血仅见肋膈角消失，大量积血则全肺为液体阴影所掩盖，若同时存在气胸则出现液平面。血胸形成后，出血停止，称非进行性血胸；如破裂的血管继续出血，症状逐渐加剧，则称为进行性血胸。

胸部陈伤多见虚证，胸胁隐隐作痛，经久不愈，时轻时重，每因劳累或风寒外袭而诱发，外无明显肿胀及固定压痛点，苔薄白，脉多细涩。

根据受伤史、临床表现和X线检查可作出诊断。

【治疗方法】

1. 整复方法

单纯肋骨骨折，因其有肋间肌的保护和其余肋骨的支持，所以多无明显移位，且较稳定，一般无需手法整复。若有明显移位的肋骨骨折，则采用下列方法整复。

（1）立位整复法：嘱患者站立靠墙，医者与患者相对，并用双足踏患者双足，双手通过患者腋下，相叉抱于背后，然后双手扛起肩部，使患者挺胸，骨折断端自然整复。

（2）坐位整复法：根据上法原理，嘱患者正坐，助手在患者背后，将一膝顶住背部，双手握其肩，缓缓用力向后方拉开，使患者挺胸，医者一手扶健侧，一手按定患侧，用推按手法将高凸部分按平。若后肋骨骨折，助手扶住胸前，令患者挺胸，医者立在患者背后，用推按手法将断骨矫正。

（3）卧位整复法：用于前胸肋骨骨折，且病人身体衰弱时。患者仰卧，背部垫高，医者仍按坐位时的手法进行整复。

2. 固定方法

（1）胶布固定法：患者正坐，在粘贴胶布的皮肤上涂复方安息香酸酊，作深呼气使胸围缩至最小，然后浅呼吸，用宽 7～10cm 的长胶布，自健侧肩胛中线绕过骨折处紧贴至健侧锁骨中线，第二条盖在第一条的上缘，互相重叠 1/2，由后向前、由下至上地进行固定，一直将骨折区和上下邻近肋骨全部固定为止。固定时间约 3～4 周。

（2）宽绷带固定法：适用于皮肤对胶布过敏者，骨折部可外贴治伤膏药或消瘀膏。嘱患者作深呼气，胸廓缩至最小，然后浅呼吸，用宽绷带多层环绕包扎固定或多头带包扎固定 3～4 周。

（3）肋骨牵引术：多根肋骨双处骨折，必须迅速固定胸廓，减少反常呼吸引起的生理障碍，可用厚敷料垫于伤部，然后用胶布固定，必要时手术内固定或用肋骨牵引术。肋骨牵引的方法：患处常规消毒，局麻下在骨折中部作一小切口，并将骨折段中部行骨膜下剥离，穿过一根不锈钢丝，与牵引装置相连接。若多根肋骨骨折，需一一进行牵引，牵引重量 0.5～1kg。2～3 周后解除牵引，皮肤消毒后抽出钢丝。也可用持巾钳夹住内陷的肋骨进行牵引，效果亦佳。

3. 穿刺引流

合并闭合性气胸而胸腔积气较少者，不需要特殊处理，积气往往能自行吸收，肺再扩张。若积气较多，有胸闷、气急存在，可自第二肋间锁骨中线处行胸腔穿刺抽出积气。开放性气胸急救时用消毒纱布或凡士林纱布填塞创口包扎，阻止胸腔与外界空气相通。待一般情况改善后，在手术室进行清创术，如合并内脏损伤者，应先处理脏器损伤。术中要去除异物、碎骨片和部分失去活力的胸壁组织，污染严重者宜胸壁引流，并积极控制感染。张力性气胸急救时，在前胸第二肋间插入一针头排气，暂时降低胸腔内压力，以后插入引流管进行水封瓶引流。非进行性血胸可在损伤 12～24h 后施行胸腔穿刺术，在腋后线 6～7 肋间抽吸积血，如积血较多者可分次吸出，每日 1 次，量不超过 1000mL，每次抽吸后可注入抗生素，预防感染。对进行性血胸，在抗休克、给予静脉或动脉内输血后予以剖胸探查，妥善止血，术后插入引流管作水封瓶引流。疑有胸腔内脏损伤，严重血胸或机化血胸、纤维胸等需要手术治疗者，应转胸外科处理。

4. 练功活动

整复固定后，轻者可下地自由活动，重症需卧床者，可取半卧位（肋骨牵引者取平卧位），并锻炼腹式呼吸运动，待症状减轻，即应下地自由活动。

5. 药物治疗

（1）内治：

①初期：应活血化瘀、理气止痛。伤气为主者，宜理气止痛，佐以活血祛瘀，可选用理气止痛汤、金铃子散、柴胡疏肝散。气逆喘咳者可加瓜蒌反、杏仁、枳壳等；伤血为主者，宜活血祛瘀，佐以理气止痛，可选用复元活血汤、血府逐瘀汤、和营止痛汤加减。痛甚可加云南白药或三七，咯血者可加白及、仙鹤草、血余炭、藕节等；气血两伤者，宜活血祛瘀、理气止痛并重，可用顺气活血汤或胸伤一方加减。寒热往来，胸胁苦满者，宜疏肝解郁，和解表里，可用小柴胡汤加减。

②中期：宜补气养血，接骨续损，可选用接骨紫金丹、接骨丹或胸伤二方。

③后期：胸胁隐隐作痛或陈伤者，宜化瘀和伤、行气止痛，可选用三棱和伤汤、黎洞丸。气血虚弱者用八珍汤合柴胡疏肝散。

（2）外治：初期可选用消肿散、双柏散、定痛膏或消肿止痛膏。中期用接骨续筋药膏或接骨膏。后期用狗皮膏、万应膏或万灵膏敷贴，或用海桐皮汤熏洗。

二、脊柱骨折

脊柱俗称脊梁骨，位于项、背、腰、臀部的正中，由33节椎骨组成，各节呈塔状紧密连结，构成躯干的中轴。脊柱是负重、运动、吸收震荡及平衡肢体的重要结构，具有保护及支持内脏、脊髓等作用。

脊柱有颈椎7节；胸椎12节；腰椎5节；骶椎幼年为5节，至成年融合为1块，尾椎4节；总共33节。颈椎较小居上，胸椎稍大居中，腰椎最大居下，呈塔式连接以负重与运动。再下有上宽下窄的骶骨，其两侧各有四孔谓之八髎，为五节骶椎融合为一的合缝之处，末端接有尾椎。

颈椎的活动范围最大，它能旋转，前后屈伸和左右侧弯。旋转活动主要发生在寰椎和枢椎之间。颈椎3~7负责屈、伸、侧弯等活动。胸椎1~10的活动度极小，略有屈伸、旋转的活动。胸椎11~12和腰椎的活动范围仅次于颈椎，它的主要作用是前屈、背伸、侧弯和旋转。

椎骨的棘突较小，向后，位置表浅，而椎体较大，向前，居内。除了第1、第2颈椎及骶尾椎外，椎骨的形态基本相似，椎体后面为椎弓根与椎板，构成椎孔，通过脊髓。椎弓根上下切迹组成椎间孔，脊神经从该孔穿出椎管。附连于椎弓有7个骨突，即两侧横突、上下关节突和后侧棘突。椎体之间以椎间盘相连。正常脊柱有4个生理弧度，颈椎和腰椎向前突，胸椎和骶尾椎向后突。

各椎骨间有韧带相连结，椎体前面为前纵韧带，后面为后纵韧带，在各横突间有横突间韧带，各棘突间有棘上韧带和棘间韧带（颈部棘上韧带比较发达，称项韧带），椎板间亦有坚强的韧带连结，该韧带略呈黄色，称黄韧带。各韧带在维护脊柱运动和承重功能上有重要作用。

椎骨的椎孔连成椎管，内含脊髓。脊髓发出 31 对脊神经，包括颈神经 8 对，胸神经 12 对，腰神经 5 对，骶神经 5 对，尾神经 1 对。在人体发育过程中，脊柱的生长速度超过了脊髓，因此，成人脊髓的末端仅达第 1 腰椎的下缘，第 2 腰椎以下为马尾神经，故脊髓的节段与椎体的节段不相符合。一般说来，颈段脊髓分节平面等于颈椎数目加 1，上胸段脊髓相当胸椎数目加 2，下胸段脊髓相当于胸椎数目加 3，腰脊髓位于第 10～第 11 胸椎之间，骶尾脊髓位于第 12 胸椎与第 1 腰椎之间。

第 1、第 2 颈椎又称为环椎和枢椎，两椎构成环枢关节，有旋转与前屈的功能，活动度大，韧带松弛单薄，所以容易发生骨折脱位。脊髓有两个扩张部，一个在第 3～第 7 颈椎之间，称颈膨大；另一个在第 10 胸椎与第 1 腰椎之间，称腰膨大。肢体的运动与感觉中枢集中于此。因此，脊髓膨大部发生脊椎骨折时常引起截瘫。

【病因病机】

造成脊椎骨折和脱位的损伤有直接、间接暴力两种。直接暴力如打击、碰撞等。在颈、胸、腰椎多是横突或棘突骨折，在骶椎多是无移位的横断性或粉碎性骨折。严重者可能发生粉碎性骨折移位，临床较少见。

脊椎骨折与脱位多因间接暴力所致。根据其发病机制可分为屈曲型和伸直型两种类型。屈曲型较常见，占所有脊椎骨折脱位的 90% 以上，其中大部分（超过 70%）发生在胸腰段。例如患者自高处坠堕，足或臀部先着地；或重物由高处落下，冲击患者头、肩、背部；或因翻车、跳水等事故，由于脊椎受到暴力作用而骤然过度屈曲所致。脊椎在屈曲位受伤，外力集中到椎体前部，同时受到上、下椎体的挤压，故椎体往往被压缩成楔形。活动范围比较大的椎体或骨突，如第 1～第 6 颈椎，第 11、第 12 胸椎，第 1、第 2 腰椎等是好发处。除椎体被压缩或折断外，后部的附件（包括椎板、椎弓根、关节突、横突与棘突）可发生撕脱、断裂、脱位或交锁，严重者常并发脊髓损伤。

若患者从高处仰面跌下，背部或腰部撞击在地面的木梁或其他坚硬物体上，使脊柱骤然过伸，可发生脊椎骨折脱位，还可能合并前纵韧带断裂及附件骨折，称为伸直型骨折脱位，临床上比较少见，好发于颈椎和腰椎。此外，突然旋转，强力屈伸，如滑冰时摔倒，可引起椎弓峡部骨折。肌肉骤然猛烈收缩，如强力举重时，可造成棘突骨折，但均少见。

根据骨折脱位后脊柱的稳定程度分为稳定性与不稳定性骨折。凡单纯椎体压缩骨折（椎体压缩不超过 1/2，不合并附件骨折或韧带撕裂），或单纯附件（横突、棘突或椎板）骨折，称为稳定性骨折；椎体压缩超过 1/2 或椎体粉碎或骨折伴有脱位、附件骨折及韧带撕裂等，称为不稳定性骨折。不稳定性骨折容易造成脊髓神经损伤。

【诊断要点】

伤后局部肿胀、疼痛，骨折处两侧肌肉紧张，不能站立，翻身困难，脊椎各方向运动障碍。屈曲型可见后凸畸形，颈椎骨折可见头颈倾斜，常用两手托住头部，检查时棘突有明显压痛，棘突间距离改变，局部有肿胀、瘀斑。腰椎骨折时由于腹膜后血肿刺激，可伴有腹部胀痛、胃纳不佳、便秘、舌苔薄白转黄腻、脉弦数等里实证。伴有脊髓神经损伤者，则出现截瘫，损伤平面以下肢体麻木、无知觉、不能活动，排尿及大便功能障碍。

X线正侧位片可显示脊柱骨折的类型和移位情况。应注意椎体是否压缩、压缩的程度，有无粉碎或脱位，椎管、椎间孔是否变形或有骨片进入，椎间隙是否变窄，椎板、椎弓根、关节突、横突、棘突等附件是否骨折，棘突是否排列在一条直线上等。怀疑椎弓骨折者可加摄斜位片。根据受伤史、临床表现和X线检查可作出诊断。

【治疗方法】

1. 急救处理

脊柱骨折和脱位的急救处理，对患者预后常有重大关系。如搬运不当可加重脊柱和脊髓损伤，造成不可挽回的严重后果。对于任何脊柱骨折脱位的可疑者，不得任意搬动，就地给予止痛剂及抗休克处理后，方可转送。在搬运过程中，应使脊柱保持伸直位置，避免屈曲和扭转，可采用二人或数人在患者一侧，动作一致地平托头、背、腰、臀、腿的平卧式搬运法，或用滚动的方法，将患者移至有厚垫的木板担架或硬板床上，使患者仰卧。如为颈椎损伤，应有一人固定头部，并略加牵引，勿使其有旋转活动。如用帆布担架抬运屈曲型骨折的患者时，则应采用俯卧位。

2. 整复方法

（1）屈曲型脊椎骨折：屈曲型脊椎压缩骨折时，前纵韧带往往保持完整，但发生皱缩。通过手法整复，加大脊柱背伸，前纵韧带由皱缩变为紧张，韧带附着的椎体前部及椎间盘有可能膨胀，恢复其压缩前的外形。

①双踝悬吊法：此法复位前可给止痛剂（杜冷丁100mg肌肉注射）或局部麻醉（1%普鲁卡因40~60mL注入椎板附近）。患者俯卧，两踝部衬上棉垫后用绳缚扎，将两足徐徐吊起，使身体与床面约成45°角。术者用手掌在患处适当按压，矫正后凸畸形。复位后患者仰卧硬板床，骨折部垫软枕。

②攀索叠砖法：此法是一种过伸位脊椎骨折复位法。先让患者双手攀绳，以砖6块，分左右各置3块，双足踏于砖上，然后抽去足下垫砖，让身体悬空（足尖触地），脊柱呈过伸位。医者在患者腰后，将后凸畸形矫正。此法适用于体格健壮、屈曲型单纯性胸腰椎压缩骨折患者。

③垫枕法：此法患者仰卧硬板床，骨折部垫软枕，垫枕可逐渐加高，使脊柱过伸。此法配合练功疗法效果更好，适用于屈曲型单纯性胸腰椎压缩骨折，以及过伸复位后维持整复效果。

④攀门拽伸法：嘱患者俯卧在硬木板上，双手攀住木板上缘。三人在下腰部与双下肢拔伸牵引，用手按压骨折部进行复位。这是一种非过伸位脊柱骨折复位法，适用于不稳定性的屈曲型胸腰椎压缩性或粉碎性骨折，以及年老体弱的患者。

⑤持续牵引法：此法适用于轻度移位、无关节交锁的颈椎骨折，一般采用枕颌布托牵引。将枕颌布托套住枕部与下颌部，通过滑车进行牵引，头颈略后伸，牵引重量 2~3kg，持续牵引 4~6 周。若颈椎骨折伴有关节交锁者，需用颅骨牵引。牵引重量应逐步增加，并及时摄片了解复位情况，一般采用 5~10kg 即可将交锁解除。牵引方向先略加前屈，复位后，牵引方向改为后伸，重量可逐渐减少至 1~2kg，继续牵引 4~6 周后换颈托或用石膏围领保护。

（2）伸直型脊椎骨折：伸直型脊椎骨折极少见。颈椎部损伤时，可采用颈椎中立位枕颌布托牵引，必要时可使颈椎稍向前屈曲。无脊髓损伤者，持续牵引 4~6 周后，换颈托或石膏围领保护。腰椎部损伤时，应避免脊柱后伸，根据需要将脊柱安置于伸直或略屈曲的位置。

3. 固定方法

脊椎骨折脱位整复后，应予以适当固定，一般单纯性胸腰椎压缩性骨折，须仰卧硬板床，骨折部垫软枕。卧床时间 3~4 周。对于不稳定性胸腰椎骨折，《医宗金鉴·正骨心法要旨》记载用塑形杉木制成的"通木"与"腰柱"固定。现多采用脊椎骨折夹板或石膏背心、金属支架固定，固定时间 4~6 个月，必要时亦可手术治疗。颈椎骨折脱位者，经整复与持续牵引后，可给予颈托或石膏围领固定。

4. 练功活动

胸腰椎骨折通过练功活动可达到复位与治疗目的，不但能使压缩的椎体复原，保持脊柱的稳定，而且由于早期活动可增加腰背肌肌力，不至于产生骨质疏松现象，亦可避免或减少后遗慢性腰痛。伤后若无休克等合并症的单纯压缩性骨折，应在复位后第 2 天起开始逐步练功，一般 4 周以后即可带夹板下床活动。对于不稳定性骨折，卧床 1~2 周后开始练功，下床时间应在 6~8 周以后，且须用胸腰椎夹板固定。伤后 4 个月内应避免向前弯腰动作。一般屈曲型胸腰椎压缩性骨折可采用下列练功法。

（1）仰卧式：

①五点支撑法：在木板床上，患者仰卧，用头部、双肘及双足跟五点支撑起全身，使背部尽力腾空后伸。伤后早期即可采用此法。

②三点支撑法：患者双臂置于胸前，用头部及双足跟撑在床上，而全身腾空后伸。本法是在五点支撑法基础上的发展，适用于中后期。

（2）俯卧式：可用飞燕点水法。患者俯卧，两上肢后伸，头部与肩部都尽量后仰，在上肢后伸、头与背部尽力后仰的同时，下肢伸直后伸，全身翘起，仅让腹部着床呈一弧形。适用于中后期。

5. 药物治疗

（1）早期：局部肿胀，剧烈疼痛，胃纳不佳，大便秘结，苔薄白，脉弦紧，证属气滞血瘀，治宜行气活血，消肿止痛。方用复元活血汤、腰伤一方或膈下逐瘀汤，外敷消瘀膏或消肿散。兼有少腹胀满、小便不利者，证属瘀血阻滞、膀胱气化失调，治宜活血祛瘀，行气利水，用膈下逐瘀汤合五苓散。若局部持续疼痛、腹满胀痛、大便秘结、苔黄厚腻、脉弦有力，证属血瘀气滞，腑气不通，治宜攻下逐瘀，方用桃核承气汤或大成汤加减。

（2）中期：肿痛虽消而未尽，仍活动受限，舌黯红、苔薄白，脉弦缓，证属瘀血未尽，筋骨未复，治宜活血和营，接骨续筋。方用复元通气散加减，还可应用腰伤二方或跌打养营汤内服，外贴接骨膏。

（3）后期：腰酸腿软，四肢无力，活动后局部隐隐作痒，舌淡苔白，脉虚细，证属肝肾不足、气血两虚，治宜补益肝肾，调养气血，方用六味地黄汤、八珍汤或壮腰健肾汤加减，外贴万应膏或狗皮膏。

第四节　肩关节脱位

【概述】

肩关节脱位是指肱骨头与肩胛盂发生移位，又称为肩肱关节脱位，是临床上最常见的脱位之一，多发生于 20～50 岁的成年男性。根据脱位后肱骨头的位置，可分为前脱位和后脱位两种，前脱位又分为喙突下、盂下、锁骨下脱位 3 种。根据脱位的时间与复发次数，可分为新鲜、陈旧和习惯性脱位。新鲜脱位处理不及时或不妥，往往转变为陈旧性脱位，脱位有时可伴有骨折。中医可将其归属为"肩胛骨出""肩膊骨出向"或"肩骨脱臼"。

【诊断要点】

1. 临床表现

（1）肩关节前脱位：

①肩部受伤后，局部疼痛、肿胀，肩部活动障碍，后期患侧三角肌萎缩。

②肩部呈"方肩"畸形，有空虚感，可在腋窝或喙突或锁骨下扪及肱骨头，伤肢处于20°～30°肩外展位，并呈弹性固定。

③搭肩试验（Dugas 征）及直尺试验阳性。

（2）肩关节后脱位：

①肩部剧痛，肩后肩峰下压痛明显。

②上臂固定于中立位或内收内旋位，不能外展外旋。

③喙突异常突起，在肩峰下可触及肱骨头。

（3）习惯性肩关节脱位：

①有多次脱位病史。

②脱位时疼痛不剧烈，但仍有关节活动障碍。

③当肩外展、外旋和后伸时，易诱发再脱位。

2. 诊断标准

（1）肩关节前脱位：

①外伤史。

②肩部受伤后，局部疼痛、肿胀，肩部活动障碍。

③肩部呈"方肩"畸形，有空虚感，可在腋窝或喙突或锁骨下扪及肱骨头，伤肢处于20°~30°肩外展位。并呈弹性固定。

④搭肩试验（Dugas 征）及直尺试验阳性。

⑤X 线片可以确诊。

（2）肩关节后脱位：

①外伤史。

②喙突突出明显，肩前部塌陷扁平，肩部活动受限。

③在肩胛冈下触及肱骨头，上臂呈轻度外展，内旋畸形。

④X 线照片可以确诊。

（3）习惯性肩关节脱位：

①有多次脱位病史。

②脱位时疼痛不剧烈，但仍有关节活动障碍。

③当肩外展、外旋和后伸时，易诱发再脱位。

④X 线片可以确诊。

3. 辅助检查和实验室检查

X 线片可确诊，肩关节后脱位者摄腋窝位。

【鉴别诊断】

1. 肱骨外科颈骨折

二者都有肩关节部疼痛、肿胀、活动受限，但肩关节脱位者有"方肩"畸形，关节盂空虚，弹性固定或喙突过分前突，在关节周围可触及脱出的肱骨头等体征，而肱骨外科颈骨折局部有环形压痛和纵向叩击痛，非嵌插型骨折可出现畸形、骨擦音及异常活动，X 线片可加以鉴别并确诊。

2. 肩周炎

肩周炎与肩关节脱位均有肩部的剧烈疼痛和肩关节功能明显受限，但肩周炎是一种慢性的肩部软组织的退行性炎症，早期以剧烈疼痛为主，中晚期以功能障碍为主。而肩关节脱位则多有急性损伤史，如过力或突发暴力的牵拉及冲撞，跌倒时手掌和肘部着地，由于突然的暴力沿肱骨向上冲击，使肱骨头脱离关节盂。

【治疗方法】

1. 手法整复

（1）新鲜肩关节前脱位：

①悬吊复位法（Stimson 方法）：此法适用于年老体弱及有麻醉禁忌证者，比较安全。患者俯卧于床上，患肢悬垂于床旁，根据患者肌肉发达程度，患肢手腕系布带并悬挂 2.27~4.54kg 重物（不要以手提重物），依其自然牵引持续 15min，肩部肌肉由于持续重力牵引作用而逐渐松弛。往往在牵引过程中肱骨头即可自动复位。有时术者需内收患肩或以双手自腋窝

向外上方轻推肱骨头，或轻轻旋转上臂，肱骨头即可复位。

②Hippocratic 复位法：是一种最古老的复位方法，至今仍被广泛应用。只需一人操作。术者沿患肢畸形方向牵引，同时以足跟蹬于患肩垫有棉垫的腋窝部，向外上方用力，逐渐增加牵引力量，同时轻柔旋转上臂，以解脱肱骨头的病理咬合，并内收上臂，此时肱骨头即可复位。复位时常感到肱骨头的滑动感和复位后的响声。复位后患者肩部疼痛症状顿时明显减轻，肩部恢复饱满，Dugae 征阴性，肩关节恢复一定的活动。

③Kocher 方法：Kocher 方法亦为应用已久的复位方法。患者仰卧，肘关节屈曲，施术者一手握住患者手腕，另一手握住其肱骨下端，在轻度外展位持续牵引，助手以手或布兜住患者侧胸壁做反牵引。保持牵引 1~2min 后轻柔外旋上臂（正常外旋度为 80°左右），在继续牵引下逐渐内收上臂使肘部向前中线靠拢，达极度内收后迅速内旋上臂，亦即让伤侧手快速摆向对侧肩部，此时可感觉到肱骨头滑入肩胛盂。本法利用杠杆作用，如应用得法，复位过程省力、轻巧，反之应用不当或用力过大，肱骨及肩周软组织受力过大，可导致肱骨干、肱骨颈骨折，旋转袖撕裂，腋动脉或臂丛神经损伤。年龄较大的女性患者往往伴有骨质疏松，尤应谨慎使用。

（2）肩关节后脱位：麻醉后沿肱骨轴线纵向牵引，同时内收上臂以使肱骨头与肩盂后缘解脱，此时术者以一手自后方向前推挤肱骨头，同时再外旋上臂，一般肱骨头即可复位。

（3）习惯性肩关节脱位：一般可自行复位或轻微手法即可复位，可用上述方法。

（4）陈旧性肩关节脱位：陈旧性肩关节前脱位及后脱位治疗原则是尽量手法复位，如获成功效果比手术复位为佳。勉强复位，有时可致骨折或神经损伤等并发症，故须严格选择病例，掌握适应证及手法复位的技术。操作用力适当，手法轻柔，动作缓慢，避免造成骨折或血管神经损伤等合并症。

2. 固定方法

新鲜肩关节前脱位复位后将上臂置于内收、内旋、肘关节屈曲 90°功能位，用三角巾悬吊胸前 2~3 周。

肩关节后脱位将上臂固定于外展、外旋及轻度肩后伸位，用肩人字石膏固定。

习惯性肩关节脱位用颈腕吊带和胸臂绷带将上肢固定在胸前。

3. 药物治疗

（1）中药治疗：

①中药辨证内服：复位固定后，肩关节脱位可按损伤三期辨证施治进行治疗。

a. 初期：活血祛瘀，消肿止痛。

主方：活血祛瘀方。

当归 10g，赤芍 10g，红花 12g，栀子 10g，桃仁 10g，泽兰 10g，生地黄 15g，三七末 3g（冲服）。水煎服，日 1 剂。

b. 中期：舒筋活血，强筋壮骨。

主方：壮筋养血汤。

当归 9g，川芎 6g，白芷 9g，续断 12g，红花 5g，生地黄 12g，牛膝 9g，牡丹皮 9g，杜仲 6g。水煎服，日 1 剂。

c. 后期：补肝肾，壮筋骨。

主方：补肾壮筋汤。

熟地黄 12g，当归 12g，牛膝 10g，山茱萸 12g，茯苓 12g，续断 12g，杜仲 10g，白芍 10g，青皮 5g，五加皮 10g。水煎服，日 1 剂。

②中药外敷：

a. 早期：外用方消肿止痛膏。

姜黄、羌活、干姜、栀子、乳香、没药各 150g。共研细末，用凡士林调成 60% 软膏，外敷患处。每日 1 次。

b. 后期：中药外洗方如骨科外洗一方。

宽筋藤 30g，钩藤 30g，忍冬藤 30g，王不留行 30g，刘寄奴 15g，防风 15g，大黄 15g，荆芥 10g。解除固定后，煎水熏洗患肢，每日 1 剂，每日 2 次。

（2）西药治疗：疼痛剧烈者可予非甾体抗炎药如美洛昔康 7.5mgpobid；或塞来昔布 200mgpobid。

4. 功能锻炼

固定 2~3 天后在三角巾悬吊下行肩肱关节前后、内外摆动练习，逐步增大摆动幅度。去除三角巾后行三角肌及肩带肌肉的肌力练习及恢复肩关节活动度的练习，但要防止过分牵伸关节囊的撕裂部位，以免增加习惯性脱位的可能。

5. 手术治疗

（1）新鲜性肩关节脱位：新鲜肩关节脱位极少需要手术治疗，只有经多次手法复位无效才考虑手术切开复位，复位失败原因一般为软组织的交锁。

（2）陈旧性肩关节脱位：陈旧性肩关节脱位一般都需要手术治疗，手术切开复位后肱骨头可以用克氏针固定，并需要修复损伤的关节囊等组织。

（3）习惯性肩关节脱位：习惯性肩关节脱位常常困扰患者的工作和生活，手术方法多种多样，例如关节囊、盂唇和肩胛下肌腱成形术，肌腱转位手术，骨阻滞手术，截骨术，悬吊手术等。随着医学的飞速发展，近十年来关节镜下盂唇修补、骨移植等手术日渐成熟，已经成为治疗肩关节习惯性脱位的常规方法，为广大患者解决了痛苦。

第五节　肘关节脱位

【概述】

肘关节脱位是肘部常见损伤，在全身大关节脱位中占 1/2 左右。肘关节为屈戌关节，正常肘关节由肱尺、肱桡和上尺桡关节组成，主要是肱尺关节进行伸屈活动（伸 0°，屈 150°）。肘关节的稳定性主要依赖肱骨下端与尺骨上端的解剖联系，关节囊两侧的侧副韧带和桡骨头环状韧带加强这种联系。肘关节后部关节囊及韧带较薄弱，易发生后脱位。肘部的三点骨突标志是肱骨内、外上髁及尺骨鹰嘴突。肘关节伸直时，这三点成一直线；屈肘 90°时，这三点构成一等腰三角形，称为"肘三角"，该三角骨性标志有无改变对鉴别肘关节脱位和骨折有重要意义。当肘关节后脱位时，肘后三点的位置关系即发生改变。

【诊断要点】

1. 临床表现

肘关节后脱位最为常见，大多发生于青壮年，多由传达暴力和杠杆作用所致。跌倒时用手掌撑地，肘关节在旋后半伸直位，作用力沿尺骨、桡骨长轴向上传导，尺骨、桡骨上端向近侧冲击，并向上后方移位。传达暴力使肘关节过度后伸，尺骨鹰嘴撞击鹰嘴窝，形成杠杆作用，使止于喙突上的肱前肌和肘关节囊前壁撕裂。肱骨下端前移，桡骨头和尺骨鹰嘴后移，形成肘关节后脱位。由于暴力方向不同，尺骨鹰嘴除向后移位外，有时还可向内侧或外侧移位。有些病例可能合并尺骨喙突骨折。肘关节脱位可合并肱骨内、外上髁骨折，有时骨折片嵌在关节内阻碍复位，可合并尺神经损伤。

肘关节前脱位很少见，多为直接暴力所致，患者屈肘位跌倒，肘尖触地，暴力由后向前，使尺骨鹰嘴推移至肱骨的前方，造成肘关节前脱位，多并发鹰嘴骨折。部分患者发生尺桡骨近端脱向肱骨远端的内侧或外侧的侧方脱位以及肱骨远端脱向尺桡骨之间，尺桡骨呈相反方向分离的分离脱位。

肘关节脱位时肘窝部和肱三头肌腱常因肱前肌腱被剥离，骨膜、韧带、关节囊的撕裂而产生血肿，易发生异位骨化，是整复困难及后期功能恢复障碍的主要原因。

2. 诊断标准

（1）肘关节后脱位：

①伤后肘关节肿胀、压痛，特有畸形，弹性固定，主动活动受限。

②肘后三点关系失常，尺骨鹰嘴后突，鹰嘴上方空虚，前方肘窝处可触及扁圆形的肱骨下端，肘关节后外侧可触及脱出的桡骨头，尺骨鹰嘴肘部肿胀畸形明显，肘窝部饱满，前臂外观变短，尺骨鹰嘴后突，肘后部空虚、凹陷。

③关节弹性固定于半屈曲位，只有微小的被动活动度。

（2）肘关节前脱位：

①伤后肘关节肿胀、压痛，肘关节过伸，屈曲受限，弹性固定。

②一般合并有尺骨鹰嘴骨折，肘后三点关系正常，肘前隆起，可触及脱出的尺桡骨上端，肘后可触及肱骨下端及游离的鹰嘴骨折片。

③前臂较健侧长，可有不同程度的旋前或旋后畸形。

（3）辅助检查和实验室检查：肘部正侧位 X 线片可以明确肘关节脱位的类型，以及是否合并有骨折。

【鉴别诊断】

1. 肱骨远端全骺分离

小儿 X 线片上肱骨小头骨化中心未显现，仅靠 X 线片诊断，肱骨远端全骺分离极易误诊为肘关节脱位。由于儿童时期骺板的强度远不及关节囊及韧带，对儿童的关节部位损伤，首先要考虑有无骨骺损伤的可能；其次，仔细全面的临床检查也是诊断非常重要的一环。根据肿胀、压痛及瘀血斑的部位可对骨折部位有初步印象，利用一些特殊骨性标志如肘后三角等来诊断和鉴别肱骨下端骨骺分离与肘关节脱位。熟悉小儿肘关节解剖形态及生理演变，才能在阅读 X 线片时提高诊断符合率，以免误诊误治，给患儿的生长发育造成严重后果。

2. 伸直型孟氏骨折

合并尺骨鹰嘴骨折的肘关节前脱位应该与伸直型孟氏骨折鉴别，前者肱尺关节脱位，上尺桡关节关系正常；后者肱尺关节正常，上尺桡关节关系异常，桡骨头脱位。

3. 肱骨髁上骨折

肘关节后脱位应该与肱骨髁上骨折鉴别。肘关节后脱位时，肘后三角有变化，上臂正常、前臂短缩；肱骨髁上骨折肘后三角无变化，上臂短缩、前臂正常。

【治疗方法】

1. 手法整复

（1）新鲜肘关节后脱位：新鲜肘关节后脱位病史短（24h 内）者，一般可不用麻醉即能复位；病史长（超过 24h）或患部肌肉韧带紧张者，可选用局麻或臂丛麻醉。常用的复位方法有以下两种。

①膝顶复位法：患者端坐位，术者立于伤侧前面，一手握住其上臂，另一手握住腕部，同时足踏于凳面上，以膝顶在患肢肘窝内，沿前臂纵轴方向用力牵引，并逐渐屈肘。

②拔伸牵引法：患者坐位，助手立于患者背后，双手握其上臂，术者站在伤侧前面，以双手握住其腕部，置前臂于旋后位，两人同时做对抗拔伸牵引数分钟，然后术者以一手握腕部继续保持牵引，另一手拇指抵住肱骨下端向后推按，其余四指抵住鹰嘴向前端提，并慢慢将肘关节屈曲。或者卧位，患者仰卧，伤肢靠床边，术者一手按其上臂下端，另一手握住伤肢前臂顺势牵引，当听到或触到关节复位弹响感觉时，屈曲肘关节。

（2）新鲜肘关节前脱位：麻醉方法同肘关节后脱位。患者取坐位或卧位，一助手牵拉固定患肢上臂，术者握前臂，推前臂向后，即可复位。复位后石膏固定患肘于半伸肘位 4 周，有时尺骨鹰嘴骨折不能手法整复，需手术复位固定。

（3）陈旧性肘关节脱位：肘关节脱位超过 3 周者，由于血肿机化及瘢痕组织形成，关节间隙充满肉芽组织，关节周围组织广泛性粘连、挛缩，给复位带来很大困难。一般脱位时间越长，整复越困难。若成年人脱位在 3 个月以内，无合并骨折或血管神经损伤，无骨化性肌炎的单纯性后脱位患者，采用手法整复，可获得较满意的结果。如不能复位时，切不可强力复位，应采取手术复位。

2. 固定方法

单纯的新鲜肘关节后脱位复位成功后用"8"字绷带固定肘关节于屈曲90°功能位，三角巾悬吊于胸前；合并骨折者按照骨折处理，一般用石膏固定4~6周。

3. 药物治疗

（1）中药治疗：

①中药辨证内服：按照骨伤科中医三期辨证用药。初期患肘肿痛明显，宜活血化瘀、消肿止痛；中后期宜舒筋活血、强筋壮骨。

a. 初期：活血化瘀，消肿止痛。

处方：桃红四物汤。

生地黄15g，赤芍15g，川芎15g，当归15g，续断15g，五加皮15g，桃仁15g，红花10g，枳壳10g。日1剂，水煎服。

b. 中后期：和营生新，舒筋活络，佐以理气活血。处方：壮筋养血汤。

白芍10g，当归10g，川芎10g，川续断15g，红花10g，生地黄10g，牛膝10g，牡丹皮10g，杜仲10g。日1剂，水煎服。

②中药外敷：初期宜局部散瘀消肿止痛为主，中期接骨续筋，促进周围软组织损伤的修复，后期以外洗方促进关节功能恢复为主。

（2）西药治疗：复位后肘关节肿胀较重者，静脉滴注甘露醇250mL，每日2次；或者静脉滴注七叶皂苷钠10mg，每日2次。疼痛剧烈者可予非甾体抗炎药，口服美洛昔康胶囊，每次7.5mg，每日2次，或塞来昔布，每次200mg，每日2次。

4. 功能锻炼

肘关节脱位复位固定后，及早进行握拳锻炼，以消肿止痛，防止出现肌肉萎缩。解除固定后逐渐进行肘关节屈伸锻炼，禁止强力屈伸及按摩，以免发生骨化性肌炎。

5. 手术治疗

新鲜肘关节脱位，经手法复位成功率很高，应尽可能采用手法治疗。对于陈旧性肘关节脱位手法复位失败者或损伤已达数月，无异位骨化和明显软组织萎缩者，应行手术切开复位。如合并有尺神经损伤，手术时应先探查神经，在保护神经下进行手术复位，复位后宜将尺神经移至肘前，如关节软骨已破坏，应考虑做肘关节成形术或人工关节置换术。

第六节　髋关节脱位

【概述】

髋关节由髋臼、股骨头关节囊和韧带等构成，属多轴的球窝关节。髋臼的周缘附有纤维软骨构成的髋臼唇，以增加髋臼的深度。股骨头和股骨颈通过坚韧致密的关节囊和圆韧带与髋臼相连，且前面有强大的髂股韧带，后面有耻股韧带和坐股韧带加强，具有较大的稳固性。

因此，髋关节脱位只有在强大暴力作用下才可能发生，见于活动力强的青壮年男性，其发病率在全身四大关节（肘、肩、髋、膝）中居第 3 位。

髋关节脱位后根据股骨头移位情况，可分为前脱位、后脱位及中心性脱位 3 种。临床上以后脱位最为常见，前脱位次之，中心性脱位少见。

髋关节后脱位多由间接暴力引起，当髋关节屈曲 90°时，过度内收内旋股骨干，使股骨颈前缘抵髋臼前缘处为支点形成杠杆，当股骨干继续内旋并内收时，股骨头因受杠杆作用而离开髋臼造成后脱位。或当髋、膝均屈曲位时，暴力由前向后作用于膝部，再经过股骨干传导到髋部，如高速行驶的汽车突然刹车，由于惯性使坐位乘客膝部受外力撞击而脱位。或暴力由后向前作用于骨盆，亦可发生股骨头向后脱位，如屈髋弯腰劳动时，塌方的煤块或土方由后向前撞击骨盆，使股骨头相对后移而脱位。有时还合并髋臼后缘骨折、股骨头骨折或坐骨神经受到移位的股骨头压迫、牵拉而被损伤。

当髋关节伸直而股骨突然受到外展暴力时，大腿因外力过度外展、外旋时，股骨大粗隆顶端与髋臼上缘接触，并以此为支点形成杠杆作用，股骨头突破关节囊前下方薄弱处，而形成髋关节前脱位。股骨头停留在耻骨上支部或闭孔部。

跌倒时，股骨大粗隆部着地或从高处坠落，股骨略外展位着地，或当强大的暴力作用侧方挤压于股骨大粗隆外侧，顺股骨颈的传达暴力上传，股骨头撞击髋臼底部引起臼底骨折。如外力继续作用，股骨头可连同髋臼骨折片部分或全部突入盆腔，形成中心性脱位。中心性脱位必然合并髋臼底骨折，骨折多为粉碎性。

【诊断要点】

1. 临床表现

髋关节后脱位者患肢呈屈曲、内收、内旋、短缩畸形，患侧膝关节亦轻度屈曲，并搭于健侧膝上（称为黏膝征），足尖触及健侧足背。患侧臀部膨隆，股骨大粗隆上移凸出，在髂坐线后上方可触及股骨头。患髋功能完全丧失，被动外展、外旋动作引起疼痛和肌肉痉挛。有时可能并发股骨头或髋臼后上缘骨折。

髋关节前脱位时患肢明显外展、外旋及轻度屈曲畸形，并较健侧肢体稍长，在腹股沟部位可触及股骨头。患侧大粗隆处平坦或内陷。患肢不能主动活动，被动活动时髋部疼痛，在做内收、内旋动作时呈弹性固定。黏膝征阴性。

髋关节中心性脱位股骨头移位不多者，往往只有局部疼痛、肿胀及轻度髋关节障碍，畸形不明显；移位明显的脱位有肢体短缩、患肢外旋畸形。若髋臼骨折形成血肿，患侧下腹部有压痛，肛门指检常在患侧有触痛和触到包块。可合并有坐骨神经及盆腔内脏器损伤。

2. 诊断标准

（1）有明显的外伤史。

（2）伤后患髋关节疼痛、肿胀、功能障碍、畸形并弹性固定。

（3）髋关节后脱位者患肢呈屈曲、内收、内旋、短缩畸形，黏膝征阳性，在臀部可以触及股骨头。

（4）髋关节前脱位者患肢明显外展、外旋及轻度屈曲畸形，并较健侧肢体稍长，在腹股沟部位可触及股骨头。

（5）髋关节中心性脱位者畸形不明显。

3. 辅助检查和实验室检查

常规拍摄骨盆平片，必要时加拍髋关节侧位片。对于合并有骨折者，为了明确骨折的具体部位、移位程度，建议进行骨盆 CT 检查。

【鉴别诊断】

股骨颈骨折：股骨颈骨折多见于老年人，伤后髋关节疼痛，活动困难，下肢短缩、外旋畸形，髋关节没有屈曲、内收内旋或外展外旋畸形，无弹性固定。拍摄骨盆平片可以明确诊断。

【治疗方法】

1. 手法整复

对于单纯脱位的治疗应以急诊闭合复位为原则，即使合并有股骨头或髋臼骨折，亦应立即整复。手法不能复位者，宜早期手术治疗。

（1）髋关节后脱位复位手法

①提拉法（Allis法）：患者仰卧，助手固定骨盆，复位时术者先将患侧髋关节和膝关节屈至90°，使髂股韧带和髋部肌肉松弛，然后一手握住小腿向下压，另一前臂套住膝后部向上牵拉，使股骨头向前移位接近关节囊后壁破口，同时向内、外旋转股骨干，使股骨头滑入髋臼，助手同时将股骨头向髋臼推挤复位。复位时常可听到或感到一明显响声。此法比较安全。

②问号法（Bigelow法）：在麻醉下，患者仰卧，助手固定骨盆，髋、膝屈曲至90°，术者一手握住患肢踝部，另一前臂放在腘窝处向上牵引，开始先使髋关节屈曲、内收、内旋（使股骨头离开髂骨），然后一面持续牵引，一面将关节外旋、外展、伸直，使股骨头滑入髋臼而复位（助手可协助将股骨头推入髋臼）。因为复位时股部的连续运用呈"?"形，故称"问号法"复位。左侧后脱复位时，股部的连续动作如一个正"问号"，反之，右侧后脱位为一反"问号"。此法对老年人和儿童应慎用，以免造成股骨颈骨折或股骨头骨骺分离。

（2）髋关节前脱位复位手法：屈髋拔伸法。患者仰卧，一助手按住双侧髂嵴固定骨盆，另一助手屈曲患肢小腿，屈膝90°，逐渐增加髋外展、外旋及屈曲，并向外方牵引，使股骨头与闭孔或耻骨上支分离。与此同时，术者站在对侧，一手把住大腿上部向外下按压，另一手用力将股骨头向髋臼内推进，同时在牵引下内收患肢，当感到股骨头纳入髋臼的弹响即已复位，放松后畸形消失。如手法复位失败，应早期切开复位。

（3）髋关节中心性脱位复位手法：对于轻度脱位者，可试行手法复位。患者仰卧，一助手握住患肢踝部，使足中立，髋外展30°位，轻轻拔伸旋转，另一助手把住患者髋部对抗牵引。术者立于患侧，一手推髂骨部，另一手抓住绕过患侧大腿根部的布带，向外牵拉，即可将内移之股骨头拉出。较严重的中心性脱位宜采用持续骨牵引，移位的骨碎片可能与脱位的股骨头一并复位。

2. 固定方法

髋关节脱位主要的固定方法是牵引，牵引有复位和固定的双重作用，单纯髋关节后脱位患者手法复位成功后，需继续皮肤牵引固定 3~4 周；合并骨折者固定 4~6 周。

3. 药物治疗

（1）中药治疗：

①中药辨证内服：

a. 初期：活血祛瘀，消肿止痛。

处方：桃红四物汤。

当归 10g，赤芍 10g，红花 12g，川芎 10g，桃仁 10g，泽兰 10g，柴胡 10g，枳壳 10g。水煎服，日 1 剂。

b. 中期：舒筋活血，强筋壮骨。

处方：壮筋养血汤。

当归 10g，川芎 10g，白芷 10g，续断 10g，红花 10g，生地黄 15g，牛膝 15g，牡丹皮 15g，杜仲 15g，甘草 10g。水煎服，日 1 剂。

c. 后期：补益肝肾，强壮筋骨。

处方：六味地黄汤。

熟地黄 12g，当归 12g，牛膝 10g，山茱萸 12g，茯苓 12g，续断 12g，杜仲 10g，白芍 10g，青皮 10g，山药 10g。水煎服，日 1 剂。

②中药外敷：

a. 早期：外用消肿止痛膏。

姜黄、羌活、干姜、栀子、乳香、没药各 150g。共研细末，用凡士林调成 60% 软膏，外敷患处。每日 1 次。

b. 后期：中药外洗方用骨科外洗一方。

宽筋藤 30g，钩藤 30g，忍冬藤 30g，王不留行 30g，刘寄奴 30g，防风 15g，大黄 15g，荆芥 10g。解除固定后，煎水熏洗患肢，每日 1 剂，每日 2 次。

（2）西药治疗：疼痛剧烈者可予非甾体抗炎药，美洛昔康 7.5mgpobid，或塞来昔布 200mgpobid。肿胀较重者静脉滴注七叶皂苷钠，每次 20mg，每日 1 次。

4. 功能锻炼

在固定期间，应嘱患者行股四头肌收缩及"踝泵"功能锻炼。解除固定后 3~4 个月内患肢宜扶拐，禁止负重，减少股骨头缺血性坏死概率。以后每隔 2~3 个月摄髋关节 X 线片 1 次，证实股骨头血供良好，方能弃拐逐步负重锻炼。

5. 手术治疗

单纯髋关节脱位经多次手法复位失败、陈旧髋关节脱位以及合并有髋臼骨折对位不良、关节内有游离骨块者，应该考虑采取手术切开复位同时进行内固定。

第七节　上肢筋伤

一、上肢扭挫伤

（一）肩部扭挫伤

肩部受到外力打击或扭挫致伤者为肩部扭挫伤。本病可发生于任何年龄，损伤的部位多见于肩部的上方或外上方，以闭合伤为常见，注意与肩部骨折作鉴别。

【病因病机】

多因跌挫、扭转、打击等因素造成。肩关节过度扭转，可引起肩关节囊、筋膜的损伤或撕裂。重物直接打击肩部，可引起肌肉或脉络的损伤或撕裂，致使瘀肿疼痛，功能障碍。当上肢突然外展或已外展的上肢受外力使之突然下降时，均可使冈上肌腱部分或全部断裂。如损伤严重，筋膜大片受伤，肿痛剧烈，往往导致瘀肿难以消除，疼痛不易全消，而形成慢性过程，继发肩关节周围炎等。

【临床表现】

外伤后肩部疼痛、肿胀、压痛，肩关节活动受限，其受限多为暂时性。如肩部肿痛范围较大者，要查出肿痛的中心点，根据压痛最敏感的部位，判定受伤的准确位置。

冈上肌腱断裂时，冈上肌肌力消失，无力外展上臂。如具帮助患肢外展至 60°以上后，就能自动抬举上臂。

应注意本病除外肱骨外科颈嵌入性骨折、肱骨大结节撕脱性骨折外，应与肩关节脱位及肩锁关节脱位相鉴别。如外伤暴力不大，但引起严重肿痛者，应排除骨囊肿、骨结核等病变。必要时拍摄 X 线片，可进一步明确诊断。

【诊断要点】

1. 病史

有明显外伤史。

2. 症状

肩部疼痛、肿胀、压痛。

3. 体征

肩关节活动受限，多为暂时性。

4. 辅助检查

必要时拍摄 X 线片、MRI，排除骨折、脱位及韧带断裂。

【治疗】

以手法治疗为主，配合固定、练功、药物、理疗等治疗。

1. 理筋手法

患者正坐，术者立于患侧，嘱尽量放松上肢肌肉，一手握住患侧手腕，一手以虎口贴患处，并徐徐自肩部向下抚摩至肘部，重复 5~6 次。接着术者一手托患肘，一手握患腕，将患肢缓缓向上提升，又缓缓下降，可重复数次。最后术者双手握患侧手腕，肩外展 60°，肘关节伸直，做连续不断的抖动 0.5~1min，可使伤处有轻快感。

2. 药物治疗

损伤初、中期以散瘀消肿、生新止痛为主，内服舒筋活血汤，疼痛难忍时加服云南白药，外敷消瘀止痛药膏或三色敷药；后期以活血舒筋为主，可内服舒筋丸，并配合熏洗。

3. 固定方法

扭挫伤较重者，伤后应用肩"人"字绷带包扎，再用三角巾将患肢屈肘 90° 悬挂胸前，以限制患肩活动 2~3 周。

4. 练功活动

肿痛减轻后，应做肩关节前伸后屈、内外运旋、叉手托上及自动耸肩等锻炼，使其尽早恢复活动功能。

【预后与调护】

肩部扭挫伤的初期，出现瘀肿时忌热敷，可用冷水、冰块、冰袋或冰冻手巾贴敷，以减轻疼痛和抑制患部出血。由于肩部急性筋伤易于迁延成慢性筋伤，因此在治疗过程中自始至终要注意动静结合，制动时间不宜过长，要早期练功，争取及早恢复功能，尽量预防转变为慢性筋伤。

（二）肘关节扭挫伤

肘关节扭挫伤是常见的肘关节闭合性损伤，凡使肘关节发生超过正常活动范围的运动，均可引起关节内、外的筋伤。

【病因病机】

多因跌挫、扭转等外力引起。如跌仆滑倒、手掌撑地时，肘关节处于过度外展、伸直或半屈位，均可致肘关节扭伤。由于关节的稳定性主要依靠关节囊和韧带的约束，而侧副韧带又有防止肘关节侧移的作用，所以肘关节扭挫伤常可损伤侧副韧带、环状韧带、关节囊和肌腱，造成肘关节尺、桡侧副韧带，关节囊及肘部肌肉和筋膜的撕裂。

【临床表现】

有明显外伤史，伤后肘关节处于半屈曲位，呈弥漫性肿胀、疼痛，肘关节活动受限，有的可出现瘀斑。压痛点往往在肘关节的内后方和内侧副韧带附着部。

严重的扭挫伤要注意与骨折相区别，环状韧带的断裂常使桡骨头脱位合并尺骨上段骨折。在成人，通过 X 线摄片易确定有无合并骨折，在儿童骨骺损伤时较难区别，可与健侧同时拍片对比，避免漏诊。

部分严重的肘部扭挫伤，有可能是肘关节错缝后已自动复位，只有关节明显肿胀，已无脱位征，易误诊为单纯扭伤。在后期可出现血肿钙化，并影响肘关节的伸屈功能。

【诊断要点】

1. 病史

有明显外伤史。

2. 症状

伤后肘关节处于半屈曲位，呈弥漫性肿胀、疼痛，肘关节活动受限。

3. 体征

肘部或有瘀斑。肘关节的内后方和内侧副韧带附着部有压痛点。

4. 辅助检查

X 线摄片排除合并骨折。

【治疗】

1. 理筋手法

伤后即来诊治者，宜将肘关节做一次 0°~140°的被动伸屈，这对于微细的关节错位可起到整复的作用。在触摸到压痛点后，以两手掌环握肘部，轻轻按压 1~2min，有减轻疼痛的作用。然后用轻按摩拿捏手法，以患者有舒适感为度。但不宜反复做，尤其在恢复期，更不能做猛烈的被动伸屈，这样虽能拉开粘连，但同时又引起血肿，以后粘连更加严重，甚至引起血肿的钙化。

2. 药物治疗

（1）内服药：初期治宜散瘀消肿，可内服七厘散或活血止痛胶囊；后期治宜消肿活络，可内服补筋丸或舒筋丸。

（2）外用药：初期外敷三色敷药或清营退肿膏；后期局部损伤用中药熏洗。

3. 固定方法

初期患肢用三角巾悬吊，肘关节置于屈曲 90°的功能位，以限制肘关节的伸屈活动，并督促患者多做手指伸屈、握拳活动，以利消肿。

4. 练功活动

肿痛减轻后，可逐步练习肘关节的屈伸功能，使粘连机化逐步松解，以恢复正常。如做被动屈伸活动，必须是轻柔的、不引起明显疼痛的活动，禁止做被动粗暴的屈伸活动。

【预后与调护】

严重的肘关节扭挫伤，治疗不及时或治疗不当，或因进行不适当的反复按摩，都可造成关节周围组织的钙化、骨化，形成骨化性肌炎。因此肘关节损伤后功能恢复是不能操之过急的，否则常遗留关节强直的后患。

（三）腕部扭挫伤

腕部扭挫伤是指外力作用造成的腕关节部的韧带、筋膜等筋伤。

【病因病机】

由于跌仆时手掌或手背着地，或用力过猛，迫使腕部过度背伸、掌屈及旋转活动，超出腕关节正常活动范围，引起腕部韧带、筋膜、关节囊的扭伤或撕裂。直接暴力打击可致腕部挫伤。

【临床表现】

有明显的外伤史，伤后腕部肿胀、疼痛，活动时加剧，局部压痛，腕关节活动受限。

由于受力的部位与方向不同，可在相应或相反的部位发生肿胀、疼痛和压痛。桡骨茎突疼痛和压痛，多为桡侧副韧带损伤；尺骨茎突疼痛和压痛，多为尺侧副韧带损伤；腕部掌屈时疼痛，多为腕背侧韧带损伤；腕部背伸时疼痛，多为腕掌侧韧带损伤；腕部酸痛无力，尺骨小头异常突起，按之有松动感，多为下尺桡关节韧带损伤，腕关节 X 线正位片可显示下尺桡关节间隙明显增宽，必要时需与健侧片比较。若伤情严重，腕部各个方向活动均有疼痛及功能障碍时，可能为韧带、肌腱的复合伤或有骨折及半脱位的存在。

腕部的挫伤要与无移位的桡骨远端骨折、腕舟骨骨折相鉴别。无移位的桡骨远端骨折肿胀多不明显，压痛局限在桡骨远端；腕舟骨骨折时，肿胀和压痛点局限在阳溪穴部位。拍摄腕关节

X 线片可加以鉴别。

【诊断要点】

1. 病史

有明显外伤史。

2. 症状

腕部肿胀、疼痛，活动时加剧。

3. 体征

局部压痛，腕关节活动受限。

4. 辅助检查

X 线摄片排除韧带、肌腱的复合伤或有骨折及半脱位损伤。

【治疗】

1. 理筋手法

患者正坐，术者先在腕部肿痛部位做抚摩、揉、捏等手法，然后拿住拇指及第 1 掌骨，自外向里摇晃 6~7 次，再拔伸、屈腕。按上法依次拔伸 2~5 指，最后将腕关节背伸。术毕再依肌腱走行方向理顺筋络数次。

2. 药物治疗

（1）内服药：初期治宜祛瘀消肿止痛，可内服七厘散、活血止痛胶囊；后期治宜消肿和络，内服补筋丸。

（2）外用药：初期外敷三色敷药或双柏散；后期用损伤洗方中药熏洗。

3. 固定方法

对损伤较重者，可用两块夹板将腕关节固定于功能位 2 周。去除固定后，可用弹力护腕保护。

【预后与调护】

伤后早期宜冷敷，有韧带撕裂者需予以固定。腕部扭挫伤后期容易发生腕部的韧带挛缩，出现腕部关节、掌指关节的僵硬，应主动进行活动，如揉转金属球、核桃，以锻炼手腕部屈、伸和桡、尺侧偏斜及环转。

（四）指间关节扭挫伤

指间关节扭挫伤多见于青壮年，当手指受到撞击、压轧、过度背伸、掌屈或扭转时，致使指间关节超出正常活动范围而受伤。

【病因病机】

手指在伸直位最易受伤，手指伸直时，指间关节两侧副韧带紧张，无外展、内收活动，此时手指受到骤然猛烈的外力，可使手指过度伸屈或侧偏，则可发生关节伸屈肌腱、侧副韧带或关节软骨损伤。重者可致韧带断裂、骨折、脱位、半脱位。

【临床表现】

有明显的外伤史。指间关节扭挫伤可发生于各手指的远、近侧指间关节，以远侧较多见。受伤后，指间关节迅速肿胀、剧烈疼痛，强直于几乎伸直位置，严重者手指不能伸屈，病程往往较长。

检查患指关节有明显压痛，做被动侧向活动时疼痛加重。如侧副韧带断裂或关节囊撕裂，则指间关节不稳，有侧向异常活动，并可见手指偏斜畸形。并发脱位，则畸形更明显，半脱位则有软骨面塌陷。应行 X 线摄片检查以排除关节边缘的撕脱骨折。

【诊断要点】

1. 病史

有明显的外伤史。

2. 症状

患手指间关节肿胀、疼痛，手指不能伸屈。

3. 体征

指关节有明显压痛，做被动侧向活动时疼痛加重。

4. 辅助检查

X 线摄片检查以排除撕脱骨折。

【治疗】

1. 理筋手法

术者左手托住患手，右手拇、示指握住患指末节向远端牵引，使关节间隙拉宽，将卷曲的筋膜舒顺，而后将伤处轻揉伸屈、微微旋转，以滑利关节。侧副韧带断裂者，顺韧带的方向轻轻推压，将分离的组织推回原位，使其续接，并轻轻按压片刻以镇定，再在局部做推揉按摩，以局部舒适轻松为度。

2. 药物治疗

（1）内服药：初期宜活血祛瘀，消肿止痛，内服七厘散。

（2）外用药：解除固定后，用海桐皮汤熏洗。

3. 固定治疗

带有撕脱小骨片者，可用铝板、夹板，将患指近侧指间关节尽量屈曲、远侧指间关节过伸位固定4~6周，当骨片愈合时，末节指骨无力背伸的症状即可消失。若伸指肌腱断裂，可行手术缝合。

4. 练功活动

解除固定后即开始锻炼手指屈伸功能，练功前可先做局部的热敷或熏洗，锻炼应循序渐进，以不引起疼痛为限，禁止做被动猛烈的屈伸活动。

【预后与调护】

指间关节扭挫后，往往需要较长的时间才能痊愈，伤后肿痛期应以制动为主，肿痛减轻后再进行活动，不要操之过急。

二、上肢肌腱、腱鞘炎及腱鞘囊肿

（一）冈上肌腱炎

冈上肌腱是肩旋转袖的组成部分，位于旋转袖的顶部。冈上肌起于肩胛骨冈上窝，肌腱从肩峰和喙肩韧带下、盂肱关节囊上通过，止于肱骨大结节。主要作为支点使三角肌上举上臂。它还启动上臂外展，其主动活动随外展进行而逐渐加强。

【病因病机】

当肩外展时冈上肌腱必然受到喙突肩峰韧带和肩峰的挤压和摩擦，日久形成劳损。中年以后肝肾渐亏，气血不足，血不荣筋，冈上肌退行性变更易发生，成为冈上肌腱炎。少数患者的冈上肌腱可渐趋粗糙、钙化或部分断裂。现代医学认为，由于肩峰前下 1/3 和喙肩韧带下方为冈上肌腱最常磨损部位，Neer 指出损伤是机械撞击的结果。据此将肩峰分成 3 种类型：平坦（Ⅰ型肩峰）、弧形（Ⅱ型肩峰）、钩状（Ⅲ型肩峰）。Ⅲ型肩峰向肩峰下挤压，因此最常伴有冈上肌腱和旋转袖病变。肩峰的大小、形状和倾斜度影响着机械性撞击的程度。所以在西医文献中，多将冈上肌腱炎归类于"肩峰下撞击综合征"。另一个可能的病因是局部血供因素，冈上肌止点内侧 1cm 为相对缺血区（骨和韧带血供的交汇部位），并随着年龄的增长而恶化，此处最常发生退行性撕裂。此外，退变在冈上肌腱炎的发生发展中也起重要作用。伴随增龄，旋转袖的病理变化可能导致原发性肌腱炎，反复的炎症和肩关节的失稳，导致肩峰和喙肱韧带承受过多应力，从而继发性地改变肩峰形态。

【临床表现】

本病好发于中老年人，40岁以下的患者极为少见。可有轻微的外伤史或受凉史。疼痛主要局限在肩关节外侧大结节处。放射痛很常见，通常在三角肌的止点，但一般不会向颈部和前臂放射。有时夜间痛非常明显，可影响睡眠。

体查见肩关节活动受限，存在所谓的"疼痛弧"，即当肩关节外展至70°~120°时，可引起明显疼痛甚至活动限制；但外展超过120°时，疼痛缓解。因为旋转袖此时的张力最大，并与肩峰和喙肩韧带位置最近。

撞击试验（包括 Neer 征和 Hawkins 征）通常呈阳性。疼痛通常局限在肩关节的前方，也可能放射到三角肌的止点。在冈上肌止点大结节处常有压痛，并随肱骨头的旋转而移动。肩峰下利多卡因局部封闭可使疼痛立刻消失，有助于诊断。

【诊断要点】

1. 病史

年龄在40岁以上或有过度活动史。

2. 症状

肩关节疼痛或并发上臂疼痛。

3. 体征

大结节压痛。Neer 征和 Hawkins 征阳性，或存在疼痛弧。

4. 辅助检查

X线见肩峰呈弧形或钩状改变，可见冈上肌腱钙化。MRI 示冈上肌腱信号不均匀增强，肩峰下间隙变窄，肩锁韧带信号改变。

【治疗】

1. 非手术治疗

轻度疼痛患者通过改变活动方式、休息和避免过度运动等方式一般可得到有效缓解。中等和严重疼痛患者可应用非甾体抗炎药物（NSAIDs），用药过程中要严密观察药物的不良反应，疗程2~3周即可。中医在急性期治则以舒筋活血、行气通络为主，方用舒筋活血汤加减；慢性期可服舒筋丸。局部疼痛、畏寒者可服用活络丸或活血汤；体弱血虚者可服用当归鸡血藤汤。

物理治疗如冰敷、热疗和理疗等也是有效方法。急性期肿痛较重时，外敷消肿止痛膏，或以中药熏洗、热熨患处。但需注意，不同疾病时期选择的方法不同，如急性期和做康复运动时应选用冰敷，热疗和理疗多用于慢性期患者。

非手术治疗还应包括肢体伸展和肌力增强训练等运动治疗。应在无痛范围内活动肩关节，外展活动至引起疼痛为限。

2. 手术治疗

一般选择年龄大于 40 岁，合适保守治疗 1 年后症状仍不缓解的患者。关节镜下施行该手术是发展趋势，但关节镜技术要求高并需长时间训练。一般来说，95%的患者可以获得满意的效果。由于术后肩峰下瘢痕形成可影响疗效，故术后应尽早开始康复活动。

【预后与调护】

绝大多数患者经保守治疗后，疼痛可得到有效的控制。肩关节活动范围可不同程度受限。病情迁延，可合并肩周炎。所以疼痛一旦缓解，即积极开始肩关节功能锻炼。

（二）肩峰下滑囊炎

肩峰下滑囊，又称三角肌下滑囊，是全身最大的滑囊之一，位于肩峰、喙肩韧带和三角肌深面筋膜的下方，肩袖和肱骨大结节的上方。因肩部的急慢性损伤、炎症刺激肩峰下滑囊，从而引起肩部疼痛和活动受限为主症的一种病证，称为肩峰下滑囊炎。

【病因病机】

可因直接或间接外伤、冈上肌腱损伤或退行性变、长期挤压和刺激所致。

【临床表现】

1. 一般症状

疼痛、运动受限和局限性压痛是肩峰下滑囊炎的主要症状。疼痛为逐渐加重，夜间痛较著，运动时疼痛加重，尤其是在外展和外旋时（挤压滑囊）。疼痛一般位于肩部深处，涉及三角肌的止点等部位，亦可向肩胛部、颈部和手等处放射。

2. 局部症状

肩关节、肩峰下、大结节等处有压痛点，可随肱骨的旋转而移位。当滑囊肿胀积液时，整个肩关节区域和三角肌部均有压痛。为减轻疼痛，患者常使肩关节处于内收和内旋位，以减轻对滑囊的挤压刺激。随着滑囊壁的增厚和粘连，肩关节的活动范围逐渐缩小以致完全消失。晚期可见肩胛带肌肉萎缩。

【诊断要点】

根据症状表现及 X 线摄片结果，一般诊断无困难。X 线摄片可发现冈上肌的钙盐沉着。

【治疗】

首先查明原发病因，施以针对性的处理。急性期治疗包括休息、给予消炎镇痛药、物理治疗、针灸和将患肢置于外展外旋位，类固醇激素局部注射有较好的效果。慢性期除了上述疗法外，要强调不增加疼痛的康复治疗，主要恢复肩关节在三个轴上的运动功能。对经保守治疗无效者，可考虑手术治疗，包括滑囊切除术、冈上肌腱钙化灶刮除术、肩峰和喙肩韧带切除等成形手术等。

【预后与调护】

经治疗后，一般预后良好。

（三）肱二头肌长头腱鞘炎

肱二头肌长头腱经肱骨结节间沟后进入肩峰下间隙前部，止于肩胛骨的盂上粗隆。该肌腱在肱骨结节间沟内滑动是被动的，即当肩关节内收、内旋及后伸时肌腱滑向上方，而外展、外旋、屈曲时肌腱滑向下方。肱二头肌长头腱鞘炎是这一部分肌腱在肩关节活动时长期遭受磨损而发生退变、粘连，使肌腱滑动功能发生障碍的病变。本病好发于40岁以上的患者。主要临床特征是肱骨结节间沟部疼痛，肩关节活动受限。若不及时治疗，可发展成冻结肩。

【病因病机】

本病可因外伤或劳损后急性发病，但大多是由于肌腱长期遭受磨损而发生退行性变的结果。

【临床表现】

1. 一般症状

本病多见于中年人，是肩部疼痛的常见原因之一。主要表现为肩痛，夜间更明显，肩部活动后加重，休息后减轻。疼痛主要局限在肱二头肌腱附近，亦可牵涉至上臂前侧。凡是能使此肌腱紧张、滑动或受到牵拉的动作，均能使疼痛加重。

2. 局部症状与特征

检查时肱骨结节间沟或肌腱上有压痛。在前臂旋后位抗阻力屈肘时，在结节间沟处出现疼痛，称Yergason征，是诊断的主要依据。在急性期，可致肩关节主动和被动活动受限，三角肌可出现保护性痉挛。在病程较久者，或合并肩周炎或其他疾病者，可见肩关节僵硬和肌肉萎缩。

【诊断要点】

根据病史，临床表现的一般症状，局部症状与特征，如Yergason征（+）即可成立诊断。肩部后前位X线片常无明显异常。疑为本病时应常规摄肱骨结节间沟切线位X线片。部分患者可见结节间沟变窄、变浅，沟底或沟边有骨刺形成。

【治疗】

1. 非手术疗法

非手术疗法多可奏效，如减少手部活动，外涂中药红花油等活血消肿药物，贴敷膏药，口服非甾体消炎药。必要时可做局部封闭治疗，将利多卡因与醋酸曲安奈德混悬液注射于腱鞘之内，早期者一针即可见效，顽固者可每周1次，不超过4次。

2. 手术疗法

手术治疗适用于个别顽固的病例。方法是在结节间沟下方将肱二头肌的长头肌腱切断，远侧断端与肱二头肌短头腱缝合，或固定于肱骨上，消除肌腱的摩擦，解除症状。

【预后与调护】

经治疗后，一般预后良好。

（四）肱骨外上髁炎

肱骨外上髁炎是以肱骨外上髁部局限性疼痛，并影响伸腕和前臂旋转功能为特征的慢性劳损性疾病，又称肱桡关节滑囊炎、肱骨外踝骨膜炎，因网球运动员较常见，故又称网球肘。多见于手、腕部活动较多的职业工作者及中年妇女。

【病因病机】

多因慢性劳损致肱骨外上髁处形成急、慢性炎症所引起。肱骨外上髁是前臂腕伸肌的起点，由于肘、腕关节的频繁活动，长期劳累，使腕伸肌的起点反复受到牵拉刺激，引起部分撕裂和慢性炎症或局部的滑膜增厚、滑囊炎等变化。多见于特殊工种，如砖瓦工、木工、网球运动员等。

【临床表现】

起病缓慢，初期仅劳累后疼痛。随着病情的加重，扫地、提物、拧毛巾等轻微用力即可诱发疼痛，并有沿前臂伸肌群走行、向前臂放射性疼痛及麻木等异常感觉。前臂无力，甚至持物落地。体检一部分患者自觉肘外部有肿胀感，但极少数患者可见到外观局部轻度肿胀，并有微热。在伸肌总腱于肱骨外上髁起始部有确定的压痛点。重者按压时疼痛可向前臂外侧放射。

【诊断要点】

1. 病史

多有上肢经常用力活动史。

2. 症状

肘关节外侧持续酸胀不适、疼痛，疼痛可放射至前臂。

3. 体征

肱骨外上髁处有局限性压痛点，腕伸肌紧张试验（Mills 征）阳性。将患侧肘伸直，腕部屈曲，做前臂旋前时，外上髁处出现疼痛。

4. 辅助检查

X 线摄片检查多属阴性，偶见肱骨外上髁处骨质密度增高的钙化阴影或骨膜肥厚影像。

【治疗】

本病是一种自限性疾病，非手术治疗多可收到很好的效果。仅有极少数病程长、疼痛剧烈、严重影响上肢活动功能，经多种保守治疗无效者才考虑手术治疗。

1. 理筋手法

患者坐位，医者先用拇指在肱骨外上髁及前臂桡侧痛点处做弹拨、分筋；然后术者一手由背侧握住腕部，另一手掌心顶托肘后部，拇指按压在肱桡关节处，握腕部之手使桡腕关节掌屈，并使肘关节做屈、伸的交替动作。同时另一手于肘关节由屈曲变伸直时在肘后部向前顶推，使肘关节过伸，肱桡关节间隙加大，如有粘连时，可撕开桡侧腕伸肌的粘连。

2. 固定方法

必要时可做适当固定，可选择三角巾悬吊或前臂石膏固定 3 周左右，待疼痛明显缓解后，解除固定并逐渐开始肘关节功能活动。

3. 药物治疗

治宜养血荣经，舒筋活络，内服活血汤、舒筋汤等。外敷定痛膏或用海桐皮汤熏洗。

4. 手术治疗

适用于经保守治疗无效的疼痛顽固存在的极少数患者。常用的手术有桡肱滑囊切除、滑膜缘切除、环状韧带部分切除等。

5. 其他疗法

（1）针刀治疗：用三角针从压痛点进针刺入，行纵行疏通剥离及瘢痕刮除刀法。

（2）封闭疗法：如果症状超过 3 个月并且压痛中度至重度，建议用可的松局部注射，须慎重使用，一般不超过 3 次，因可增加伸肌腱脆性，加大突然断裂的危险。

（3）物理疗法：可采用超短波、磁疗、蜡疗、光疗、中药离子导入疗法等，以减轻疼痛，促进炎症吸收。

【预后与调护】

本病有复发倾向，生活中注意避免引起本病的动作，如网球运动等。

（五）腱鞘囊肿

腱鞘囊肿是发生在关节或腱鞘内的囊性肿物，内含有无色透明或微呈白色、淡黄色的浓稠冻状黏液，古称"腕筋结""腕筋瘤""筋聚""筋结"等。任何年龄均可发病，以青壮年和中年多见，女性多于男性。

【病因病机】

本病多为劳损所致。形成囊肿的原因与关节囊、韧带、腱鞘中的结缔组织营养不良，发生退行性变有关。腱鞘囊肿与关节囊或腱鞘密切相连，但并不一定与关节腔或腱鞘的滑膜腔相通。囊壁外层由致密纤维组织构成，内层为光滑的白色膜遮盖，囊腔多为单房，但也有多房者，囊内为无色透明胶冻样黏液。

【临床表现】

腱鞘囊肿最常见于腕背部，腕舟骨及月骨关节的背侧，拇长伸肌腱及指伸肌腱之间。起势较快，增长缓慢，多无自觉疼痛，少数有局部胀痛。局部可见一个半球形隆起，肿物突出皮肤，表面光滑，皮色不变，触之有囊性感，与皮肤不相连，周围境界清楚，基底固定或推之可动，压痛轻微或无压痛。部分患者囊肿经长期的慢性炎症刺激，囊壁肥厚变硬，甚至达到与软骨相似的程度。

腱鞘囊肿还可见于踝关节背部和腘窝部。发生于腘窝部者，伸膝时可见如鸡蛋大的肿物，屈膝时则在深处，不易触摸清楚。

【诊断要点】

1. 病史

无明显外伤史，有腕部劳损病史。

2. 症状

腕背部见一个半球形隆起，肿物突出皮肤，表面光滑，皮色不变。

3. 体征

肿物触之有囊性感，与皮肤不相连，周围境界清楚，基底固定或推之可动，压痛轻微或无压痛。

4. 辅助检查

必要时可做 MRI 明确诊断。

【治疗】

1. 理筋手法

对于发病时间短、囊壁较薄、囊性感明显者，可用按压法压破囊肿。将腕关节掌屈，使囊肿固定和高凸，术者用双手拇指压住囊肿，并加大压力挤压囊肿，使囊壁破裂。捏破后局部按摩，以便囊内液体充分流出，散于皮下，逐渐减少或消失。

2. 药物治疗

囊壁已破、囊肿变小、局部仍较肥厚者，可搽擦茴香酒或展筋丹，亦可贴万应膏，并用绷带加压包扎 2~3 天，使肿块进一步消散。

3. 针灸治疗

对囊壁厚、囊内容物张力不大、压不破者，可加针刺治疗。患处消毒后，用三棱针垂直刺入囊肿内。起针后在肿块四周加以挤压，可使囊肿内容物挤入皮下，部分胶状黏液可从针孔中挤出，然后用消毒敷料加压包扎，以减少复发。

4. 手术治疗

对于反复发作者，可手术切除。仔细分离并完整切除囊壁，如囊壁与关节相通者，应用细针线，缝合关节囊，再将筋膜下左右两侧组织重叠缝合，术毕加压包扎。

【预后与调护】

囊壁挤破后，在患部放置半弧形压片（如纽扣等），适当加压保持 1~2 周，以使囊壁间紧密接触，形成粘连，避免复发。患部的活动应掌握适当，避免使用不适当的按摩手法，以免增加滑液渗出，使囊肿增大。

（六）桡骨茎突狭窄性腱鞘炎

发生于桡骨茎突纤维鞘管处，拇长展肌腱和拇短伸肌腱在桡骨茎突部位的腱鞘内过度摩擦或反复损伤，以致该部位发生无菌性炎症，引起腱鞘管壁增厚、粘连或狭窄而出现的症状，称为桡骨茎突腱鞘炎。

【病因病机】

本病多见于手工劳动者、家庭妇女、文字誊写员等手腕部长期过度劳累者，为慢性积累性损伤所致。拇长展肌及拇短伸肌的肌腱在桡骨茎突部共同的纤维骨性腱鞘内通过，肌腱出鞘管后向远端折成一定角度，分别止于第 1 掌骨及拇指近节指骨基底。当拇指及腕活动过度频繁，日久劳损，即可使腱鞘发生损伤性炎症，造成肌腱滑膜炎，纤维管的充血、水肿，进而腱鞘增厚、管腔变窄，肌腱局部变粗，肌腱在管腔内滑动困难而产生相应的症状。

中医认为本病与体弱血虚，血不荣筋有关。

【临床表现】

大多数患者有长期手工劳动史，少数患者有腕部的抻伤、扭伤史。发病缓慢，腕部桡侧疼痛，早期部分患者有局部的微红、微肿、微热，疼痛可放射至手部。提物乏力，尤其不能做提壶倒水等动作。桡骨茎突的外侧部及茎突下部隆起，压痛阳性，或可有一结节，在桡骨茎突及第 1 掌骨基底部之间有压痛，局部可触及硬结及摩擦感。握拳试验阳性。

【诊断要点】

1. 病史

发病缓慢，中年女性多见。

2. 症状

桡骨茎突处疼痛，持重物时疼痛加重，部分患者疼痛向手或前臂部放散。

3. 体征

桡骨茎突处结节状突起，压痛明显，握拳尺偏试验阳性。

4. 辅助检查

X 线检查无阳性发现。

【治疗】

适当休息，以手法治疗为主，配合药物、小针刀和水针疗法等治疗，必要时行手术松解。

1. 理筋手法

术者一手托住患手，另一手于腕部做局部按摩、揉捏，使筋腱放松；找到拇长展肌和拇短伸肌腱的走行，并在疼痛处及其周围做上下来回的按摩、揉捏，再适当放松；然后按压手三里、阳溪、合谷等穴，并弹拨肌腱 4~5 次；再用左手拇指固定于阳溪穴，右手示指及中指挟持患肢拇指，余指握住患者其余四指，并向下牵引，同时向尺侧极度屈曲，然后医者用拇指捏紧桡骨茎突部，用力向掌侧推压挤按，同时右手将患腕掌屈；最后用右手拇、示二指捏住患手拇指末节，向远心端拉伸，起舒筋解粘、疏通狭窄的作用，结束前再按摩患处 1 次。理筋手法每日或隔日 1 次。

2. 固定方法

疼痛严重时，可用夹板或硬纸板将腕关节固定于桡偏、拇指伸展位 3~4 周，以限制活动，缓解症状。

3. 药物治疗

治宜调养气血、舒筋活络为主，可用桂枝汤加当归、首乌、灵仙等。外用海桐皮汤熏洗。

4. 其他疗法

（1）针灸治疗：取阳溪为主穴，配合谷、曲池、手三里、列缺、外关等，得气后留针15min，隔日1次。

（2）封闭治疗：于痛点注射局麻药及激素有一段时间的效果。

（3）小针刀治疗：小针刀于桡骨茎突远端肌腱出口处，与肌腱平行进入腱鞘，将腱鞘纵行切开。注意勿伤及桡动脉、肌腱、血管。

5. 手术治疗

对于病程长，保守治疗效果不明显，疼痛严重者可考虑行腱鞘松解术。

【预后与调护】

本病有复发倾向，重在预防。患者平时做手部动作要缓慢，尽量脱离手腕部过度活动的工作，少用凉水，以减少刺激。

（七）指屈肌腱腱鞘炎

指屈肌腱腱鞘炎，又称"弹响指""扳机指"，是以手指屈伸时疼痛，并出现弹跳动作为主要症状的伤筋。各手指屈肌腱鞘均可发病，但好发于拇指，亦有单发于示指和中指，少数患者为多个手指同时发病。以手工作业的中年人多见。

【病因病机】

指屈肌腱腱鞘是掌骨颈和掌指关节掌侧的浅沟与鞘状韧带组成的骨性纤维管，拇屈长肌腱和指深、指浅屈肌腱分别从各相应的管内通过，进入拇指和各个手指。当局部劳作过度，积劳伤筋，或受寒凉，气血凝滞，气血不能濡养经筋而发病。病变多发生在掌骨头、掌骨颈相对应之指屈肌腱纤维鞘之起始处。手指频繁的伸屈活动，使屈肌腱与骨性纤维管反复摩擦、挤压；长期用力握持硬物，使骨性纤维管受硬物与掌骨头的挤压，致骨性纤维管发生局部充血、水肿，继之纤维管变性，使管腔狭窄。指屈肌腱在狭窄的管腔内受压而变细，两端膨大呈葫芦状。屈指时，膨大的肌腱部分通过腱鞘狭口受到阻碍，使屈伸活动受限，勉强用力伸屈患指或被动伸屈时，便出现扳机样的弹跳动作，并伴有弹响声。

【临床表现】

初起时患指疼痛，尤其是用力屈伸手指时疼痛加重，症状较重者出现弹跳动作，甚至患指屈曲后不能自行伸直，需健手帮助伸直，晨起、用凉水后症状较重，活动、热敷后症状减轻。掌指关节的掌侧面明显压痛，可触到黄豆大的结节，该结节在手指屈伸时上下滑动。压住此结节，主动或扳动患指，有明显疼痛，并感到弹响。严重者患指屈曲后不能自行伸直，需健手帮助伸直。

【诊断要点】

1. 病史

多见于手工劳动者，起病缓慢。

2. 症状

患指疼痛、屈伸困难、弹响。

3. 体征

手指掌侧面、掌骨头部有压痛并可触及小结节，随手指屈伸滑动，可有弹跳感。狭窄严重者手指固定于伸直位不能屈曲，或固定于屈曲位不能伸直，出现扳机样动作或弹响。

4. 辅助检查

X线无异常发现。

【治疗】

以手法治疗为主，配合药物、小针刀和水针疗法等治疗，必要时行松解术。

1. 理筋手法

患者先主动屈曲指间关节，术者左手托住患侧手腕，右拇指在结节部做按揉弹拨、横向推动、纵向拨筋等动作，最后握住患指末节向远端迅速拉开，再伸直指间关节重复上述动作3~5次。

2. 药物治疗

瘀滞型治以活血祛瘀、散结止痛，方选复元活血汤加乳香、没药、威灵仙。虚寒型治以温经散寒、通络止痛，方选小活络丹。急性期用活血止痛散水煎熏洗。病程长，硬结明显者可外贴化坚膏、消瘀止痛膏，也可在痛点贴中药磁疗贴。

3. 其他疗法

（1）针灸治疗：取结节部及周围痛点针刺，隔日1次。

（2）水针治疗：可行腱鞘管内注射。

（3）小针刀治疗：小针刀治疗可松解腱鞘。

（4）物理疗法：选择热敷、蜡疗、磁疗等方法，可以起到舒筋活血之效，每日1~2次。

4. 手术治疗

保守治疗无效，手指交锁长时间不缓解者应考虑手术切除屈拇长肌腱鞘。

【预后与调护】

本病有复发倾向。尽量避免手部单一、长时间的动作，防止过劳，少用凉水，减少局部刺激。经常握持硬物工作者应戴手套保护。对发病时间短、疼痛严重的患者更要充分休息，有利于损伤筋腱的恢复。施用理筋手法要适当，对晚期硬结明显者尽量不用，以免适得其反。

三、肩关节周围炎

肩关节周围炎，是肩关节囊及其周围韧带、肌腱和滑膜囊的慢性非特异性炎症，简称肩周炎。因睡眠时肩部受凉引起的又称"漏肩风"或"露肩风";因肩部活动明显受限,形同冻结而称"冻结肩"。因该病多发于 50 岁左右的患者,又称"五十肩";此外,还称"肩凝风""肩凝症"等。女性多于男性,病程较长。

【病因病机】

肩周炎的病因至今不清,一般认为本病主要是由于肩关节周围的软组织发生的一种范围较广的慢性无菌性炎症反应,引起软组织的广泛性粘连,限制了肩关节的运动所致。临床上多与肩关节周围组织的退变,上肢的骨折、脱位、创伤及慢性劳损,感受风寒湿邪等因素有关。上肢创伤后固定时间太长或在固定期间不注意肩关节的功能锻炼亦可诱发肩周炎。

中医认为中老年人因肝肾亏虚,气血不足,筋骨失健,加之外伤劳损、风寒湿邪乘虚侵袭,痹阻经脉,致筋结肩凝,肩关节疼痛、活动不利,久则气血运行不畅,筋肉失养,致肩部肌肉萎缩。另外,本病亦常见于肩部外伤后的患者,局部瘀血内阻,经行不畅,致经脉痹阻而致本病。

【临床表现】

肩周炎多见于中老年人,多数患者呈慢性发病,少数有外伤史。初时肩周微有疼痛,常不引起注意。1~2 周后,疼痛逐渐加重,肩部酸痛,夜间尤甚,肩关节外展、外旋活动开始受限,逐步发展成肩关节活动广泛受限。外伤诱发者,外伤后肩关节外展功能迟迟不恢复,且肩周疼痛持续不愈,甚至加重。

检查肩部肿胀不明显,肩前、肩后、肩外侧均可有压痛,病程长者可见肩臂肌肉萎缩,尤以三角肌为明显。肩外展试验阳性,即肩外展功能受限,继续被动外展时,肩部随之高耸。此时一手触摸肩胛骨下角,另一手将患肩继续外展时,可感到肩胛骨随之向外上转动,说明肩关节已有粘连。重者外展、外旋、后伸等各方向功能活动均受到严重限制。

此病病程较长,一般在 1 年以内,长者可达 2 年左右。根据不同病理过程和病情状况,可将本病分为急性疼痛期、粘连僵硬期和缓解恢复期。X 线检查多属阴性,但对鉴别诊断有意义,有时可见骨质疏松、冈上肌腱钙化或大结节处有密度增高的阴影。

肩周炎应与颈椎病相鉴别,颈椎病虽有肩臂放射痛.但在肩臂部往往无明显压痛点,有颈部疼痛和活动障碍,但肩部活动尚可,必要时可加摄颈椎 X 线片鉴别。

【诊断要点】

1. 病史

起病隐匿。

2. 症状

肩痛和肩关节活动受限或僵硬。

3. 体征

肩部可有多个压痛点,肩关节各方向活动受限,甚至肩关节呈僵硬状。

4. 辅助检查

X 线检查无异常发现。

【治疗】

早期疼痛较重的患者要适当减少活动，以药物治疗为主；中后期以活动障碍为主的患者可给予理筋手法配合患者的主动功能锻炼。还可配合针灸、热熨、拔火罐等治疗方法。

1. 理筋手法

患者端坐位、侧卧位或仰卧位，术者主要是先运用滚法、揉法、拿捏法作用于肩前、肩后和肩外侧，用右手的拇、示、中三指对握三角肌束，做垂直于肌纤维走行方向的拨法，再拨动痛点附近的冈上肌、胸肌以充分放松肌肉；然后术者左手扶住肩部，右手握患手，做牵拉、抖动和旋转活动；最后帮助患肢做外展、内收、前屈、后伸等动作，解除肌腱粘连，帮助功能活动恢复。手法治疗时，会引起不同程度的疼痛，要注意用力适度，以患者能忍受为度，隔日治疗 1 次，10 次为 1 个疗程。

2. 药物治疗

治宜补气血、益肝肾、温经络、祛风湿为主，内服独活寄生汤或三痹汤等。体弱血亏较重者，可用八珍汤、当归鸡血藤汤加减。急性期疼痛、触痛敏感，肩关节活动障碍者，可选用海桐皮汤热敷熏洗，外贴伤湿止痛膏等。

3. 其他疗法

（1）水针治疗：压痛点或肩关节腔可行水针治疗。

（2）针灸治疗：针刺、刺络拔罐、耳针、温针、艾灸，可单独应用或与推拿、中药熨洗等配合使用。小针刀治疗多在喙突、肩峰下、冈下肌和小圆肌腱止点，以及压痛明显等处做剥离。

4. 功能锻炼

早期患者肩关节活动减少，主要是由于疼痛和肌肉痉挛所引起，此时可加强患肢的外展、上举、内旋、外旋等功能活动；粘连僵硬期，患者可在早晚反复做外展、上举、内旋、外旋、前屈、后伸、环转等功能活动，如"内外运旋""叉手托上""手拉滑车""手指爬墙"等动作。锻炼必须酌情而行，循序渐进，持之以恒，久之可见效果。否则，操之过急，有损无益。

【预后与调护】

肩周炎有自愈倾向，经过数月乃至数年时间，炎症逐渐消退，症状可缓解，但自然病程长，治愈后有可能复发。因此要鼓励患者树立信心，配合治疗，加强自主练功活动，以增进疗效，缩短病程，加速痊愈。

平时应注意肩部保暖，经常锻炼肩关节，适当进行肩关节运动锻炼，对肩关节的运动损伤要待治愈后再恢复运动。

四、肩袖损伤

肩袖是覆盖于肩关节前、上、后方的肩胛下肌、冈上肌、冈下肌、小圆肌等肌腱组织的总称。位于肩峰和三角肌下方，与关节囊紧密相连。肩袖的功能是上臂外展过程中使肱骨头向关节盂方向拉近，维持肱骨头与关节盂的正常支点关节。肩袖损伤将减弱甚至丧失这一功能，严重影响上肢外展功能。本病常发生在需要肩关节极度外展的反复运动中（如棒球、自由泳、仰泳和蝶泳、举重、球拍运动）。

【病因病机】

1. 创伤

是年轻人肩袖损伤的主要原因，当跌倒时手外展着地或手持重物，肩关节突然外展上举或扭伤而引起。

2. 血供不足

引起肩袖组织退行性变。当肱骨内旋或外旋中立位时，肩袖的这个危险区最易受到肱骨头的压迫、挤压血管而使该区相对缺血，使肌腱发生退行性变。临床上肩袖完全断裂大多发生在这一区域。

3. 肩部慢性撞击损伤

中老年患者其肩袖组织因长期遭受肩峰下撞击、磨损而发生退行性变。本病常发生在需要肩关节极度外展的反复运动中（如棒球、仰泳和蝶泳、举重、球拍运动）。当上肢前伸时，肱骨头向前撞击肩峰与喙肩韧带，引起冈上肌肌腱损伤。慢性刺激可以引起肩峰下滑囊炎、无菌性炎症和肌腱侵袭。急性的暴力损伤可以导致旋转带断裂。

【临床表现】

本病多见于 40 岁以上的患者，特别是重体力劳动者。伤前肩部无症状，伤后肩部有一时性疼痛，隔日疼痛加剧，持续 4~7 天。患者不能自动使用患肩，当上臂伸直肩关节内旋、外展时，大结节与肩峰间压痛明显。肩袖完全断裂时，因丧失其对肱骨头的稳定作用，将严重影响肩关节的外展功能。肩袖部分撕裂时，患者仍能外展上臂，但有 60°~120°疼痛弧。

【诊断要点】

1. 病史

有创伤史。

2. 症状

见临床表现。

3. 体征

见临床表现。

4. 辅助检查

（1）X 线检查：对肩峰形态的判断及肩关节骨性结构的改变有帮助。部分肩袖损伤患者肩峰前外侧缘及大结节处有明显骨质增生。

（2）MRI 检查：可帮助确定肌腱损伤部位和严重程度，尤其是 MRI 可以清晰地显示肩袖的部分撕裂，对诊断具有较高的价值。

【治疗】

1. 保守治疗

损伤的肌腱应得到充分的休息，并加强健侧肩部肌肉的锻炼。患者应避免做推压动作，而代之以牵拉活动。局部可使用膏药等外用药物治疗。疼痛较重的可口服非甾体消炎止痛药。

2. 手术治疗

如果损伤较重、肩袖完全撕裂，或经保守治疗 3~6 个月效果不好，需行手术治疗。

随着关节镜技术的发展，肩袖损伤的手术治疗现在大部分是在关节镜下的微创治疗，效果较好。部分巨大撕裂或条件较差者，可行小切口开放手术修补损伤的肩袖。

【预后与调护】

补充维生素有益于肌腱炎愈合，尤其不要做引起关节扭伤的动作，如无冰袋，可用冷冻蔬菜袋代替。包扎最好用运动绷带包裹于受伤部位。运动前应先充分做好准备活动，尤其是运动员。

第八节　下肢筋伤

一、膝关节侧副韧带损伤

膝部外伤后，引起侧方韧带损伤，关节不稳定及疼痛者称为膝关节侧副韧带损伤。膝关节的内侧及外侧各有坚强的副韧带所附着，是维持膝关节稳定的主要支柱。内侧副韧带起于股骨内髁结节，止于胫骨内髁的侧面，分深浅两层，扁宽，其深部纤维与关节囊及内侧半月板相联系，于膝伸直位限制膝关节外翻和胫骨外旋，是膝关节内侧的主要稳定结构。外侧副韧带起于股骨外踝结节，止于腓骨头，为束状纤维束，于膝伸直位限制关节内翻和防止膝过度伸直。膝关节侧副韧带损伤依其病理变化分为韧带损伤、部分撕裂及完全断裂。内侧损伤较外侧常见，若与十字韧带损伤或半月板损伤同时发生，则称为膝关节损伤三联症。因此，早期诊断、治疗非常重要。

【病因病机】

膝关节处于半屈曲位时，韧带松弛，关节不稳，易受损伤。当强大外力造成膝关节过度内翻或外翻，使得被牵拉的韧带超出生理负荷，必然发生拉伤、撕裂、断裂等损伤。由于膝关节生理性外翻在 0°~10° 范围，且膝外侧易受到外力的打击或重物压迫，迫使膝过度外翻，故临床上内侧副韧带损伤多见，根据伤力大小、性质、程度，临床可见内侧韧带不全断裂、完全断裂以及损伤三联症等形式。在少见的情况下，外力迫使膝关节过度内翻，可发生外侧副韧带的损伤或断裂；若暴力强大，损伤严重，可伴有关节囊的撕裂、腓骨头撕脱骨折、腘绳肌及腓总神经的损伤。

【诊断要点】

多有明显的外伤史，局部肿胀、疼痛，皮下瘀斑，压痛明显，膝关节屈伸功能障碍。内侧副韧带损伤时，膝关节呈半屈曲位135°左右，主动、被动活动都不能伸直或屈曲，压痛点在股骨内上髁，膝关节被动伸直位并外展小腿做膝内侧分离试验时，可诱发疼痛。如有半月板或十字韧带损伤者，关节内可有瘀血，或在无菌抽吸积血中混有脂肪小滴。若属完全撕裂，可在局麻下伸膝，以木棒顶住膝外侧，或双踝夹枕绑紧双膝上方拍正位片，可见膝关节内侧间隙增宽。

外侧副韧带损伤时，压痛点在腓骨头或股骨外上髁，膝关节外侧分离试验阳性，完全断裂者，可有异常之内翻活动。如合并腓总神经损伤，可出现足下垂及小腿外侧下部、足背皮肤外侧感觉障碍。拍X线正位片时，可用木棒顶住膝内侧或双膝夹枕，绑紧双踝拍照，可见膝关节间隙之外侧增宽。

【治疗方法】

膝关节侧副韧带损伤的治疗原则是确切诊断，早期处理，全面修复。损伤较轻或不完全断裂者以手法、药物、固定等治疗即可获愈；对损伤较重，积血、积液明显者，可用超膝夹板或石膏固定，以伸膝10°～15°为宜，3周后解除固定；完全断裂者要手术修复，术后屈膝45°位置石膏固定，3周后解除固定。

1. 手法治疗

侧副韧带部分撕裂者，初诊时应予伸屈一次膝关节，以恢复轻微之错位，舒顺筋膜，但手法不可多做，以免加重损伤。急性症状消退后，运用手法可以解除粘连，恢复关节功能。具体操作是：先在膝关节侧方痛点部位及其上下施以指揉法、摩法、擦法，再沿侧副韧带走行方向施以理筋、顺筋手法，最后医者扶膝握踝，一面以扶膝之手指按揉伤处，握踝之手摇转小腿，同时加以拔伸，屈髋屈膝活动。

2. 固定治疗

侧副韧带有部分断裂者，可用弹力绷带包扎休息，或给予石膏托、超膝关节夹板固定于功能位3～4周，在保护局部之前提下，主动练习肌力。

3. 药物治疗

早期宜以消肿祛瘀止痛为主，可内服三七粉，每次1.5g，每日2次；或用桃红四物汤加减。局部外敷消瘀止痛膏或三色敷药。后期治以温经活血、壮筋活络为主，内服小活络丹，每次5g，每日2次。局部用四肢损伤洗方或海桐皮汤熏洗患处，洗后贴宝珍膏。

4. 封闭治疗

选用醋酸泼尼松龙25mg加1%普鲁卡因4～6mL做痛点封闭，可减轻疼痛与水肿。

5. 手术治疗

外侧副韧带完全断裂者，亦不致引起严重障碍，因髂胫束与股二头肌能部分代替侧副韧带之作用，故对手术可酌情取舍。若内侧副韧带完全断裂，应尽早做修补术。

二、膝关节半月板损伤

半月板为位于股骨髁与胫骨平台之间的纤维软骨，附着于胫骨内外踝的边缘，因边缘较厚而中央部较薄，故能加深胫骨髁的凹度，以适应股骨髁的凸度，使膝关节稳定。半月板可分为内侧半月板与外侧半月板两部分，内侧较大，前后角间距较远，呈"C"字形，其后半部分与内侧副韧带相连，故后半部固定；外侧者较小，前后角间距较远，呈"O"字形，其活动度比内侧大。外侧半月板常有先天性盘状畸形，称先天性盘状半月板。伸膝时半月板被股骨髁向前推挤，屈膝时半月板则向后移动。半月板具有缓冲震荡和稳定关节的功能。由于半月板属纤维软骨组织，无血液循环，仅靠关节滑液获得营养，故损伤后修复能力极差。

【病因病机】

当膝关节处于半屈曲位并作内外翻或向内外扭转时，半月板虽紧贴股骨髁部随之活动，而下面与胫骨平台之间形成旋转摩擦剪力最大，当旋转碾挫力超过半月板所承受的拉力，就会发生半月板的撕裂损伤，亦即在膝半屈曲外展位，股骨髁骤然内旋牵拉，可致内侧半月板破裂；若膝为半屈曲内收位，股骨髁骤然外旋伸直，可致外侧半月板破裂。如篮球运动员的转身跳跃，铁饼运动员的旋转动作等。此外，长期蹲位、跪位工作的人，由于积累性挤压损伤，加快半月板的退变，容易发生外侧半月板慢性撕裂性损伤，故引起半月板破裂的外力因素有撕裂性外力和研磨性外力两种。

半月板损伤有边缘性撕裂、中心型纵形撕裂（有如桶柄式撕裂，此型易套住股骨髁发生"交锁"）、横形撕裂（多在中偏前，不易发生交锁）、水平撕裂及前、后角撕裂。

【诊断要点】

多数患者有膝部外伤史，特别是膝关节突然旋转的损伤；长期蹲位、跪位的职业亦是半月板损伤的原因；膝关节韧带损伤，关节不稳定，可继发引起半月板损伤。伤后膝关节即发生剧烈的疼痛，关节肿胀，屈伸功能障碍，打软腿。慢性期三要症状是膝关节活动痛，行走中及膝关节伸屈活动时常常发生弹响和交锁、解锁现象，即在伸膝时，损伤卷曲之部位被弹开可闻及弹响声；而当走路或作某个动作时，伤膝突然被卡住交锁，坐地不能屈伸，有酸痛感；若轻揉膝关节并略加小范围的屈伸晃动，则出现一响声，遂告解锁，恢复行走。

检查可见到股四头肌萎缩，膝关节间隙前方、侧方或后方有压痛点，膝关节过伸或过屈可引起疼痛。对半月板损伤，还可结合其他检查。如患者仰卧，充分屈髋屈膝，医者一手握于足部，一手置于膝部，先使小腿内旋内收，然后外展伸直，或使小腿外旋外展，然后内收伸直，如有疼痛或弹响者为回旋挤压试验阳性，半月板可能有损伤。患者俯卧位，患膝屈曲90°，医者在足踝部用力下压并作旋转研磨，如半月板破裂者可引起疼痛，则为研磨试验阳性。气—碘造影有比较高的阳性率，当半月板撕裂后，气体和造影剂进入裂隙内，显出各种不同形态的浓度减低或增高阴影；可能见到半月板上缘、下缘或中段显线状裂隙，或形成锐利的阶梯错位，或者半月板尖端变钝。有条件者亦可行膝关节镜检查。普通X线片对鉴别诊断有意义，可以排除骨折、骨关节炎、关节内游离体及其他病变。

【治疗方法】

1. 手法治疗

急性损伤者，可作一次被动的伸屈活动，嘱患者仰卧、放松患肢，术者右拇指按揉痛点，右手握踝部，徐徐屈曲膝关节并内外旋转小腿，然后伸直患膝，可使局部疼痛减轻，促进血肿消散。

进入慢性期并有交锁者，患者取仰卧位，屈膝屈髋90°，一助手握持股骨下端，术者握持踝部，二人相对牵引，同时加以内外旋转小腿几次，然后使小腿尽量屈曲，再伸直下肢，即可解除交锁。

2. 固定治疗

急性损伤期可用夹板或石膏托固定于屈膝10°位，即限制膝部活动，并禁止下床负重。3~5天后，肿痛稍减，应鼓励患者进行股四头肌的舒缩锻炼、防止肌肉萎缩。3~4周后解除固定，可指导进行膝关节的伸屈活动和步行锻炼。

3. 药物治疗

早期宜消肿止痛，内服桃红四物汤或舒筋活血汤，外敷三色敷药；局部红肿较甚者，可敷清营退肿膏。后期治宜温经通络止痛，内服健步丸或补肾壮筋汤，并可用四肢损伤洗方或海桐皮汤熏洗患膝。

4. 手术治疗

经保守治疗无效的半月板损伤或已诊查为半月板碎裂严重者，应尽量早期手术切除，以防止远期膝关节退行性变，继发创伤性关节炎。因此，术后也应重视伤肢的功能锻炼，以求强有力的肌肉来稳定关节。

三、膝关节交叉韧带损伤

膝交叉韧带位于膝关节之中，有前后两条，交叉如十字，常称十字韧带，相当于中医骨骺的"内连筋"。前交叉韧带起于股骨髁间窝的外后部，向前内止于胫骨髁间嵴的前部，不但能限制胫骨前移，还能限制膝关节过伸、胫骨内外旋转和膝关节内、外翻活动。后交叉韧带起于股骨髁间窝的内前部，向后外止于胫骨髁间嵴的后部，不但能限制胫骨后移，还能限制膝过伸、膝内旋和膝内、外翻活动。因此交叉韧带对膝关节的稳定和制导有重要作用。

【病因病机】

交叉韧带位置深在，在膝关节伸直或屈曲时，二韧带均紧张，非强大的暴力不易引起交叉韧带的损伤或断裂。一般单纯的膝交叉韧带损伤少见，且多与内外侧副韧带损伤及膝关节脱位等同时发生。

当暴力撞击小腿上端的后方时，可使胫骨向前方移位，造成前交叉韧带损伤，有时伴有胫骨隆突撕脱骨折、内侧副韧带或内侧半月板损伤；当暴力撞击小腿上端的前方时，使胫骨向后移位，造成后交叉韧带损伤，可伴有膝后关节囊破裂、胫骨隆突撕脱骨折和外侧半月板损伤。临床以前交叉韧带损伤为多见，主要发生于体力劳动、舞蹈、体育运动等旋转之暴力外伤。

【诊断要点】

交叉韧带的损伤，常是复合损伤的一部分，有明显的外伤史。受伤时似觉有撕裂感，剧痛并迅速肿胀，关节内有积血，功能障碍，关节松弛，失去原有的稳定性，一般膝关节呈半屈曲状态。

抽屉试验（推拉试验），是诊断交叉韧带损伤的重要方法。检查前先抽出关节内积血或积液，并在局麻下进行。患者仰卧，屈膝90°，足平放床上，检查者以一肘压住患者足背做固定，两手环握小腿上段作向前拉及向后推的动作。当前交叉韧带断裂或松弛时，胫骨向前移动度明显增大，当后交叉韧带断裂或松弛时，胫骨向后移动度明显增大。

X线照片检查，有时可见胫骨隆突撕脱骨片或膝关节脱位；膝关节造影及关节镜检查可协助诊断。

【治疗方法】

1. 固定治疗

没有完全断裂的交叉韧带损伤，可将患膝用夹板或石膏托固定于屈膝20°～30°位6周，使韧带处于松弛状态，以便修复重建。并指导患者早期进行股四头肌舒缩锻炼，防止肌肉萎缩。解除固定后，可练习膝关节屈曲，并逐步练习扶拐行走；后期也可适当进行膝部及股四头肌部的按摩推拿手法治疗，以帮助改善膝关节伸屈功能活动度。

2. 药物治疗

早期治疗宜活血祛瘀、消肿止痛，内服桃红四物汤、舒筋活血汤，外敷消瘀止痛膏或清营退肿膏。后期治宜补养肝肾、舒筋活络，内服补筋丸、活血酒，肌力不足者可服用健步丸、补肾壮筋汤，外贴宝珍膏。

3. 手术治疗

对于交叉韧带完全断裂或伴有半月板、侧副韧带损伤者，须手术治疗，全面处理。

四、膝关节创伤性滑膜炎

膝关节创伤性滑膜炎，是指膝关节受到急性的创伤或慢性的劳损，引起滑膜损伤或破裂，导致膝关节腔内积血或积液的一种非感染性炎症反应疾患。急性创伤性滑膜炎，多发生于爱运动的青年人；慢性损伤性滑膜炎多发于中老年人，身体肥胖者或过用膝关节负重的人。

膝关节滑膜为构成关节的主要结构，膝关节的关节腔除股骨下端、胫骨平台和髌骨的软骨面外，其余的大部分为关节滑膜所遮盖，衬于关节囊纤维层内面。滑膜血管丰富，滑膜细胞分泌滑液，润滑关节，并能吸收营养，排除代谢产物。一旦滑膜受损，如不予以有效的处理，则滑膜必发生功能障碍，影响关节活动成为慢性滑膜炎，逐渐变成增生性关节炎。

【病因病机】

急性滑膜炎多因外来暴力的打击、扭转、关节附近骨折或运动过度以及外科手术等，损伤或刺激滑膜，使之充血水肿，渗出滑液增加。瘀血或渗出液充满关节腔可增高关节内压，阻碍淋巴回流，形成恶性循环。同时，积液日久，纤维素沉着，则易发生纤维性机化，关节滑膜在长期慢性刺激下逐渐增厚，引起粘连，影响关节活动，由于股四头肌萎缩，使关节不稳定。

慢性滑膜炎一般由急性创伤性滑膜炎失治转化而成，或由其他的慢性劳损导致滑膜的炎症渗出，产生关节积液造成。临床上属于中医的痹证范畴，多由风寒湿三气杂合而成，一般挟湿者为多；或肥胖之人，湿气下注于关节而发病。

【诊断要点】

急性滑膜炎有膝关节受到打击、碰撞、扭伤等明显的外伤史。膝关节在伤后 1~2h 内发生肿胀、疼痛、活动困难，走路跛行。检查时，膝关节局部皮肤温度略高，皮肤因肿胀而紧张，浮髌试验为阳性，关节穿刺可抽出血性液体。本病常是膝关节其他损伤的合并症，检查时要仔细，须与骨折、脱位、韧带及半月板损伤相鉴别。

慢性滑膜炎临床上多见于中老年人，有劳损或关节疼痛的病史。患者感觉两腿沉重，关节肿胀，下蹲困难，或上下楼梯疼痛，劳累及遇寒后加重，休息后及得暖时减轻。检查时，膝关节肿胀，两侧膝眼处饱满，局部轻度压痛，皮温不高。病程日久者，股四头肌萎缩，关节不稳，活动受限，浮髌试验阳性，关节穿刺可抽出淡黄色、清亮的积液。X 线片示膝关节骨与关节结构无明显异常，可见关节肿胀，有的病人可见骨质增生。

【治疗方法】

对本病的治疗，首先应正确处理活动与固定的关系，活动可增加关节积液和继续出血，但活动可防止肌肉萎缩和关节粘连。所以在治疗过程中须掌握恰当，分清急、慢性期，合理选择治疗方法，才能达到预期的效果。

1. 手法治疗

外伤当天，应将膝关节伸屈活动一次。先伸直膝关节，然后充分屈曲，再自然伸直，可使局限的血肿消散，疼痛减轻。慢性期可在肿胀处及其周围作按压、揉摩、拿捏等手法，以疏通气血，消肿止痛，预防粘连。

2. 药物治疗

急性期滑膜损伤，瘀血积滞，治宜散瘀生新消肿为主，内服桃红四物汤加三七粉 3g、车前子 12g、茯苓皮 20g，外敷消瘀止痛膏。慢性水湿稽留，肌筋弛弱，治宜祛风燥湿、强壮肌筋，内服羌活胜湿汤加减，外贴万应膏；若寒邪较盛，亦可散寒祛风除湿，方用乌头汤。

3. 抽液与封闭治疗

关节积液显著者，可在无菌条件下穿刺抽液，之后注入强的松龙 25mg 加 1% 普鲁卡因 2mL。然后用弹性绷带加压包扎，这有利于积液的消除和关节功能的恢复。

4. 固定与练功疗法

早期应卧床休息，抬高患肢，并禁止负重。治疗期间可作股四头肌舒缩活动锻炼，后期应加强膝关节的屈伸锻炼，这对消除关节积液，防止股四头肌萎缩，预防滑膜炎反复发作，恢复膝关节伸屈功能，起着积极作用。

五、髌骨劳损

髌骨劳损又称髌骨软骨软化症、髌骨软骨病，是髌骨关节软骨的一种退行性病变，好发于膝部活动较多的运动员、肥胖女性及老年人。反复扭伤、积累劳损或长期感受风寒湿邪等因素均可引起本病。

【病因病机】

髌骨关节面由软骨覆盖，髌骨表面光滑，呈"V"形，与股骨髁间切迹关节面相对应形成髌骨关节。伸膝时，由于股四头肌松弛，髌骨下部与股骨髁面轻轻接触；屈膝90°时，髌骨上部与股骨髁面接触；当膝关节完全屈曲时，整个髌面紧贴股骨髁面。因此，膝关节在长期伸屈活动中，由于负重、久行、扭转等活动因素使髌骨关节面在较强的压力下反复摩擦或相互撞击，致使软骨面被磨损并营养欠佳，产生退行性变。此时软骨表面无光泽，弹性减弱，甚至形成龟裂、缺损而致本病。与此同时，关节滑膜和脂肪垫也被累及损伤而出现充血、渗出和肥厚等变化。

【诊断要点】

本病多见于有膝部劳损史或扭伤史的中老年人。起病缓慢，初感膝部隐痛或酸痛，继则疼痛加重，上下楼梯时或劳累后疲惫不堪，休息后减轻或消失，行走时偶有"卡住"感和清脆的弹响声。检查时髌骨压痛、髌周挤压痛，有时可有积液，活动髌骨时有粗糙的摩擦音，挺髌试验阳性，股四头肌有轻度的萎缩。X线检查早期髌骨无改变，后期侧位或切线位可见到髌骨边缘骨质增生，髌骨关节面粗糙不平，软骨下骨硬化，髌骨关节间隙变窄等改变。

【治疗方法】

本病治疗方法甚多，重点在于改善膝部血运，促进营养供给和修复创面，防止肌肉萎缩，增强膝关节稳定性。

1. 手法治疗

患者取仰卧位，患肢伸直。术者先在血海、梁丘、阴陵泉、阳陵泉、内外膝眼等穴位处进行点按，以镇静止痛；再用滚、揉、拿、捏等法广泛放松膝周组织，以舒筋活络；最后揉捏髌骨，被动屈伸、旋转膝关节以松解粘连，滑利关节。本手法隔日1次，每次大约15~20min。

2. 药物治疗

治宜活血止痛，温经散寒，强筋壮骨为主。内服药物可选用独活寄生丸，舒筋活血汤等，外用腾洗药或骨伤科搽剂。

3. 物理疗法

选用电疗、磁疗、超短波等局部透热，有一定效果。

4. 固定及练功疗法

适当减轻劳动强度，减少活动量，尤其避免半蹲位，膝屈伸动作宜缓慢。注意膝部保暖，加强股四头肌的伸缩锻炼，以及膝周自我按揉活动。

六、踝关节扭挫伤

踝关节由胫腓骨下端与距骨组成，以跖屈、背伸为主。踝关节周围主要的韧带有内侧副韧带、外侧副韧带和下胫腓韧带。内侧副韧带又称三角韧带，起于内踝，自下呈扇形附于跗舟状骨、距骨前内侧，是一条坚强的韧带，不易损伤；外侧副韧带起自外踝，止于距骨前外侧的为腓距前韧带，止于跟骨外侧的为跟腓韧带，止于距骨后外侧的为腓距后韧带；下胫腓韧带又称胫腓联合韧带，为胫骨与腓骨下端之间的骨间韧带，是保持踝关节稳定的重要韧带。

踝关节扭挫伤甚为常见，可发生于任何年龄，但以青壮年较多，临床上一般分为内翻扭伤和外翻扭伤两大类，以前者多见。

【病因病机】

多因行走或跑步时突然踏在不平的地面上，或上下楼梯、走坡路不慎失足或踩空，或骑单车、踢球等运动中不慎跌倒，足踝部向内翻或向外翻扭转所致。跖屈内翻损伤时容易损伤外侧的腓距前韧带；单纯内翻损伤时，则容易损伤外侧的腓跟韧带；外翻姿势时，由于三角韧带比较坚强，较少发生损伤，但可引起下胫腓韧带撕裂或内踝撕脱骨折。若为直接的外力打击，除韧带损伤外，多合并骨折和脱位，故称为挫伤。

【诊断要点】

有明显的踝关节扭伤史。伤后踝部即觉疼痛，活动功能障碍，损伤轻者仅局部肿胀，损伤重时整个踝关节均可肿胀，并有明显的皮下瘀斑，伤足不敢用力着地，行走跛行，活动时疼痛加剧。内翻扭伤时，在外踝前下方肿胀、压痛明显，若将足部做内翻动作时，则外踝前下方剧痛；外翻扭伤时，在内踝前下方肿胀、压痛明显，若将足部做外翻动作时，则内踝前下方剧痛。严重扭伤疑有韧带断裂或合并骨折脱位者，局麻下应作强力内翻、外翻位的 X 线摄片检查。一侧韧带断裂往往显示患侧关节间隙增宽，下胫腓韧带断裂，可显示内外踝间距离增宽。

【治疗方法】

1. 手法治疗

损伤严重，局部淤肿较甚者，不宜做重手法。对于单纯的踝部伤筋或部分撕裂并有关节紊乱者，可使用理筋手法。患者平卧，术者一手托住足跟，一手握住足尖部，缓缓做踝关节的背伸、跖屈及内翻、外翻动作，然后用两掌心对握内外踝，轻轻用力按压，有理顺筋络、散肿止痛作用。再在商丘、解溪、丘墟、昆仑、太溪、足三里等穴按摩，以通经络之气。

恢复期或陈旧性踝关节扭伤者，手法宜重，尤其是血肿机化，产生粘连，踝关节功能受损者，可采用牵引摇晃法，拨筋屈伸法，以解除粘连，恢复功能。

2. 药物治疗

早期治宜活血祛瘀、消肿止痛，内服七厘散或舒筋活血汤；外敷双柏散或三色敷药。后期宜舒筋活络、温经止痛，内服活血酒或小活络丹，并可用四肢损伤洗方熏洗。

3. 固定治疗

早期施以理筋手法并敷药后，用弹力绷带包扎固定，保持踝关节于受伤韧带松弛的位置，并暂时限制走路。根据损伤程度不同而选用绷带、胶布或夹板、石膏固定踝关节于中立位置.内翻扭伤采用外翻固定，外翻扭伤采用内翻固定，并抬高患肢，以利血运。一般固定2~3周，若韧带完全断裂者固定4~6周。同时尽早做足趾屈伴活动以及踝关节背伸跖屈运动、内外翻活动，以防止韧带粘连，增强韧带的力量。

七、跟腱损伤

跟腱由小腿部的腓肠肌与比目鱼肌肌腱联合组成，止于跟骨结节，能使踝关节做跖屈运动，是人体最强有力的肌腱之一，承受负重、步行、跳跃、奔跑等活动的强烈牵拉力量而不易被拉伤。跟腱损伤常发生于运动员、特技演员、产业工人，临床上可分为完全性断裂与不完全性断裂伤。

【病因病机】

跟腱损伤可因间接暴力或直接暴力所致，间接暴力损伤多在剧烈运动或劳动时，由于小腿三头肌的突然收缩，使跟腱受到强力牵拉，而引起跟腱部分撕裂或完全断裂，此种撕裂伤的断面参差不齐，断端一般在跟腱附着点上方3~4cm跟腱最窄处，腱包膜可以完整。直接暴力损伤多为刀、剪、斧等锐器的直接割裂伤，多为开放性损伤，断裂口较整齐，腱膜也多同时受损伤。直接与间接暴力的联合损伤多是跟腱处于紧张状态时，足部受到垂直方向的砸击伤亦可造成跟腱的断裂，局部皮肤挫伤较严重，周围血肿较大。

【诊断要点】

有明显外伤史。跟腱断裂时，病人往往听到断裂声，其后立即出现跟腱部剧痛、肿胀、不能行走，足跖屈无力，活动受限。检查时，断裂处可摸到凹陷空虚感，足背屈时更明显，腓肠肌肌腹内可摸到隆起物；托足母泼森试验阳性，即病人俯卧位，足垂于桌端，用手挤压小腿三头肌时，踝关节出现跖屈为正常，若挤压后足无动作为阳性，表明跟腱断裂。跟腱部分撕裂者，各项症状均较轻。如系陈旧性跟腱断裂时，腱鞘多属完整，鞘内积血机化，空虚感可不明显。开放性跟腱断裂者，易于诊断，创口区有跟腱回缩的硬结。

【治疗方法】

对于新鲜的完全性或开放性断裂伤，应立即施行手术修补缝合。对于跟腱部分撕裂者，可用其他疗法。

1. 手法治疗

将患足跖屈，在肿痛部位做较轻的按压、顺推，并在小腿三头肌肌腹处做按压揉拿，使肌肉松弛以减轻跟腱回缩，促进功能恢复。亦适用于手术后期。

2. 药物治疗

早期治宜活血祛瘀止痛，内服续筋活血汤、舒筋丸等，外贴宝珍膏。后期治宜补益肝肾，强壮筋骨，内服壮筋续骨丸、加减补筋丸，配合外用熏洗、外擦药物，如海桐皮汤外洗，跌打止痛液外擦。

3. 固定和练功疗法

在理筋手法后，可用夹板或石膏托将踝关节固定于跖屈位，并抬高患肢以利消肿，禁止足部背伸活动，3~4 周逐步练习踝关节的伸屈活动及行走锻炼。

八、跟部滑囊炎

跟腱止点的前、后部和前下部各有微小的滑囊。跟部滑囊炎是指上述滑囊因受到反复的牵拉和摩擦刺激，引起损伤疼痛、肿胀等炎性反应。本病 40~60 岁者多发，一般男性多于女性。

【病因病机】

主要是外力的长期刺激，小腿三头肌过多的收缩，如长途跋涉、奔跑、跳跃，使跟腱周围受到反复的牵拉、摩擦，而引起滑囊炎。若有跟腱、滑囊的退行性改变则本病更易发生。

【诊断要点】

多有慢性损伤史。在跟腱附着部位肿胀、压痛，行走时因鞋的摩擦疼痛加重。检查时可见表面皮肤增厚，皮色略红，肿胀，触之有囊样弹性感，压痛明显。但必须与跟骨骨骺炎的痛点相鉴别。

X 线摄片检查多无异常发现，侧位片有时踝关节后方透亮三角区模糊或消失。病程久而影响行走者，可有局部脱钙、骨质疏松表现。

【治疗方法】

1. 手法治疗

患者俯卧位，在痛点及其周围作推揉挤压手法，并提弹跟腱数下，以使气血流通，减轻疼痛。

2. 药物治疗

早期治宜养血舒筋，温经止痛，内服舒筋活络汤、当归鸡血藤汤；外用八仙逍遥汤熏洗或金黄膏外敷。

3. 封闭治疗

在压痛肿胀处注射醋酸强的松 12.5mg 加 2% 普鲁卡因 2mL 或丹参注射液 2mL，每周 1 次，连续 3~4 次。药液不可注入跟腱，以免造成病理性跟腱断裂。

4. 固定和练功疗法

一般不用外固定，但急性期宜休息，症状好转后应避免久行、久站，鞋子以宽松为宜，勿使鞋帮压迫跟腱部。

九、跟痛症

跟痛症主要是指跟骨底部由于慢性损伤引起的以疼痛、行走困难为主的病症，常伴有跟骨结节部的前缘骨刺。多发生于老年肥胖者，为骨伤科常见病。

【病因病机】

多为老年肝肾不足或久病体虚，气血衰少，筋脉懈惰，加之体态肥胖，体重增加，久行久站造成足底部皮肤、皮下脂肪、跖筋膜负担过重，引起劳损和退行性变所致。亦有因跟骨骨刺发生于跟骨底面结节前缘，使跖筋膜和足趾短肌在跟骨结节附着处受累，牵拉骨刺，发生慢性炎症反应而致疼痛。

【诊断要点】

起病缓慢，多为一侧发病，可有数月或几年的病史，足跟部疼痛，晨起后站立或行走时疼痛较重，行走片刻后减轻，但行走过久又加重。检查时，足部不红不肿，跟骨的跖面和侧面有压痛，如跟骨刺较大时，可触及骨性隆起。X线片检查常见骨质增生，但与临床表现不成正比。

【治疗方法】

1. 药物治疗

治宜养血舒筋、温经止痛，内服当归鸡血藤汤或骨质增生丸，外用八仙逍遥汤或海桐皮汤熏洗患足，或用熨风散作热熨。

2. 封闭治疗

用醋酸强的松龙 25mg 加 1% 普鲁卡因 2~4mL，从侧方进针，作痛点封闭，要将药液注到骨膜表面。

3. 固定和练功疗法

急性疼痛期宜休息，症状缓解后仍宜减少步行，并在患足鞋内放置软垫，以减少足压。

十、跗管综合征

跗管综合征是指胫后神经在胫骨内踝后下方的跗管内被压而引起的一组综合征。跗管为足内踝后下方与距、跟骨和屈肌支持带所构成的一个缺乏弹性的骨纤维管，由后上向前下走行长约 2~2.5cm。跗管的深面为跟骨、距骨及关节囊，跗管的浅面为跨于胫骨内踝及跟骨结节的分裂韧带，管内有胫后肌腱、屈趾长肌腱、胫后神经、胫后血管及屈足姆长肌腱。

本病主要发生于青壮年男性，年龄在 15~30 岁之间，多数为从事体力劳动或体育运动者。

【病因病机】

主要病因是踝部扭伤、骨折畸形愈合，或局部的慢性劳损，产生腱鞘炎。或由于足的外翻畸形，以及分裂韧带紧张性增加，加深了对胫后神经、肌腱等的压迫。上述的种种原因均可造成腱鞘水肿、充血，鞘壁增厚，使管腔相对变窄，压迫管内胫后神经而产生跗管综合征。

【诊断要点】

主要症状为足底和足跟内侧疼痛、麻木，劳累后明显，休息后减轻。甚者足底灼痛，皮肤干燥，无汗或足内在肌萎缩。跗管部叩击痛，踝关节过度背伸或足外翻时可使疼痛加剧。晚期 X 线照片可在距骨内侧有骨刺形成。

【治疗方法】

1. 手法治疗

早期可在内踝后部做推揉、分筋、理筋和按压手法，能起到活血通络止痛作用。可教给患者自行操作。

2. 药物治疗

治宜活血化瘀、舒筋通络、消肿止痛，内服药可选舒筋活血汤、大活络丸；外用药可选宝珍膏、万应膏外敷，或用骨科外洗二方熏洗热敷。

3. 封闭治疗

可选用强的松龙 12.5mg 加 1% 普鲁卡因 4mL，做跖管内注射，每周 1 次，共 4~5 次。

4. 手术治疗

经过上述等保守治疗 1~2 个月后仍无好转者，可考虑手术治疗。手术切除造成卡压的纤维带，探查胫后神经，如有骨疣或囊肿，应一并切除。

第九节　躯干筋伤

躯干骨由脊柱（33 个脊椎骨）、胸骨（胸骨柄、胸骨体和剑突）、肋骨（12 对）和骨盆（髋骨、耻骨、坐骨）所组成，脊柱的下段（骶椎和尾椎）构成骨盆的后壁；脊柱的胸段，与两侧肋骨及胸骨组成胸廓，支撑着人体的上身，保护位于胸腔、腹腔和盆腔内的重要脏器。躯干骨损伤的致伤暴力强大，损伤机制复杂，往往合并内脏组织结构及脊髓的破坏，产生严重的并发症，可致终身残疾甚至死亡。因此，对于躯干骨折的诊断和治疗，应当既要重视骨折，也要重视并发的内脏及脊髓的损伤及其对全身和局部生理功能的影响。

一、肋骨骨折

肋骨共 12 对，呈弓形，分左右对称排列，与胸椎和胸骨相连构成胸廓，有支持和保护内脏的重要作用。上 7 对肋骨借助软骨直接附着于胸骨，称为真肋。下 5 对称假肋，第 8~第 10 肋骨借第 7 肋软骨间接与胸骨相连，第 11~第 12 肋骨前端游离，称为浮肋。肋骨呈扁平，为两层薄弱的皮质骨中包裹一层松质骨，较为脆弱。

肋骨骨折临床多见，好发于成人和老年人，青少年则少见。一肋一处骨折多见；多肋多处骨折少见，可并发内脏损伤，严重者危及生命。老年人肋骨骨质疏松，容易发生骨折。已有恶性肿瘤转移灶的肋骨，也易发生病理性骨折。第 4~第 7 肋骨长而薄且固定，在外力作用下较易发生骨折，骨折部位常在前外侧。

因肋骨与肋骨之间均有肋间肌，即由肌间内肌和肋间外肌交叉固定，将肋骨连成一体，故肋骨骨折一般较少发生移位。

【病因病机】

1. 直接暴力

拳棒打击、车辆碰撞等外力直接作用于肋骨，该处肋骨被迫向胸廓内陷而致骨折，造成骨折端向内塌陷。此类骨折易伤及胸膜和肺脏，造成气胸、血胸的机会也较多。

2. 间接暴力

如塌方、车轮碾轧、重物挤压等，使胸廓受到前后方向挤压的暴力，肋骨被迫向外弯曲凸出，在最突出处发生骨折，多发生在腋中线附近。亦有因暴力打击前胸，而致后肋骨折，或打击后胸而致前肋骨折。骨折多为斜行，断端向外突出，刺破胸膜的机会较少，偶尔刺破皮肤，造成开放性骨折。

3. 肌肉收缩

长期剧烈咳嗽或喷嚏时，胸部肌肉急剧而强烈的收缩，亦可偶发肋骨骨折，但多发生在体质虚弱、骨质疏松者。

肋骨骨折多为闭合性骨折，可发生于一根或数根。一根肋骨一处骨折者，称为单处骨折，一根肋骨两处骨折者，称双处骨折。多根双处骨折时可造成肋骨断段的游离，使该处胸廓失去支持，形成浮动胸壁，产生反常呼吸运动，即吸气时因胸膜腔负压增加而向内凹陷；呼气时因胸膜腔内负压减低而向外凸出，使肺的通气功能障碍，严重影响呼吸和循环功能。若骨折断端刺破胸膜，空气从外界进入胸膜腔，则可并发气胸，沉入的空气使患侧肺压缩，影响正常呼吸功能和血液循环。如胸膜穿破口已闭，不再有空气进入胸膜腔，则称为闭合性气胸；如胸膜穿破口未闭，空气仍自由沟通，则称为开放性气胸；若胸膜穿破口形成阀门，吸气时空气通过破裂口进入胸膜腔，呼气时则不能将空气排出，胸腔内压力不断增加，对肺的压迫和纵隔推移也愈来愈大，则称为张力性气胸。若骨折端刺破胸壁和肺的血管，血液流入胸膜腔，即为血胸，多与气胸同时发生，称为血气胸。

【诊断要点】

伤后局部肿胀、疼痛，有血肿或瘀斑。咳嗽、打喷嚏、深呼吸或躯干转动时疼痛则加重。患者多能指出骨折部位，检查时骨折处有压痛或畸形。有时可摸到骨擦音。两手分别置于胸骨和胸椎，前后挤压胸廓，或左右挤压胸廓，均可引起骨折处剧烈疼痛。

X线检查甚为重要，凡是胸部外伤患者，疑有骨折，必须拍摄胸部X线正、侧、斜位片，必要时行CT或三维CT检查，明确肋骨骨折的部位、根数及移位情况，更重要的是检查有无气胸、血胸的发生及其程度如何。如气胸严重时，肺可被压缩，纵隔可向健侧移位。血胸量少，仅肋间角消失，大量的血胸时，则全肺被液体阴影所掩盖。如同时存在气血胸时，则出现液平面。

【治疗】

单纯肋骨骨折，因有肋间肌固定和其余肋骨支持，所以多无明显移位，且较稳定，一般不需整复。即便是畸形愈合，亦不妨碍呼吸运动。如有肋骨骨折合并其他并发症时，必须及时处理，否则会造成严重后果。一般肋骨骨折的处理如下。

1. 整复方法

（1）坐位整复法：患者正坐，助手在患者背后，将一膝顶住患者背部，双手握其肩，缓缓用力向后方拉开，使患者挺胸，医生一手扶健侧，一手按定患侧，用挤按手法将高凸部分按平。若患者身体虚弱时，可取仰卧位，背部垫高，同样采用挤按手法将骨折整复。

（2）卧位整复法：患者仰卧位，一助手双手平按患者上腹部，令患者用力吸气，至最大限度再用力咳嗽，同时助手用力按压上腹部，术者以拇指下压突起之肋骨端，即可复位。若为凹陷骨折，在咳嗽的同时，术者双手对挤患部的两侧，使下陷者复起。

2. 固定方法

（1）胶布固定法：患者正坐，在贴胶布的皮肤上涂复方安息香酸酊，作呼气时使胸围缩至最小，然后屏气，用宽 7~10cm 的长胶布，自健侧肩胛中线绕过骨折处紧贴到健侧锁骨中线，第 2 条盖在第 1 条的上缘，互相重叠 1/2，由后向前、由下至上地进行固定，直至将骨折区和上下邻近肋骨全部固定，以跨越骨折上、下各两肋为宜，固定时间 3~4 周。若皮肤对胶布过敏或患有支气管哮喘、慢性支气管炎、肺气肿，或老人心肺储备能力有限者，因半环式胶布固定可加重呼吸限制而不宜采用。

（2）宽绷带固定法：适用于老年人或皮肤对胶布过敏者。骨折复位后，局部肿不甚者，可外贴伸筋膏，肿甚者外敷祛瘀消肿膏，然后覆以硬纸壳，胶布贴于胸壁，再用宽绷带或多头带包扎外固定。敷药者 3~5 天更换 1 次，后贴伸筋膏，继续固定 3~4 周。

（3）肋骨牵引固定法：适用于单根多发或多根多发骨折。为了减少反常呼吸引起的生理障碍，固定胸壁，必要时行肋骨牵引治疗。

3. 药物治疗

（1）内治：初期应活血化瘀，理气止痛。伤血为主者，可选用复元活血汤、血府逐瘀汤；伤气为主者，可选用柴胡疏肝散、金铃子散，加用款冬花、桔梗、杏仁、黄芩等，以宣肺止咳化痰；痛甚者加云南白药或三七；咯血者加仙鹤草、血余炭等。中期以接骨续筋为主，内服接骨紫金丹。后期胸肋隐隐作痛或陈伤者，宜化瘀和伤，行气止痛，可选用三棱和伤汤；气血虚弱者，用八珍汤合柴胡疏肝散。

（2）外治：初期可选用消肿散、消肿止痛膏。中期用接骨续筋膏或接骨膏。后期用狗皮膏或万灵膏敷贴，或用海桐皮汤熏洗。

4. 合并症的处理

肋骨骨折引起的疼痛、血气胸及肺部感染，可严重影响患者的呼吸循环功能，导致进行性低氧血症，甚至死亡，应引起高度重视并积极采取措施加以处理。

（1）气胸：闭合性气胸而胸腔积气较少者，对肺功能影响不大，不需特殊处理，积气往往能自行吸收。若积气较多时，有胸闷、气急、呼吸困难，考虑为张力性气胸时，需紧急在前胸第 2 肋间隙插入一针头排气，暂时降低胸腔内压力，以后插入胸腔引流管进行水封瓶引流。开放性气胸急救时可用消毒的纱布或凡士林油纱布填塞伤口包扎，阻止胸腔与外界空气相通，待病情好转后，再进行清创术。

（2）血胸：非进行性血胸如积血多者，可在伤后 12~14h 后，在腋后线第 6~第 7 肋间隙进行胸腔穿刺，抽出胸腔积血，可分次抽出，每次抽吸后注入抗生素，预防感染。对进行性血胸，在积极抢救休克后，进行开胸探查，术后插入引流管，水封瓶引流。

（3）疼痛：用 0.5% 盐酸利多卡因溶液 50mL 注射于骨折部位，对消除肋骨骨折引起的严重疼痛有效，止痛时间长达 2~3h，必要时可重复使用。也可行肋间神经封闭，阻滞范围除肋骨骨折部位的肋间神经外，还应包括骨折部位上、下各一肋间神经。

（4）肺内感染：由患者或护理人员扶按伤处，鼓励并协助患者咳嗽、排痰，多作深呼吸。用庆大霉素加 α-糜蛋白酶雾化吸入，以稀释痰液，有助排痰。有慢性阻塞性肺部疾病或已发生肺部感染者，应及时做痰细菌培养加药敏，全身应用敏感抗生素。

5. 练功活动

患者经整复固定后，一般均应下地活动，重伤员需卧床者，可抬高床头取半坐卧位，并锻炼腹式呼吸运动。有痰者，护理人员或患者自行扶住伤处后，鼓励患者咳痰，待症状减轻后即应下地活动。

二、脊柱骨折

脊柱是躯干的中轴。是负重、运动、吸收震荡及平衡肢体的重要结构，具有保护及支持内脏、脊髓的作用。

脊椎由 33 个椎骨组成，其中颈椎 7 节，胸椎 12 节，腰椎 5 节，骶椎 5 节及尾椎 4 节。成人骶椎已融合为一体，尾椎亦合成一个尾骨。因此，成人椎骨只有 26 个，能活动的只有 24 个椎体。椎体与椎体间借椎间软骨盘连接，共有 23 个椎间盘。

人类直立的脊柱有 4 个弯曲的类似弹簧作用的生理弧度，即颈段前凸、胸段后凸、腰段前凸、骶尾段后凸，借椎间盘和生理弧度，以缓冲外力对脊柱的冲击和震荡。

脊柱的运动和稳定，依赖于脊柱周围的肌肉舒缩和固定作用，使脊柱能作出各种灵活动作。因此，可以认为肌肉是脊柱稳定的外在平衡，两者是相辅相成的。故在脊柱损伤时，应考虑两者的关系。

脊髓有两个膨大部分，一个在第 4 颈椎~第 1 胸椎椎体之间，上肢的运动和感觉中枢集中于此；一个在第 10 胸椎~第 1 腰椎椎体之间，下肢运动和感觉中枢以及膀胱自主排尿中枢集中于此。因此，当脊髓膨大部或膨大部以上的脊椎发生骨折脱位，造成脊髓损伤，可引起损伤部位以下瘫痪。

脊柱骨折为骨科常见骨折。其发生率占全身骨折的 5%~6%，以胸腰段骨折发生率高，其次为颈、腰椎、胸椎最少，常伴有脊髓或马尾神经损伤。

【病因病机】

1. 依据损伤机制分类

（1）屈曲型损伤：脊椎在屈曲位受到暴力作用或暴力造成脊柱过度屈曲所致。外力集中到椎体前部，使脊柱相应部位椎体前半部受到上下位椎体、椎间盘的挤压而发生压缩性骨折，其后部的棘上韧带、棘间韧带、关节突关节囊受到牵张应力而断裂，上位椎体向前下方移位，引起半脱位。椎体后部的附件包括椎板、椎弓根、关节突、横突与棘突，可发生撕脱、断裂、脱位或交锁，严重者常并发脊髓损伤，但椎体后侧皮质并未压缩断裂。屈曲型骨折占所有脊椎骨折脱位的 90% 以上，其中大部分发生在胸腰段。活动范围较大的下段颈椎和胸腰椎结合部（第 11 胸椎~第 2 腰椎）最为多见。

（2）过伸型损伤：脊柱在过伸位受到暴力作用或暴力迫使脊柱过伸造成的损伤。当患者从高处仰面摔下，背部或腰部撞击木架或地面坚硬物体上，被冲击的部位形成杠杆支点，使脊柱骤然过伸，造成前纵韧带断裂，椎体前下或前上缘撕脱骨折，棘突椎板相互挤压而断裂，严重时上位椎体可向后移位。

（3）垂直压缩型损伤：脊柱受到垂直暴力作用而发生的损伤。如高处掉落的物体纵向打击头顶，或跳水时头顶垂直撞击地面，以及人从高处坠落时臀部触地，均可使椎体受到椎间盘挤压而发生粉碎性骨折，骨折块向四周 "爆裂" 移位，尤其是椎体后侧皮质断裂，骨折块突入椎管造成椎管变形，脊髓损伤。

（4）侧屈型损伤：暴力迫使脊柱侧屈而发生的损伤。如高处坠落时一侧臀部触地，或因重物压砸使躯干向一侧弯曲，而发生椎体侧方楔形压缩骨折，其对侧受到牵张应力，引起神经根或马尾神经牵拉性损伤。

（5）水平剪力型损伤：又称安全带型损伤，多属屈曲分离型剪力损伤。高速行驶的汽车在撞车瞬间患者下半身被安全带固定，躯干上部由于惯性而急剧前移，以前柱为枢纽，后、中柱受到牵张力而破裂张开，造成经棘上棘间韧带—后纵韧带—椎间盘水平断裂；或经棘突—椎板—椎体水平骨折，往往移位较大，脊髓损伤多见。

（6）撕脱型损伤：由于肌肉急骤而不协调收缩，造成棘突或横突撕脱性骨折，脊柱的稳定性不受破坏，骨折移位往往较小。

老年人由于内分泌功能减退而致骨质疏松，尤其是老年妇女停经以后，骨质明显疏松。椎体对负重受压的承受力差，稍受外力挤压时，即可引起压缩性骨折，椎体多呈现鱼椎骨状的双凹形改变。如蹲下提重物、滑倒着地，或乘车颠簸，虽然外力较轻也可致骨折。

2. 依据骨折形态分类

（1）压缩骨折：椎体前方受压缩呈楔形变。压缩程度常以椎体前缘高度与后缘高度的比值计算。分度则以前缘高度与后缘高度之比为依据，Ⅰ度为 1/3，Ⅱ度为 1/2，Ⅲ度为 2/3。

（2）爆裂骨折：椎体呈粉碎性骨折，骨折块向四周移位，向后移位可压迫脊髓及神经。椎体前后径和横径均增宽，两侧椎弓根距离加宽，椎体高度减小。

（3）撕脱骨折：在过伸及过屈位损伤时，在韧带附着点发生撕脱骨折，或旋转损伤时的横突骨折。

（4）骨折脱位：脊柱骨折合并脱位。脱位可为椎体向前或向后移位，并有关节突关节脱位或骨折；也可为旋转脱位，一侧关节突交锁，另一侧半脱位。

根据损伤后脊柱的稳定程度分为稳定性损伤与不稳定性损伤。无论是搬运或脊柱活动，骨折无移位趋向者，称为稳定性损伤，如单纯椎体压缩性骨折不超过 1/3、单纯横突棘突骨折等。在严重外力作用下，除椎体、附件骨折外，还常伴有韧带、椎间盘损伤，使脊柱的稳定因素大部分被破坏，在搬运中易发生移位而损伤脊髓或马尾神经，称为不稳定性损伤，如骨折脱位、椎体爆裂性骨折、压缩性骨折超过 1/2 者。

【诊断要点】

1. 外伤史

患者有明显的外伤史，如高处坠落、车祸、重物砸伤、坍塌事故等均可能发生脊柱损伤。应详细了解暴力作用过程和部位、受伤时的姿势及搬运情况。在颅脑外伤、醉酒意识不清时，应特别注意排除颈椎损伤。

2. 临床表现

伤后脊柱疼痛及活动障碍为主要症状。脊柱可有畸形，脊柱棘突骨折可见皮下瘀血。伤处局部有疼痛，如颈项痛、胸背痛、腰痛或下肢疼痛等。棘突有明显浅压痛。脊背部有肌痉挛，骨折部有压痛和叩击痛。颈椎骨折时，屈伸运动或颈部旋转运动受限。胸椎骨折时，躯干活动受限，如伴肋骨骨折者可有呼吸受限或呼吸音减弱。腰椎骨折时，腰部有明显压痛，伸、屈下肢时腰痛。腰部活动明显受限。因腰椎骨折引起腹膜后血肿者，可见腹部胀痛、胃纳不佳、肠鸣音减弱、便秘，腹部有压痛或反跳痛，舌苔薄白或黄腻，脉弦数等瘀血内阻的里实证。脊柱骨折时每因活动或搬动引起局部剧痛。

颈、胸椎骨折可并发脊髓损伤，腰椎骨折可并发脊髓圆锥和马尾神经损伤。可致患者四肢瘫、截瘫和大小便功能障碍等。

3. 影像学检查

（1）X 线检查：对确定脊柱损伤的部位、类型和程度，以及在指导治疗方面具有极为重要的价值，是诊断脊柱损伤的首选方法。任何脊柱损伤均应摄正侧位 X 线片，或加拍斜位片，应注意查看骨折或脱位的部位和类型；椎体压缩、前后左右移位、成角和旋转畸形及其程度；椎管管径改变；棘突间距增大及椎板、关节突、横突、棘突骨折及其程度；如陈旧性损伤判断其是否稳定，应拍摄损伤节段的前屈、后伸侧位片。

（2）CT 扫描：能清楚地显示椎体、椎骨附件和椎管等结构复杂的解剖关系和骨折移位情况，其突出的优点是不受自身影像重叠及周围软组织掩盖影响，对周围软组织具有很高的分辨率。对于观察椎管周围的附件损伤，特别是用一般 X 线检查很难显示的寰枕部、颈胸段损伤，更具优越性。但如果 CT 扫描层面间距过大，可遗漏病变区域。另外，不能发现多节段损伤也是其缺陷。CT 的三维成像可进一步表达骨折的具体情况。

（3）MRI：具有多平面成像及很高的软组织分辨力，能非常明确地显示脊髓和椎旁软组织是否损伤及损伤的具体细节，是脊髓损伤最有效的影像学检查手段。可通过观察脊髓内部信号改变和椎管内其他结构的创伤情况，来判断脊髓损伤程度，对制订治疗方案、评估预后有较大的指导意义。

4. 电生理检查

包括肌电图和体感诱发电位（SEP）检查等，能确定脊髓损伤的严重程度，帮助预测功能恢复情况，并对脊柱脊髓手术起到监护脊髓功能的作用。当伤后仍有或伤后不久就出现体感诱发电位者，其恢复的可能性较大，而且体感诱发电位的改善往往先于临床体征。如伤后体感诱发电位完全消失，多预示脊髓的完全性损伤。

【治疗】

1. 急救处理

脊柱骨折和脱位的正确急救处理，对患者的治疗及预后有重要意义。在受伤现场应就地检查，首先要明确脊柱损伤的部位；其次要观察伤员是否有截瘫并确定截瘫部位，以此作为搬运时的依据。搬运过程中，原则上脊柱保持平直，避免屈曲和扭转。可采用两人或数人在患者一侧，动作一致地平托头、胸、腰、臀、腿的平卧式搬运，或同时扶住患者肩部、腰、髋部的滚动方式，将患者移至硬性担架上。对颈椎损伤者，应由一人专门扶住头部或用沙袋固定住头部，以防颈椎转动。切忌用被单提拉两端或一人抬肩、另一人抬腿的搬运法，因其不但会增加患者的痛苦，还可使脊椎移位加重，损伤脊髓。由于导致脊柱损伤的暴力往往巨大，在急救时应特别注意颅脑和重要脏器损伤、休克等的诊断并优先处理，维持呼吸道通畅及生命体征的稳定。

2. 整复方法

根据脊柱损伤的不同类型和程度，选择不同的治疗方法。胸腰椎压缩骨折较稳定。如属年老体弱、骨质疏松的患者，一般不主张手法复位，仅需卧床休息 3 个月左右或适当的练功活动即可。如系年轻患者，功能要求高，恢复后要从事体力劳动，故应采取及时复位、良好的固定和积极的功能活动，才能获得满意疗效。复位方法总的原则是逆损伤的病因病理并充分利用脊柱的稳定结构复位。屈曲型损伤应伸展位复位，过伸型损伤应屈曲位复位。在复位时应注意牵引力的作用方向和大小，防止骨折脱位加重或损伤脊髓。颈椎损伤伴关节交锁时，应首选颅骨牵引复位法，胸腰椎损伤则可选用下肢牵引复位法或垫枕，腰背肌锻炼复位法。在复位过程中，为了减少患者的痛苦和松弛痉挛的肌肉，可以适当给予止痛药物。

（1）屈曲型脊椎骨折：

①牵引过伸按压法：患者俯卧硬板床上，两手抓住床头，助手立于患者头侧，两手把持腋窝处，一助手立于足侧，双手握双踝，两助手同时用力，逐渐进行牵引，至一定程度后，足侧助手在牵引的基础上，逐渐将双下肢提起悬离床面，使脊柱呈现过伸位，得到充分牵引和后伸，使肌肉松弛、椎间隙及前纵韧带被拉开后，术者双手重叠，压于骨折后突部位，用力下压，借助前纵韧带的伸张力，将压缩之椎体拉开，同时后突畸形得以复平。

②二桌复位法：用高低不等的二桌，高低差为 25～30cm，平排在一起，将患者置于二桌上，患者头部朝高桌，然后将高桌边逐渐移至上臂中段近下颏处，将低桌渐移至大腿中段处，

借助患者体重，使胸腰部悬空。此时术者可用手掌托住患者的腹部，慢慢下沉，以减轻疼痛，达到脊柱过伸的目的，2~5min后，脊柱的胸腰部明显过伸，此时前纵韧带被拉紧，被压缩之椎体得以复位后，立即采用石膏背心或金属胸腰过伸支架固定。石膏背心要求上至胸骨上缘，下至耻骨联合。骨突处放一衬垫以防压伤，注意三点（胸骨部、耻骨部、下腰部）的固定和塑形。

③两踝悬吊复位法：患者俯卧于复位床上，将两踝悬空吊起。如没有复位床，亦可在屋梁上装一滑轮，将双足向上吊起，徐徐悬空，使胸腰段脊柱过伸，其原理与二桌复位法相同。复位后同样用支架固定脊柱于过伸位。

④垫枕法：让患者仰卧于手术台上，胸腰段置于肾托上，然后逐渐摇起肾托，将患者的胸腰段挺起呈拱桥形，使脊柱后伸。复位后，可在腰部置软枕，仰卧位休息。

⑤自身复位功能疗法：本法简便安全，效果可靠，患者恢复快，合并症少，同时能发挥患者在复位和治疗中的主动作用。以背伸肌为动力，增加前纵韧带及椎间盘前部纤维环的张力，使压缩的椎体逐渐张开，骨折畸形逐渐得以矫正。背伸肌力的加强，即形成一个有力的肌肉夹板，对脊柱的稳定起重要作用。此法可以免除长期石膏固定的痛苦，避免了骨质疏松。由于坚持背伸肌锻炼，骨折的后遗症也明显减少，同时也可改善全身血液循环。早期消除全身症状，增加饮食，恢复体力，有利于患者的康复。其具体方法如下：患者仰卧于硬床上，骨折处垫一软枕，如疼痛者可服中药或给予止痛剂，待疼痛缓解后即可进行腰背肌锻炼。

⑥持续牵引法：对于轻度移位、无关节交锁的颈椎骨折，一般采用枕颌布托牵引法。将其套住枕部与下颌部，通过滑轮进行牵引，头颈略后伸，牵引重量2~3kg，持续牵引4~6周。如颈椎骨折伴有关节交锁者，需用颅骨牵引。牵引重量逐步增加，并及时摄片了解复位情况，一般采用5~10kg可将交锁整复，牵引方向先略加前屈，复位后，牵引方向改为后伸，重量可逐渐减至1~2kg，继续牵引4~6周后换带颈托或石膏围领。

（2）伸直型脊椎骨折：颈椎部损伤时，可采用颈椎中立位枕颌布托牵引法，必要时可使颈椎稍向前屈曲位。无脊髓损伤者，持续牵引4~6周后，换颈托或石膏围领保护。腰椎部损伤时，应避免脊柱后伸，根据需要将脊柱保持于伸直或略屈曲的位置。

3. 固定方法

一般单纯性胸腰椎压缩骨折，须仰卧硬板床，骨折部垫软枕。卧床时间为3~4周。对于不稳定胸腰椎骨折，可采用脊椎骨折夹板或石膏背心、金属支架固定，固定时间4~6个月，必要时也可手术治疗。颈椎骨折脱位者，屈曲型损伤用颅骨牵引结合头颈伸展位固定，过伸型损伤则需保持颈椎屈曲20°~30°位；另外头—胸支架、头颈胸石膏、颈围领等均适用于颈椎损伤固定。

4. 药物治疗

（1）初期：由于筋骨脉络的损伤，血离经脉，瘀积不散，经络受阻，局部肿胀、剧烈疼痛，故治宜活血化瘀，消肿止痛。若局部持续疼痛，腹满胀痛，大便秘结，苔黄厚腻，脉弦有力，证属血瘀气滞，腑气不通，治宜攻下逐瘀，方用桃核承气汤或大成汤加减。

（2）中期：肿痛虽消而未尽，筋骨未复，故治宜活血和营、接骨续筋为主，方用续骨活血汤、接骨丹、接骨紫金丹。

（3）后期：腰酸腿软，四肢无力，活动后局部隐隐作痛，属肝肾不足，气血两虚，治宜补益肝肾，调养气血，方用六味地黄汤、八珍汤或健步虎潜丸和续断紫金丹，外贴万应膏或狗皮膏。

5. 手术治疗的适应证

对于骨折脱位、移位明显，闭合复位失败，或骨折块突入椎管压迫脊髓者应选择手术切开复位，在直视下观察脊柱损伤的部位和程度，复位准确，恢复椎管管径，解除脊髓压迫，重建脊柱稳定性，利于患者尽早康复训练，并且可减轻护理难度，预防并发症的发生。

6. 练功活动

屈曲型胸腰椎压缩骨折可采用下述方法。

（1）仰卧式：

①五点支撑法：在木板床上，患者仰卧，用头部、双肘及足跟支撑起全身，使背部尽力腾空后伸。伤后早期即可采用此法。

②三点支撑法：患者双臂置于胸前，用头部及双足跟撑在床上，使全身腾空后伸。本法是在五点支撑法的基础上发展而来，适用于中后期。

③四点支撑法：用双手及双足支重，全身后伸腾空如拱桥式。此种练功法难度较大，青壮年患者经过努力，在伤后 5~6 周可以达到练功要求。

（2）俯卧式：

第一步：患者俯卧，两上肢置于体侧，抬头挺胸，两臂后伸。使头、胸及两上肢离开床面。

第二步：在双膝关节伸直的同时，后伸下肢，并使其尽量向上翘起，两下肢也可先交替后伸翘起，而后再一同后伸。

第三步：头、颈、胸及两下肢同时抬高，两臂后伸，仅使腹部着床，整个身体呈反弓形，如飞燕点水姿势。

练功法作为复位的一个重要部分，必须坚持早期进行练功，循序渐进，持之以恒，只要全身情况允许，一般伤后 1~2 天，即要指导伤员进行练功。并向患者讲明练功要领及必要性。解除病员的思想负担，充分调动患者的积极因素。一般经过 2 周后，骨折可大部分复位，4 周后基本恢复，8~12 周后骨折愈合。本法对合并附件骨折或不全脱位之不稳定骨折亦能达到复位目的，疗效满意。通过功能锻炼椎体在压缩1/3或不到1/2者，可基本恢复正常高度，后期脊柱功能恢复满意。

第十节　骨质疏松症

骨质疏松症是以全身性骨量减少，慢性腰背疼痛，甚则畸形、骨折为特征的一种骨骼系统疾病。其特征是骨强度下降，骨微结构退行性变，骨的脆性增高，骨折风险性增加。骨强度下降反映骨矿物质和骨基质等比例减少。骨微结构退行性变是由于骨组织吸收和形成失衡等原因所致，表现为骨小梁结构消失、变细和断裂。骨的脆性增高、骨力学强度下降，骨折危险性增加，对载荷承受能力降低，而易于发生微细骨折或完全骨折。可悄然发生腰椎压迫性骨折，倒地性的桡骨远端、股骨近端和肱骨上端骨折。本病多发生在50岁以上的人群，女性发病率高于男性。以疼痛，身材缩短、驼背，骨折以及呼吸功能障碍为主要表现。

骨质疏松症属于中医学"骨痿""骨痹"范畴，病变在骨，其本在肾，《素问·痿论》云："肾主身之骨髓……肾气热，则腰脊不举，骨枯而髓减，发为骨痿。"

【病因病机】

骨质疏松症是由多种原因引起的骨骼的系统性骨病，其病因尚未完全明确，一般认为与内分泌因素、营养因素、物理因素、遗传因素，以及与某些药物和疾病因素影响有关。这些因素影响高峰骨量以及导致骨量丢失，并导致骨基质和骨矿物质含量减少，最终发展至骨质疏松。骨质疏松症可分为原发性骨质疏松症、继发性骨质疏松症和特发性骨质疏松症。

1. 原发性骨质疏松症

由于年龄增加、器官生理功能退行性改变和性激素分泌减少引起的骨质疏松，如绝经后骨质疏松症、老年性骨质疏松症。

2. 继发性骨质疏松症

由于某些疾病或药物等引起的骨质疏松，根据发病原因可分为以下几种。

（1）先天性骨质疏松症：如成骨不全、高胱氨酸尿症。

（2）内分泌性骨质疏松症：非正常绝经、性腺功能减退、垂体功能减退、糖尿病、甲状腺功能减退、甲状腺功能亢进、甲状旁腺功能亢进等。

（3）营养缺乏性骨质疏松症：如维生素D缺乏，维生素K缺乏，长期钙摄入不足，长期蛋白质缺乏或其他微量元素如镁、锰、锶、锌缺乏等。

（4）血液系统性骨质疏松症：骨髓疾病、白血病、淋巴病、戈谢病、贫血、血友病。

（5）药物性骨质疏松症：如长期使用糖皮质激素、抗癫痫药等。

（6）肾性骨质疏松症：如慢性肾病。

（7）失重性或失用性骨质疏松症：如长期卧床、宇宙飞行、失重状态。

（8）其他骨质疏松症：如肝功能不全、类风湿关节炎、强直性脊柱炎、呼吸系统疾病、结缔组织疾病、胃切除、卵巢切除等。

3. 特发性骨质疏松症

指儿童、青少年和成人期的不明原因的骨质疏松症，包括青少年骨质疏松症，青壮年骨质疏松症及妊娠、哺乳期骨质疏松症。

中医学认为本病的发生、发展与"肾气"密切相关，可分为：

（1）肾虚精亏：肾阳虚衰，不能充骨生髓，致使骨松不健；肾阴亏损，精失所藏，不能养髓。

（2）正虚邪侵：正虚而卫外不固，外邪乘虚而入，气血痹阻，骨失所养，髓虚骨疏。

（3）先天不足：肾为先天之本，由于先天禀赋不足，致使肾脏素虚，骨失所养，不能充骨生髓。

【诊断要点】

骨质疏松症主要是依据临床表现、骨密度检查、实验室检查和影像学检查综合进行诊断。

1. 临床表现及体征

（1）疼痛：是骨质疏松症最常见、最主要的症状，以腰背痛最多见。缓慢起病，初起全身酸楚不适，逐渐发展为隐痛，疼痛加重，喜按，改变体位则疼痛可减轻。疼痛沿脊柱向两侧扩散，仰卧或坐位时疼痛减轻，直立时后伸或久立、久坐时疼痛加剧，日间疼痛轻，夜间和清晨醒来时加重，弯腰、肌肉运动、咳嗽、大便用力时加重。发生骨折时，产生剧烈的持续性疼痛。常见的疼痛部位是腰背部、肋部及骶髂部。

（2）驼背、身长缩短：是继腰背痛后出现的重要临床体征之一。除驼背外，有的患者还出现脊柱后侧凸、鸡胸等胸廓畸形。

（3）骨折：骨质疏松症患者受轻微的外力就易发生骨折。其骨折发生的特点为外伤史不明显，骨折发生的部位相对比较固定。好发部位为胸腰段椎体、桡骨远端、股骨上段、踝关节等。

（4）呼吸功能障碍：胸、腰椎压缩性骨折，脊椎后弯，胸廓畸形，可使肺活量和最大换气量显著减少。患者往往出现胸闷、气短、呼吸困难等症状。此外，骨质疏松症并发先天脊柱侧弯，可引起肺动脉高压和右心肥大。

2. 骨密度检查

骨质疏松症以骨量减少为主要特征，故骨密度的测定成为诊断的主要手段。骨密度的测定由于所使用的仪器及方法的不同，检测的部位也有所区别，如定量计算机体层扫描测量骨密度最为准确，可用于成人和儿童；单光子骨密度仪检测桡骨骨密度；超声骨密度仪一般检测胫骨和跟骨骨密度；双能X线骨密度仪可测量全身骨密度，目前常用以检测腰椎、股骨近端、前臂、跟骨等部位。

3. 实验室检查

在原发性骨质疏松症中，血清钙、磷以及碱性磷酸酶水平通常是正常的，骨折后数月碱性磷酸酶水平可增高。骨质疏松症伴有骨折的患者，血清钙低于无骨折者，而血清磷高于无骨折者。如伴有软骨病，血钙、血磷偏低，碱性磷酸酶增高，尿磷、尿钙检查一般无异常发现，尿羟脯氨酸增高，其排出量与骨吸收率正相关。

4. 影像学检查

X线平片主要表现为骨密度减低，骨小梁减少、变细、分支消失，脊椎骨小梁以水平方向的吸收较快，进而纵行骨小梁也被吸收，残留的骨小梁稀疏排列呈栅状。

【鉴别诊断】

1. 骨质软化症

脊椎、骨盆及下肢长骨可能产生各种压力畸形和不完全骨折，骨骼的自发性疼痛、压痛出现较早并且广泛。全身肌肉多无力，少数患者可发生手足抽搐。X线片可见骨质广泛疏松和压力畸形。实验室检查可见血钙、血磷降低，碱性磷酸酶升高。

2. 多发性骨体瘤

骨骼疼痛是早期主要症状。骨骼病变多见于脊椎、颅骨、锁骨、肋骨、骨盆、肱骨及股骨近端，骨质破坏处可引起病理性骨折。X线片显示相应部位弥漫性骨质疏松和病理性骨折表现。实验室检查可见骨髓中出现大量骨髓瘤细胞。

3. 原发性甲状旁腺功能亢进症

临床症状相似，是由于甲状旁腺腺瘤、增生肥大或腺癌所引起。临床表现为高血钙、低血磷症。X线片显示骨膜下皮质骨吸收及颅骨内外板边缘模糊，有普遍颗粒状脱钙现象。实验室检查多见早期血钙增高，平均在 2.2~2.7mmol/L 及以上，血磷多数低于 1.0mmol/L，90%患者的血清免疫活性甲状旁腺激素明显高于正常值，尿钙增多。

【治疗】

1. 中医治疗

（1）肾虚精亏：治宜补肾填精，方用左归丸加淫羊藿、鹿衔草，或用中成药骨疏康、骨松宝等。

（2）正虚邪侵：治宜扶正固本，方用鹿角胶丸，方中虎骨改用代用品。治疗需考虑继发疾病的病因，审因而治。

（3）先天不足：治宜填精养血，助阳益气，方用龟鹿二仙胶汤。治疗亦需考虑患者年龄、性别、原发病病因，辨证施治。

2. 西医治疗

（1）钙剂：钙是提高骨峰值和防治骨质疏松的营养素。补充钙剂是防止骨质疏松的基本措施，不能单独作为骨质疏松治疗药物，仅作为基本的辅助药物。补充钙剂可使骨代谢由钙的负平衡转为正平衡。中国营养协会推荐每日钙需要量：3个月以下婴儿400mg；6周岁以下幼儿600mg；10岁以下儿童800mg；18岁以下少年800~100Cmg；成年人800mg；孕妇及哺乳妇女1100~1500mg；老年人1200mg。

（2）维生素D：维生素D及其代谢物与钙剂联合应用是治疗骨质疏松的基础措施。每日摄取维生素D，成人推荐剂量为200IU/d，老年人推荐剂量为400~800IU/d。维生素D对钙代谢有调控作用，可促进钙在肠道的吸收，维持正常骨重建。

（3）性激素：女性可使用雌激素治疗绝经后骨质疏松症。雌激素能促进降钙素的分泌，使活性维生素D3的合成增加，与甲状旁腺激素有拮抗作用。使用雌激素类药物治疗时，要认真评价药物的治疗作用和不良反应，定期检查以防止发生严重合并症。

（4）氟化物：氟为亲骨元素，可以替代羟磷灰石中的羟基，形成氟磷灰石，减少骨盐结晶的溶解及反应性，加强骨的稳定。服用含氟制剂时应适当合用钙剂。

（5）二磷酸盐：可直接改变破骨细胞的形态学，从而抑制其功能；与骨基质理化结合，直接干扰骨吸收；直接抑制成骨细胞介导的细胞因子如白细胞介素-6（IL-6）、肿瘤坏死因子（TNF）的产生。双磷酸盐可通过抑制成骨细胞产生的细胞因子而阻止破骨细胞修复，对骨质疏松症起治疗和预防作用。

（6）降钙素：具有直接抑制破骨细胞活性的作用，广泛用于骨吸收增加和以骨量丢失为特点伴有疼痛的骨质疏松症的治疗。

第十一节　股骨头坏死

【概述】

股骨头坏死（ONFH）是股骨头血供中断或受损，引起骨细胞及骨髓成分死亡及随后的修复，继而导致股骨头结构改变、股骨头塌陷、关节功能障碍的疾病。创伤性股骨头坏死主要见于髋部创伤，如股骨颈骨折等原因导致血运中断而发生股骨头坏死。非创伤性股骨头坏死多见于中青年，最常见病因是酒精中毒、激素。非创伤性股骨头坏死多为双侧发病，约80%在发病后1~4年发生股骨头塌陷，丧失活动能力，致残率极高，多数患者不得不接受人工关节置换。中医可将其归属为"骨蚀"范畴。

【诊断要点】

1. 临床表现

主要症状为患侧髋部疼痛，呈隐性钝痛，急性发作可出现剧痛，疼痛部位在腹股沟区，站立或行走久时疼痛明显，出现轻度跛行。晚期可因劳累而疼痛加重，跛行，髋关节屈曲、外旋功能明显障碍。

检查时，患髋"4"字试验阳性，髋关节屈曲挛缩试验（Thomas 征）阳性；晚期髋关节屈曲、外展、外旋明显受限；患肢短缩畸形，并出现半脱位；髋关节承重功能试验（Trendelenburg 征）阳性；患肢肌肉萎缩。

2. 诊断标准

（1）主要标准：

①临床症状、体征和病史：髋关节疼痛，以腹股沟和臀部、大腿为主，髋关节内旋活动受限且内旋时疼痛加重，有髋部外伤史、应用皮质类固醇史及酗酒史等。

②X 线改变：a. 股骨头塌陷，不伴关节间隙变窄；b. 股骨头内有分界的硬化带；c. 软骨下骨有透光带（新月征阳性、软骨下骨折）。X 线摄片为双髋后前位（正位）和蛙式位。

③核素骨扫描示股骨头内热区中有冷区。

④股骨头 MRIT1 加权像显示带状低信号影（带状类型）或 T2 加权像显示双线征。建议同时行 T1 及 T2 加权序列，对可疑病灶可另加 T2 脂肪抑制或 STIR 序列。常规应用冠状位与

横断位成像，为更精确估计坏死体积及更清晰显示病灶，可另加矢状位成像。

⑤骨活检显示骨小梁的骨细胞空陷窝多于50%，且累及邻近多根骨小梁，骨髓坏死。

（2）次要标准：

①X线片示股骨头塌陷伴关节间隙变窄，股骨头内囊性变或斑点状硬化，股骨头外上部变扁。

②核素骨扫描示股骨头内冷区或热区。

③股骨头MRI示等质或异质低信号强度，伴T1加权像的带状改变。

两个或以上主要标准阳性，即可诊断为股骨头坏死。一个主要标准阳性或三个次要标准阳性，其中至少包括一个X线片阳性改变，即可诊断为股骨头可能坏死。

3. 股骨头坏死的影像学分期

股骨头坏死一经确诊，则应作出分期。科学的分期可指导制定合理的治疗方案，准确判断预后，使疗效有可比性。常采用的分期方法有ARCO分期、Steinberg分期及Ficat分期，我们建议采用1993年国际骨循环研究会（ARCO）提出的国际分期标准。

0期：骨活检证实为骨坏死，其他检查正常。

Ⅰ期：ECT或MRI确诊，X线片、CT表现正常。依MRI所见，股骨头受累区分为下面3型。

ⅠA：股骨头受累<15%。

ⅠB：股骨头受累15%~30%。

ⅠC：股骨头受累>30%。

Ⅱ期：X线片表现异常（股骨头斑点状改变、骨硬化、囊性变、骨质稀少），在X线平片及CT上无股骨头塌陷表现，髋臼无改变，依据股骨头受累区分为下面3型。

ⅡA：股骨头受累<15%。

ⅡB：股骨头受累15%~30%。

ⅡC：股骨头受累>30%。

Ⅲ期：X线片上出现新月征，根据正、侧位X线片上新月征累及股骨头的范围区分为下面3型。

ⅢA：股骨头塌陷<2mm或新月征<15%。

ⅢB：股骨头塌陷2~4mm或新月征15%~30%。

ⅢC：股骨头塌陷>4mm或新月征>30%。

Ⅳ期：X线片表现为股骨头扁平、关节间隙变窄，髋臼也显示有骨硬化、囊性变及边缘骨赘等变化。

4. 股骨头坏死的影像学分型

采用2001年日本厚生省骨坏死研究会（JIC）修订的股骨头坏死的分型标准。

分型体系由4种类型组成（A、B、C1和C2），以股骨头MRIT1加权的正中冠状位面和前后位X线图像为分型依据。A型指坏死区占据小于或等于1/3内侧负重面；B型指坏死区占据小于或等于 2/3 内侧负重面；C 型指坏死区占据超过 2/3 内侧负重面，C2 型坏死区域向外延伸超过了髋臼的外缘，C1 型没有。负重面是髋臼外缘和泪点连线中点垂线以外的区域。

5. 辅助检查和实验室检查

（1）双髋关节正位、蛙位 X 线检查：X 线片对早期（ARCO0 期、Ⅰ 期）股骨头坏死诊断困难，对 Ⅱ 期以上病变则可显示阳性改变，如硬化带、囊性变、软骨下骨折及股骨头塌陷、关节间隙是否狭窄等，对分期、预后和随访有重要的意义。

（2）双髋关节 MRI 平扫：是股骨头坏死早期诊断的"金标准"，典型股骨头坏死的 T1 加权像改变为股骨头残存骨骺线，邻近或穿越骨骺线的蜿蜒带状低信号区，以及低信号带包绕高信号区或混合信号区。T2 加权像可出现双线征。体内有金属异物时禁用。

（3）双髋关节 CT 平扫：对于股骨头坏死 Ⅱ 期、Ⅲ 期病变，可清楚显示坏死灶的边界、面积、硬化带、病灶自行修复及软骨下骨折等情况。CT 显示软骨下骨折的清晰度与阳性率优于 MRI 及 X 线片，加用二维重建可显示股骨头冠状位整体情况。CT 扫描有助于确定病灶及选择治疗方法。

【鉴别诊断】

1. 从临床角度需要鉴别的疾病

需与腰椎间盘突出症鉴别。该病好发于男性中青年，一般有腰部外伤史，典型者表现为腰痛，继而出现自臀部向下肢直至足部的放射痛，以及出现坐骨神经支配区域的神经损害表现，是由于突出的椎间盘压迫神经根引起，一般不影响髋关节的活动。而股骨头坏死一般不出现下肢的放射痛，疼痛局限在髋部，一般不超过膝关节，早期可出现被动旋转髋关节时疼痛或僵硬感。

2. 从影像角度需要鉴别的疾病

（1）MRI 改变类似疾病：

①暂时性骨质疏松症：也称髋关节一过性骨髓水肿，以男性中青年多见。X 线片示受累髋关节骨量减少，MRI 的 T_1 加权像显示均匀低信号、T_2 加权像均匀中或高信号，范围可扩展至股骨头颈及大转子部，无带状低信号显示。此病为自限性疾病，对症治疗后 3~6 个月痊愈。

②股骨头挫伤：发生在中年，有外伤史（扭伤、撞击等）。髋部疼痛，MRI 显示 T1 像中信号、T2 像高信号，位于股骨头内侧多见。

③软骨下不全骨折：多见于 60 岁以上的老年，女性多见。无明确外伤史，突然发作髋部剧烈疼痛，不能行走，关节活动受限。X 线片显示股骨头骨质疏松，股骨外上部稍变扁（压缩）。MRI 的 T_1 及 T_2 加权像显示软骨下骨低信号线，此为骨折处，在其周围骨髓水肿，T_2 抑脂像示片状高信号。

④滑膜疝：此为滑膜组织增生侵入股骨头颈部皮质的良性病变。常位于股骨头颈上部，MRI 示 T1 低信号、T2 高信号的圆形病灶，侵蚀皮质。

（2）X线片改变类似病变

①髋关节发育不良继发骨关节炎：此病特点为髋臼发育浅，股骨头覆盖不全，股骨头变形但无明显阶段性塌陷。不对称关节间隙变窄且常伴有髋臼硬化或囊性变，鉴别不难。

②髋关节原发性骨关节炎：多见于50岁以上肥胖者，常为多关节受损，发展缓慢，活动初疼痛，休息后好转，X线片早期即可显示软骨下囊性变，特点为多囊，囊变周围有硬化骨包绕且紧贴关节面。而股骨头坏死的囊变多为单个，其内有点状钙化灶。MRIT$_1$像示紧贴关节面的片状低信号改变。

③强直性脊柱炎累及髋关节：常见于男性，15~40岁多见。髋关节受累者大都伴有骶髂关节、脊柱的病变，表现为不明原因的腰部僵硬，髋关节疼痛，晨起时重，活动后减轻。生化检查HLA-B27常为阳性。X线检查主要表现为股骨头保持圆形而首先出现关节间隙变窄，骶髂关节面破坏，呈磨砂样改变，脊柱呈竹节样改变，晚期关节间隙消失，骨性强直。部分患者应用激素可并发股骨头坏死。

④类风湿关节炎：此病常对称性累及全身小关节，也可侵犯一侧或双侧髋关节。多见于中年女性，受累关节疼痛，伴功能受限，常有晨僵现象。化验检查白细胞升高，血沉加快，类风湿因子阳性。X线检查主要表现为股骨头圆但关节间隙狭窄和消失，髋臼和股骨头骨质疏松。

⑤化脓性关节炎：多发于婴幼儿及少年，多为血行感染，髋关节剧痛，患肢常处于屈曲、外展、外旋位，伴有全身感染症状。

⑥髋关节结核：多为儿童及青壮年，除了髋关节疼痛，活动受限，还有消瘦、低热、盗汗、颧红等结核中毒全身症状。化验检查血沉加快。单纯滑膜结核X线片表现为：患侧髋臼、股骨头骨质疏松；骨小梁变细；骨皮质变薄，患侧闭孔变小，滑膜与关节囊肿胀，关节间隙改变。晚期全关节结核X线检查主要表现为关节软骨面及骨的破坏。

⑦髋关节色素沉着绒毛结节性滑膜炎：临床表现与髋关节原发性骨关节炎相似。X线检查主要表现在股骨头的增生，关节间隙变窄，髋臼缘呈蚕食状破坏，股骨头全头出现小囊状的破坏。

⑧股骨头软骨母细胞瘤：此病较少见。髋部疼痛，CT及X线显示股骨头内囊性变，但此病灶位于股骨头中部且对骨侵蚀明显，MRIT$_1$示均匀的高信号强度。

【治疗方法】

无论是中医药保守治疗、抑或保留自身髋关节手术还是人工髋关节置换手术均以缓解疼痛、改善关节功能、提高生活质量为共同目标。目前尚无一种方法能治愈不同类型、不同分期及不同坏死体积的股骨头坏死。在临床应用中应根据患者年龄、坏死分期、分型、范围、塌陷危险性及内科基础病等进行个体化选择，正确掌握治疗原则，针对具体情况采用相应治疗方法，才能获得最佳疗效。

1. 中医治疗

中医防治主要是通过中药调节全身气血运行、疏通脉络，辅以祛痰化湿、补益肝肾等整体治疗作用，从而达到缓解疼痛、改善功能、促进坏死修复的目的。

Ⅰ期患者是中医药治疗的比较理想选择；其次Ⅱ期坏死，疼痛发生前；再次，Ⅱ期坏死已发生疼痛；Ⅲ期坏死非禁忌证，但合理选择困难。另外，0期坏死理论上最有优势，但临床难以发现并确诊。Ⅳ期坏死，中医药治疗仅作为辅助手段。

（1）中药辨证治疗：

①血瘀气滞证：以创伤性股骨头坏死和非创伤性股骨头坏死早期为主。

主症：髋部疼痛，夜间痛剧，刺痛不移，关节屈伸不利，舌质黯或有瘀点，苔黄，脉弦或沉涩。

治法：行气活血，化瘀止痛。

处方：桃红四物汤加减或身痛逐瘀汤加减。

桃仁10g，红花10g，川芎10g，当归10g，赤芍10g，生地黄15g，枳壳10g，香附15g，延胡索10g。水煎服，日1剂。

②肾虚血瘀证：以激素性股骨头坏死为主。

主症：髋痛隐隐，绵绵不休，关节强硬，伴心烦失眠，口渴咽干，面色潮红，舌质红，苔燥黄或黄腻，脉细数。

治法：补益肝肾，行气活血。

处方：独活寄生汤加减或右归丸加减。

独活15g，秦艽15g，桑寄生30g，杜仲20g，牛膝15g，茯苓15g，骨碎补15g，党参20g，当归10g，芍药15g，熟地黄20g，甘草6g，川芎15g。水煎服，日1剂。

③痰瘀蕴结证：以酒精性股骨头坏死为主。

主症：髋部沉重疼痛，痛处不移，关节漫肿，屈伸不利，肌肤麻木，形体肥胖，舌质灰，苔腻，脉滑或濡缓。

治法：祛痰化湿，活血化瘀。

处方：桃红四物汤合二陈汤加减。

茵陈15g，生姜6g，半夏15g，白术15g，桂枝15g，茯苓15g，当归10g，炙甘草6g，陈皮10g，川芎15g。水煎服，日1剂。

（2）中成药：

仙灵骨葆胶囊3粒，po，tid；

或通络生骨胶囊4粒，po，tid；

或复方丹参注射液16mL加入5%葡萄糖注射液250mL，ivdrip，qd。

仙灵骨葆胶囊由淫羊藿、续断、丹参、知母、补骨脂、地黄等组成，其功能为滋补肝肾、接骨续筋、强身健骨。药理作用：调节机体代谢，刺激骨形成；提高骨密度，增加骨矿含量；抑制破骨细胞的吸收活动，加快骨再建，使整体骨量和骨的质量得到恢复。促进纤维组织形成、外骨痂形成，使骨痂矿化提前，再塑造加快。保护性腺，提高性激素水平；恢复因性激素水平下降而丢失的骨量。能促进组织出血吸收，对关节原发性及继发性损害、炎症有明显抑制作用，有明显镇痛作用。4~6周为一疗程，重症感冒期间不宜服用。

通络生骨胶囊主要成分为木豆叶，具有活血健骨、化瘀止痛功能，用于股骨头坏死，症状为髋部活动受限、疼痛、跛行、肌肉萎缩、腰膝酸软、乏力倦怠、舌质偏红或有瘀斑、脉弦等。个别患者服用后可能出现轻微的胃部不适、腹泻、潮热、皮肤瘙痒。肝肾功能不全者慎用。个别患者可能出现短暂的髋关节疼痛加剧，这是死骨吸收的正常反应，此时应注意减轻负重。小儿遵医嘱用药。

复方丹参注射液由丹参和降香组成，具有扩张血管、改善微循环、抑制红细胞及血小板聚集、抑制凝血、降低血液黏稠度等作用。

（3）中药贴敷疗法：

药方：五方散。

药物组成：泽兰、土鳖虫、大黄、红花、当归尾、骨碎补、生马钱子粉、桃仁、乳香、没药等14味中药组成。

用法：五方散与单酒（用一份38°白酒加一份水配制）调匀，置于锅内蒸熟即可。将蒸熟的五方散均匀平摊在一张稍大于患处范围的玻璃纸上，厚度为0.3~0.5cm，待温度与肤温接近时，将药物覆盖于患处，用胶布固定或绷带包扎均可。每日1次，时间为4~6h。

（4）中药烫熨疗法：

药物组成：木鳖子、川椒、五加皮、海桐皮、鸡血藤、姜黄、儿茶、羌活、桂枝、两面针、七叶莲、豆豉姜、冰片等。

用法：将以上各药物加工成粗粒状，混匀后装入桶内，用45°米酒浸泡，酒的用量以将全部药物浸湿为度，浸泡1个月后可用。用棉布袋装浸泡好的药物至2/3满，再以保鲜袋包裹，放入800W的微波炉高火加热3min后可烫疗。

（5）针灸治疗：穴位按摩、艾灸或穴位贴敷治疗。穴位选择基于传统中医理论，使用疼痛区局部穴位及经脉循行经过该疼痛区域的远端穴位。局部取穴可考虑阳陵泉、阴陵泉、足三里、犊鼻和经外奇穴膝眼等；远端取穴可考虑昆仑、悬钟、三阴交和太溪等。穴位选择：主穴为阿是穴，配穴有双肝俞、双肾俞、环跳、秩边、血海、阳陵泉、三阴交等。

2. 西医治疗

股骨头坏死治疗的两个核心问题在于坏死的修复和坏死修复过程中避免塌陷的发生。坏死修复是否充分，决定股骨头是否存在塌陷的风险。即使坏死行病灶清除植骨术，仍有部分植骨被吸收，出现塌陷。股骨头一旦塌陷，即使头内坏死完全修复，继发性骨性关节炎也在所难免。因此，从某种程度上看，预防和控制塌陷对于股骨头坏死治疗的远期疗效更加重要。

（1）一般治疗：

①保护性负重：学术界对于该方法能否减少股骨头塌陷仍有争议。使用双拐可有效减少疼痛。

②物理疗法：包括体外震波、高频磁场等，对缓解疼痛、促进骨修复有益。

（2）药物治疗：股骨头坏死的常规治疗主要包括促进坏死修复、预防或阻止股骨头塌陷。主要有两大类药物，即调节骨代谢药物、改善循环药物。

①调节骨代谢药物：目前临床上多应用含多种骨代谢的活性肽类。此类药物具有调节骨代谢，刺激成骨细胞增殖，促进新骨形成，以及调节钙、磷代谢，增加骨钙沉积，防治骨质疏松，抗炎、镇痛作用。药物中骨诱导多肽类生物因子可有效促进机体内影响骨形成和吸收的骨源性生长因子的合成，包括骨形态发生蛋白（BMP）、β-转化生长因子（TGF-β）、成纤维细胞生长因子（FGF）等。

注射用鹿瓜多肽 16～24mg 加入 5% 葡萄糖注射液 250mL，ivdrip，qd，10～15 日为一疗程或遵医嘱，小儿酌减。

或骨肽注射液 10～20mL 加入 0.9% 氯化钠注射液 250mL，ivdrip，qd，15～30 天为一疗程。

或骨瓜提取物注射液 50～100mg 加入 0.9% 氯化钠注射液 250mL，ivdrip，qd，20～30 日为一疗程，或遵医嘱。

此类药物适用于大多数股骨头坏死患者，尚未见不良反应发生。如出现发热或皮疹，请酌情减少用量或停药。

②改善循环药物：注射用血塞通 150～300mg 加入 5% 葡萄糖注射液 250mL，ivdrip，qd，10～14 次为一疗程。

注射用血塞通主要成分为三七总皂苷，具有活血祛瘀、通脉活络的作用。禁用于脑出血急性期；禁用于既往对人参、三七过敏的患者；禁用于对酒精高度过敏的患者。不应用于孕妇。

（3）手术治疗：包括保留自身髋关节手术和人工髋关节置换手术。保髋术后配合中药治疗，仍可使 80% 左右患者获得良好保髋效果，避免或大大延缓人工关节置换。

①股骨头髓芯减压术：建议采用直径 3mm 左右细针，在透视引导下多处钻孔。可配合进行自体骨髓细胞移植、骨形成蛋白（BMP）植入等。此疗法不应在晚期（ARCO Ⅲ 期、Ⅳ 期）使用。适应证：ARCO Ⅰ 期、Ⅱ 期。

②微创经股骨转子髓芯减压、异体或自体腓骨植入术或钽棒植入术。适应证：ARCO Ⅰ 期、Ⅱ 期。

③切开病灶清除、自体或异体松质骨打压植骨、带血管自体骨移植术：应用较多的有带血管腓骨移植、带血管髂骨移植、带血管大转子骨瓣等，如应用恰当，疗效较好。但此类手术可能导致供区并发症，并且手术创伤大，手术时间长，疗效差别大。适应证：ARCO Ⅱ 期、Ⅲ A 期、Ⅲ B 期，年龄<50 岁。

④切开病灶清除、不带血管骨移植术：主要为经股骨头颈灯泡状减压植骨术。植骨方法包括压紧植骨、支撑植骨等。应用的植骨材料包括自体皮质骨、松质骨、异体骨、骨替代材料。适应证：ARCO Ⅱ 期、Ⅲ A 期，年龄<50 岁。

⑤截骨术：将坏死区移出股骨头负重区，将未坏死区移入负重区。应用于临床的截骨术包括内翻或外翻截骨、经股骨转子旋转截骨术。此术式会为以后进行人工关节置换术带来较

大技术难度。适应证：坏死体积中等的 ARCO Ⅱ 期或 Ⅲ A 期、Ⅲ B 期。

　　⑥人工髋关节置换术：人工关节置换术对晚期股骨头坏死有肯定疗效，一般认为，非骨水泥型或混合型假体的中长期疗效优于骨水泥型假体。股骨头坏死的人工关节置换术有别于其他疾病的关节置换术，要注意一些相关问题：a. 患者长期应用皮质类固醇或有基础病需要治疗，故感染率升高；b. 长期不负重、骨质疏松等原因导致假体易穿入髋臼；c. 曾行保留股骨头手术，会带来各种技术困难。适应证：ARCO Ⅲ 期晚期、Ⅳ 期患者，出现关节功能障碍或疼痛明显伴有跛行。

（郑　健）

第二章　胆管外科疾病

第一节　胆囊炎

一、概述

胆囊炎是较常见的疾病，发病率较高。根据其临床表现和临床经过，又可分为急性和慢性两种类型，常与胆石症合并存在。右上腹剧痛或绞痛，多见于结石或寄生虫嵌顿梗阻胆囊颈部所致的急性胆囊炎，疼痛常突然发作，十分剧烈，或呈绞痛样。胆囊管非梗阻性急性胆囊炎发病时，右上腹疼痛一般不剧烈，多为持续性胀痛，随着胆囊炎症的进展，疼痛亦可加重，呈放射性，最常见的放射部位是右肩部和右肩胛骨下角等处。

二、病因

胆囊内结石突然梗阻或嵌顿胆囊管导致急性胆囊炎，胆囊管扭转、狭窄和胆道蛔虫或胆道肿瘤阻塞也可引起急性胆囊炎。此外，增龄老化过程中，胆囊壁逐渐变得肥厚或萎缩，收缩功能减退，造成胆汁淤滞、浓缩并形成胆酸盐；胆总管末端及 Oddi 括约肌变得松弛，容易发生逆行性感染；全身动脉粥样硬化，血液黏滞度增加可加重胆囊动脉缺血。胆囊管或胆囊颈梗阻后，胆囊内淤滞的胆汁浓缩形成胆酸盐，后者刺激胆囊黏膜引起化学性胆囊炎（早期）；与此同时，胆汁潴留使胆囊内压力不断增高，膨胀的胆囊首先影响胆囊壁的静脉和淋巴回流，胆囊出现充血水肿，当胆囊内压>5.39 kPa（55 cmH$_2$O）时，胆囊壁动脉血流阻断，胆囊发生缺血性损伤，缺血的胆囊容易继发细菌感染，加重胆囊炎进程，最终并发胆囊坏疽或穿孔。若胆囊管梗阻而没有胆囊壁的血液循环障碍和细菌感染，则发展为胆囊积液。近年的研究表明，磷脂酶 A 可因胆汁淤滞或结石嵌顿从损伤的胆囊黏膜上皮释放，使胆汁中卵磷脂水解成溶血卵磷脂，后者进而使黏膜上皮细胞的完整性发生变化引起急性胆囊炎。

三、临床表现

（一）急性胆囊炎

急性结石性胆囊炎的临床表现和急性无结石性胆囊炎基本相同。

1. 症状

（1）疼痛：右上腹剧痛或绞痛，多为结石或寄生虫嵌顿梗阻胆囊颈部所致的急性胆囊炎；疼痛常突然发作，十分剧烈，或呈现绞痛样，多发生在进食高脂食物后，多发生在夜间；右上腹一般性疼痛，见于胆囊管非梗阻性急性胆囊炎时，右上腹疼痛一般不剧烈，多为持续性胀痛，随着胆囊炎症的进展，疼痛亦可加重，呈放射性，最常见的放射部位是右肩部和右肩胛骨下角等处，系胆囊炎症刺激右膈神经末梢和腹壁周围神经所致。

（2）恶心、呕吐：最常见的症状，如恶心、呕吐顽固或频繁，可造成脱水、虚脱和电解质紊乱，多见于结石或蛔虫梗阻胆囊管时。

（3）畏寒、寒战、发热：轻型病例常有畏寒和低热；重型病例则可有寒战和高热，热度可达 39℃ 以上，并可出现谵语、谵妄等精神症状。

（4）黄疸：较少见，如有黄疸一般程度较轻，表示感染经淋巴管蔓延到了肝脏，造成了肝损害，或炎症已侵犯胆总管。

2. 主要体征

腹部检查可见右腹上区及上腹中部腹肌紧张、压痛、反跳痛、Murphy 征阳性。伴胆囊积脓或胆囊周围脓肿者，于右上腹可扪及有压痛的包块或明显肿大的胆囊。当腹部压痛及腹肌紧张扩展到腹部其他区域或全腹时，则提示胆囊穿孔，或有急性腹膜炎。有 15% ~ 20% 的患者因胆囊管周围性水肿、胆石压迫及胆囊周围炎造成肝脏损害，或炎症累及胆总管，造成 Oddi 括约肌痉挛和水肿，导致胆汁排出障碍，可出现轻度黄疸。如黄疸明显加深，则表示胆总管伴结石梗阻或并发胆总管炎的可能。严重病例可出现周围循环衰竭征象。血压常偏低，甚至可发生感染性休克，此种情况尤易见于化脓坏疽型重症病例时。

（二）慢性胆囊炎

1. 症状

持续性右上腹钝痛或不适感；有恶心、嗳气、反酸、腹胀和胃部灼热等消化不良症状；右下肩胛区疼痛；进食高脂或油腻食物后症状加重；病程长，病情经过有急性发作和缓解相交替的特点，急性发作时与急性胆囊炎症状同，缓解期有时可无任何症状。

2. 体征

胆囊区可有轻度压痛和叩击痛，但无反跳痛；胆汁淤积病例可扪及胀大的胆囊；急性发作时右上腹可有肌紧张，体温正常或有低热，偶可出现黄疸。胆囊压痛点在右腹直肌外缘与肋弓的交点，胸椎压痛点在 8 ~ 10 胸椎旁，右膈神经压痛点在颈部右侧胸锁乳突肌两下角之间。

四、辅助检查

（一）实验室检查

1. 血常规

急性胆囊炎时，白细胞计数轻度增高，中性粒细胞增多。如白细胞计数超过 $20×10^9/L$，并有核左移和中毒性颗粒，则可能是胆囊坏死或有穿孔等并发症发生。

2. 十二指肠引流

慢性胆囊炎时，如胆汁中黏液增多，白细胞成堆，细菌培养或寄生虫检查阳性，对诊断帮助很大。

（二）其他辅助检查

1. 急性胆囊炎

（1）超声检查：B超发现胆囊肿大、壁厚、腔内胆汁黏稠等常可及时做出诊断。

（2）放射线检查：腹平片具有诊断意义的阳性发现是：胆囊区结石；胆囊阴影扩大；胆囊壁钙化斑；胆囊腔内气体和液平。胆囊造影-口服法：胆囊一般不显影；静脉注射法，对急性胆囊炎有诊断意义。

（3）放射性核素检查：对诊断急性胆囊炎的敏感性为100%，特异性为95%，具有诊断价值。

2. 慢性胆囊炎

（1）超声波检查：如发现胆囊结石，胆囊壁增厚、缩小或变形，有诊断意义。

（2）腹部X线平片：如慢性胆囊炎，可发现胆结石、胀大的胆囊、胆囊钙化斑和胆囊乳状不透明阴影等。

（3）胆囊造影：可发现胆结石、胆囊缩小或变形、胆囊浓缩及收缩功能不良、胆囊显影淡薄等慢性胆囊炎影像。当胆囊不显影时，如能除外系肝功能损害或肝脏代谢功能失常所致，则可能是慢性胆囊炎。

（4）胆囊收缩素试验：如胆囊收缩幅度小于50%，并出现胆绞痛，为阳性反应，表示为慢性胆囊炎。

（5）纤维腹腔镜检查：直视下如发现肝脏和胀大的胆囊为绿色、绿褐色或绿黑色，则提示黄疸为肝外阻塞；如胆囊失去光滑、透亮和天蓝色的外观，变为灰白色，并有胆囊缩小和明显的粘连，以及胆囊变形等，则提示为慢性胆囊炎。

（6）小剖腹探查：小剖腹探查是近年来新提倡的一种诊断疑难肝胆疾病及黄疸的方法，它既能对慢性胆囊炎做出明确诊断，又能了解肝脏的表现情况。

五、诊断

（一）急性胆囊炎

（1）多以食用油腻食物为诱因。

（2）突发右上腹持续性剧烈疼痛伴阵发性加重，可向右肩胛部放射，常有恶心、呕吐、发热。

（3）右上腹有压痛、肌紧张，墨菲征阳性，少数可见黄疸。

（4）白细胞及中性粒细胞计数增高，血清黄疸指数和胆红素可能增高。

（5）B超可见胆囊肿大，胆囊壁增厚或毛糙，囊内有浮动光点，伴有结石时可见结石影像。

（6）X线检查：胆囊区腹部平片可有胆囊增大阴影。

（二）慢性胆囊炎

（1）持续性右上腹钝痛或不适感，或伴有右肩胛区疼痛。

（2）有恶心、嗳气、反酸、腹胀和胃部灼热等消化不良症状，进食油腻食物后加重。

（3）病程长，病情经过有急性发作和缓解交替的特点。

（4）胆囊区可有轻度压痛的叩击痛。

（5）胆汁中黏液增多，白细胞成堆，细菌培养阳性。

（6）B超可见胆囊结石，胆囊壁增厚，胆囊缩小或变形。

（7）胆囊造影可见胆结石，胆囊缩小或变形，胆囊收缩功能不良，或胆囊显影淡薄等。

六、鉴别诊断

（一）急性胆囊炎

应与引起腹痛（特别是右上腹痛）的疾病进行鉴别，主要有急性胰腺炎、右下肺炎、急性膈胸膜炎、胸腹部带状疱疹早期、急性心肌梗死和急性阑尾炎等。

（二）慢性胆囊炎

应注意与消化性溃疡、慢性胃炎、胃消化不良、慢性病毒性肝炎、胃肠神经功能症和慢性泌尿道感染等相鉴别。慢性胆囊炎时，进食油腻食物后常有恶心和右上腹不适或疼痛加剧，此种情况在消化道疾病中少见。另外，可借助消化道钡餐造影、纤维胃镜、肝功能和尿液检查进行鉴别。

七、治疗

行胆囊切除术是急性胆囊炎的根本治疗。手术指征：①胆囊坏疽及穿孔，并发弥漫性腹膜炎者；②急性胆囊炎反复急性发作，诊断明确者；③经积极内科治疗，病情继续发展并恶化者；④无手术禁忌证，且能耐受手术者。慢性胆囊炎伴有胆石者，诊断一经确立，行胆囊切除术是一种合理的根本治法。如患者有心、肝、肺等严重疾病或全身情况不能耐受手术，可予内科治疗。

八、预后

急性胆囊炎的病死率为5%~10%，几乎均为并发化脓性感染和合并有其他严重疾病者。急性胆囊炎并发局限性穿孔，可通过手术治疗取得满意的疗效；并发游离性穿孔，则预后较差，病死率高达25%。

第二节　医源性胆管损伤

一、概述

肝外胆管系统损伤最常见于胆囊切除术时的医源性损伤。虽然损伤也可发生于胃或胰腺手术过程中，但随着溃疡外科手术的减少和日益专业化的胆胰外科手术，这种损伤已不多见。

而在腹部外伤、注射 scolicidal 治疗棘球蚴、肝肿瘤的消融治疗或放射治疗中发生的损伤更少之又少。

二、病因

（一）解剖因素

胆囊三角变异非常多见，主要有右侧副肝管的出现，胆囊管与肝外胆管结合部位的异常等。若结石嵌顿，更增加了解剖的复杂性。除了胆管的变异以外，肝动脉及门静脉都存在走行分支异常。术中辨认不清容易导致出血，在血泊中解剖胆囊三角易引起胆管损伤。因此熟知胆管变异是手术成功的关键。

（二）病理因素

如发生急性化脓性胆管炎、坏疽性胆囊炎、慢性萎缩性胆囊炎、Mirizzi 综合征时，胆囊及周围组织水肿、充血、炎症、内瘘使正常的解剖关系难以辨认，增加了手术的难度，同时也增加了发生意外的可能。此外，慢性十二指肠溃疡由于周围组织炎症粘连，肝十二指肠解剖变异，胆管与溃疡距离缩短，行胃大部分切除术时可能损伤胆管，甚至损伤门静脉。

（三）技术因素

手术者的经验以及认真态度是胆囊切除术成功的重要因素。此外，术中麻醉情况、术中照明、暴露情况、患者肥胖与否都是影响手术成功的因素。行 LC 时导致胆管损伤除了以上原因，腹腔镜仪器本身的技术条件也是潜在的危险因素。首先，手术医师受二维摄像系统图像、视野欠清晰的影响。其次，手术操作仅靠器械完成，不能用手触摸，缺乏体会。最后，光源及镜头自下而上，当向头侧偏右牵引胆囊时，胆囊颈部将 Calot 三角区遮挡，使胆囊管与胆总管夹角变小，易将胆总管误认为胆囊管而结扎。胆囊管粗短或与胆总管并行时更易于发生。另外，LC 术后发生的延迟性高位胆管狭窄也很常见，与电刀、电凝的使用造成肝外胆管的电热力损伤有关。

三、避免损伤的技术

减少胆囊切除术中胆总管损伤的技术已经有很多。经验不足、解剖变异和炎症被认为是主要的危险因素。然而，在一项对 252 例腹腔镜胆道损伤病例的分析中发现，97% 的失误主因是视觉感知错觉，而技术失误仅占损伤的 3%。

胆道解剖的正确辨识在避免肝外胆管损伤中发挥着至关重要的作用。解剖分离 Hartmann 袋时应紧贴胆囊，从胆囊和胆囊管的交界处开始，然后继续分离外侧淋巴结。胆道和肝动脉解剖存在诸多变异，因此在结扎前，务必要熟悉胆囊三角内的所有结构。Couinaud 发表的胆道解剖学研究显示，25% 的右肝管直接汇入肝总管。有时候，该解剖结构可能会在肝外继续走行，从而进一步增加胆囊切除术的风险。肝右动脉也可能穿过这一区域。所有的结构都应追溯到胆囊以尽量减少损伤。

Calot 对胆囊解剖的最初描述为：由胆囊管、肝总管和其上缘的胆囊动脉所形成的一个三角形。为了更好地显示解剖结构，应从胆囊动脉上方游离到肝。胆囊三角内应避免扩大分离，因为这可能导致肝总管侧壁热损伤。此外，这一区域的动脉出血不应盲目地灼烧或剪断。大多数出血可以使用腹腔镜镊将 Hartmann 袋压在出血点上，而在数分钟内控制出血。在开腹胆囊切除的年代，很多人主张在胆囊管与肝总管的汇合处完整切除胆囊管，以免发生胆囊管残端综合征。然而，无论是否实施透热疗法，在肝总管附近扩大清扫，都可能因肝总管错综复杂的血供受损而导致缺血性狭窄。

许多作者认为术中胆管造影对避免胆道损伤十分重要。Fletcher 等报道使用术中胆道造影可以将胆管损伤降低 2 倍，在一些复杂病例中则可降低 8 倍。Flum 及其同事对美国的医疗保险数据库进行了回顾性分析，检索到 7911 例胆囊切除术后胆总管损伤患者。在校正了患者及外科医师各自因素后发现，不使用术中胆管造影的胆道损伤相对危险度是 1.49。在对术中胆管造影进行成本分析之后发现，由经验不足的医师施行高风险手术时，常规胆管造影被认为极具成本–效益。

遗憾的是，许多术中胆管造影片被错误解读，还有一些损伤被遗漏。尽管这种情况因现代 C 臂成像系统的使用而明显减少，但在已报道的胆道损伤中，仅有 6%～33% 的术中胆管造影片得以正确解读。为正确辨识胆道系统的近端解剖，右侧肝管/管道断面和左侧肝管都应该显像。在行内镜下括约肌切开术时，对比剂会先期流入十二指肠，此时患者可能需要采取头低脚高位，以利于肝内胆管对比剂的充盈。如果解剖不清，不应在疑似胆囊管的近端放置夹子，以免误伤肝总管。

当胆囊三角因周围炎症而导致解剖困难时，为安全起见，应行逆行胆囊切除术。尽管如此，因为肝右动脉和肝总管可能与炎性胆囊紧密相连，故仍需要仔细分离以免损伤。

四、临床表现

(一) 早期胆管损伤

1. 胆漏

胆漏多见于肝总管、肝管、胆总管部分或完全被切断的患者，或是发生胆总管残端漏的患者。由于术中麻醉、手术创伤打击，患者的胆汁分泌往往受到抑制，故切口小、胆漏少时往往不易被术者发现，丧失了术中修复的机会。术后患者出现胆汁性腹腔积液，腹腔引流管有胆汁样液体流出。若合并感染，表现为胆汁性腹膜炎。腹腔引流管内引流出胆汁，需与来自胆囊床上的小的副肝管损伤相鉴别。小的副肝管损伤一般胆漏 3～5 天即可自行停止，而胆管损伤的胆汁引流量大，持续时间长。若引流管放置不当，引流失败，患者多出现腹膜炎、肠麻痹，重者出现腹腔脓肿。

2. 阻塞性黄疸

早期出现的进行性加重的黄疸多见于胆总管或肝总管的部分或完全结扎或缝扎。患者常感到腹上区不适，小便呈深黄色。

3. 胆总管十二指肠内瘘

一般在术后第 7 天从 T 形管内流出大量的发臭液体，内含棕黄色混浊絮状物，有时甚至出现食物残渣。T 形管引流量多达 1000~1500 mL。患者常常出现寒战高热，但一般不出现黄疸或仅有轻度黄疸。

4. 感染

胆管出现梗阻，胆汁引流不畅，胆汁淤积，细菌繁殖诱发胆道急性感染，出现腹痛、发热、黄疸等症状。胆漏患者继发感染后也引起弥漫性腹膜炎、膈下脓肿、盆腔脓肿等，并可出现肠麻痹等中毒症状。

（二）晚期胆管狭窄

晚期胆管狭窄症状往往出现于首次手术后的 3 个月到 1 年。常常被误认为肝内残余结石、肝炎、毛细胆管炎等。临床上有以下几种征象。

1. 反复发作的胆道感染

晚期胆管狭窄的病理基础是渐进性的胆管狭窄，从而造成引流不畅和胆汁残留，这可诱发胆道感染，严重时出现败血症，甚至 Charcot 五联征。经抗生素治疗后好转，但由于病变基础仍存在，经常复发。许多患者被认误诊为肝内残余结石。

2. 阻塞性黄疸

胆管狭窄是一种渐进持续性的病变，在早期一般无黄疸。但随着狭窄口的进一步缩窄，出现阻塞性黄疸，并渐进性加重。伴发结石、感染时症状更加明显。

3. 胆汁性肝硬化

由于长时间的引流不畅、胆汁淤积，患者因胆管内压力过高，胆小管破裂后胆汁漏入肝细胞造成纤维结缔组织增生，肝组织变性坏死，最后导致胆汁性肝硬化及门静脉高压症。临床上出现肝脾大、腹腔积液、黄疸、肝功能损害、凝血机制障碍及营养不良等。有时患者尚可出现因食管胃底静脉曲张而引起的上消化道大出血。

4. 胆管结石

胆管狭窄造成的胆汁淤积，反复发作的胆道感染都是诱发结石形成的高危因素。已经形成的结石又常引起梗阻和感染，三者互为因果，形成恶性循环，导致胆管结石反复发作。

五、辅助检查

胆道狭窄的患者，其血清碱性磷酸酶水平往往升高，血清胆红素随症状波动，但通常保持在 10 mg/dL 以下。急性胆管炎发作时，血培养常呈阳性结果。

对可疑病例，均应行必要的辅助检查，影像学检查起着十分重要的作用。术后可疑的患者应行 B 型超声波（BUS）、CT、经皮肝穿刺胆管造影（PTC）、经内镜逆行胰胆管造影（ERCP）、磁共振胰胆管造影（MRCP）、T 形管胆道造影等检查，以明确诊断。BUS、CT 为无创检查手段，可了解肝脏形态，肝胆管扩张的程度、范围和有无结石的征象。但当肝门部以上胆管周围有瘢痕形成时应用受限。ERCP 是一种损伤较小的造影方法，将对比剂通过 Vater 壶腹逆行注入胆道系统内，可以清楚地了解胆道内部结构。缺点是仅能了解梗阻以下部位，在曾行胃大部切除术、胆肠内引流术的患者中应用受限。PTC 是适用于胆管损伤的最佳放射学检查，可将狭窄胆管及狭窄以上的胆管完全显示，充分地了解梗阻以上的胆管情况，并能对黄疸患者行经皮肝穿刺置管引流术（PTCD）减黄，改善患者的术前情况，但急性胆管炎者禁忌应用，而且可引起胆汁漏、出血，胆管细小者穿刺不易成功。MRCP 是一种新型的检查方法，为三维立体影像，可显示胆管狭窄的部位、胆管扩张的程度及是否合并结石，由于操作简便、无创性，有替代 PTC、ERCP 的倾向。T 形管胆道造影利用前次手术留下的 T 形管或腹壁窦道行胆道造影，能显示胆管病变，但对肝内胆管显示不充分。对于胆管狭窄再手术前，行选择性肝动脉造影可了解胆管血供，能提高再手术的成功率。

六、诊断

以下症状应考虑是否有胆管损伤的可能：①术中发现肝十二指肠韧带处黄染，或在胆囊切除术后用干净纱布擦拭胆道见有黄染者；②腹上区手术后出现阻塞性黄疸者；③胆囊切除术后出现反复发作的寒战、高热、黄疸等胆管炎症状，排除结石和其他原因者；④胆囊切除术后 24~48 h 出现黄疸，或有大量胆汁外渗持续 1 周以上者；⑤胆道手术后患者，反复出现胆道感染或阻塞性黄疸，随着病程的延长又出现胆汁性肝硬化、门静脉高压者；⑥腹腔镜胆囊切除术（LC）中检查切除的胆囊标本有双管结构。对术中可疑的患者，应及时行术中胆道造影或术中 BUS 以协助诊断，避免一系列涉及胆系、肝脏、腹腔内以及全身的各种可能并发症。

七、治疗

处理胆管损伤的原则及术式要视损伤时的时间、部位、类型而定。

（一）术中诊断的胆管损伤

术中及时发现并处理最为理想，因为组织健康修复成功率高，同时避免了再次手术时的困难、被动及危险性。

1. 误扎肝外胆管而未切断

一般只需拆除结扎线即可。但如果结扎过紧过久，或松解后不能确信胆管通畅，则应考虑切开置入 T 管引流，以防止坏死或狭窄。胆管壁已有血运障碍坏死时，可切除该段胆管，行端端吻合或胆肠吻合术。

2. 肝外胆管切断伤

切断伤应行端端吻合术，肝（胆）总管侧壁切开置入 T 管引流，同时游离十二指肠外侧腹膜以减低吻合口的张力。吻合技术要求对端良好，针距均匀，一般用 3-0 号缝线。若胆管损伤位置高，端端吻合有困难，或胆总管切除段过长，经游离十二指肠外侧腹膜后张力仍大，则应行胆肠 Roux-en-Y 吻合术或胆管十二指肠吻合术，术后置支撑架引流 6 个月以上。以 Roux-en-Y 吻合术效果较佳。

3. 肝外胆管撕裂伤

术中因暴力牵拉所致的多为纵行裂伤，如果裂口不宽或损伤的胆管小于管径的 50%，应横行缝合损伤的胆管管壁，并放置 T 管外引流。放置时应在损伤处的上部或下部重做切口，将 T 管长臂置于缝合处做支撑。一定注意不能将 T 管从原裂伤处置入，以免术后狭窄。若缺损较大但胆管尚有部分连接者，可采用带血运的胆囊壁、空肠壁、回肠壁、胃浆膜、脐静脉、肝圆韧带等组织修复，并加用内支撑引流术。浆膜上皮组织能较好地耐受胆汁的侵袭，修复能力强，效果较好。

4. 胆总管下段损伤

一经发现，应视具体情况做相应的处理：①假道细小，无明显的出血，仅置 T 管引流和腹腔引流；②假道较大，将胰头十二指肠向左内侧翻转，探查假道。若假道通向胰腺实质、肠道，无出血或出血已经停止，胆总管置 T 管引流，胰头十二指肠后置烟卷引流。术后要保持引流的通畅，一般多能痊愈。由于胰头十二指肠部解剖复杂，尽量避免复杂的手术处理。

（二）术后早期诊断的胆管损伤

术后早期发现有胆管损伤时，要请原手术者回忆手术过程，并行腹腔穿刺、BUS 等辅助检查协助诊断。胆道梗阻性损伤多为肝外胆管误结扎，应尽早再次手术早期修复或松解。对胆漏为主要表现者，视引流情况而定。若胆漏量不多且无腹膜炎症状，可保守观察。若引流不佳或已经出现胆汁性腹膜炎，应积极手术探查。对于损伤 72 小时以内、全身情况好者，再次手术可行一期修复。对于损伤 72 小时以上者，因往往继发感染，局部组织炎症水肿明显，一般先行胆道引流做过渡治疗，2~3 个月后再做彻底性治疗。或在最恰当的位置放置一个有效的双腔引流管，附加一个灌洗管，进行 24 小时连续灌洗，负压吸引促使炎症早日消退。此时勉强行彻底性手术是危险的，违反这一原则往往会引起严重的并发症。

（三）晚期胆管狭窄

胆管狭窄发生在术后的数月、数年，患者在症状出现后的相当一段时间内不能确诊。由于病程长，患者往往都有肝功能的损害，全身情况比较差。因此，晚期胆管狭窄的治疗比较复杂，除了手术治疗外，手术时机的选择、术前准备的完善、术后处理都十分重要。

八、预后

（一）成功修复

已有众多成功修复的报道，90% 的患者在专科中心内可以成功修复。对于腹腔镜胆囊切除术，据报道已有处理胆道损伤的三期临床中心有关胆道修复的学习曲线。Mercado 等对胆道修复后发生狭窄进行了一项长达 20 年的随访调查，结果显示随着临床经验的积累，术后发生狭窄的概率已从 13% 降至 5%。同样，吻合口狭窄、肝萎缩和肝硬化在修复后许多年才可能发生。预后不良的因素包括胆管汇合部的波及、由致胆道损伤的外科医师进行修复、先前 3 次或更多次的尝试修复和近期的活动性炎症。

（二）生存期

胆管损伤后的死亡率是很重要的。死亡可以由本身的急性损伤、胆道修补术后，或由于后期出现的胆源性败血症或肝硬化引起。在一项全国性的有关胆囊切除术后胆管损伤的生存分析报告中，Flum 等在 1570361 例胆囊切除术后患者中发现 7911 例（0.5%）发生了术后胆道损伤。胆囊切除术后胆管未损伤组第 1 年内的死亡率为 6.6%，而胆总管损伤组的死亡率为26.1%。胆道损伤组随访期间调整后的死亡风险比更高。随着年龄的增长和并发症的发生，疾病死亡风险显著增加。如果最初的修复由致损伤的外科医师进行，那么调整后的死亡危险将增加 11%。

（三）生活质量

Boerma 等首先对有持续的胆管损伤或胆漏并需要额外干预的患者进行了生活质量评价。损伤后的 5 年里，忽略患者的治疗类型和损伤严重程度，尽管有 84% 的患者都得到了成功治疗，但是在身体和精神方面的生活质量比对照组显著下降。然而，治疗的时间跨度是精神生活质量的独立预测因素。Melton 等在一份报告中显示，89 例腹腔镜胆囊切除术后进行胆管修复的患者在身体和精神方面与对照组相比无明显差异。然而，在心理领域，特别是对损伤寻求法律诉讼的 31% 的患者情况会恶化。

（四）相关恶性肿瘤

少数报告显示，在胆管修复吻合术后 20~30 年，吻合口部位有发生胆管癌的可能。这可能与肠液反流到感染的胆管树内和产生诱发突变的次级胆汁盐有关。此外，肝细胞癌可能是由继发性胆汁性肝硬化所致。

（陈　飞）

第三章 口腔颌面部肿瘤

第一节 概 述

一、临床流行病学

（一）发病率与患病率

就总体而言，据 1994 年的统计资料，我国癌症在城市中居死亡原因的第 1 位；在农村中为第 2 位。每年全国新发病例约 160 万，已患病者约 200 万；死亡约 130 万。就口腔颌面肿瘤而言，迄今为止尚无确切的统一调查数据。根据上海市 1984—1986 年的肿瘤登记资料，头颈部癌瘤的发病率在 7.7~10.6/10 万（女性）和 13.3~13.9/10 万（男性）之间；口腔颌面癌瘤则在 2.5~3.4/10 万（女性）和 3.2~3.6/10 万（男性）。新疆地区口腔颌面部肿瘤的患病率为 8.1/10 万。广州市的调查表明，口腔癌的患病率为 1.06~1.09/10 万。这些数字说明，在我国口腔颌面部癌瘤的患病率并不高，其排序在全身各部位中居第 10 位以后，但由于我国人口众多，口腔颌面部肿瘤病例的绝对数目却也并非少数。

（二）构成比

口腔颌面肿瘤与全身肿瘤的构成比，根据国家和地区不同有很大差异。例如：在印度口腔癌及咽癌约占全身癌肿的 40%~70%；斯里兰卡口腔癌及咽癌的构成比也达到 39.5%。在美国，口腔癌约为全身癌症的 4%（男性）与 2%（女性）。在我国，据临床统计，口腔癌在长江以北，占全身恶性肿瘤的 1.45%~5.6%，长江以南为 1.75%~5.18%。在全国 26 个地区、36 个单位的病理资料统计分析中，口腔颌面部恶性肿瘤为全身恶性肿瘤的 8.2%。

（三）性别和年龄

根据临床流行病学调查结果，Hireyama 指出：如同食管癌一样，口腔癌的性别特点可分为两类，即男性优势或高性别比型与女性优势或低性别比型。从 1983—1987 年的调查资料来看，法国、美国、巴西、英联邦、日本和中国都属于高性别比型口腔癌的国家，而印度、泰国、菲律宾等则属于低性别比国家。

（四）组织来源

口腔颌面部良性肿瘤以牙源性及上皮源性肿瘤为多见，如成釉细胞瘤、混合瘤等，其次为间叶组织肿瘤如管型瘤、纤维瘤等。口腔颌面部恶性肿瘤以上皮源性组织来源最多，尤其是鳞状上皮细胞最为常见；其次为腺源性上皮癌及未分化癌；肉瘤发生于口腔颌面部者较少，主要为纤维肉瘤、骨肉瘤等。造血间叶组织来源的恶性肿瘤，如恶性淋巴瘤、白血病等也可首发口腔颌面部。据我国 5 所大学口腔医学院口腔病理科 20 122 例口腔颌面肿瘤约占 55%。在间叶组织来源中约 40% 为管型瘤。

（五）好发部位

口腔癌的好发部位顺序，我国和西方国家略有不同，且逐年还在发生变化。在西方国家，除唇癌外，口腔癌中以舌癌为最多，口底癌居次位。我国的资料则表明：在 20 世纪 60 年代以牙龈癌最多，而在近年，舌癌却跃居第一，龈癌退居次位（有的地区颊黏膜癌居第二位）。舌癌在国内外都属高发部位，不同的是口底癌在西方国家排第二位，而在我国则属末位。需要指出的是：好发部位的不同，与人种、地区及各种环境因素包括生活习惯、嗜好等均有一定关系，有些因素至今尚未能完全阐明。

（六）发病因素与发病条件

和全身肿瘤一样，口腔颌面肿瘤的致病因素与发病条件至今被认为是一个较复杂的问题。可能的病因很多，但只有病因没有发病条件，也还形不成肿瘤。多种病因与多种发病条件又常常是相互作用的。因此，目前对口腔颌面部肿瘤病因的认识，大多都接受"癌瘤病因综合作用"的概念。兹将有关的因素叙述如下：

1. 烟、酒嗜好

烟草致癌，特别是口腔、口咽和肺癌几乎是已被公认。烟草中的致癌因素主要是化学物质苯并芘。嗜烟的人不仅易患口腔癌，而且在癌肿被治愈后如继续吸烟，则发生第二原发癌的机会也大大增加。

饮酒可以增加发生口腔癌的相对危险性，其发生率可随饮酒量的增加而上升。例如 Mashberg 的研究表明：每天饮用相当于纯乙醇 170.1 g，170.1~255.15 g 和 283.5 g 以上威士忌者，其 RR 分别达 3.0、15.2 和 10.4。

应当引起重视的是：同时兼有烟酒嗜好者其发生口腔癌的机会更多，比单独嗜烟或单独饮酒者要高出 2.5 倍。如果是大量嗜烟或大量饮酒，则发生口腔癌的概率更高。目前对大量的含义系指：①纸烟 20 支以上/天（1 支雪茄 = 5 支纸烟；1 斗烟丝 = 2.5 支纸烟）；②饮酒 3 单元以上/天。1 单元（大致相当于 12 mL 无水乙醇）= 10 mL 烈性饮料 = 40 mL 一般酒类 = 80 mL 啤酒。

2. 紫外线与电离辐射

早已有资料指出：唇癌多见于户外工作，长期暴露在日光下者，特别是农民、渔民或牧民，实验已证明 270~340 nm 的紫外线谱对大鼠、小鼠均有致癌作用。

电离辐射致癌主要为医源性，职业性者较罕见。唇癌及皮肤癌多发生于户外工作者，被认为是接受过量的紫外线辐射的缘故。X 线及放射性物质可诱发皮肤癌及骨肉瘤。无论是 γ 线或是 X 线均有致癌作用。近年来临床上发现，因放射治疗而引起的继发性放射性癌也日益增多，已成为多原发癌病因方面的重要研究课题。有研究指出：每 100 人接受放疗在 10 Gy 者，在 10 年中放射性癌发生的期望数约为 1.8。经放疗治愈后的儿童恶性肿瘤，在 5~20 年后，其发生第二原发癌瘤的累积概率为 12%，较普通人口的期望发生率要高 20 倍。就口腔颌面恶性肿瘤而言。放射性癌不但可发生于第一次口腔癌放疗以后，也可见于鼻咽癌放疗之后。放疗后引起涎腺肿瘤亦屡有报道。电离辐射引起癌变的原理，目前还不完全清楚，有以下几种看法：①放射可引起 DNA 结构的改变；②激活了局部潜伏的致癌病毒；③激活了被抑制的肿瘤基因。

3. 慢性刺激与损伤

人们早就发现：在锐利的牙嵴、残根及不良修复体的相应部位，经长期慢性刺激后有发生癌变者，尤其常见于舌癌及颊黏膜癌。在口腔内，由于口腔卫生等关系，还常常伴有慢性炎症存在。长期的慢性炎性刺激，再加机械性损伤可能成为促癌因素。此外，唇癌多发生于长期吸雪茄、烟斗的人。灼伤可引起皮肤癌。在临床上还可看到在瘢痕基础上发生的"瘢痕癌"。颌骨骨肉瘤患者往往可发现有损伤史。

4. 生物性因素

在生物性致癌因素中主要是病毒。目前在已发现的 600 多种动物病毒中，约 1/4 具有致肿瘤特性。近年，与鼻咽癌有关的 EB 病毒与艾滋病有关的免疫缺陷病毒（HIV）；与 T 细胞淋巴瘤有关的人类 T 淋巴细胞病毒（HTLV）病毒等已为众所公认。病毒与肿瘤的因果关系曾有过争论，近年来均已倾向是病因而不是过客。应当指出，感染病毒的人是多数，但并不是百分之百都发病，说明病毒致癌也绝非单一因素的作用。

近来，人类乳头状瘤病毒（HPV）与口腔癌发生的关系又引起了人们的兴趣。张桐等以核素 ^{32}P 标记 HPV11，HPV16，HPV18 DNA 探针，用核酸斑点杂交法检测了部分口腔癌中的 HPV 相关序列，结果支持 HPV 与口腔癌发病有关的观点。杨怀涛等的研究也指出在 30 例口腔鳞癌中 22 例为 HPV-DNA 阳性。

5. 营养因素与肝功能紊乱

实验证明，缺乏维生素 A 及 B_2 的动物，易被化学致癌物诱发肿瘤，包括口腔癌、皮肤癌及涎腺肿瘤；而给以维生素 A 或维 A 酸可减少或阻断肿瘤的发生。由于维生素 A 在上皮代谢方面具有重要性；这是不难理解的。维生素 B_2 缺乏也可以引起一系列的上皮组织病变，从而可提高其对致癌物的敏感性。体内的微量元素种类很多，其种类、量及比值的变化都可引起疾病，同样也有可能导致肿瘤的发生。例如缺铁可引起缺铁性吞咽困难综合征，或称 Plummet vinson（PV）综合征。约 10%~15%患本病的人可发生上消化道癌肿，包括口腔癌。

近年，微量元素硒（Se）与癌关系的研究较多，这是由于发现泥土或食物中含硒量高的地区，癌瘤的死亡率较低；发生转移者、多发性癌患者、多发性复发者及生存期短的患者，其体内硒含量均较低。我们近年的研究证明：口腔癌患者的红细胞硒与血浆硒水平明显低于癌前病变患者和健康人。手术后未复发的患者血硒水平上升；而复发患者的血硒水平仍然低下。在体外实验中，发现硒对舌癌 Tca8113 细胞系有明显抑制作用，并表现为剂量依赖和时间依赖两个方面；对裸鼠 Tca8113 种植瘤也有抑制作用。通过流式细胞计检测证实：亚硒酸钠可抑制 Tca8113 细胞的 DNA 合成，其作用时相在 $G_0 \sim G_1$ 期，并阻止或延缓细胞进入 S 期。显而易见，硒可能起抑制致癌原（因素）的作用，细胞内硒水平的降低，可能是发生癌瘤的一种易感因素。

除硒以外，还发现口腔鳞癌患者癌组织中钾与钙的含量有增高，锌/铜比值增大。国内也有其他研究报道指出，口腔颌面恶性肿瘤与口腔鳞癌患者的头发中的锌含量下降。但其在口腔癌发病中的意义与价值仍需进一步探索。

6. 机体免疫状态

目前大都承认，机体抗癌的免疫反应是通过免疫监视作用来实现的。如果机体出现了免疫缺陷，则可逃逸监视，从而使肿瘤发生和发展。实验证明：给仓鼠口服或局部应用左旋咪唑（LMS），可明显推迟和降低用 DMBA 诱发颊囊癌变的百分比。

临床上，癌肿多见于中老年人。据测定，40 岁以后血液中胸腺素浓度就开始降低；50 岁以后皮肤迟发性变态反应性下降；70 岁以上老人的血循环内 T 淋巴细胞绝对计数明显减少。原发性或先天性免疫缺陷病（如先天性 X 性联免疫缺陷、IgM 缺乏症等）各有 2% ~ 10% 的患者发生癌瘤，比普通人群发生癌瘤的机会要高出 100 ~ 1000 倍以上。Tewfik 曾报道 1 例 Di-george 综合征（先天性胸腺缺失与副甲状腺功能减退）竟多次发生口腔及口咽鳞癌。继发性或获得性免疫缺陷病包括艾滋病及因医疗原因而行免疫抑制者，也容易伴发恶性肿瘤，其中发生在口腔内者亦为数不少。近年来，随着异体器官移植工作的大量进展，也出现了继发性免疫缺陷，受植者有肿瘤发生增多的倾向。Harris 等曾收集 1023 例器官移植后发生恶性肿瘤的患者，分析了 1081 个肿瘤的分布部位，其中发生在头颈部者有 125 例（11.6%）；在头颈部癌中又以唇癌最多，共 83 个，口腔癌 10 个。

国外有不少研究报道，头颈部癌瘤患者的免疫功能低下，且随病灶发展而进一步加剧。曾对 116 例口腔颌面部癌瘤患者行双链酶（SK-SD）皮试检查，与正常人比较，也发现其阳性率明显降低；且临床各期患者之间并无显著差别，说明早期免疫功能即已受损。用体外法淋巴细胞转化试验（LBT）及氚化胸腺嘧啶核苷掺入法（评 TaR）也得到了相似结果。

7. 遗传因素

遗传疾病与癌瘤发生关系的研究近年来亦颇受重视。迄今为止，已发现有 200 余种单基因遗传病认为与肿瘤的发生有关。遗传性肿瘤有的属于单基因遗传，例如多发性神经纤维瘤、基底细胞癌等；而有的则属多基因遗传，如胃癌等；有的则由染色体畸变引起。遗传因素诱发的癌症，常属多原发性，而且有特定的联合倾向。例如多发性痣样基底细胞痣（癌）综合征常伴发颌骨角化囊肿、多发性基底细胞痣（癌）及卵巢囊肿等。这种现象被称为"组织-特异性遗传癌综合征"。

癌症患者可有家庭史。科学家认为：癌症的遗传规律颇为特殊，绝大多数癌症的遗传规律，是以"易感性"的方式表达出来；新代遗传的并不是癌症本身，而是一种容易患癌的个体素质，还需要一定的环境因素才能作为其发病条件。

与癌基因相对应的是人体抗（抑）癌基因的存在。在正常情况下，癌基因与抗癌基因

（在口腔癌常为 p53；与抗转移有关的是 nm23）是一对互相依存、互相制约的因子，人体也不会发生肿瘤；只有在各种外来因素的作用下，癌基因被激活，或抗癌基因突变的情况下人体才会出现肿瘤。据此癌基因和抗癌基因的修复、调节、位点重组，以及引入外源基因等技术，预计在不久的将来将被应用于恶性肿瘤的防治中。

种族特异性亦被认为可能与遗传因子有关。如众所周知：鼻咽癌主要发生于中国广东人及其后裔而被称为"中国癌"，皮肤恶性黑色素瘤主要发生在白种人，黏膜恶性黑色素瘤主要发生在黄种人，而黑人则几乎不发生或很少发生皮肤恶性黑色素瘤。

8. 精神及内分泌因素

不少研究资料说明，人工冬眠可使动物肿瘤的生长受到抑制。动物情绪紧张时，体内血液中的激素（皮质酮）水平明显增加。某些化合物之间的关系会发生改变，循环血液中白细胞的活力降低，体内免疫器官（胸腺、脾、淋巴结等）重量也降低。在临床上也可以观察到一些肿瘤患者起病前有严重的精神创伤史，或发病后仍然保持不正常的精神状态。这些事实说明，精神过度紧张，心理平衡遭到破坏，造成人体功能失调，可能是肿瘤发生发展的有利因素。早已证明，内分泌功能紊乱可引起某些肿瘤。例如患乳腺癌及宫颈癌后，发生口腔及口咽癌的机会均大大增加；有人报道女性涎腺癌患者再发生乳腺癌的危险为正常人的 8 倍，说明内分泌失调对肿瘤的发生和发展也有一定的关系。

9. 医源性致癌

医源性致癌主要指放疗及化疗致癌。放射致癌已在紫外线及电离辐射致癌中进行了讨论。化疗药物经实验研究提示：大多数细胞毒素类药物，特别是氮芥及其衍生物，具有强烈的致突变作用；而某些抗新陈代谢及抗生素或植物类药物也具有明显的致突变作用。因此，应严格掌握放疗及化疗的适应证。因为它们具有二重性，既可"治"癌，又可"致"癌。

10. 中医对口腔颌面肿瘤发病的认识

中医学对于口腔颌面部肿瘤早有记载，如"茧唇""舌菌""舌疳""牙岩""翻花癌"等。多数文献认为，肿瘤发生的原因主要是七情郁结和正气虚衰。此外，六淫可使经络阻滞，气血不舍，营卫不行。发而为瘤。还有饮食、丹石中毒等均可成为致病因素。饮食不节、过食煲焙煎炒。不但可致脾胃积热，也是一外在刺激因素。口腔颌面部恶性肿瘤患者的中医辨证有其一般的规律。从表里辨，几乎 100% 属于里证。从虚实辨，除个别早期患者外，一般均属虚证；其中又以阴虚或气阴两虚为主，阳虚、气虚则较少。虚证除表现在体质上外，还常表现在脉象上，例如可出现沉、迟、细脉，特别是还发现可有尺脉的缺如或微弱。以寒热辨，绝大多数属虚热证（阴虚火旺或阴虚内热）。以阴阳辨则 100% 又属于弱证，只有在继发感染的情况下可出现阳证。

二、临床表现

口腔颌面部肿瘤按其生物学特性和对人体的危害可分为良性与恶性两大类。良性肿瘤和恶性肿瘤的区别是相对的，有的肿瘤病程虽较长，但有局部浸润，其生物学行为介于良性与恶性之间，称为"临界瘤"，如涎腺多形性腺瘤、成釉细胞瘤等。有的良性肿瘤，在一定条件下，可以变成恶性，如乳头状瘤等。因此，对良性肿瘤特别是临界瘤也不能忽视，应当及早治疗。

良性肿瘤一般生长缓慢，能够存在几十年，质量可达数千克，有的可呈间断性地生长，偶尔会停止生长或发生退化，如血管瘤、脂肪瘤等。良性肿瘤的生长方式大多为膨胀性生长，体积不断增大，挤开和压迫邻近组织。外表形态多为球形，如邻近有坚实组织时，肿瘤可因受压而呈扁圆或椭圆形；肿瘤生长部位的表面如受纤维条束的阻止，肿瘤可呈分叶状。生长在颜面皮肤或口黏膜表面的肿瘤，常突出于皮肤或黏膜表面呈结节状或球形。良性肿瘤因有包膜，故与周围正常组织分界清楚，一般多能移动。除骨肿瘤性质较硬外，一般质地中等。如有坏死、液化则质地较软。

良性肿瘤一般无自觉症状，但如压迫邻近神经，发生继发感染或恶变时，则发生疼痛。不发生淋巴道转移，对人的危害较小。但是，如果肿瘤生长在一些重要部位，如舌根、软腭等，如不及时治疗，也可发生呼吸、吞咽困难，威胁人的生命。恶性肿瘤大都生长较快。癌初起局限于黏膜内或表层之中，称原位癌；继之肿瘤穿过基底膜侵入周围组织，成一小硬块。恶性肿瘤一般无包膜，因此，边界不清，肿块固定。与周围组织粘连而不能移动。鳞癌在临床上可表现为溃疡型、外生型（乳突状型或疣状型）及浸润型3种。

溃疡型肿瘤多发生于皮肤或黏膜浅部，表面坏死脱落并向周围扩展，形成中间凹陷、边缘隆起的火山口状溃疡；生型肿瘤是肿瘤迅速向表面增生，形成菜花样，常合并感染、坏死；浸润型肿瘤发展较快，早期向深部与周围组织生长，侵入黏膜下层和肌组织，表面稍隆起而粗糙不平，深部可扪到不易移动的硬块。浸润型肿瘤到后期也可出现表面溃疡。

来自涎腺的腺源性癌和来自间叶组织的肉瘤多起自镜子下层或深部组织。早期即呈边界不清、质地较硬、不能移动的肿块。黏膜或皮肤完整，可伴以皮下或黏膜下血管扩张；皮肤或黏膜充血，生长迅速。长大后因局部营养缺乏或继发感染才发生溃破。应当注意的是涎腺的良性肿瘤与低度恶性的肿瘤早期在临床上很难鉴别；后者常常表现出较良性的生物学行为。恶性肿瘤由于生长快，并带有较大的破坏性，常发生表面坏死，溃烂出血，并有恶臭、疼痛。当其向周围浸润生长时，可以破坏邻近组织器官而发生功能障碍。例如，损害面神经造成面瘫；感觉神经受侵时，可引起疼痛，感觉迟钝或消失；波及骨组织时，可造成牙松动或病理性颌骨骨折；肿瘤侵犯翼腭窝、颞下颌关节、咬肌、翼内肌、颞肌等肌群时，可引起张口困难。

随着肿瘤的不断增大，癌细胞可逐渐侵入淋巴管中形成局部（区域性）淋巴结转移。口腔颌面部癌肿由于言、咀嚼、吞咽活动，常促使癌细胞早期向颌下、颏下及颈深淋巴结转移。当癌细胞阻塞一侧淋巴管或淋巴结后，淋巴管内的癌细胞可随淋巴液逆行转移到颈浅淋巴结或对侧的淋巴结。当肿瘤细胞侵入血管或由淋巴道汇入血液后，可沿血道发生远处转移。口腔颌面部恶性肿瘤除晚期病例外，一般发生远处转移的机会不多，但还需决于肿瘤的病理性质，如腺样囊性癌、未分化癌、恶性黑色素瘤、骨肉瘤等可向肺、肝、骨等处转移。

由于肿瘤迅速生长破坏而产生的毒性物质，可引起代谢紊乱。加以出血、感染、疼痛、饥饿等使机体不断消耗，因此，恶性肿瘤发展到晚期。患者多出现消瘦、贫血、机体衰竭等恶病质症状。和身体其他部位肿瘤一样，对于恶性肿瘤通常要有一个临床分类、分期，即TNM 分类、分期。恶性肿瘤的 TNM 分类、分期为 Pierre Denoix 于 1943—1952 年在法国最先应用。1954 年，国际抗癌联盟（UICC）建立了一个特别委员，会并于 1959 年首先将乳腺癌的 TNM 分类、分期在临床上试用。1960—1967 年期间该委员会发布了 9 本小册子，提出 23 个部位，包括口腔癌在内的 TNM 分类、分期建议，并被推荐进行 5 年的前瞻性研究和回顾性研究。此后 UICC 相继又于 1974 年、1978 年分别发行了第 2 版和第 3 版，并在以后的几年中还对儿童肿瘤及眼科肿瘤的 TNM 分类分期进行了补充。1987 年又正式发表了第 4 版 TNM 分类、分期供临床使用。

在 UICC 的 TNM 分类、分期不断完善的同时，各国也在探索自己的 TNM 分类、分期，诸如美国癌症协会提出的 AJCCTNM 分类、分期。在 1989 年以前，UICC 分类、分期与 AJCC 分类、分期有一定的差距，特别表现在对淋巴结状态〔N〕的分类、分期上 1987 年 UICC 的新版（第 4 版）问世后，这二者之间的差别已十分接近。因此，目前世界上大多数的文献报道均采用了 UICC 或 AJCC 分类、分期并有望在最终达到统一。

三、口腔颌面肿瘤的诊断

（一）临床检查

早期发现，正确诊断是根治恶性肿瘤的关键。医务工作者必须具有高度的责任感和对癌症的警惕性。口腔颌面部肿瘤一般多发生于表浅部位，只要正确掌握要点，诊断是不太困难的。然而对早期原发于深部的肿瘤。如上颌窦、翼腭窝、颞下窝、颌骨内等部位肿瘤的早期诊断，还有一定的困难；在解决肿瘤的诊断问题时，首先要区别肿瘤或非肿瘤疾病（如炎症、寄生虫、畸形或组织增生所引起的肿块），其次，要鉴别良性或恶性，因二者在治疗方法上是不同的。把恶性肿瘤当良性肿瘤治疗，就会贻误病情，反之，把良性肿瘤当恶性肿瘤治疗。将给患者带来不应有的损失，包括造成精神上的负担，后遗畸形和丧失语言、咀嚼功能等。

在采集病史时，应当查询最初出现症状的时间、确切的部位、生长速度及最近是否突然加速生长，这在临床上区分良性肿瘤与恶性肿瘤，以及确定晚期恶性肿瘤的原发部位大有帮助。遇有可疑症状，应抓住不放，不要忽视患者的任何一个主诉。此外，还应询问患者的年龄、职业和生活习惯。过去有无损伤史、炎症史、家庭史及接受过何种治疗等。这对肿瘤发病规律的探讨和选择治疗方法均有所帮助。

（二）影像学检查

影像学检查包括 X 线检查、超声检查、磁共振检查及核素显像检查等。由于新近 TNM 临床分类、分期允许而且必须包括影像学检查的资料在内，因此，各种影像学检查手段的应用更显得愈来愈重要。

1. X 线检查

虽然 X 线已由原来的平片检查，发展到断层摄片及计算机体层扫描摄片（CT），然而在大多数情况下仍以首先选用 X 线平片检查为主。

X 线平片主要用以了解骨组织肿瘤的性质及其侵犯范围，是原发还是继发灶；是良性或是恶性。由破坏部位，可确定为颌骨原发的肿瘤抑或由于邻近组织肿瘤的侵蚀。同时，某些肿瘤在 X 线片上有其特征，可协助诊断，例如：成釉细胞瘤多表现为大小不等的多房性病损等。对恶性肿瘤还应常规行胸部摄片检查肺部有无转移。

造影检查也可协助诊断，如涎腺造影、颈动脉造影、淋巴管造影、瘤（窦）腔造影及近年来发展较快的数字减影技术的应用等，均可协助决定肿瘤的性质、范围及为临床 TNM 分类、分期和治疗提供参考。

2. 磁共振成像检查

磁共振成像（MRI）是一种超导磁体装置。由于它也是道过电子计算机对人体进行体层扫描，故亦被称为 MRCT。MRI 能进行解剖学的剖面成像，它的优点是：对软组织的病变显示特别好；为立体三维成像，故能显示病变的全貌和定位；与 CT 比较，不用造影增强，即能显示肌血管及肿瘤的侵蚀范围，以及无电离辐射，对人体基本无害。MRI 系以信号高、中、低来表示组织图像的灰阶度。还应根据反应质子密度的 T1 或 T2 加权图像来观察病变与正常组织之间的差别。MRI 的最大优点是软组织分辨率极高，没有骨伪影，对软组织肿瘤的诊断有较大参考价值，例如脂肪瘤为高信号，对颈动脉体瘤、舌根部肿瘤涎腺肿瘤在腺内或腺外，以及颅内脑组织有无侵犯的定位等均具有重要的参考价值。对淋巴结转移的诊断也有大临床意义。MRI 的缺点是患者受检查时扫描的时间较长，磁场功率愈低所需时间愈长。此外，MRI 尚不能显示肿瘤的钙化灶及破坏骨组织的情况。由于在口腔颌面肿瘤的应用时间较短，经验尚需进一步总结，方能提出一套更完整的适应证。

3. 超声体层检查

超声体层检查（UT）通常采用 B 型超声探测仪。超声波在体组织内传播时，由于各种组织的密度和特性不同而有不同的回声图。对口腔颌面部囊性肿瘤和软组织肿瘤，如原发于腮腺、颈部的肿瘤的诊断有帮助。它能较准确地提示有无肿块存在及其大小。对颈动脉体瘤的诊断有较大参考价值；对判断颈部淋巴结有无转移，超声图像可能有一定帮助。

4. 放射性核素检查

由于肿瘤细胞与正常细胞在代谢上有区别，核素的分布就不同。给患者服用或注射放射性核素后，可应用扫描或计数以测定放射性物质的分布情况来进行诊断和鉴别诊断。其中最突出的是闪烁照相的广泛应用。其优点是灵敏度和分辨率都显著提高，图片清晰，扫描时间缩短。目前倾向于应用半衰期短和低能量的核素。如 ^{99m} 锝、^{131} 碘、^{32} 磷、^{35} 锶、^{113} 铟、^{67} 镓等。甲状腺癌及口腔内异位甲状腺可应用 ^{113} 碘或 ^{125} 碘诊断，^{125} 碘分辨较好。诊颌骨恶性肿瘤主要用 ^{99m} 锝。单光子放射 CT 对肿瘤有无远处转移，特别是骨病损的显示良好；常常在

X 线检查无表现之前就可出现阳性表现，从而能协助临床早期诊断骨质破坏或远处转移。

（三）病理学检查

病理检查是肿瘤最后诊断的主要依据。对口腔颌面部恶性肿瘤的病理检查手段，应因不同情况采用不同的方法：对口腔黏膜或皮肤癌，或肿瘤已穿破黏膜或皮肤的恶性肿瘤，其病理检查主要是切取活检；对于诊断尚不清楚而又能手术切除的小肿块也可进行切除活检；只有极少数情况下才应用快速冰冻切片活检。

四、口腔颌面肿瘤的治疗

对肿瘤的治疗，首先要树立综合治疗的观点。应根据肿瘤的性质及其临床表现，结合患者的身体情况，具体分析，确定采取相应的治疗原则与方法。口腔颌面肿瘤的治疗方法甚多，包括外科手术、放疗、化疗、中医中药治疗及其他特殊治疗，如冷冻治疗、激光治疗等。对大多数口腔颌面良性肿瘤（包括临界瘤）来说，手术切除是主要的治疗方法。有些肿瘤，如脉管瘤，也可以选择冷冻、激光或注射硬化剂等综合疗法。对口腔颌面恶性肿瘤，目前认为：除早期及未分化癌外，均应以外科手术治疗为主，或采用以外科为主的综合疗法。

（一）手术治疗

手术，目前仍是治疗口腔颌面肿瘤主要和有效的方法，适用于良性肿瘤或用放射及化疗不能治愈的恶性肿瘤。手术时必须遵循肿瘤外科原则，对恶性肿瘤必须完全、彻底切除。对可能有淋巴结转移的恶性肿瘤，还应将其所属区域的淋巴组织彻底清除。临床上一般称为"根治术"，因为第一次手术常是治愈肿瘤的关键，如切除不彻底，容易复发，再次手术则常不能获得满意的疗效。

1. 原发肿瘤的处理

（1）口腔虽位于浅表部位，但面积不大，呈腔穴状，常限制手术操作。因此，除早期病例或小型肿瘤，可直接在口腔内进行手术操作外，一般均需切开下唇、或上唇、鼻侧以达到充分显露手术野的目的。

（2）口腔恶性肿瘤一般无包膜，肿瘤组织直接暴露在手术野中，肿瘤细胞极易脱落在术区内而发生种植。为了实现无瘤手术原则，在彻底显露肿瘤以后，宜用纱布，或橡皮手套，或塑料薄膜覆盖，并在周围健康组织加以缝合固定，以隔离肿瘤；术中应尽量避免用手直接接触肿瘤。若覆盖隔离有困难时，也可采用电刀或化学药物进行表面凝固或烧灼处理，以达到防止表面活肿瘤细胞脱落种植的目的。

（3）如与颈淋巴清扫术同时进行，可在进入口腔术野之前通过颈外动脉注射 3~5 mg 氮芥，对原发灶瘤细胞进行一次冲击，以达到减少种植或防止复发的目的。但如需同期行血管吻合的组织游离移植时，则不用本法，固化疗药物可损伤血管内膜，有继发血管栓塞形成，招致组织移植失败的危险。

（4）切除原发灶时宜用电刀，对性肿瘤应在距肿瘤 1 cm 以上进行。切下标本后应行切缘检查，并常规在术区切缘四周取活组织送检，以明确切缘是否安全无瘤。对有怀疑的地方，应于术中即行切缘快速冰冻活检，以便决定是否补充切除。对于口腔或口咽癌，由于解剖区较小，在晚期肿瘤浸润范围广，完全切缘达不到 1 cm 以上时，更应注意切缘的检查。

（5）为防止局部细胞种植，肿瘤切除彻底止血后，应用大量生理盐水行冲洗。必要时可用 50 mL 针筒或橡皮球行压力冲洗；然后用 3～5 mg/100 mLHN。溶液湿敷创面 10～15 分钟。经验证明，这种浓度的局部化疗药物处理不会影响创口愈合。根据不同条件也可采用 0.5% 次氯酸钠溶液或蒸馏水进行冲洗，也能在一定程度上达到目的。

（6）在缝合或进行整复手术，包括器官成形术前，术区应重新消毒铺巾，术者更换手术衣及手套，并更换全套手术器械。

2. 颈淋巴结转移灶的处理

口腔颌面部恶性肿瘤，特别是鳞癌。常常发生颈部淋巴结转移。只处理原发肿瘤不考虑颈淋巴结转移的可能及其处理，对口腔颌面恶性肿瘤来说将是不完善的治疗。

（二）放射治疗

放射治疗与外科治疗同为口腔颌面恶性肿瘤的根治手段，如适应证及治疗方法选用得当，均可达根治目的。应根据设备条件、医师的经验并结合具体病情而进行适当选择。口腔癌在行外放射治疗之前，要做好口腔卫生，预防牙源性感染，以避免并发放射性颌骨骨髓炎。除原发灶外，放疗对较大的颈部转移癌，或淋巴结包膜已被侵犯的转移灶，也是行综合治疗的指征，因放疗有助于杀灭向周围组织浸润的亚临床灶，以减少复发。

（三）化学药物治疗

20 世纪 80 年代以来，化疗在恶性肿瘤治疗中已广为应用。化疗可用于晚期或复发病例的姑息治疗；亦可作为综合疗法与手术或放疗相结合。称为辅助化疗；如用于手术或放疗前则称诱导化疗。

（四）中药治疗

中医认为治疗肿瘤应从整体出发进行辨证施治，采用"坚者削之，结者散之，留者攻之，损者益之"的原则。一般早期以攻为主，中期攻、补兼施，晚期扶正祛邪；同时也要标本兼顾。根据肿瘤的发生系由于气血淤滞的理论，目前国内有不少单位均采用活血化瘀、软坚散结的治则。然也有主张以扶正培本为主者，因为大多数恶性肿瘤患者均呈虚证表现。我们的研究指出：口腔癌早期可为实证。以后则逐渐转化为虚证；由气虚至阴虚，最后出现气阴两虚。在虚证与免疫功能的对照研究中同样发现，病期与虚证呈正相关；虚证与免疫功能低下也呈正相关。因而我们在中西结合治疗口虚硬面恶性肿瘤的工作中，主张采用扶正培本兼顾活血化瘀的治则。

（五）低温治疗

低温治疗亦称冷冻治疗或冷冻外科。近年来应用低温治疗口腔颌面部肿瘤取得了一定的效果。为治疗肿瘤增添了新的工具。临床经验证明，低温治疗对表浅肿瘤的近期疗效较好。肿瘤经过反复的、迅速探低温冻结和缓慢融化，可引起细胞和细胞膜的破裂死亡。导致细胞死亡的原因：细胞内外结晶失水，电解质浓缩，酸碱度改变，尿素浓度升高，细胞脂蛋白变性，以及温度休克而使细胞膜破裂死亡。

（六）激光治疗

激光亦称莱塞。目前在我国有红宝石激光器、掺钕钇铝柘榴石激光器、二氧化碳激光器、氩离子激光器、氦-氖激光器、氦-镉激光诊断仪等。为诊治肿瘤提供了新的手段。关于激光的生物学效应，尚不完全清楚。多数认为激光对生物组织能起到凝结、气化和切割的作用。主要原理是：热效应、压力效应、光效应和电磁场效应。至于哪一种效应占主导地位，则需视激光器的类型和功率大小而定。连续波二氧化碳和氦-氖激光，热效应是主要的，压力效应无重大作用，而巨脉冲高功率激光，则压力和电磁场效应甚为重要。大功率激光对生物组织有破坏作用；小功率激光具有刺激作用。

（七）加热治疗

近十几年来恶性肿瘤的加热治疗重新引起了人们的重视，并发现热疗合并放疗或化疗，可以提高对恶性肿瘤的治疗效果。热疗可抑制肿瘤细胞的核酸和蛋白质代谢，影响肿瘤细胞的增生周期。此外，加热可使肿瘤细胞质溶酶体不稳定，线粒体断裂，摄氧能力受限，肿瘤组织缺氧，增加了肿瘤细胞对热的敏感性。加热可造成 S 期细胞的堆积和 G_2 期细胞的同步化阻断，加热还可提高对放射抗拒的 S 期细胞的敏感性。放射线与热疗对肿瘤细胞周期的作用不同，二者结合可发挥同步化协同作用。其次，肿瘤中心的缺氧细胞对放疗的抵抗性比富氧细胞大 2~3 倍。而加热却对乏氧细胞敏感。

（八）营养治疗

人类离不开营养物质，这些物质（包括糖、脂肪、蛋白质、维生素、无机盐和微量元素等）不但维持人体的生长、发育、生殖和产生能量，并且有修复组织损伤及调节生理功能的作用。癌瘤患者由于肿瘤迅速生长，要耗用大量营养，其产生的毒素又造成患者发热、畏食、恶心呕吐，于是入不敷出，出现消瘦，体重减轻，特别是口腔颌面部肿瘤患者由于摄食障碍，消瘦尤为明显。对于这种患者给以合理的营养治疗更为重要。营养欠佳也是癌瘤患者接受化疗、放疗、手术治疗的一种障碍，因而需要有足够的营养支持，否则对健康的恢复及患者的情绪都是不利的。

（九）综合治疗

为了提高肿瘤的治疗效果，目前多倾向于综合治疗，特别是对恶性肿瘤和大面积的管型瘤等。任何一种治疗方法都是一分为二的，有其长处，也有其不足之处。综合治疗可以取长补短，互相补充，获得最好的效果，但必须建立在具体分析的基础上。例如，手术可以切除原发病灶，但对特别大的肿瘤则困难较大，可以先用化学药物治疗或放射治疗使肿瘤缩小，为手术创造条件；手术可以解决局部病灶，但对远处转移或预防复发则无能为力，只有依靠化学药物和免疫治疗；放射治疗对某些原发病灶可以很好控制，又保存了器官功能，但对颈淋巴结转移性癌肿的治疗效果则不很理想，应以手术为主；某些对放射治疗不敏感的肿瘤，由于加用化学药物治疗又可以提高其对放射治疗的敏感度。头颈部鳞癌颈淋巴结转移的术前放射可以提高切除率，减少复发率，提高治愈率；但如剂量过大，可影响术后创口的愈合。中药局部应用对皮肤癌有一定疗效，能治愈一部分早期病例。手术、放疗和化疗可配合中药治疗，能起到提高和巩固疗效的作用。其他如低温治疗、免疫治疗、激光治疗等也均有其有利和不足之处，综合治疗可以大大发挥其有利的作用，常可获得比较满意的疗效。

第二节 颌骨囊肿

颌骨囊肿的发生率比全身骨骼内发生率为高，因为颌骨内有许多牙发育时期残留的残余上皮，在某种特定条件下，可发生囊肿的始基。颌骨囊肿根据其组织来源、发生部位分为牙源性、发育性和其他三大类。

一、牙源性囊肿

（一）根尖周囊肿

（1）临床表现与诊断：根尖周囊肿多发生于上颌骨前牙区，其上方有深龋、残根或死髓牙，大约有85%的根尖周囊肿可引起唇颊侧骨质变薄膨隆，其骨膨隆较其他囊肿（含牙囊肿、角化囊肿）明显。扪诊有乒乓球感。X线摄片示单房囊状影像，病灶牙根尖如在囊肿内，该牙的牙周膜及骨硬板影像消失。邻近牙根可被推移位。

（2）治疗：根尖周囊肿刮除术。切口通常采用，①弧形切口，主要适用于病变范围小，病牙可保留者，但需做根管治疗、根尖切除术。②梯形切口，适用于病牙不能保留，病变较大的颌骨囊肿。

囊肿与上颌窦穿通或上颌窦本身有炎症时，则应同时做上颌窦根治术，将囊壁与上颌窦整个黏膜一并刮除，填入碘仿纱条，并行下鼻道开窗术。碘仿纱条引出，口腔切口严密缝合，填塞纱条在3~5天内抽出完毕，每次剪除一段，直至完全抽出。

（二）始基囊肿

（1）病因：始基囊肿发生在成釉器发育的早期阶段，即在牙釉质和牙本质未成形之前发生。这阶段因受到炎症或其他原因，使成釉器的星网层发生变性和液化，渗出的液体潴留形成囊肿。

（2）临床表现与诊断：好发于青年人，多发生在下颌第三磨牙及升支部。扪诊有乒乓球弹性感。X线摄片示边缘整齐的圆形或卵圆形的透光阴影，多为单房也可为多房性，临床可伴有先天性缺失牙。临床上始基囊肿常不能排除成釉细胞瘤，须在术中冰冻切片做出最后诊断。

（3）治疗：囊肿摘除术或囊肿刮除术。囊肿摘除术，骨腔处理十分重要，对较小囊肿可任血液自然充满机化愈合。对较大囊肿刮除术后骨腔则需用碘仿纱条填塞骨腔，术后3天再逐步抽除。有学者采用自体髂骨骨松质充填骨腔；也有人报道用经抗原处理后的异体骨充填骨腔，以诱导新骨形成。采用羟基磷灰石充填骨腔也可引导骨形成。

（三）含牙囊肿

（1）病因：釉质完全形成之后，在多余上皮与牙冠之间有液体渗出和蓄积形成囊肿。故此，该囊肿内含有一颗牙。如果囊肿来自多个牙胚者，可发生多个含牙囊肿。

（2）临床表现与诊断：好发于下颌第三磨牙及上颌尖牙区，也常见到上颌第三磨牙及下颌磨牙区。常有缺牙，如囊肿增大、颌骨膨胀明显可扪及乒乓球感，穿刺抽吸出淡黄色或草绿色囊液。X线摄片示，囊肿在X线片上可显示出一清晰圆形或卵圆形的透光阴影，边缘清晰，周围有白色骨质反应线，同时见到含有完整牙，牙冠朝向囊肿，囊壁连于牙冠与牙根分界处。囊肿多为单房亦可见到多房含有囊肿，其房差大小相近。多房含牙囊肿常应与角化囊肿、成釉细胞瘤相鉴别。此外，极少数个案报道有含牙囊肿癌变为颌骨中心性鳞状细胞癌者。

（3）治疗：手术治疗。一般行囊肿刮除术，少数巨大型含牙囊肿引起严重畸形者做颌骨部分切除术。

（四）角化囊肿

（1）病因：角化囊肿来自牙板和牙板残余，也有人认为来自口腔黏膜基底细胞之错构。世界卫生组织将其归于始基囊肿。但不能解释为什么其含牙率高达25%～43%。囊内的黄白色油脂样物与始基的清亮液体不同。因此，不少学者认为角化囊肿常表现为始基囊肿，但并非所有始基囊肿都是角化囊肿。

（2）临床表现：囊肿多见于20～30岁青年患者，好发于下颌骨磨牙区及升支部。下颌骨多于上颌骨，上下颌骨比例为1∶2～1∶3。

患者一般无自觉症状，生长缓慢。但常因囊肿继发感染有局部肿胀、溢脓、疼痛，或拔牙后创口不愈合流出豆腐渣样分泌物。颌骨呈膨胀性生长，有1/3病例主要向舌侧膨胀，可穿破舌侧骨壁向周围软组织扩张。X线摄片表现：囊肿以单房多见，主要位于下颌第三磨牙及升支部，可含牙囊肿较大，常有沿长轴向生长的特点。

（3）诊断与鉴别诊断：角化囊肿诊断，主要借助于X线片。角化囊肿在X线片上表现呈多形性改变，可含牙或不含牙。可为单房也可为多房性。易与牙源性肿瘤如成釉细胞瘤、含牙囊肿混淆，常需借助其他检查和病理检查方能确诊。囊液检查提示：角化囊肿为全囊性可抽出乳白色或黄色脂样物质。成釉细胞瘤仅少数病例为囊性病损，抽出褐色囊液。含牙囊肿可抽出黄色或草绿色囊液。如囊液做涂片检查。角化囊肿可看到角化上皮，不同角化物。

（4）治疗：颌骨囊肿彻底刮除术。病变未引起骨质大部破坏者，可保留骨质，不致引起病理性骨折。囊肿彻底刮除干净后，骨腔用生理盐水冲洗，擦干后，再用苯酚或硝酸银等腐蚀剂做局部烧灼，或用-186℃液氮局部冷冻以消灭子囊。如病变范围太大，已穿破颌骨密质骨波及周围软组织或多次保守治疗复发病例，应行截骨术。无明显感染者可用游离骨移植术立即修复。如有感染创口，则可行显微外科血管吻合游离骨肌瓣游离移植术。如果双侧全下颌骨大部分切除后缺损者，不能立即植骨术时，也可行钛合金板骨连接或钢板骨连接术。对复发性角化囊肿应行截骨术。对于多发性角化囊肿，应对其子女追踪观察。

二、面裂囊肿

面裂囊肿由胚胎发育过程中残留于面突连接处的上皮发展而来，称为非牙源性上皮囊肿，包括球上颌囊肿、鼻腭囊肿、正中囊肿和鼻唇囊肿。

（一）球上颌囊肿

（1）病因：胚胎发育时，由球状突与上颌突之间联合缝处的残余上皮发展而来。

（2）临床表现与诊断：球上颌囊肿发生于上颌侧切牙与尖牙之间，牙常被排挤而移位。鼻唇沟部黏膜膨隆。上颌咬合片显示侧切牙与尖牙根尖有囊肿阴影。牙根被推移分开。

（3）治疗：囊肿摘除术。于口内前部黏骨膜上做弧形切口，按囊肿摘除术常规进行手术。

（二）鼻腭囊肿

（1）病因：由鼻腭管（切牙管）残余上皮发展而来。

（2）临床表现与诊断：囊肿常出现在切牙的后方或囊肿发生于切牙孔。

（3）治疗：囊肿摘除术。

（三）正中囊肿

（1）病因：囊肿发生在上颌骨和下颌骨正中央的联合缝内。由上颌左右腭鼻突联合时残留上皮而发生。

（2）临床表现与诊断：囊肿位于上颌牙槽骨正中囊肿或立于下颌骨中缝中。一般无自觉症状，多数在牙片偶然发现，腭中央有周界清楚的圆形阴影。

（3）治疗：手术摘除囊肿。

（四）鼻唇囊肿

（1）病因：胚胎时球状突、侧鼻突的上颌突连接处残余上皮发展而成囊肿。

（2）临床表现与诊断：囊肿位于上唇底及鼻前庭内。X线片上颌骨骨质无破坏。

（3）治疗：囊肿摘除术。

三、非上皮性囊肿

（一）血外渗性囊肿

血外渗性囊肿亦称单纯性骨囊肿或损伤性骨囊肿。

（1）病因：损伤后引起骨髓内出血，机化渗出后而形成，与牙无关。

（2）临床表现与诊断：囊肿位于颌骨内。多发生于男性青年人。以下颌骨前磨牙区及骨联合处为好发部位；上颌骨较少见，可发生于颌骨前部。约50%的病例有病变部位损伤史。囊肿可呈进行性生长，伴有疼痛。X线摄片可见到圆形透光区，位于牙根之间，但牙根没有吸收和分离。囊肿边界不清。

（3）治疗：手术治疗刮除囊肿内容物，切开囊肿可引起出血，应迅速刮除内容物后，用明腔海绵填塞止血。

（二）动脉瘤性骨囊肿

动脉瘤性骨囊肿是骨组织良性病变，可发生于躯干的任何骨骼中，以四肢长骨及脊柱为多见，颌骨较少见。

（1）病因：外伤是致病原因之一。一般认为动脉瘤性骨囊肿是由于某种血循环紊乱，血流动力学改变，导致动静脉吻合，静脉压力增高，血管床扩张、充血，压迫破坏骨组织吸收所致。这种密质骨板内膜被吸收。形成所谓"内吸收"病变，外面有骨膜覆盖，骨膜外有一层新骨沉积，形成薄壳覆盖动脉瘤性骨囊肿。

（2）临床表现与诊断：多见于青少年。下颌骨多于上颌骨。以颌骨膨胀、压痛为特征。有近期生长加快史。可引起牙移位，咬合紊乱。囊肿增大时。可引起面部畸形。X线表现无典型特异征象。囊肿呈透光影像，骨膨胀，似球状单房多见，少数为多房或蜂窝状、泡沫状阴影；可见有骨小梁或骨膜反应增生；呈日光放射状或羽毛状密度增高阴影，常需与颌骨中心性血管瘤、巨细胞瘤、囊性成釉细胞瘤和骨肉瘤等行鉴别诊断。最后确诊需病理诊断。动脉瘤性骨囊肿，可合并其他骨病变，最常见的是合并孤立性骨囊肿、巨细胞瘤、骨瘤、骨化性纤维瘤、骨母细胞瘤、血管瘤等。

（3）治疗：手术治疗。诊断不明时可在术中行冰冻切片检查。诊断明确后，应做局部彻底刮治。骨腔可用碎骨充填。较大囊肿，行下颌骨切除术，可减少术中出血和术后复发。骨缺损可行立即骨移植修复骨缺损。

第三节　良性肿瘤和瘤样病变

一、口腔颌面部软组织良性肿瘤及瘤样病变

（一）色素斑痣

色素斑痣为皮肤先天性良性色素病变。

1. 临床表现与诊断

色素斑痣从出生时可见。但多数发生在青春期以后，较明显可见，生长缓慢，可以自行消失或停止生长。交界痣表皮无毛，大小多在几毫米之内。皮内痣或复合痣表面较粗糙，生长较大可见几厘米，多数表面有毛。有毛痣不恶性变。痣长大可引起颜面部畸形。毛痣可发生毛囊炎，出现疼痛症状，压痛。如毛脱落出现痣出血，皲裂，痣长大迅速者，应怀疑恶性变可能。

2. 治疗

绝大多数痣可不需治疗。如颜面部痣影响美容时，可手术切除。颜面部痣可以分次切除，也可以一次切除后行游离植皮，一般主张移植全厚皮片。

（二）乳头状瘤

乳头状瘤分为鳞状细胞乳头状瘤和基底细胞乳头状瘤两类。后者包括老年性角化症，称

为日光角化肿瘤，肿瘤表面为增生鳞状上皮，覆盖着结缔组织构成柱状核心。

1. 病因

乳头状瘤是一种良性上皮肿瘤，多由慢性机械刺激和慢性感染引起。

2. 临床表现与诊断

老年性角化症好发于50岁以上老年人，常发生于颞、颊、内眦、额部、手背或前臂暴露皮肤。病变皮肤有色素沉着，呈扁平斑状，表皮棕褐色界限清楚、粗糙有鳞屑。少数疣状增生溃疡可发生癌变。口腔黏膜乳头状瘤呈乳头状突起。表面高低不平，分有蒂或无蒂两种。周界清楚，无粘连。局部常有不良刺激和残根、义齿。口腔乳头状瘤可见在白斑基础上发生。此型有较大恶性变倾向，如恶变时局部生长迅速，有溃疡、出血、疼痛、基底部有浸润。唇、颊、龈及皮肤多发性乳头状瘤伴牙发育不良，多指、并指畸形及虹膜、脉络膜缺损或斜视时，称为多发性乳头状瘤综合征。

3. 治疗

手术切除。基底部切除时应注意切除深度，有足够安全切除缘。标本送病理检查，以明确诊断，排除恶变。

（三）角化棘皮瘤

以前将角化棘皮瘤分类在原发性（特发性）假上皮瘤样增生中，目前已列为一种单独疾病。

1. 病因

可能与日晒、长期接触煤焦油及矿物油有关。

2. 临床表现与诊断

好发于40~70岁男性，可单发，也可多发，但多数为单发。病变主要累及暴露皮肤，如面、颈、耳、头皮等部。初发时皮肤为坚硬丘疹，生长迅速，成半球形，突起呈粉红结节，中央凹陷似火山口，其中含角质栓，表面毛细血管扩张，去除角质物可见绒毛状基底，3~5周后可增长达1~3 cm，甚至5~8 cm。但增长到一定程度可静止一段时间，病变逐渐减退，残留瘢痕。口腔黏膜角化棘皮瘤主要发生于唇红部，初起为一小头状病损，生长较迅速，临床常误为癌，以后趋于稳定。本病可自行停止生长，甚至可自愈，故曾有人称为"自愈性上皮瘤"。

3. 治疗

在明确诊断的基础上，手术切除或冷冻治疗。术后标本应做病理检查。

（四）皮角

1. 病因

皮角为一种癌前期病变，多认为与过度日光暴晒、离子放射等刺激有关。

2. 临床表现与诊断

多见于老年，病程较长，可达数十年。好发于颜面部如颅顶、额、颞、唇等。局部肿物为坚硬的角化物，大小不等。表面粗糙，顶端有角化明显，基底部黄或灰黄色。有时皮角可自行脱落，亦可再度生长。

3. 治疗

手术切除。

（五）皮脂腺瘤

1. 临床表现与诊断

皮脂腺瘤多见于中老年患者，常为单发。好发于眉弓、眼睑及鼻周。病程长，生长缓慢。肿瘤呈圆形结节，表面微黄色，有时中心可见有凹陷呈脐状。

2. 治疗

手术切除。

（六）假上皮瘤样增生

1. 病因

假上皮瘤样增生又称假癌样上皮增生。多因慢性刺激所致表皮良性增生。病变限于溃疡及其附近炎性细胞浸润或肉芽组织处。

2. 临床表现与诊断

本病发生于皮肤者可能来自慢性肉芽性疾病（结核、梅毒或烧伤后创面）基础上。发生于黏膜常伴有牙周炎，不良修复体甚至异物，多来自特异性炎症基础上。局部病损呈结节、斑块或溃疡，可误为癌，最后确诊需做病理切片检查。

3. 治疗

先去除局部刺激因素。应用抗生素。经抗感染治疗无效者，应手术活检。

（七）牙龈瘤

牙龈瘤是泛指发生在牙龈上的一组肿瘤或类肿瘤疾病，根据病理组织结构和临床表现，可将牙龈瘤分为肉芽肿型牙龈瘤、纤维瘤型牙龈瘤、血管型牙龈瘤、先天性龈瘤及牙龈纤维瘤病。

1. 肉芽肿型牙龈瘤

（1）病因：由局部刺激因素引起的牙龈区肿物，类似于炎性肉芽组织。

（2）临床表现：牙龈瘤多为牙龈乳头肿块，易出血，粉红色肉芽组织。有蒂或无蒂，基底较宽。

（3）治疗：去除局部刺激因素，包括龈上下洁治，去除不良修复体。切除龈瘤，复发者拔除病牙，刮除牙周膜。

2. 纤维型牙龈瘤

（1）病因：为一种真性肿瘤，即牙龈部纤维瘤，也可为局部刺激炎症性增生或肉芽肿型，龈瘤纤维成分增多。

（2）病理：肉芽组织并发纤维化。细胞及血管成分少，而纤维成分多。在较大胶原纤维之间有少量慢性炎性细胞浸润。

（3）临床表现：牙龈瘤不易出血，呈灰白色，有弹性较硬，有蒂，表面呈分叶状，波及牙槽突。

（4）治疗：手术切除。应包括牙槽突和受累牙拔除。如疑恶性变，应送冰冻切片。

3. 血管型牙龈瘤

（1）病因：多为妊娠期妇女内分泌变化而发生。

（2）临床表现：龈瘤极易出血，紫红色，柔软，有蒂或无蒂。妊娠所致者可为多发性。

（3）治疗：妊娠期应予观察；如果妊娠后不再消退者可手术切除。

4. 先天性牙龈瘤

（1）病因：胚胎发育异常所致。

（2）临床表现：此瘤见于新生儿，牙龈上有肿物。上颌前区牙龈好发。表面光滑圆形，有蒂或无蒂。

（3）治疗：牙龈瘤切除，不易复发。

5. 牙龈纤维瘤病

牙龈纤维瘤病亦称牙龈橡皮病。

（1）病因：可分为先天性牙龈纤维瘤病和药物性牙龈纤维瘤病。前者认为是常染色体显性遗传，有阳性家族史。后者为药物引起，如长期服用苯妥英钠引起药物性牙龈增生。

（2）临床表现：上、下颌牙龈弥散性增生，其质地坚韧，色泽正常与牙龈相似。先天性比药物性增生更甚。可使牙移位。或将牙冠大部或全部覆盖。

（3）治疗：将增生的牙龈切除，但有可能复发。

（八）脂肪瘤

脂肪瘤是一种肿瘤实质细胞为脂肪细胞的良性肿瘤。

1. 临床表现

脂肪瘤好发于多脂肪区如颈部、面颊部，位于口内者可发生于口底部。病程一般较长，生长缓慢，无自觉症状。肿块周界尚清楚，质地柔软，有时有分叶呈假波动感。与皮肤无粘连，肿块大小不随体位改变而变化，亦无压缩性。位于黏膜者可呈泛黄色，穿刺抽吸无内容物，此点可与囊肿、血管瘤鉴别。

2. 诊断与鉴别诊断

B超可显示为实性肿物。应与先天性浸润型脂肪增生症相鉴别。浸润型脂肪增生症，又称脂肪过多症。为脂肪组织成浸润性增生的瘤样病变，多见于婴幼儿或青少年。临床上可在头颈部一个或多个区域脂肪组织大量增生，并向周围组织尤其肌内浸润。此瘤极罕见，可引起面部严重畸形。如波及咽部时，可引起呼吸困难。

3. 治疗

手术切除，较少复发。对于先天性浸润型脂肪增生症的治疗，手术应彻底，否则复发率可达 62% 左右。

（九）纤维瘤

纤维瘤是起源于骨膜、黏膜及牙周膜的结缔组织良性肿瘤。

1. 病理

由成纤维细胞、纤维细胞和胶原纤维细胞组成。排列呈束状，纵横交错，细胞长轴与纤维平行。

2. 临床表现

纤维瘤可发生面部或口腔内黏膜。发生于面下部皮肤者质地硬，大小不等，表面光滑。界限清楚。发生于口腔内者，常见于牙槽突、硬腭、舌及口底部黏膜，呈圆形突起，有蒂或无蒂，表面光滑，覆盖正常黏膜。发生于牙槽突者可发生牙移位。纤维瘤如处理不当，或手术不彻底极易复发，多次复发可恶性变。

3. 治疗

手术切除，切除缘要宽。如位于牙槽突者应拔除有关牙和刮除牙周膜及骨膜，由于纤维瘤与低度恶性纤维肉瘤难以在临床上区别，术中应送冷冻切片检查，以排除纤维肉瘤。

（十）血管瘤

血管瘤为先天性良性肿瘤或血管畸形。

1. 临床表现

（1）毛细血管瘤由大量错综交织的毛细血管构成，管腔较小，有时呈未开放毛细血管，有时只见内皮细胞聚集，而未形成管腔。毛细血管间为少量纤维组织，无炎性细胞浸润。毛细血管瘤主要发生于颜面部皮肤，口腔黏膜少见。多数在婴儿或出生后发现。女性多于男性。有两种类型：一种称葡萄酒斑状血管瘤，即病变与皮肤表面平，周界清楚，呈鲜红或紫红色。大小不一，手指压迫肿瘤，表面颜色可退去，而去除压迫时，即恢复原来大小和色泽。另一类型称杨梅状样血管瘤。血管瘤突起于皮肤，高低不平，似杨梅状。

（2）海绵状血管瘤由大小不等的血窦所组成，窦壁内衬内皮细胞，血窦有菲薄结缔组织为隔。有时血窦内有血栓，血栓钙化形成静脉石。海绵状血管瘤好发于口腔颌面部颊、颈、眼睑、唇、舌及口底。一般在皮下及黏膜下，呈淡蓝色或紫色。如果血管瘤较深时，皮肤黏膜色泽正常。肿瘤界限不清楚。压之体积可缩小，压力去除后即恢复正常。扪诊时可检及静脉石，质地柔软、光滑。体位试验阳性。穿刺可抽出血液且可凝固。

（3）蔓状血管瘤又称葡萄状血管瘤，是一种迂回弯曲不规则而有搏动性的血管瘤。主要由血管壁显著扩张，动脉与静脉直接吻合而成，故亦称为先天性动静脉瘘或畸形。由厚壁的静脉和动脉型血管所构成的病变，为胚胎期血管畸形的真性肿瘤。临床上蔓状血管瘤常见于成年人，好发于颞浅动脉所在颞部或头皮下组织。皮肤色泽不变或呈红斑；有时皮下可见血管呈念珠状迂曲，扪诊有明显搏动，听诊有吹风样杂音，局部皮肤温度较正常皮肤高。蔓状血管瘤可与毛细管或海绵状血管瘤同时并存。

2. 诊断与鉴别诊断

主要依据病史和各类型临床表现可以做出诊断。鉴别诊断要考虑以下几点：

（1）皮肤毛细血管瘤与皮肤血管痣的鉴别：皮肤血管痣表面血管扩张，皮肤内有红色素沉着，压迫时不发白。

（2）蔓状血管瘤与动脉瘤或后天性动静脉瘘的鉴别：动脉瘤为动脉壁中层弹性纤维病变所致的一种瘤样扩张。甚至破裂通入伴行静脉所致，一般位于较深和局限。

（3）蔓状血管瘤与假性动脉瘤的鉴别：假性动脉瘤常因动脉破裂，血液潴留于软组织内而形成的一种搏动性病损，病理检查可见纤维壁及血凝块。为了明确肿瘤的侵犯范围还应行以下特殊检查：海绵状血管瘤：位于深部者常需做瘤腔造影，以明确血管瘤范及侧支循环情况。蔓状血管瘤：治疗前常需做颈动脉造影。常用经股动脉选择性血管瘤造影及数字减影血管造影术（DSA）。对血管瘤不做活检，也不主张盲目穿刺或盲目探查，否则有引起大出血的危险。

3. 治疗

（1）观察对于真性血管瘤尤其是婴幼儿期，有缓慢消失特点，因此可以考虑严密观察；但如发展迅速时，也应及时手术切除。

（2）激素治疗仅适用于婴幼儿血管瘤（海绵状型、毛细血管型或混合型）。此外，如果血管瘤极大，生长迅速或用其他方法治疗有困难者，可试用激素治疗。具体方案：每隔日1次顿服2~4 mg/kg泼尼松，1个月为一疗程，间隔4~6周可继续另一疗程，但应注意，用药过程无效时应停药。如患者有结核或急性感染应禁用。有作者曾用倍他松或大剂量醋酸泼尼松行瘤内注射，也获得血管瘤缩小的结果。此外，应用激素于婴幼儿血管瘤，可达到缩小瘤体，术中减少出血的目的。

（3）手术治疗适用于能手术切除的患者，也适应于颌骨中心性血管瘤及蔓状动脉瘤。对于巨大型海绵性血管瘤，术前必须先行瘤腔造影，了解波及范围及侧支循环情况，多采用综合治疗，手术仅是治疗中的一种手段。对于蔓状动脉瘤，术前更应周密计划，可以采用明胶海绵选择性栓塞技术栓塞血管后，再进行蔓状动脉瘤切除手术。

（4）硬化剂治疗适用于海绵状血管瘤，采用5%鱼肝油酸钠，可采用小剂量多点瘤腔内注射，每次间隔7~10天，也有人报道采用大剂量5%鱼肝油酸钠瘤腔内注射，但一次最大剂量不超过8~10 mL。5%鱼肝油酸钠硬化剂治疗机制是促使血管瘤内膜反应性增生或形成栓塞，闭塞管腔，使血管瘤纤维化。

（5）冷冻治疗适用于黏膜下海绵状血管瘤。激光治疗，主要采用钕钇铝石榴石 Nd：YAG 激光。对于口腔黏膜下海绵状血管瘤可有特别好的治疗效果。氩离子激光，主要适用于葡萄酒色斑，有一定疗效。

（6）微波热凝，治疗杨振群报道应用微波热凝结合手术治疗大型海绵状血管瘤，采用 WBL4 型 2450 nm 肿瘤微渡热凝治疗机，最大输出功率为 200 W，单根或多根辐射天线，将针状天线直接插入瘤体，进行热凝，治疗功率为 20~80 W，持续 30~180 s，经微波热凝后，瘤体组织发生热凝固变性，失活组织可液化和吸收，为纤维结缔组织替代，手术仅切除碳化了的瘤体组织即可。

微波热凝为大型海绵状血管瘤综合治疗方法之一。微波热凝治疗海绵状血管瘤，手术创口愈合时间常延迟，其原因是热凝对切缘皮肤的损伤。有部分病例可直接损伤面神经，尤其腮腺咬肌或颊区海绵状血管瘤。

（十一）淋巴管瘤

淋巴管瘤是淋巴管发育畸形所形成的一种良性肿瘤。

1. 临床表现

根据临床表现组织结构可分为 3 种类型：毛细管型、海绵型及囊肿型。

（1）毛细管型好发于舌、唇、口腔黏膜内，软组织表面可见黄色透明物突起，小圆形囊性结节状呈点状病损，无色柔软，无压缩性。毛细管型伴毛细血管瘤时称淋巴血管瘤，可导致巨舌症。毛细血管型淋巴管瘤在显微镜下可见由错综交织的毛细血管构成，管腔常甚小，可见到未开放毛细血管或内皮细胞聚集而形成管腔，毛细血管间有少量疏松纤维组织。

（2）海绵型好发于颊部皮下组织。可波及皮肤全层，扪诊柔软，周界不清，压之体积无缩小。体位试验阴性。海绵型淋巴管瘤在显微镜下可见淋巴管极度扩张弯曲，构成多房性囊肿，似海绵状。

（3）囊肿型又称囊性水瘤。多为出生时即发现，90%病例在出生 2 周时发现。国内文献报道多见于颌下；颈后三角应为好发部位。为多房性囊肿，扪诊柔软，有波动感。穿刺可抽出淡黄色清亮液体，体位移动试验及压缩试验均为阴性。显微镜下，囊性水瘤由大小不等形态不一的管腔和裂隙组成，腔内可见有少数淋巴细胞，腔壁为结缔组织，内衬一层扁平的内皮细胞，可见到淋巴管硬化及阻塞。

2. 治疗

（1）毛细管型可选用低温冷冻或激光治疗；也可行手术部分切除。

（2）海绵型由于肿瘤周界不清，手术难以达到根治。手术切除的目的主要为改善外形。近年来，有学者报道应用平阳霉素行瘤内注射，可使海绵状淋巴管瘤病情稳定，其远期疗效尚待进一步观察。

（3）囊性水瘤多主张手术切除，如果病情稳定可以观察在 1 周岁左右为宜，如果病情发展迅速，影响呼吸者，应及时手术切除。手术切口要充分暴露手术野，术后行预防性气管切开，有利于术后呼吸道通畅，避免呼吸道梗阻。对囊性水瘤未能完全切除干净者，对局部残留肿瘤组织用苯酚烧灼，乙醇还原，生理盐水冲洗。术后还应严密随访，观察有无复发。

（十二）神经鞘瘤

1. 病因

神经鞘瘤又称施万细胞瘤来源于神经鞘膜细胞的良性肿瘤，全身各部位均可发生，其中以头颈部多见，头颈部又好发于颈部和舌部。

2. 临床表现

本病好发于青壮年，男女比例约 1.5∶1，肿瘤生长缓慢，无痛性肿块，质地中等或偏硬。肿块周界清楚，有时呈分叶状，质地较硬，有的可呈囊性，穿刺抽吸时可抽出褐色血性液体，不凝固，可区别于血管瘤。肿瘤活动度与神经的方向有关，一般只能侧向移动而不能向长轴上下移动。临床症状与神经来源关系密切：来自末梢神经者表现为无痛或有压痛的肿块，来自颈交感神经者常使颈动脉向前移位，并可出现颈交感神经综合征；来自迷走神经者，颈动脉向前向内移位，偶尔可出现有声音嘶哑的症状；来自面神经者，常误为腮腺区混合瘤，有时有抽搐的前驱症状；来自舌下神经者，可表现为颌下区肿块。

3. 诊断与鉴别诊断

一般情况神经鞘瘤诊断不困难，可借助于 B 型超声波或穿刺液体做出诊断。但对于颈上部深层部位的神经鞘瘤，常应与颈部动脉体瘤、腮腺深叶肿瘤、颈部恶性淋巴瘤及颈部转移癌等相鉴别，有时尚需借助于 CT、MRI，或动脉造影、数字减影（DSA）技术。

4. 治疗

手术摘除神经鞘瘤；行包膜内剥离术（又称囊内摘除术）可避免神经断裂，减少并发症。来自重要神经干者，更应仔细沿长轴方向细心分离，切忌贸然切断，否则可造成功能障碍的后遗症。有学者提出对迷走神经或面神经来源者，主张充分显示神经与瘤体后，在显微镜下沿神经纵轴方向仔细分离，以保全神经功能。如重要神经万一被切断，应尽可能立即行端-端神经吻合术或移植术。神经鞘瘤如手术彻底很少复发，但亦有个案报道恶性变者。

（十三）神经纤维瘤

1. 病因

神经纤维瘤是由神经鞘细胞及成纤维细胞两种成分组成的良性肿瘤。

2. 临床表现

本病青少年多见，甚至儿童期也可见。生长缓慢，好发于额、颞、颈皮肤，也可见于颈部和腮腺区，口腔内多见于舌部。颌面部神经纤维瘤特点表现为：皮肤呈大小不一的棕色斑，或呈黑色小点成片状病损。肿瘤呈多发的结节或丛状生长。皮肤松弛呈悬垂状下垂，遮盖眼部造成面部畸形。如感觉神经扪诊可有明显压痛。肿瘤质地软，血运丰富，但不能被挤压，可压迫邻近骨壁吸收，枕部神经纤维瘤可伴有先天性枕骨缺损。多发者全身皮肤均有色素斑点或皮下结节状病损，称神经纤维瘤病。凡体表棕色斑>1.5~3 cm，有 5~6 个以上者，即可确诊为神经纤维瘤病。神经纤维瘤病可有家族史，为显性染色体遗传。

3. 治疗

手术切除。对于局限性神经纤维瘤可以一次性切除。对于巨大肿瘤应根据具体情况定手术方案，一般做部分切除以改善畸形及部分功能。如果对巨大神经纤维瘤病行一次全部切除时，应该充分做好术前准备，制订周密计划，备好血源，采用低温，降压全麻。因为大多数神经纤维瘤组织血管丛生，存在大小不等静脉血窦，皮下组织脆弱，术中难以彻底止血。手术切除肿瘤宜在正常组织内进行分离，大面积组织缺损时，可采用皮瓣或肌皮瓣游离移植修复术中采用颈外动脉栓塞技术，也可减少术中出血。

（十四）嗜酸性淋巴肉芽肿

1. 病因

嗜酸性淋巴肉芽肿的病因尚不清楚，主要为淋巴结肿大，淋巴增生及嗜酸性粒细胞浸润，并可侵犯淋巴结外的软组织，呈肉芽肿病变。

2. 临床表现

嗜酸性淋巴肉芽肿好发于男性。男女比例为 10：1。发病年龄从幼儿到老年均可发生，但以 30~40 岁最常见。好发于腮腺区、颊部、颌下区及肘部；也可腮腺区及肘部同时发生。本病主要侵犯颜面皮肤、皮下、结膜下组织、涎腺淋巴结。病变肿物与皮肤粘连，界限不清。局部病变皮肤粗糙、增厚、色素沉着。自觉皮肤发痒，局部有皮肤抓痕。淋巴结肿大除见于腮腺区外，多见于肘部后侧淋巴结。化验嗜酸性粒细胞绝对计数升高，常超过 $300 \times 10^6/L$ 以上。

3. 治疗

（1）对放疗敏感，应将放射治疗作为首选。

（2）激素治疗也可有明显效果，多发者可以用小剂量环磷酰胺化疗和激素一起应用。

（3）手术不易彻底切除，术中渗血较多，但局限性病变也可采用，术后辅助放疗。

二、颌骨良性肿瘤及瘤样病变

根据组织来源，可分为牙源性肿瘤和颌骨瘤样病变。

（一）牙源性良性肿瘤

牙源性良性肿瘤是由牙源性上皮和牙源性间叶组织发生的一类肿瘤。

1. 成釉细胞瘤

成釉细胞瘤是牙源性良性肿瘤中最常见的一种类型，根据国内 5 所口腔医学院校口腔病理科的统计，占口腔颌面部肿瘤的 3%，占颌骨肿瘤中 35%（不包括颌骨囊肿），占颌骨牙源性肿瘤约 63.2% 左右。具体内容见下节成釉细胞瘤。

2. 牙源性钙化上皮瘤

牙源性钙化上皮瘤是较少见的牙源性肿瘤，1958 年 Pindborg 首先将其肿瘤描述为独立病理类型的牙源性肿瘤。因此，此瘤又称为 Pindborg 瘤，以往曾称为非典型成釉细胞瘤或囊性牙瘤等。

（1）病因：为起源于成釉器的中间层细胞牙源性良性肿瘤。

（2）临床表现与诊断：牙源性钙化上皮瘤极少见，占牙源性肿瘤中 1%～2% 左右。临床多见于中年人，无性别差异。约 2/3 病例肿瘤发生于下颌骨前磨牙及磨牙区。病变部位可含有埋伏牙，一般无自觉症状，仅见颌骨膨胀而引起面部畸形。少数可发生于颌骨外的黏膜中，下颌牙龈区及颌下区。X 线片显示，颌骨内有一界限清楚的透光阴影，其中有大小不规则钙化点，阴影可呈单房或蜂窝状，临床易误诊为含牙囊肿或成釉细胞瘤。

（3）治疗。手术切除肿瘤，因手术有不彻底易复发特点，故主张做颌骨部分或半侧下颌骨全切除。肿瘤较小者做下颌骨方块切除术。

3. 牙瘤

牙瘤是由成牙组织发生高分化的混合性牙源性良性肿瘤。由一个或多个牙胚组织异常发育增生形成。

（1）临床表现与诊断：多见于青年人。肿瘤生长缓慢，早期无自觉症状。牙瘤所在部位骨质膨隆，牙瘤压迫神经者可引起疼痛、麻木。大多数在拔牙或继发感染时才发现牙瘤。X 线片示颌骨膨胀，有很多大小形态不同、类似发育不全的牙影像，或透射度似牙组织的一团影像，与正常骨组织之间有清晰阴影。牙瘤与囊肿同时存在者称为囊性牙瘤。

（2）治疗：手术摘除。

（二）骨源性良性肿瘤及瘤样病变

骨源性良性肿瘤为来自骨骼系统的良性肿瘤。

1. 颌骨隆突

颌骨隆突又称骨疣。为颌骨局限性发育畸形。

（1）临床表现与诊断：主要发生于硬腭中缝及下颌骨前磨牙舌侧。前者称腭隆突，后者称舌隆突。临床表现为无痛性肿块，常在义齿修复时无意中发现。X 线片示骨密度增生的透光区。

（2）治疗：一般无须处理。如果影响全口义齿固位时，可做局部铲平。

2. 骨瘤

骨瘤是一种常见良性肿瘤，仅发生于膜内外骨的骨组织，为起源于成骨细胞的良性肿瘤。

（1）临床表现与诊断：多见于 40 岁以上的中年人。发生于骨内者称为中央型；发生于骨表面者称为周围型。中央型引起颌骨膨胀，周围型常表现为圆形、卵圆形骨性肿物，界限清，表面光滑，与颌骨之间有狭窄的骨性蒂或宽广的附着。骨瘤好发于颅骨、额骨；也可发生于上、下颌骨。肿瘤生长缓慢，周界清晰，扪诊时质地硬。部分病例可造成面部畸形。如果发生于额骨或眶骨者还可能压迫视神经。X 线片见到比正常骨组织密度还要高的团块状钙化影，周界清晰。骨瘤一般不恶变。可为多发性，常有遗传倾向。

（2）治疗：一般可以完全切除。额面骨瘤向颅前凹发展，压迫视神经时，完全切除有一定困难。应与神经外科、眼科合作，作颅骨部分切除或部分咬除减压术。对于多发性骨瘤伴有表皮样囊肿者，应定期检查直肠，排除多发性肠息肉癌变，并应及时处理。

3. 骨化性纤维瘤

骨化性纤维瘤为颌骨内常见良性肿瘤，来源于颌骨内成骨性结缔组织。由于所含纤维组织多少及其钙化程度不同，又分为骨化纤维瘤和纤维骨瘤两类型。

（1）临床表现与诊断：多见于儿童与年轻人。女性好发。病损为单发性，上、下颌骨均可发生。但以下颌骨常见。早期无自觉症状，以后逐渐出现颌骨膨胀及面部畸形。下颌骨化纤维性瘤可因继发感染出现类似骨髓炎的症状。上颌骨骨化纤维瘤常可波及颧骨和引起咬合错乱。有时临床上骨化性纤维瘤难与骨纤维异常增生症鉴别。

X 线表现：根据骨化程度不同，表现不一。颌骨局限性膨胀，密质变薄，周界清楚，密度降低。可为单房或多房，可含有或不含致密钙化影。

（2）治疗：手术治疗。原则上应行肿瘤切除术。下颌骨切除后如骨质缺损过多应立即行植骨术；上颌骨缺损应行修复治疗。

4. 骨纤维异常增生症

骨纤维异常增生症又称为骨纤维结构不良，属颌骨骨纤维病损，为骨内纤维组织代替骨组织的增生过程。

（1）临床表现与诊断：多见于儿童及青年时期发病。女性多见，男女之比约为 1 : 2。颌骨呈进行性肿大，青年期后可停止或速度减慢。多见于上颌骨及颧骨。可为单骨性，也可为多骨性。多骨性最常见于颅骨、颌骨，还可累及肋骨、盆骨及长骨。后期常引起颌面部畸形及咬合功能障碍或眼球移位、鼻塞等症状。X 线影像表现多种多样，常可分为毛玻璃型、硬化型、囊肿型及混合型 4 种，以毛玻璃型占多数，约为 50%，其次为混合型。硬化型及囊肿型少见。典型 X 线表现为颌骨膨胀，周界不清的毛玻璃状密度阴影。骨纤维异常增生症同时伴有皮肤色素沉着及性早熟时，称为奥尔布顿特综合征。

（2）治疗：对单骨性能手术根治者应行全切除术；对多骨性一般行保守性外科治疗，局部切除以改善外部畸形与功能。

第四节　成釉细胞瘤

成釉细胞瘤是常见的牙源性上皮性良性肿瘤之一，生长缓慢，但有局部侵袭性，如切除不彻底，复发率很高，但基本上无转移倾向。肿瘤来源于成釉器或牙板的残余上皮，或牙周组织中的上皮剩余，发生于颌骨以外的成釉细胞瘤可能由于口腔黏膜基底细胞或上皮异位发展而来。另有极少数可发生于胫骨或脑垂体内。

一、病因病理

成釉细胞瘤是最常见的牙源性肿瘤，占 63%。其组织发生来源一般认为是牙源性上皮，即残余的牙板、成釉器及马拉瑟上皮剩余。自从 Chan（1933）报告成釉细胞瘤可从含牙囊肿转化发生以来，得到众多学者的注意并陆续有报告。Stanley 和 Diehl 分析 641 例成釉细胞瘤，发现 17%（108 例）合并发生含牙囊肿。虽然有不少学者认为，成釉细胞瘤可以从口腔黏膜基底层发生，连续组织病理切片表明肿瘤成分和覆盖的表面上皮完全融合，但近年很多学者认为是骨内病变向黏膜扩展的现象。周缘性成釉细胞瘤和骨组织无关，其组织发生来源仍是牙板残余。

成釉细胞瘤大体剖面呈囊腔或实性，腔内有黄或黄褐色液体，有时可见闪闪发光的胆固醇结晶。肿物有包膜，但常不完整。镜下所见有两个基本类型：滤泡型和丛状型。滤泡型是最常见的，上皮细胞巢极其类似釉质器，中心疏松排列细胞也很像星网状层。上皮巢周边排列的是单层柱状细胞，细胞核的极性远离基底膜。上皮细胞巢周围常见玻璃样变物质；丛状型的上皮成分构成长的、分枝状的、相互吻合的条索或团块，周边也是高柱状细胞。中心是网状层但不如滤泡型明显。在这两型中的间质都是成熟的纤维结缔组织。值得注意的是如果纤维组织成分占主要，应当和成釉细胞纤维瘤区别。因为成釉细胞纤维瘤在临床表现上类似成釉细胞瘤，但它具有完整的包膜，不具侵袭性，复发也极其少见。

成釉细胞瘤的组织病理图像是多样的，除去上述两种基本类型外，尚可分为基底细胞、棘细胞、颗粒细胞等亚型。基底细胞型极其类似皮肤的基底细胞癌的组织相，肿瘤细胞较原始，周边细胞呈明显柱状而中心常为实性细胞团。棘细胞型主要是中心星网状细胞鳞状化生，甚至有角化珠形成。如果这种现象广泛而显著有时可误诊为鳞状细胞癌。颗粒细胞型成釉细胞瘤的特点是在滤泡内有大而圆或多边形的细胞，细胞质内有密集的嗜伊红颗粒，细胞界限清楚，细胞核固缩呈偏心位。这种细胞常常部分或全部置换了星网状层。成釉细胞瘤的囊性变是很常见的，囊变部分不仅限于滤泡，间质中也可见囊样间隙。囊腔大小不等，有时可以大到整个瘤体几乎全部为囊腔。上面这些亚型在同一肿瘤中的不同部位均可见到，只是所占比例有所不同。

成釉细胞瘤虽然分成很多亚型，但很多研究表明组织病理类型和临床生物学行为并无直接联系。成釉细胞瘤组织病理呈良性表现，生长缓慢，但可以引起广泛破坏以至累及重要生命器官，如累及颅底，甚至侵入颅内而使外科手术不能彻底切除。

二、临床表现

成釉细胞瘤最多见于青壮年患者，男性稍多，约为 1.5∶1。由于本病起始于骨内，开始无任何症状，不少病例是在例行 X 线检查或因伴发急性炎症感染才发现的，因此病期短者仅 1 天，长者可达 30 余年。从初发症状到就诊，平均病期 5 年。80%~90% 发生于下颌骨，约 70% 位于下颌骨磨牙区及升支部，约 10% 发生于上颌骨，还可发生于口腔软组织，极少数可发生于垂体和四肢长骨。长骨好发于胫骨。壁性成釉细胞瘤占所有成釉细胞瘤患者的约 5%。

肿瘤生长缓慢、病程较长，最长可达数十年。早期无自觉症状，后期颌骨膨胀，压迫性生长可引起面部畸形和功能障碍。上颌骨的成釉细胞瘤增大时，可波及鼻腔发生鼻塞，侵入上颌窦波及眼眶、鼻泪管时可使眼球移位、流泪及复视。下颌骨肿瘤增长时；可引起骨密质压迫性吸收变薄后。可在部分区域内扪及乒乓球感。穿刺时呈黄色、黄褐色液体，可含有胆固醇结晶。肿瘤侵犯牙槽嵴时可引起牙松动、移位和脱落。瘤表面黏膜受到对牙合牙的咬伤，可出现有牙痕和溃烂，少数病例有继发感染，局部疼痛。可因切开或拔牙等原因，牙槽窝中见到肿物或不愈瘘管，有稀薄脓性液。成釉细胞瘤的 X 线中表现有 4 种类型，其中以多房型最多见，其次为蜂窝型、单房型、局部恶性破坏型最少见。多房型以大房为主，房隔清晰，分房大小相差悬殊，成圆形或卵圆形相互垂直重叠，有清晰的边缘，边缘有切迹及有密度增高的线条。肿瘤含牙或不含牙，骨密质压迫变薄呈膨胀变化，以唇颊侧为甚。牙可被推移位，牙根呈锯齿状或截根状吸收。

根据囊状分房大小又可分为两种：一种是囊状分房大小相差不大，此型与多房性牙源性囊肿不易区别；另一种囊性分房大小相差悬殊，大如核桃或更大，小如黄豆大小。多房型成釉细胞瘤与多房性囊肿在 X 线上有两点可作为鉴别参考：多房性囊肿分房大小均匀，成釉细胞大多是大小相差悬殊；多房性囊肿常使牙及牙根移位，偶有压迫吸收，而成釉细胞瘤可使邻牙侵蚀呈锯齿状吸收。

三、X 线表现

颌骨成釉细胞瘤在普通 X 线平片上主要表现为边界清楚的密度减低区，周边为密度增高的白色线条，无骨膜反应。成釉细胞瘤的 X 线表现可分为三个类型：①单囊型：如含有牙齿则和含牙囊肿无法区分，稍大者边缘可出现切迹；②多囊型：最常见，约占 60%。多囊型者囊形密度减低区大小相差悬殊，大如核桃，小如黄豆或绿豆。也有的大小相差不显著，颇似牙源性角化囊肿；③蜂窝型：为小如绿豆或黄豆粒大小的密度减低区所组成。邻近病变区的牙齿常移位或缺失，也可呈现牙根吸收。如果病变继发感染，周围边界常不清楚或囊腔间的分隔消失，不宜将其确认为恶性倾向。

四、诊断

根据临床及 X 线表现，确认为成釉细胞瘤是很困难的，因为不少颌骨良性肿瘤或瘤样病变均有类似征象。临床诊断中有两点必须要肯定，一是病变确属良性，如属必要可在术前作活检或术中做冰冻切片；二是要确定病变所累及的范围，可根据 X 线片确认，据此决定手术术式和切除范围。正确的定性诊断依赖手术后的组织病理检查。

五、治疗

颌骨成釉细胞瘤的治疗只有外科手术，其术式主要有肿物摘除或刮治术、矩形或部分骨切除术和颌骨切除术。

（一）肿物摘除或刮治术

适用于局限性、X 线表现呈单个囊形透影区的病变，特别是病变位于上颌骨的青少年患者。多个大的、界限明确的多囊性病变，患者拒绝颌骨切除者也可考虑刮治，术后需每 1～2

年 X 线复查。一旦确认复发，应据具体情况采取治疗措施。

（二）矩形或部分骨切除术

下颌骨病变仅限于喙状突及牙槽突破坏而下颌支后缘及下颌体下缘皮质骨完好者，可在正常骨组织内将肿瘤及该区骨切除，保存下颌骨的连续性，可以获得良好的美容和功能效果。此种术式称矩形切除或边缘性切除。上颌骨病变局限于牙槽突，可从根尖水平截骨，保留鼻底黏膜，力争鼻腔不和口腔相通。如病变累及上颌窦，腭骨被压迫吸收以至消失，手术时上颌窦腔开放不可避免，也应力争鼻底黏膜不受损。这样可以免除鼻腔分泌物流入口腔，语音障碍也可减少。

（三）颌骨切除术

巨大的颌骨良性肿瘤或体积不大、X 线显示颌骨骨质全部被肿瘤所替换或多囊形透影区呈蜂窝状，都应作颌骨切除。上颌骨切除后一般用赝复体修复。下颌骨缺损则应作骨移植或其他代用材料整复。整复时间可在手术切除原发瘤的同时，也可在以后的某一时期作二期整复。

理想的下颌骨移植材料应当是：①材料易得。新鲜自体骨移植时在不损害供区的前提下取骨范围不受限制；②促进血管重建和刺激受区细胞诱导成骨，加速骨成长；③有良好的生物物理性能，如能提供良好的支持和固定，组织相容而不引起宿主的排异反应等；④能尽快完全地为宿主体所替代，质量要和宿主骨相似或优于宿主骨。根据这些条件，理想的移植材料仍然是自体骨。但自体骨要从身体其他部位取材（髂骨和肋骨），患者要多受手术痛苦并有供骨区因手术而产生的并发症。有时所取骨达不到修复缺损所需要的量，塑形和功能整复也有一定困难。有鉴于此，很多学者研究寻求各种植骨材料代用品。常用的有医用聚合物如塑料、尼龙、聚四氟乙烯等，金属和生物陶瓷、同种异体骨或异种骨等。目前以生物陶瓷为较有前途的骨代用品移植材料。

自体骨移植分游离骨和血管化骨移植，后者是指带有供血血管的移植骨块。游离骨移植的成活过程是移植骨坏死、吸收、产生孔隙，受区血管长入孔隙。沿血管长入的间充质细胞分化成成骨细胞附着在坏死骨架上，新生骨沉积于其表面，一年左右整个移植骨为新生骨所取代。坏死骨细胞壁释放一种糖蛋白，刺激周围由受区骨来的间充质细胞分化成成骨细胞形成新骨。这种由坏死骨细胞壁释放的糖蛋白称骨形成蛋白（BMP）。自体松质骨较皮质骨有较多的成活细胞，包括造血细胞、网状细胞（原始的成骨细胞）和未分化血管周围细胞（间充质样细胞）。为了确保这些细胞的成活，取骨和植入之间的间隔时间越短越好，不宜超过 2 小时并要保持骨块湿润度。但手术创伤使造血细胞变性，对成骨不起作用。网状细胞的成骨作用很小，只有未分化的血管周围结缔组织细胞分化成成骨细胞，对骨生长具有长时间的持续作用。

血管化骨移植也常用肋骨或髂骨。肋骨的供血血管是后肋间动脉的营养分支；髂骨嵴一般无直接营养血管，多采用旋髂深动脉供血的髂骨肌皮瓣。近年也有采用腓骨作血管化骨移植。血管化骨移植不发生坏死吸收而保持原来的形态结构，移植骨内的骨细胞和成骨细胞成活，加速了与受区骨的愈合。但血管化骨移植技术条件要求高，必须进行血管吻合。

最佳的生物陶瓷类的移植材料是羟磷灰石。羟磷灰石是一种不吸收的生物陶瓷，其化学成分和牙齿、骨骼所含的矿物质极相似，它具有高度生物相容性和生物降解性，即允许生活的组织逐渐代替它。宿主组织对羟磷灰石有良好的耐受性，无局部和全身毒性作用，无炎症和异物反应。植入处的骨组织可见新的、正常钙化的骨附着于材料的表面。羟磷灰石可用常规高压蒸汽消毒而不改变其理化性质。既可单独使用，也可与松质骨或骨髓混合移植。羟磷灰石是将人工合成的本物质粉末在1200℃左右的条件下烧制而成的烧结体，有致密体和多孔体两种形式，块状和颗粒状两种形态。根据动物实验研究，羟磷灰石的成骨过程是当其植入骨内后，来自周围组织的毛细血管伸入孔内，迅速地进行骨的形成。多孔体的羟磷灰石能最大限度地增大人造骨的表面面积，使之在表面能充分产生良好刺激而有利于骨的形成。然而多孔率愈高则强度愈低，不能耐受下颌骨段缺损后所需求达到的抗力强度。气孔率少则其实性成分增多，不利于成骨，物理性能虽有所增强但又不利于术中塑形。因此一般认为气孔率在50%~60%，孔径在200μm~1 mm为宜。羟磷灰石植入受区的局部条件要求和自体游离骨一样，要有足够的软组织和良好的血运，植入后必须要有足够的组织包裹而不能外露。植入时和受植骨的接触面积越大越好，采取嵌贴式或将受植骨断面做成斜面，两者紧密接触而有利于成骨。

羟磷灰石应用于下颌骨整复的最佳适应证是作矩形骨切除的病例，它可以恢复牙槽嵴高度以利于义齿修复。对于骨段缺损的病例，需采用金属支架（最好用亲和性良好的纯钛制品）以维持下颌骨的正常连续，然后在骨断端间植入羟磷灰石。骨形成后钛支架不必去除。

第五节　恶性肿瘤

一、唇癌

（一）概述

唇癌是指发生在唇红部和唇黏膜的恶性肿瘤，约占口腔癌的6.73%，在西方国家很常见而在我国并不多见。唇部的恶性肿瘤绝大多数是鳞状上皮癌，而肉瘤、梭形细胞癌、黑色素瘤等则较少见。上下唇均可发生唇癌，但以下唇常见，下唇与上唇之比约为9:1，以下唇中外1/3的唇红缘黏膜为肿瘤好发区。好发于50岁以上的男性，男性与女性比例约为4:1，而上唇癌则女性多见。早期表现为溃疡、结节、糜烂等多种病变形式，轻微隆起至菜花样状明显突出，触之发硬。发生颈部淋巴结转移的仅有10%左右。

唇癌易发生于户外工作者，如农民、渔民以及长期暴晒于紫外线之下的工人。除此之外，唇癌的发生亦被认为与吸烟有关，特别是吸烟斗或雪茄者更易发生。与其他口腔癌肿相比，唇癌发展缓慢，转移较晚，早期病例放疗或手术的效果都很好，对晚期病例则多采用主要以手术或手术加放疗的综合治疗。40岁以下的下唇癌患者愈后不如年老患者，易复发和发生转移。

减少抽烟，改变咀嚼烟草、槟榔等习惯有利于白斑及唇癌的预防。

（二）诊断

1. 体格检查

（1）局部检查

唇癌早期常为疱疹状、白斑皲裂，或局部黏膜增厚，后逐渐形成肿块，表面溃烂形成溃疡，溃疡表面可结痂，痂皮揭除易出血并反复结痂。溃疡进一步发展，呈菜花状增生，边缘高出正常黏膜，呈火山口状的溃疡。茎底有不同程度的浸润性硬结。

唇癌一般无自觉症状，发展缓慢。下唇癌由于影响口唇的闭合功能，可伴严重的唾液外溢。肿瘤晚期可向深层肌肉浸润，侵及全唇并向颊部、肌层、口腔前庭沟扩展，甚至侵犯颌骨，出现下唇固定、恶臭、组织坏死脱落。

有无存在继发感染：应确定肿物范围，有无浸润生长，病变是否单侧或越过中线，记录病变的大小，计算肿物体积。

（2）颈部检查

上唇皮肤和黏膜的淋巴多引流至同侧耳前、耳下、耳后和颌下淋巴结；下唇则引流至颏下淋巴结和同侧或对侧颌下淋巴结，最后注入颈深上淋巴结。2%～10%的唇癌患者就诊时局部淋巴结已发生转移，但更多是炎症性和反应性淋巴结肿大。

（3）全身检查

检查记录患者的体位、精神状况、营养程度，以及体温、心率、血压等等。

2. 辅助检查

（1）实验室检查

血常规一般无异常，晚期患者常有血红蛋白下降，血沉加快，白细胞、血小板计数下降等改变。

（2）影像学检查

①常规 X 线检查：曲面断层片了解颌骨骨质破坏情况。

②CT 增强扫描：协助判断有无颈部转移淋巴结。

③MRI：具有软组织分辨率高、多平面及多序列成像的特点，可显示软组织病变的全貌并能立体定位。

（3）特殊检查病理活检

唇癌定性的诊断标准。于阻滞麻醉下在正常组织与在肿物交界处切取 0.5～1cm 组织送检，缝合不用过紧，尽早拆除。病理确诊后尽快手术。

3. 鉴别诊断

唇癌位于浅表部位，张口直视即可见。一旦出现肿瘤病变，根据病史、检查、活检病理证实并不困难。

（1）慢性唇炎

多见于下唇、口角。表现为黏膜皲裂、糜烂，渗出、出血。经对症治疗可以明显好转。

（2）结核性溃疡

可有结核病史。溃疡边缘呈紫色，厚而不规整，呈口小底大的所谓潜行性损害。刺激痛或自发痛明显。结核菌素试验可呈阳性，全胸片检查、抗结核诊断性治疗有助于鉴别诊断。但有时与癌难以鉴别，可经活检病理确诊。

（3）盘状红斑狼疮

下唇多见，早期呈增厚的黏膜红斑，以后出现溃疡，双侧颧部可见特征性蝶形红斑。局部使用肾上腺皮质类激素软膏有效。

（4）乳头状瘤

黏膜表面有细小乳头，外突，2~4cm，边缘清楚，周围组织软，基底无浸润。

（5）多形渗出性红斑

发病快，溃疡面积大而不规则，浅表。有自发性渗血趋向；唇红上常可见痂堆积，疼痛剧烈。可同时伴生殖器及皮肤损伤。必要时病理活检与癌相鉴别。

（6）创伤性溃疡

多见于老年人，在相应部位多能发现残冠、残根、义齿等刺激物，除去刺激原及经治疗后溃疡很快愈合。溃疡的部位、外形与刺激物相对应。溃疡深在，周围组织软，有炎性浸润，无实质性硬块。可活检病理检查。

（7）复发性口疮

有周期性反复发作的病史。可发生于口腔各处黏膜。为单个或多个小圆形凹陷性溃疡，有红晕，底部有浅黄色假膜，伴有疼痛。一般在7~10d内可以自愈。

（8）梅毒

通过接吻感染者，硬下疳可发生于唇。一期梅毒可发生唇下疳或溃疡，典型的硬下疳为一无痛性红色硬结，触之硬如软骨样，基底清洁，表面糜烂覆以少许渗液或薄痂，边缘整齐。损害数目大都为单个，亦可为多个。常伴有局部淋巴结肿大。有不洁性史和血清学、组织病理检查以确诊。

（三）治疗

1. 治疗原则

唇癌的预防在于做好个人防护，口唇皲裂时应注意涂抹护唇油膏，不能舔湿口唇，以防加重皲裂程度。减少外来刺激因素，戒烟戒酒，改变热饮热食习惯。积极治疗癌前病变，提高机体抗病能力。加强防癌普查，做到早发现、早诊断、早治疗。唇癌确诊后，根据肿瘤组织来源、分化程度、临床分期及全身情况，制订以手术为主的综合治疗方案。

2. 术前准备

排除手术禁忌证，请相关科室会诊、积极治疗影响手术的心血管、糖尿病等系统性疾病，并改善患者体质。术前维护口腔卫生：治疗龋齿、牙周洁治，漱口水含漱。与患者及其家人充分沟通，使之对疾病、治疗计划和预后知情了解，得到其理解、配合。

3. 治疗方案

唇癌较易诊断，患者多属早期，且恶性度较低，可采用手术切除、放射治疗、激光或冷冻等方法治疗。

（1）早期唇癌

可采用手术切除、放射治疗、激光或冷冻等方法治疗，均可取得良好疗效。较小的唇癌可行局部"V"形切除，唇缺损小于1/3者，可直接拉拢缝合。颈淋巴结未触及肿大，可密切随访观察，暂不行颈淋巴清扫。

（2）晚期唇癌

唇缺损小于1/3者，可直接拉拢缝合；对于较大的病变，切除后缺损达1/2时，可用相对应唇瓣转入缺损区修复，2周后二期断蒂。切除后缺损达2/3或全上/下唇时，可行剩余唇瓣滑行修复、鼻唇沟瓣或扇形瓣转移修复术。晚期唇癌可以波及颌骨、颏部、鼻底甚至颊部，切除后由于缺损很大，一般已不可能采用局部组织瓣修复，只能采用前臂皮瓣、胸大肌皮瓣或背阔肌皮瓣等组织瓣修复。颈部淋巴结处理以治疗性颈淋巴清扫为主。颏下、颌下触及肿大淋巴结，但未证实转移，可行双侧舌骨上淋巴清扫；如证实转移，则行颈淋巴清扫术。上唇癌淋巴转移至耳前、腮腺淋巴结时，行保留面神经的腮腺全切除术。

4. 术后观察及处理

（1）一般处理

平卧头侧位，及时清理口腔内唾液及渗出液，防止误吸，可于床边备气管切开包。持续低流量吸氧12~24h，床边心电监护。

雾化吸入，减轻麻醉插管咽喉部反应。气管切开者可根据患者恢复情况3~5d堵管、拔管。拔管后创口放置油纱加蝶形胶布，待其自行愈合。

术后24h禁食，根据当日需要量、丧失量及排出量酌情补液、调整水电解质及酸碱平衡，一般补液2500~3000mL，气管切开患者每日加500mL。24h后鼻饲流质，调整补液量。7~10d停鼻饲，14d后进半流。

一般性预防性抗感染1周；手术范围较大，同时做较复杂修复者则一般采用联合用药；手术前后感染严重或术创大，修复方式复杂者可根据临床和药敏试验选择有效的抗生素。

创口缝线9~11d间断拆除，唇交叉组织瓣转移术后2周断蒂、修剪。

（2）并发症的观察及处理

①术创出血：术后创区1~2d的轻微渗血无须处理。如果较大管径血管术中未能妥善止血，或可能因为患者原发或手术、麻醉后继发高血压未能控制可导致术后较严重的出血，表现为创区肿胀、血肿，创口持续性渗血。此时应查明原因，果断处理：控制血压，打开创口寻找出血点迅速止血，清除血肿。

②皮瓣血运障碍：血管吻合皮瓣的血管危象一般发生于术后24~72h，动脉缺血表现为皮瓣苍白、皮温低、针刺不出血；静脉回流障碍表现为皮瓣瘀肿，皮色暗紫。术后应严格头颈

部制动，正确使用血管扩张剂及抗凝药物，密切观察皮瓣存活情况，一旦发现危象应在 6~8h 以内进行处理：切断吻合血管，清除瘀血，重新吻合。带蒂皮瓣出现血运障碍时，可于其周围及蒂部行松解、降压。血运障碍宜早发现、早处理，切勿犹豫等待，否则错过时机，皮瓣坏死将不可避免。

③感染：患者术后出现高热、白血病升高、术区红肿热痛即可确诊。应积极抗感染处理：充分引流，可根据细菌培养药敏结果，针对性选择、合理使用抗生素。

（四）随访

出院带药，口服抗生素 1 周。

加强营养及支持治疗，饮食从流质、半流质逐渐向正常饮食过渡。

定期门诊复诊，3 月 1 次。包括局部有无可疑溃疡、肿物，颈部有无肿块；可复查 CT、胸片，了解有无颈部及肺等有无转移。

（五）预后

唇癌预后良好，治疗后的 5 年生存率一般在 80% 左右，其预后主要与临床分期、病理分级、有无淋巴结转移和生长方式密切相关。

二、舌癌

（一）概述

舌癌是口腔颌面部最常见的恶性肿瘤之一，它占全身癌的 0.8%~2.0%，占头颈部癌的 5%~15.5%，占口腔癌的 32.3%，居口腔癌之首。舌癌多数为鳞状细胞癌，特别是在舌前 2/3 部位，腺癌比较少见，多位于舌根部；舌根部有时亦可发生淋巴上皮癌及未分化癌。中国舌癌发病的中位年龄在 50 岁以前，比欧美的偏早。男性患者较女性多，男女之比为 1.2:1~1.8:10

舌癌经治疗后 5 年生存率为 30%~50%，其预后与病变分期关系尤为密切，早期舌癌 5 年生存率可达 90% 以上。此外，舌癌的预后与淋巴结转移，舌癌的位置，大小，侵犯程度范围，性别，年龄有关。如舌尖部癌除较晚期外，一般预后较好；有颈淋巴结转移的 5 年生存率为 21.4%，无转移的为 50%。

（二）诊断

1. 体格检查

（1）局部检查

舌黏膜色、形、质的视、触诊；重点检查高危部位：舌缘、舌尖、舌腹等处。肿瘤相应部位常有慢性刺激因素存在，如残根、残冠或不良修复体；也可存在有白斑等癌前病损。

常为溃疡型或浸润型肿物，质硬、边界不清、压痛。疼痛明显，可放射至耳颞部及半侧头面部。肿瘤浸润至舌神经和舌下神经时，可有舌麻木及舌运动障碍，出现说话、进食及吞咽困难。有无存在继发感染。应确定肿物范围：有无浸润生长，病变是否单侧或越过中线，是否侵犯舌根、口底、牙龈以及下颌骨等邻近组织区域。记录病变的大小，计算肿物体积。

颈部检查：因舌体具有丰富的淋巴管和血液循环，并且舌的机械运动频繁，因此舌癌转移较早且转移概率较高，因此需重视全颈部的细致体查，避免遗漏。舌癌颈部转移一般遵循逐级转移，前哨淋巴结的检查尤为重要，以颈深上淋巴结最多见，但也不能忽略肿瘤的"跳跃"转移。舌前部的癌多向颌下及颈深淋巴结上、中群转移；舌尖部癌可以转移至颏下或直接至颈深中群淋巴结；舌根部的癌不仅转移到颌下或颈深淋巴结，还可能向茎突后及咽后部的淋巴转移舌背或越过舌体中线的舌癌可以向对侧颈淋巴结转移。

（2）全身检查

检查记录患者的体位、精神状况、营养程度，以及体温、心率、血压等等。晚期舌癌患者可出现贫血、消瘦等症状，如发生咳嗽、咯血、胸痛，要考虑肿瘤肺部转移的可能。除一般常规全身体查项目之外，应重点检查可能需要进行移植修复舌癌术后缺损的组织瓣部位，如胸大肌、前臂等处，评估诸多影响修复效果的供区条件，如皮肤的色质、皮下组织、肌肉量、血供状况以及供区取瓣后对外形、功能的影响。记录患者的身高、体重，计算其体表面积，方便化疗时精确给药剂量。

2. 辅助检查

（1）实验室检查

血常规一般无异常，晚期患者常有红细胞减少、血沉加快等改变。

（2）影像学检查

①常规 X 线检查：下颌曲面断层片了解颌骨骨质破坏情况，胸片检查了解肺部有无转移灶。

②B 超：评估转移淋巴结的大小、形态、数目及与颈部重要血管关系。声像图示转移淋巴结多呈圆形、低回声，有时回声不均。

③CT：CT 的软组织分辨率较低，很难显示小的或舌体部肿瘤，主要显示肿物浸润范围，是判断骨皮质受侵的最佳手段，表现为骨皮质中断或侵蚀。正常舌 CT 表现为以舌中隔、正中线、正中缝为中线，双侧结构对称，夹以斜纵行条带状低密度区，为舌肌间脂肪组织且位置大小均较对称。舌癌 CT 典型表现为舌类圆形低或略高密度区，增强呈环形或不均匀性强化。增强扫描协助判断颈部转移淋巴结的内部结构、数目及是否侵犯颈动、静脉，如有侵犯术前应做动脉切除的准备。

④MRI：具有软组织分辨率高、多平面及多序列成像的特点，可显示软组织病变的全貌并能立体定位，可早期显示病变，并在对血管的侵犯以及肿瘤的分期方面优于 CT，是口咽部较好的影像检查手段。根据 MRI 信号和形态改变很容易发现舌癌，增强扫描可进一步明确肿瘤范围，并可根据强化随时间变化曲线鉴别肿瘤组织学性质。各类舌癌可有不同的 MRI 信号特点及侵犯方式，从而可推断其组织学性质：鳞状上皮癌以舌体部较多，T_1WI 与肌肉信号类似，T_2WI 信号较高，发生囊变坏死时信号不均匀，常见直接周围侵犯与淋巴结转移。腺样囊腺癌囊变成分更多，T_2WI 信号增高显著，向周围侵犯方式与鳞癌类似。淋巴瘤多位于舌根

部，边界较清楚，呈中等长 T_1、长 T_2 信号，且多较均匀，常伴淋巴结肿大，不直接侵犯深层组织。在评价肿瘤向外侵犯或淋巴结增大方面，上述异常 MRI 信号明显不同于正常组织，加之血管间隙动静脉的流空效应，使其准确反映舌癌的直接外侵和淋巴结转移情况。MRI 对骨皮质及较少骨松质受侵并不敏感。总之，舌癌影像学检查的主要目的在于了解肿瘤的侵犯范围及有无淋巴结或远处转移，在显示舌癌及向周围软组织扩散和淋巴结转移方面，MRI 优于CT，而 CT 则较好地显示骨质受侵。

⑤PET：可特异性鉴别肿瘤或炎症性淋巴结，检出颈部转移淋巴结的敏感度和特异性较CT 和 MRI 为优，PET-CT 兼能提供病变精确定位。

（3）特殊检查

①病理活检：舌癌定性的诊断标准。于阻滞麻醉下在正常组织与肿物交界处切取 0.5 ~ 1cm 组织送检，缝合不用过紧，尽早拆除。病理确诊后尽快手术。

②超声多普勒：对欲行血管吻合的游离组织瓣修复术后缺损患者，可行超声多普勒检查，探明供、受区的动、静脉分支走向、血流状况，确保手术成功。

4. 鉴别诊断

（1）白斑

是黏膜上皮增生和过度角化而形成的白色斑块，稍高于黏膜表面，患者自觉有粗涩感，可发生于颊部、唇、舌、龈、腭等部位。舌黏膜白斑则好发于舌侧缘及轮廓乳头前的舌背部。其发生主要与吸烟、残牙及不合适假牙的刺激、营养障碍及内分泌失调有关。一般可分为 3度：Ⅰ度白斑为浅白色，云雾状，质软，无自觉症状；Ⅱ度白斑略高于黏膜表面，边界清楚，往往有浅裂，可有轻度不适；Ⅲ度白斑应看作癌前病变，表现为白斑黏膜增厚，表面粗糙为颗粒状或乳头状，局部有异物感，甚至灼痛。Ⅰ、Ⅱ度白斑可行去除病因治疗或局部用药等治疗，Ⅲ度白斑则需要手术切除并做组织病理检查。

（2）结核性溃疡

病变多发生在舌背，偶尔在舌边缘和舌尖。常与活动性肺结核伴发或有肺结核病史。表现为溃疡表浅，边缘不齐不硬，表面不平，常有灰黄污秽渗出液，自觉疼痛，有时多发。全胸片检查、抗结核诊断性治疗有助于鉴别诊断，必要时可做活组织检查。

（3）乳头状瘤

多发生于舌尖边缘、舌背，舌后少见，黏膜表面有细、小乳头，外突，2 ~ 4cm，边缘清楚，周围组织软，基底无浸润，需要手术切除。

（4）纤维瘤

口腔各部位皆可发生，生长于黏膜下层，大小不等，硬度不一，边界清楚，活动，生长缓慢，需要手术切除并做组织病理检查。

（5）口腔创伤性溃疡

多见于老年人，常有坏牙或不合适假牙易引起，好发于舌侧缘，溃疡的部位、外形与刺激物相对应。溃疡深在，周围组织软，有炎性浸润，无实质性硬块。如拔去坏死或停用不合适假牙，多可短期自愈，如一周后未见好转者，需要做组织病理检查以确诊。

（6）重型复发性口疮

可发生于口腔各处黏膜。凹形溃疡，为圆形或椭圆形，边缘整齐，质地较硬。患者感烧灼样疼痛，饮食、语言亦受影响。病程反复，可以自愈。

（7）梅毒

本病表现极为复杂，几乎可侵犯全身各器官，造成多器官的损害。一期梅毒主要损害为硬下疳或溃疡，是梅毒螺旋体最初侵入之处，并在此繁殖所致。典型的硬下疳为一无痛性红色硬结，触之硬如软骨样，基底清洁，表面糜烂覆以少许渗液或薄痂，边缘整齐。损害数目大都为单个，亦可为多个。通过接吻感染者，硬下疳可发生于唇、下颌部和舌等部位，常伴有局部淋巴结肿大。未经治疗，硬下疳持续 2~6 周后便自行消退而不留瘢痕。二期梅毒约 30% 的患者有口腔黏膜损害–黏膜斑：呈圆形或椭圆形之糜烂面，直径 0.2~1.0cm，基底红润，表面有渗出液或形成灰白色薄膜覆盖，内含有大量梅毒螺旋体。二期梅毒的症状和体征一般持续数周后，便会自行消退。三期梅毒亦可累及黏膜，主要见于口腔、舌等处，可发生结节疹或树胶肿。发于舌者可呈限局限性单个树胶肿或弥漫性树胶浸润，后者易发展成慢性间质性舌炎，呈深浅不等沟状舌，是一种癌前期病变，应严密观察。有不洁性史和血清学、组织病理检查以确诊。

（三）治疗

1. 治疗原则

舌癌的预防在于减少外来刺激因素，积极治疗癌前病变，提高机体抗病能力。加强防癌普查，做到早发现、早诊断、早治疗。舌癌确诊后，根据肿瘤组织来源、分化程度、临床分期及全身情况，制订以手术为主的综合治疗方案。由于舌是重要的发音、咀嚼等功能器官，所以应在尽可能减少患者功能障碍的基础上治愈患者。

2. 术前准备

排除手术禁忌证，请相关科室会诊、积极治疗影响手术的心血管、糖尿病等系统性疾病，并改善患者体质。术前维护口腔卫生：治疗龋齿、牙周洁治、漱口水含漱。与患者及其家人充分沟通，使之对疾病、治疗计划和预后知情了解，得到其理解、配合。

3. 治疗方案

强调分期、个体化治疗，以手术为主，辅以化、放疗的综合治疗。舌癌具有较高的淋巴道转移倾向，常较早出现颈淋巴结转移，转移率在 40%~80% 之间，且部分转移淋巴结无肿大等临床体征，即隐性淋巴结转移，不易明确诊断，如未及时进行治疗，可导致术后延迟转移。因此对舌癌颈部淋巴结应持积极态度，对无法确诊的淋巴结行选择性预清扫可以显著改善此类病例的预后，而待出现体征后再行治疗性颈清扫，疗效会大为降低。

0 期：原发灶扩大切除术+颈淋巴结处理。颈淋巴结可以有以下 3 种处理方法：①功能性颈淋巴清扫术，保留颈内静脉、副神经和胸锁乳突肌。由于可能存在隐匿性转移，因此在 N0

患者也应进行预防性的全颈淋巴清扫术式，另外，舌癌常发生颈深中淋巴结转移，故一般不选择肩胛舌骨上颈淋巴清扫术式。②放疗。③由于 0 期病灶为原位癌，未突破基底膜，结合患者具体情况可以考虑密切随访观察，暂不行颈淋巴清扫。

Ⅰ期：原发灶扩大切除术+颈淋巴清扫术（或舌颌颈联合根治术）。原发灶直径小于 2cm，可做距离病灶外 1cm 以上的楔状切除并直接缝合，可不行舌再造。如肿瘤累及扁桃体、口底或侵犯颌骨，需施行扁桃体切除、颌骨方块切除，切缘黏膜直接缝合，可不同程度影响舌体运动。

Ⅱ期：原发灶扩大切除术（组织瓣同期整复术）+颈淋巴清扫术（或舌颌颈联合根治术）。大于 2cm 的病例，根据局部情况可行患侧舌大部或半舌切除。舌癌侵犯范围较广泛者应根据情况扩大切除范围，如口底甚至下颌骨一并切除。舌为咀嚼、吞咽、语言的重要器官，舌缺损 1/2 以上时，应行同期行舌再造术，主要根据缺损大小选择应用前臂皮瓣、舌骨下肌群皮瓣、股薄肌皮瓣、胸大肌皮瓣或背阔肌皮瓣等组织瓣修复。舌体缺损>1/3～2/3 者，一般采用皮瓣、薄的肌皮瓣修复，以利于恢复舌的外形、舌运动及语言等功能。其中前臂游离皮瓣具有血管较恒定、皮瓣质地柔软、厚薄适当、易于塑形、血管吻合成功率高等特点，是舌缺损最常用的皮瓣。舌体缺损≥2/3 者，多为较晚期病例，为了保证手术根治，往往需要切除舌体肌及舌外肌群，甚至需合并切除下颌骨体部，术后组织缺损较大，需要较大组织量修复。胸大肌肌皮瓣为多功能皮瓣，血供丰富，血管走行较恒定，易于切取，抗感染能力强，成功率高，可以提供足够的组织量，是较大舌体缺损修复常用的肌皮瓣。但因其皮瓣肥厚，影响舌体术后的灵活性，术后语言功能较皮瓣修复差。如需施行同期血管吻合组织瓣整复，应在颈清术中预留保护受区血管。如将支配组织瓣运动神经与舌下神经进行吻合获得动力性修复，可以一定程度改善术后舌体功能。如肿瘤侵犯越过中线，还需行对侧颈淋巴清扫术，此时应尽量保留一侧颈内静脉，防止颅内压升高。

Ⅲ～Ⅳ期：术前化、放疗+舌颌颈联合根治术+组织瓣同期整复术+术后化、放疗。由于放疗可能受区血管损伤导致组织瓣血管吻合失败，同时影响术后创区愈合，因此术前诱导化疗（PVP、PM 方案）更为常用。有肿瘤远处转移患者，采用化、放疗等姑息治疗，一般不宜手术。

4. 术后观察及处理

（1）一般处理

平卧头侧位，及时清理口腔内唾液及渗出液，防止误吸，可于床边备气管切开包。持续低流量吸氧 12～24h，床边心电监护。

雾化吸入，减轻麻醉插管咽喉部反应。气管切开者可根据患者恢复情况 3～5d 堵管、拔管。拔管后创口放置油纱加蝶形胶布，待其自行愈合。

颈部负压引流 3～4d，密切观察引流通畅及颈部皮瓣贴合情况，记录引流量。一般术后 12h 引流不应超过 250mL，引流量低于 30mL 后拔出引流管，酌情换为胶片引流 2～3d。负压引流时可仅以消毒敷料轻轻覆盖，无须加压包扎，以防皮瓣坏死。腮腺区可行颅颌绷带加压，防止涎瘘。

术后 24h 禁食，根据当日需要量、丧失量及排出量酌情补液、调整电解质平衡，一般补液 2500~3000mL，气管切开患者每日加 500mL。24h 后鼻饲流质，调整补液量。7~10d 停鼻饲，14d 后进半流。

一般性预防性抗感染 1 周；手术范围较大，同时植骨或同时做较复杂修复者则一般采用联合用药；手术前后感染严重或术创大，修复方式复杂者可根据临床和药敏试验选择有效的抗生素。

组织瓣整复患者应保持头颈部制动 1 周，保持室温 20~25℃，皮瓣及蒂部忌加压包扎。自然光下密切观察皮瓣存活情况，及时判断血管危象，尽早处理。游离皮瓣需抗凝治疗 7~10d，带蒂皮瓣抗凝治疗 5~7d，使用血管扩张和抗凝药物如低分子右旋糖酐、阿司匹林，其用量及是否使用止血药物应根据患者具体情况灵活处理。

皮肤创口缝线 9~11d 间断拆除，舌部缝线 10~12d 拆除，以防裂开。

（2）并发症的观察及处理

①术创出血：术后创区 1~2d 的轻微渗血无须处理。如果较大管径血管术中未能妥善止血，或可能因为患者原发或手术、麻醉后继发高血压未能控制可导致术后较严重的出血，表现为创区肿胀、血肿，创口持续性渗血，短时间内负压引流出大量新鲜血液，严重时可导致吸入性或阻塞性呼吸障碍引起窒息，危及生命。此时应查明原因，果断处理：控制血压，打开创口寻找出血点迅速止血，清除血肿。

②皮瓣血运障碍：血管吻合皮瓣的血管危象一般发生于术后 24~72h，动脉缺血表现为皮瓣苍白、皮温低、针刺不出血；静脉回流障碍表现为皮瓣瘀肿，皮色暗紫。术后应严格头颈部制动，正确使用血管扩张剂及抗凝药物，密切观察皮瓣存活情况，一旦发现危象应在 6~8h 以内进行处理：切断吻合血管，清除瘀血，重新吻合。带蒂皮瓣出现血运障碍时，可于其周围及蒂部行松解、降压。血运障碍宜早发现、早处理，切勿犹豫等待，否则错过时机，皮瓣坏死将不可避免。

③涎瘘：因术中腮腺下极未能严密缝扎导致。表现为引流出水样液体，淀粉酶试验阳性。可腮腺区加压包扎，餐前口服或肌注阿托品，必要时重新打开颌下切口，对腮腺下极妥善缝扎，术后需放疗者可照射腮腺区 8~10 次，使之萎缩。

④感染：患者术后出现高热、白细胞升高、术区红肿热痛即可确诊。应积极抗感染处理：充分引流，可根据细菌培养药敏结果，针对性选择、合理使用抗生素。

⑤乳糜漏：因颈淋巴清扫损伤左侧胸导管和右侧淋巴导管而致，可见引流及锁骨创口流出白色混浊、水样液体。可拔出负压引流，换成胶片引流，加压包扎。必要时打开创口，行淋巴管残端缝扎。

（四）随访

出院带药，口服抗生素 1 周。加强营养及支持治疗，饮食从流质、半流质逐渐向正常饮食过渡。切缘病理阳性或证实颈部淋巴结转移患者，术后 5 周内进行化放疗。放疗剂量需在

5000cGy 以上，行组织瓣整复者不宜超过 7000cGy，以免影响皮瓣存活。化疗方案同术前化疗，常用联合化疗，选用疗程短的冲击疗法，如 PVP、PM 等方案，每月 1 次，重复 5~6 个疗程。

上肢功能训练。根治性颈淋巴清扫切除副神经可引起肩下垂及抬肩困难。

定期门诊复诊，3 月 1 次。包括局部有无可疑溃疡、肿物，颈部有无肿块；可复查 CT、胸片，了解有无局部深处及肺等有无复发、转移。

（五）预后

舌癌治疗后的 5 年生存率一般在 60% 左右，其预后主要与临床分期、病理分级、有无淋巴结转移和生长方式密切相关。T1 期患者治疗后 5 年生存率可达 90%，无淋巴结转移比淋巴结转移患者 5 年生存率可高出 1 倍。

三、腭癌

（一）概述

硬腭癌多为小涎腺来源的腺癌如黏液表皮样癌、腺样囊性癌等，鳞癌较少见，软腭则属于口咽癌范畴。腺癌发病年龄较轻，多为 40 岁以下女性，鳞癌则 50 岁以上男性多见。就鳞癌而言，发生于硬腭者较软腭鳞癌恶性程度低。

（二）诊断

1. 体格检查

（1）局部检查

软、硬腭黏膜色、形、质的视、触诊，确定肿物性状：小涎腺来源的腺样囊性癌、黏液表皮样癌表现为黏膜下肿块，表面黏膜完整，有的呈淡蓝色，黏膜下毛细血管扩张，颇似血管瘤或黏液囊肿，或在肿块基础上发生溃疡。腭鳞癌则以外翻的菜花状溃疡为主，可伴有白斑或烟草性口炎。

记录肿物位置、范围，有无浸润、侵犯牙龈、上颌骨及咽部，有无出现腭部穿孔，病变是否单侧或越过中线。记录病变的大小，计算肿物体积。

颈部检查：鳞癌主要向颈深上淋巴结转移；腺样囊性癌则为局部侵袭性强，淋巴结转移较少。

（2）全身检查

检查记录患者的体位、精神状况、营养程度，以及体温、心率、血压等。晚期患者可出现贫血、消瘦等症状，腺样囊性癌具有较高的肺转移率，因此如发生咳嗽、咯血、胸痛，要考虑肿瘤肺部转移的可能。记录患者的身高、体重，计算其体表面积，方便化疗时精确给药剂量。

2. 辅助检查

（1）实验室检查

血常规一般无异常，晚期患者常有红细胞减少、血沉加快等改变。

（2）影像学检查

①常规 X 线检查：曲面断层片、华氏位及咬颌片了解颌骨骨质破坏情况，胸片检查了解肺部有无转移灶。

②CT：显示肿物浸润范围，判断骨质受侵及是否侵犯鼻腔、上颌窦、咽部等深在区域。增强扫描协助判断颈部转移淋巴结的内部结构、数目及是否侵犯颈动、静脉。

③MRI：可显示软组织病变的全貌并能立体定位，可早期显示病变，并在对血管的侵犯以及肿瘤的分期和淋巴结转移情况有较好的判断。

（3）特殊检查

①病理活检：腭癌定性的诊断标准。于阻滞麻醉下在正常组织与肿物交界处切取 0.5～1cm 组织送检，硬腭活检术出血较多，可予碘仿纱条压迫止血。

②超声多普勒：对欲行血管吻合的游离组织瓣修复术后缺损患者，可行超声多普勒检查，探明供、受区的动、静脉分支走向、血流状况，确保手术成功。

3. 鉴别诊断

（1）结核性溃疡

常与活动性肺结核伴发或有肺结核病史。表现为溃疡表浅，边缘不齐不硬，表面不平，常有灰黄污秽渗出液，自觉疼痛，有时多发。全胸片检查、抗结核诊断性治疗有助于鉴别诊断，必要时可做活组织检查。

（2）梅毒

腭部梅毒呈现树胶肿样坏死，后期出现腭穿孔。有不洁性史和血清学、组织病理检查以确诊。

（3）恶性肉芽肿

主要发生于腭部中线，出现不典型性的糜烂、溃疡、坏死，多次病理检测亦不能确诊，但对放疗、激素、化疗敏感。

（4）牙龈癌

上颌窦癌腭癌晚期侵犯可出现与之完全相似的症状、体征，主要鉴别依靠出现症状的先后顺序。

（三）治疗

1. 治疗原则

加强防癌普查，做到早发现、早诊断、早治疗。舌癌确诊后，根据肿瘤组织来源、分化程度、临床分期及全身情况，制订以手术为主的综合治疗方案。

2. 术前准备

排除手术禁忌证，请相关科室会诊，积极治疗影响手术的心血管、糖尿病等系统性疾病，并改善患者体质。术前维护口腔卫生：治疗龋齿、牙周洁治，漱口水含漱。与患者及其家人充分沟通，使之对疾病、治疗计划和预后知情了解，得到其理解、配合。

3. 治疗方案

（1）以手术为主，辅以化、放疗的综合治疗。

（2）原发灶扩大切除术：腺癌主要考虑手术切除；硬腭鳞癌一般以手术切除为主，软腭鳞癌先用放/化疗，再施行手术切除，术后辅助性放疗。连同腭骨一并切除，病灶大者，行上颌骨次全切除；肿瘤波及上颌窦则行上颌骨全切除。术后缺损可以导致患者口鼻腔贯通，严重影响外形和功能，因此应考虑进行修复。修复方法可分为传统修复体和复合组织瓣两种方法：传统修复体可早期恢复患者面部外形和部分功能，便于术后复查及后续放疗，但存在固位不良、易引起继发性创伤；复合组织瓣包括颞肌筋膜瓣、颞肌-下颌骨肌瓣、前臂皮瓣及结合钛网+髂骨松质骨填塞修复上颌骨缺损，但对于可能复发的肿瘤进行同期整复，难于对创区进行观察复诊，影响后续放疗，仅适用于低度恶性、切缘安全、侵犯范围小的患者。

（3）颈淋巴结处理：未发现淋巴转移者结合患者具体情况可以考虑密切随访观察，或行选择性颈淋巴清扫；发现转移者应行治疗性颈淋巴清扫术。

4. 术后观察及处理

（1）一般处理

平卧头侧位，及时清理口腔内唾液及渗出液，防止误吸，可于床边备气管切开包。持续低流量吸氧 12~24h，床边心电监护。

雾化吸入，减轻麻醉插管咽喉部反应。

颈部按照颈淋巴清扫术后常规护理。

术后 24h 禁食，根据当日需要量、丧失量及排出量酌情补液，调整水电解质及酸碱平衡，一般补液 2500~3000mL。颌骨即刻整复患者 24h 后鼻饲流质，调整补液量。7~10d 停鼻饲，14d 后进半流质。

一般性预防性抗感染 1 周；手术范围较大，同时植骨或同时做较复杂修复者则一般采用联合用药；手术前后感染严重或术创大，修复方式复杂者可根据临床和药敏试验选择有效的抗生素。

口内碘仿纱包 10d 拆除，换腭护板。

（2）并发症的观察及处理

①术创出血：上颌骨切除术往往不能进行明确知名血管妥善止血，仅能依靠碘仿纱包填塞，因此常见术后口内创区 1~2d 的较多渗血，术中应严密填塞，术后密切观察。术后纱包不宜过早拆除。

②感染：患者术后出现高热、白细胞计数升高即可确诊。应积极抗感染处理：充分引流，可根据细菌培养药敏结果，针对性选择、合理使用抗生素。

（四）预后

腭癌中鳞癌较腺癌预后差，5 年生存率一般在 60%左右，其预后主要与临床分期、病理分级、有无淋巴结转移和生长方式密切相关。晚期患者及发现颈淋巴结转移者，5 年生存率在 25% 左右。

四、口咽癌

（一）概述

临床口咽的解剖区域划分是：上界为硬腭水平，下界为舌骨水平，前界为舌根，后界为咽前壁，两侧为侧咽壁。会厌谿是约 1cm 宽的光滑黏膜带，是舌根向会厌黏膜的移行部分。舌根表面黏膜凹凸不平，是因为黏膜下散在分布有淋巴滤泡组织，实际舌根黏膜和口腔舌一样是光滑的。舌根的肌组织和口腔舌相连续。

扁桃体区域呈三角形，前界为扁桃体前柱（腭舌肌），后界为扁桃体后柱（腭咽肌），下界是舌扁桃体沟和咽会厌皱襞。腭扁桃体位于此三角中。扁桃体外侧是咽缩肌，紧邻咽旁间隙。舌扁桃体沟划分开舌根和扁桃体区域。

软腭是一活动的肌性器官，两侧和扁桃体柱相接。软腭的口腔面是复层鳞状上皮，鼻腔面是呼吸道上皮。

（二）病理

口咽部的恶性肿瘤仍以鳞状细胞癌最常见。扁桃体区域及舌根常发生淋巴上皮癌，也常见恶性淋巴瘤，除此尚有小唾液腺恶性肿瘤发生。

（三）临床表现

部位不同，症状不一。此处我们只讨论和口腔有密切关系而在诊断上易于混淆者。

1. 舌根部癌

舌根部鳞状细胞癌最早的症状常常是轻微的咽喉痛。此时不仅易被患者忽略，就是医师用常规的压舌板及触诊检查也难以发现，除非采用间接喉镜观察。稍大病变患者会感到吞咽痛，或感到耳内深部位疼痛。肿瘤进一步浸润发展，舌运动受限甚至固定，呼出气体有难闻的臭味。

促使患者就医常常是因为发现颈部淋巴结主要是颈上深二腹肌群淋巴结肿大。患者有时会主诉是在一夜之间肿起来而导致医师误诊为炎症。患者的这种感受可能是正确的。因为转移性淋巴结在增长过程中毫无症状，由于肿块中心坏死或内部出血而迅速增大并有压痛。因此，对于中老年患者有这些征象，口咽和鼻咽的详细检查非常必要。

舌根癌较早期即向深面肌肉浸润而无任何症状。发生于舌根侧面的癌可以浸润至舌扁桃体沟，由于此区无肌组织阻挡，肿瘤较易在颈部呈现肿块（下颌舌骨肌对于口腔舌部癌的扩展有一定阻挡作用，而舌扁桃体沟外侧无其他较大的肌组织起阻挡作用），临床可以从下颌角下方触及而易与肿大的淋巴结相混淆。肿瘤进一步扩展可累及会厌、喉及口腔舌，咽旁间隙受累则是晚期征象。

2. 扁桃体区域癌

发生于扁桃体前柱者均为鳞状细胞癌。有人将此部位发生的癌归之于磨牙后三角区，但其临床表现、扩展、治疗和预后是不同的。早期病变呈红色、白色或红白相间表现，常表浅而深部浸润极少。此期患者常无症状，如有也仅有轻微咽喉痛或吞咽不适。病变进一步发展则中心产生溃疡，向深部浸润腭舌肌，此期可能出现耳内反射性疼痛。病变向内上扩展入软腭及硬腭后部、上牙龈；前外侧扩展至磨牙后三角区、颊黏膜和下牙龈；前下扩展入舌。扩展累及的范围不同则可发生不同的症状和功能障碍。后方扩展累及颞肌及翼肌群，可发生不同程度的开口困难。严重开口困难属晚期征象，表明病变已累及鼻咽和颅底。扁桃体后柱癌不常见，即使发生，也难于确定系原发于此部位者。

扁桃体凹的肿瘤可以发生自黏膜或扁桃体本身。临床症状类似发生于扁桃体前柱者。病变较早累及口咽侧壁并侵入舌腭沟和舌根。癌瘤进一步发展可以穿透咽壁及咽旁间隙，向上扩展达颅底，但很少有脑神经受累症状。扁桃体恶性淋巴瘤一般呈现为大的黏膜下肿块，但当其发生溃疡时，其表现也颇似癌。

3. 软腭癌

几乎所有的鳞状细胞癌均发生自软腭的口腔面。早期软腭癌的临床表现和扁桃体前柱发生者相似。较大的病变由于软腭或腭垂的破坏除吞咽困难外，可能出现食物反流现象。患者就诊时病变大都尚局限于软腭部，张口困难、腭骨穿孔等常属晚期征象。

口咽癌无论发生于哪个部位，首站转移的淋巴结是颈上深二腹肌群淋巴结，然后沿颈静脉淋巴结链扩展。口咽癌的颈淋巴结转移率较高，甚至是患者就诊的首发症状。约50%的病例在初诊时即发现有颈淋巴结转移。病变愈大转移率愈高，T3 和 T4 病变者可达65%以上。

（四）治疗

口咽部癌总的治疗原则是放射治疗根治，在原发灶控制的情况下，颈部淋巴结转移灶做根治性颈清除术。

原发癌的外科手术仅限于病变在 2cm 左右（软腭部直径不超过 0.5cm）。舌根部肿瘤可从舌骨上进入或行侧咽切开术。较大的病变或放射治疗失败的挽救性手术，无论在舌根或扁桃体区域，常需离断下颌骨，甚至切除下颌支。气管切开及皮瓣修复设计是必需的。晚期病变仅能做姑息性治疗。

（五）预后

口咽癌的预后较差。舌根部癌无论放射治疗或手术治疗，5 年治愈率在30%左右。

五、上颌窦癌

上颌窦癌分原发性与继发性两类。原发性系指癌瘤源自窦内黏膜；继发性主要是指原发于上牙龈、腭部或鼻腔、筛窦的癌瘤侵入上颌窦所致。本节主要讨论原发性上颌窦癌。

（一）临床表现

早期，由于癌瘤局限于上颌窦内，患者可以毫无症状而不被发觉。当肿瘤发展到一定程度后才出现明显症状而引起患者的注意。临床上可根据肿瘤不同的原发部位而出现不同的症状：如肿瘤发生自上颌窦内壁时，常先出现鼻阻塞、鼻出血、一侧鼻腔分泌物增多、鼻泪管阻塞有流泪现象；肿瘤发生自上颌窦上壁时，常先使眼球突出、向上移位，可能引起复视，当肿瘤发生自上颌窦外壁时，则表现为面部及颊部肿胀，以后皮肤破溃、肿瘤外露，眶下神经受累可发生面颊部感觉迟钝或麻木；肿瘤发生自后壁时，可侵入翼腭窝而引起张口困难；当肿瘤发生自上颌窦下壁时。则先引起牙松动、疼痛、颊沟肿胀，如将牙痛误认为牙周炎等而将牙拔除时，肿瘤突出于牙槽部，创口不愈合形成溃疡。晚期的上颌窦癌可发展到上述的任何部位及筛窦、蝶窦、颧骨、翼板及颅底部而引起相应的临床症状；诸如头痛、牙关紧闭、皮肤浸润直至破溃等等。由于上颌窦癌临床表现的多样性，致使患者可首诊于各不同的临床科室，包括耳鼻咽喉科、眼科、口腔科及神经科等。上颌窦癌常转移至颌下及颈部淋巴结，有时可转移至耳前及咽后淋巴结。远处转移少见。

（二）诊断与鉴别诊断

上颌窦癌的早期诊断常常是治疗能否成功的关键，临床医师应有高度的警惕性。常规 X 线摄片，华氏位、颅底位虽有一定参考价值，但在判断有无原发肿瘤及定位上远不及 CT，因此对上颌窦癌的诊断，CT 应作为首选。上颌窦穿刺，冲洗液浓缩涂片可作为早期可疑病例的诊断方法之一，但常常只能凭细胞学检查做出诊断。随着内镜的发展，选用内镜行上颌窦探查也是可取的方法，并有望通过活检，确立诊断。临床上对早期怀疑为上颌窦癌而上述方法都不能确诊时，上颌窦探查活检也许是最好最可靠的方法；如果冰冻切片能确定诊断，则同期诊断手术一次完成也是可能和可行的。晚期的上颌窦癌已穿破周围组织而呈现于鼻腔、口腔、眶内甚至皮下时，则通过钳取、吸取或切取活检都已不成为问题。

（三）治疗

多年来的经验指出：上颌窦癌的治疗应是以手术为主的综合治疗，特别是结合放疗的综合疗法。上颌窦癌的淋巴结转移率不高，因除已证实淋巴结阳性外，颈淋巴清扫术应分期进行。鉴于其转移部位较高，一般应行根治性颈淋巴清扫术。

六、中央性骨癌

中央性颌骨癌亦称心性颌骨癌、原发性颌骨内癌或原发性牙槽内癌。

（一）临床表现

中央性颌骨癌的发病年龄以 50~60 岁最多见。男性稍多于女性。中央性颌骨癌好发于下颌骨，特别是下颌磨牙区。患者早期无自觉症状。以后可以出现牙痛、局部疼痛，并相继出现下唇麻木。肿瘤自骨松质向骨密质浸润，穿破骨密质后。则在相应部位颊舌侧出现肿块，或侵犯牙槽突后出现多数牙松动、脱落，肿瘤自牙槽窝穿出。肿瘤也可沿下牙槽神经管传播，甚至超越中线至对侧；或自下牙槽神经孔穿出而侵犯翼颌间隙。晚期可浸润皮肤，影响咀嚼肌而致张口受限。分析中央性颧骨癌的 X 线片特征，可以分为两类：一类为骨质溶解性破坏，边缘不规则，骨密质完整性可被破坏，这一类酷似骨髓炎或骨肉瘤的表现；另一类则呈囊肿样改变，可为单房阴影，也可为分房性阴影，这一类易被诊断为囊肿或成釉细胞瘤。中央性颌骨癌易发生区域性淋巴结转移。中央性颌骨癌也可发生远处转移，复发以局部复发为主。

（二）诊断与鉴别诊断

与上颌窦癌一样，中央性颌骨癌的早期确诊较困难，临床上往往易与牙槽脓肿、下颌骨骨髓炎及神经炎相混淆，因此要求临床医师一定要十分提高警惕。X 线早期表现为病损局限于根尖区骨密质之内，呈不规则虫蚀状破坏；以后才破坏并侵蚀骨密质。为了确诊，有时可将病变区牙拔除一个，自牙槽窝内刮取一块组织作病检；如已穿破骨密质形成肿块者，则活检更为容易。中央性颌骨癌须与慢性骨髓炎相鉴别。中央性颌骨癌如来自囊肿或成釉细胞瘤恶变，则兼有囊肿及成釉细胞瘤的 X 线表现。诊断中央性颌骨癌时还应排除颌骨转移性癌。转移性癌也易侵犯下颌骨磨牙或升支区，X 线表现多为不规则的骨质溶解破坏。转移性颌骨癌常可发现患者已有原发癌存在，诸如乳腺、肾、肺癌等。在原发病灶不可见的情况下，则只能靠病理检查确诊。

（三）治疗

（1）原发癌的处理：手术治疗是治疗中央性颌骨癌的主要方法。根据中央性颌骨癌的病变沿神经管道扩散的特点，下颌骨的切除范围应更加广泛。限于一侧者一般应做半侧下颌骨切除；如邻近中线或超越中线者，应根据解剖特点于对侧下颌骨颏孔或下颌孔处截骨；或甚至行全下颌骨切除术。

（2）转移癌的处理：鉴于有近50%的区域性淋巴结转移率，对中央性颌骨癌应行选择性同期根治性颈淋巴清扫术。为了预防远处转移，还可配合术前、后的化学药物治疗。

第六节 口腔颌面部损伤的急救

一、防治窒息

窒息是由于呼吸系统发生阻塞或障碍、外界供氧不足而发生呼吸困难，甚至呼吸停止。

（一）窒息原因

1. 阻塞性窒息

（1）异物阻塞咽喉部：损伤后口内有血凝块、痰栓、呕吐物、碎骨片、脱落牙、游离组织块及其他异物等，均可阻塞咽喉部或上呼吸道造成窒息。常发生于昏迷伤员。

（2）组织移位：上颌骨横断骨折时，骨块向后下方移位堵塞咽腔、压迫舌根，可引起窒息；下颌骨颏部粉碎性骨折或双发性骨折时，由于口底降颌肌群的牵拉使下颌骨的前部向后下移位，导致舌后坠而窒息。

（3）肿胀与血肿：口底、舌根、咽周及颈部严重损伤后导致软组织水肿或血肿，压迫呼吸道引起窒息。

2. 吸入性窒息

主要见于意识障碍或昏迷伤员，咳嗽反射及吞咽反射消失，直接将血液、呕吐物或其他异物吸入气管、支气管或肺泡内而引起窒息。

（二）临床表现

窒息的前驱症状为伤员的烦躁不安、出汗、口唇发绀、鼻翼扇动、吸气伴有喉鸣音和呼吸困难。严重时出现三凹征，即锁骨上窝、胸骨上窝及肋间隙在吸气时发生明显凹陷，有时上腹部也出现凹陷。如抢救不及时，易发生脉弱、脉速、血压下降及瞳孔散大等危象，甚至窒息死亡。

（三）急救处理

防治窒息的关键在于早期发现、迅速正确判断和及时处理，如已出现呼吸困难，更应争分夺秒地进行抢救。

1. 阻塞性窒息的急救

应根据阻塞原因采取相应的急救措施。

（1）及早清除口、鼻腔异物：迅速用手指或器械掏出堵塞异物，如有吸引器应及时吸出口、鼻腔及咽部的血液、涎液。

（2）使移位的骨块和组织复位：因上颌骨横断骨折骨块下坠移位阻塞呼吸道，可临时用筷子、压舌板或小木棒等横置于双侧前磨牙区，吊起下坠的上颌骨块，并将两端上提，固定于头部绷带上，解除呼吸道阻塞。对颏部粉碎性骨折的昏迷患者，应先将舌牵出，并固定牵拉线；头偏向一侧，便于分泌物外流，保持呼吸道通畅。对有口腔软组织裂伤移位阻塞呼吸道者，应予缝合复位。

（3）插入通气导管或紧急气管切开以通畅呼吸道：对口咽部和舌根部肿胀压迫呼吸道的伤员，可经口或鼻插入通气导管，以解除窒息。如情况紧急而无适当导管，可用粗针头做环甲膜穿刺。如呼吸已停止，可紧急行环甲膜切开术进行复苏，随后常规行气管切开术。

2. 吸入性窒息的急救

应立即行快速气管切开术，充分吸出进入气管的血液、分泌物及其他异物，解除窒息。

二、止血

口腔颌面部血供丰富，组织损伤后出血较多，尤其在损伤较大血管时，易引起出血性休克而危及生命。出血的急救，应根据损伤的部位、出血的来源和程度（动脉、静脉或毛细血管）以及现场条件而采取相应的止血方法。

（一）压迫止血

（1）指压止血法：用手指压迫出血部位知名动脉的近心端，作为暂时性止血，随后再改用其他方法做进一步止血。如颞额部出血，可在耳屏前将颞浅动脉压向颧弓根部；面颊部及唇部出血，可在咬肌前缘、下颌骨下缘处将面动脉压向下颌骨；如口腔、咽部及颈部严重出血时，可用拇指在胸锁乳突肌前缘、环状软骨平面将颈总动脉压闭至第 6 颈椎横突上。压迫颈总动脉时，持续时间一般不超过 5 分钟，禁止双侧司时压迫，否则会导致脑缺血。

（2）包扎止血法：适用于毛细血管、小静脉、小动脉的出血，或创面渗血。包扎前，先清理创面，将软组织及移位骨片复位，然后在损伤部位覆盖或填塞可吸收性明胶海绵，覆盖纱布敷料，再用绷带行加压包扎。包扎时应注意适当压力，不要造成颏部皮肤过度受压缺血，更要避免加重骨块移位和影响呼吸道通畅。

（3）填塞止血法：可用于开放性和洞穿性创口，也可用于窦腔出血。紧急情况时，可将纱布块填塞于创口内，再用绷带行加压包扎。在颈部及口底创口填塞纱布时，应注意保持呼吸道通畅，以防发生窒息。如上颌骨 LeFort Ⅰ、Ⅱ型骨折时，鼻道出血较多，只要没有脑脊液漏，可用鼻道填塞止血。严重出血如一般填塞效果不好时，可用后鼻孔填塞止血法。

（二）结扎止血

是常用且可靠的止血方法。对于创口内活跃出血的血管断端都应以血管钳夹住做结扎或缝扎止血。紧急情况下，可先用止血钳夹住血管断端，连同血管钳一起妥善包扎而后护送患者。如局部不能妥善止血时，可考虑结扎颈外动脉。

（三）药物止血

适用于创面渗血、小静脉和小动脉出血。常用的止血药物有各种中药止血粉、止血纱布、止血海绵等，使用时可将止血药物直接置于出血处，然后覆盖干纱布加压包扎。全身可辅助使用卡巴克洛、酚磺乙胺等止血药物。

三、抗休克治疗

休克是各种强烈致病因素作用于机体，使循环功能急剧减退，组织器官微循环灌流严重不足，以致重要生命器官功能、代谢严重障碍的全身危重病理过程。口腔颌面部损伤发生休克者比例不大，常因伴发身体其他部位严重损伤而引起，是造成伤员死亡的重要原因之一，主要为创伤性休克和失血性休克两种。口腔颌面外科常见的休克多为失血性休克。

（一）临床表现

出血性休克的早期表现为：轻度烦躁，口渴，呼吸浅快，心率加快，皮肤苍白，此时一般血容量丢失在 15% 以下，机体可以代偿。随着休克的发展，患者常常有意识淡漠、脉搏细速、脉压变小、四肢湿冷、尿少等表现。一旦出现收缩压下降，表明血容量丢失达 20% 以上，是机体失代偿的表现。

临床判断休克的主要指征：血压、脉搏、皮肤色泽与温度、尿量等。休克早期心率的变化是重要的指标，正常成人的心率上限如达到 120 次/分，结合四肢皮肤的变化，是早期诊断休克较可靠的指征。

（二）治疗原则

抗休克治疗的目的是恢复组织的灌流量。创伤性休克的处理原则是安静、镇痛、止血和补液，用药物恢复和维持血压。失血性休克的处理原则是补充有效血容量、彻底消除出血原因，制止血容量继续丢失为根本措施。对休克早期或处于代偿期的伤员，应快速补充血容量，可输入晶体液和胶体液，成人首剂量一般为 2000mL（小儿 20mL/kg），如能在 30 分钟内纠正低血压，使血压达到 80mmHg 以上，伤员预后较好。中度休克者则以输全血为主，第 1 小时可输血 1000mL，重度休克伤员要在 10~30 分钟内快速输入全血 1500mL，以后根据需要调整输血、补液的量和速度。

四、伴发颅脑损伤的急救

由于口腔颌面部与颅脑相邻，颌面部伤员伴发颅脑损伤的比例较大。颅脑损伤包括脑震荡、脑挫裂伤、颅内血肿、颅骨及颅底骨折和脑脊液漏等。颅脑损伤伤员有昏迷史，对此类伤员应及时同神经外科医师共同诊治。伤员应卧床休息，严密观察其意识、脉搏、呼吸、血压及瞳孔变化；暂不做不急需的检查和手术。如鼻孔或外耳道有脑脊液漏出，禁做耳道或鼻腔填塞与冲洗，以免引起颅内感染。对于昏迷的伤员，要特别注意呼吸道通畅，及时做气管切开，防止误吸和窒息的发生。对烦躁不安的伤员，可给予适量镇静剂，但禁用吗啡，以免抑制呼吸，影响瞳孔变化以及引起呕吐，增加颅内压。对于有脑水肿、颅内压升高的伤员应予脱水治疗。常用 25% 甘露醇，快速静脉滴注，每次剂量 250mL，每 6~12 小时 1 次。如长时间使用脱水剂和利尿剂，应同时补钾，适当补钠，防止电解质紊乱。如伤员有昏迷-清醒-再昏迷，伤侧瞳孔散大，对光反射消失，呼吸、脉搏变慢，血压升高时，则是硬脑膜外血肿的典型表现，应立即请神经外科医师会诊，经 CT 检查确诊后开颅减压。

五、防治感染

口腔颌面部损伤的创口常被细菌和尘土等污染，易导致感染而增加损伤的复杂性和严重性。防治感染也是急救中的重要问题。其主要手段是尽早行清创缝合术，无清创条件时，应尽早包扎创口，以防外界细菌继续侵入。伤后应及早使用广谱抗生素，及时注射破伤风抗毒素。

六、包扎和运送

（一）包扎

1. 包扎的作用

①压迫止血；②暂时性固定骨折段，防止进一步移位；③保护并缩小创口，减少污染或涎液外流。

2. 常用的包扎方法

有四尾带包扎法和十字绷带包扎法。包扎颌面部时应注意松紧适度，不要压迫颈部，以免影响呼吸。

(二) 运送

运送伤员时应注意保持呼吸道通畅。昏迷伤员可采用俯卧位，额部垫高，使口鼻悬空，有利于涎液、血液外流和防止舌后坠。一般伤员可侧卧位或头侧位，避免血凝块及分泌物阻塞呼吸道。护送途中，应随时观察伤情变化，防止窒息和休克发生。搬动疑有颈椎损伤的伤员，应有 2~4 人同时搬运，一人固定头部并加以牵引，其他人则协助用力，将伤员平直"滚"抬到担架上，颈下应放置小枕，头部两侧用小枕固定，防止头部摆动。

（何爱娥）

第四章 肿瘤疾病

第一节 血管瘤与血管畸形

血管瘤与血管畸形是来源于血管的肿瘤或畸形。前者起源于残余的胚胎成血管细胞，为真性肿瘤，比例较小。大多数患者血管病损为血管畸形，目前研究认为，深部及颌骨内的血管瘤属血管畸形，成人的血管病损都属血管畸形。

一、临床表现

(一) 血管瘤

婴儿出生时或出生后 1 个月以内多见，好发于面颈部皮肤、皮下组织，极少数见于口腔黏膜。口腔颌面部的血管瘤约占全身血管瘤的 60%。血管瘤的病程分 3 期。

（1）增生期：初期表现为毛细血管扩张，四周为晕状白色区域。随病变抓紧变为高出皮肤、高低不平的红斑。随婴儿第一生长发育期（4 周以后）、第二生长发育期（4~5 个月）快速增生，导致畸形，影响功能。

（2）消退期：一般在肿瘤发生 1 年后进入静止消退期，病损由鲜红变为暗紫、棕色，皮肤可星花斑状，以后逐渐消退至 10 岁左右。

（3）消退完成期：一般发生在 10~12 岁，此时大面积肿瘤完全消退，可遗留局部色素沉着、浅瘢痕、皮肤萎缩下垂等。

(二) 血管畸形

1. 微静脉畸形

（1）多见于颜面部皮肤，常沿三叉神经分布区分布，口腔黏膜较少见。

（2）多呈鲜红或紫红，外形不规则，大小不一，与皮肤表平，周界清楚。

（3）以手指压迫病损，表面颜色退去，解除压力后，病损大小、色泽又恢复。

另外，中线型微静脉畸形的病损位于中线，可以自行消退。

2. 静脉畸形

（1）由内皮细胞的血窦组成，大小、形态不一，好发于颊、颈、眼睑、唇、舌或口底部。

（2）病损表浅者呈蓝色或紫色，病损位置较深者，表面皮肤或黏膜颜色正常。

（3）质地柔软，扪之可以被压缩，有时扪及静脉石，边界不太清楚。如继发感染，可引起疼痛、肿胀、表面黏膜或皮肤溃疡、出血等。

（4）体位试验阳性：当头低位时，病损区充血膨大；恢复正常位置后，肿胀缩小，恢复原状。

3. 动静脉畸形

（1）主要由血管壁显著扩张的动脉与静脉直接吻合而成，又称为先天性动静脉畸形。多见于成年人，幼儿少见。

（2）好发于颞浅动脉所在的颞部或头皮下组织中，呈念珠状，有搏动感，表面温度比正常皮肤高，可侵蚀基底的骨质，也可突入皮肤使其变薄，甚至坏死出血。

（3）扪诊有震颤感，听诊有吹风样杂音。

（三）混合畸形

常见的有微静脉畸形伴淋巴管微囊型畸形、静脉畸形伴淋巴管大囊型畸形、动静脉畸形伴微静脉畸形等。

二、辅助检查

（一）穿刺检查

血管畸形穿刺可抽出血液且可凝固。

（二）影像学表现

1. B超

（1）静脉畸形多表现为枝条和网状液性暗区，或为蜂窝多囊状肿物，头低位时该暗区可增大。有静脉石时有强光团影出现。

（2）彩色多普勒血流显示囊内有片状低速静脉血。动静脉畸形常呈迂曲的多囊或管状液性暗区，内有稀疏光点流动，彩色多普勒血流显示其内有囊管样高速动脉血。

2. CT

（1）血管瘤、微静脉畸形和静脉畸形常为软组织结节、条索增生或肿块表现。静脉畸形中尚可见高密度的静脉石影。

（2）增强CT上，多数为低血流病变，有轻度增强，病变与肌肉间分界显示不清；少数血流略快的病变可呈不均匀强化表现。由于动静脉畸形属于高血流病变，增强CT上多有粗大或迂曲扩张的血管影显示。

3. MRI

血管瘤、微静脉畸形和静脉畸形的形态表现和CT相似。

（1）T1加权像上，病变多呈低、等信号；T2加权像上，以高信号表现为主。静脉畸形尚可显示圆形低信号静脉石影，其T2加权像上的高信号常为多团状表现。

（2）增强MRI上，有时可见高信号的造影剂流入血窦内。高血流的动静脉畸形不论在T1或T2加权像上均有丰富的无信号的流空血管断面出现，形态可为圆形、管形和弧形。

4. 数字减影血管造影术（DSA）

可显示高血流动静脉畸形异常血管团病变，同时显示增粗的供养动脉、血流速度以及回流静脉特点等。

三、鉴别诊断

（1）血管瘤与血管畸形（鉴别见表 6-2-1）。

表 6-2-1　血管瘤与血管畸形鉴别

	血管瘤	血管畸形
临床特点	婴儿，1/3 出生时即有，约 30% 以红斑出现，有快速生长和缓慢退化期，90% 以上自行消退。很少累及骨。男：女 = 1：3	出生时即有，随年龄增长而生长，可因创伤、感染、激素调节而膨大，35% 侵及骨。男：女 = 1：1
细胞学	血管内皮细胞丰富肥大，细胞增多（18.2~54.3 个/高倍视野），内皮下有多层基底膜，体外培养生长迅速，可形成管状结构	血管内皮细胞更新缓慢肥大细胞正常（0~2.6 个/高倍视野下），单层基底膜体外很难培养
造影	局限，腺体样血管肿瘤，通常为高流量	弥散，由异常血管堆积而成的畸形，低流量或高流量
手术效果	易切除，术后不复发	难以彻底切除，易大出血，常复发

（2）皮肤毛细血管瘤与皮肤血管痣：皮肤血管痣表面血管扩张，皮肤内有红色素沉着，压迫时不发白。

（3）动静脉畸形与动脉瘤或后天性动静脉瘘：动脉瘤为动脉壁中层弹性纤维病变所致的一种瘤样扩张；后天性动静脉瘘多系损伤后局部动脉扩张，甚至破裂通入伴行静脉所致，一般位置较深且局限。

（4）动静脉畸形与假性动脉瘤：假性动脉瘤多见于腮腺区或上颈部外伤后，常因动脉破裂、血液潴留于软组织内而形成的一种搏动性病损。病理检查可见纤维壁及血凝块。

四、治疗

治疗原则：根据疾病分类、病程、部位及患者年龄等因素选择综合治疗手段；治疗需要考虑彻底性以及患者的美容外观和生活质量。

（一）血管瘤的治疗

多数血管瘤可自行消退，对婴幼儿血管瘤应行观察，应仔细测量肿瘤体积、拍照，详细记录，进行数年的定期随访。出现溃疡、出血和感染等并发症时，只需局部加压、清洁和抗感染等简单处理，病应向家长详细解释，消除顾虑，经常给予指导。若血管瘤生长在鼻尖、屏红、眼睑等重要部位，血管瘤活动性出血、血管瘤伴血小板减少综合征或心功能衰竭、经随访 5 年无消退迹象者，应采用激素、激光、手术等积极治疗。

1. 增生期

以动态观察为主，出现上述情况需要治疗者，首选激素、平阳霉素等非创伤性治疗。

（1）激素治疗：每隔 1 日口服泼尼松 2~4 mg/kg，1 个月为 1 个疗程，间隔 4~6 周可继续另一个疗程，一般给药 2~3 个疗程；如果用药 2 周无效，宜停药。结核和急性感染患者禁用。激素仅对迅速增生的血管瘤有效，对停止增生的病变无作用。经激素治疗后，肿瘤组织可停止生长，体积明显缩小，恢复原状甚至完全消失。因此，激素治疗宜在 1 岁内，最好在 6~8 个月时进行。

（2）平阳霉素治疗：可试用于经激素治疗疗效不佳者，或患者就诊时已超过血管瘤自然消退年龄者。婴幼儿局部注射剂量不超过每次 2 mg。大面积血管瘤可分点注射，隔 1~2 周重复注射。对大面积血管瘤，在激素治疗间歇期，局部注射平阳霉素效果较好。婴幼儿平阳霉素总剂量不宜超过 30~40 mg。

（3）干扰素治疗：可试用于经激素治疗无效的重症婴幼儿血管瘤。一般观察 7~10 个月，如有不良反应即停药。干扰素具有抑制血管内皮细胞的生成和增殖的作用。

2. 消退期

以观察为主，必要时手术整形。手术可在患儿入学前或更晚期进行。

（二）血管畸形的治疗

1. 微静脉畸形

中线型微静脉畸形可以自行消退，以观察为主。微静脉畸形可试用氩离子（Ar）或氪离子（Kr）光化学疗法，治疗效果较好。

2. 静脉畸形

（1）口腔黏膜、浅表畸形：可采用 YAG 激光，低温治疗，平阳霉素局部注射或手术治疗。

（2）深部、局限、低回流型静脉畸形：可用 3%鱼肝油酸钠或平阳霉素等硬化剂行病损瘤腔内注射，使病损组织纤维化、闭锁，致病损缩小或消失。采用硬化剂多点注射时宜暂压迫周围组织，阻断血流；1~2 周注射 1 次。注射剂量视病损大小而定，一般鱼肝油酸钠一次不超过 5 ml，平阳霉素一次不超过 8 mg。为了发挥药物的不同作用或协同作用，减轻不良反应，提高疗效，临床上常联合或交替应用鱼肝油酸钠与平阳霉素。

（3）深部、巨大、高回流型静脉畸形：采用无水乙醇静脉栓塞及其他硬化剂治疗，电化学治疗（舌、颈部），手术等综合治疗。无水乙醇要缓慢注射，通常由经验丰富的专业医师施行。对于大范围静脉畸形，目前尚缺乏有效治疗手段，只能采用分阶段治疗和综合治疗，如：手术+硬化剂注射、病变内结扎+硬化剂注射、手术+微波热凝或激光+手术等。

3. 动静脉畸形

以手术治疗为主。手术时应先结扎切断与肿瘤交通的动脉，尔后再切除病变。有时病变范围广泛，手术时需作一侧或双侧颈外动脉结扎，以减少出血。另外，可应用经导管动脉栓塞技术（TAE）辅助栓塞后手术或硬化剂治疗，止血效果远较颈外动脉结扎为好。常用的有效而安全的栓塞材料是明胶海绵。

4. 混合畸形

根据不同病变，分别选择或综合应用各种治疗方法。

第二节　肺　癌

原发于支气管黏膜和肺泡的恶性肿瘤称原发性支气管肿瘤，简称肺癌。不包括气管癌及转移性肺癌。在我国，肺癌发病率和死亡率占城市恶性肿瘤之首位。根据肿瘤的生物学行为，肺癌可以分为非小细胞肺癌（NSCLC）和小细胞肺癌（SCLC）。

肺癌疗效较差，其原因主要是难于早期发现和有明显的淋巴道和血行远处转移倾向。

一、临床表现

肺癌的临床表现最常见的有咳嗽、痰中带血、胸痛及发热等。

（一）原发肿瘤引起的症状和体征

（1）最常见的症状是咳嗽和痰中带血，其次是胸痛。

（2）当出现阻塞性肺炎时，可有发热、气急，体检闻及湿性啰音、哮鸣音或肺实变等表现。

（3）当出现肺不张时，特别是全肺不张时气急明显，体检时可出现患侧呼吸音消失，气管移向患侧。

（4）周围型肺癌除累及纵隔、胸膜或胸壁时出现胸痛外，一般早期仅有咳嗽或有痰中带血，症状多不明显。

（二）纵隔受累的症状和体征

肿瘤直接侵犯或转移性淋巴结累及纵隔的大血管、神经等，往往表示病期较晚

（1）累及喉返神经：出现声音嘶哑。

（2）侵及膈神经：呼吸时两侧横膈出现矛盾运动。

（3）上腔静脉受压：出现上腔静脉综合征。

（4）心包或心肌受侵：出现心律失常，心包积液，心包压塞。

（5）胸膜受累：出现胸痛，胸腔积液，气急。

（6）食管受压：可出现吞咽困难。

（7）胸导管受压：可出现乳糜性胸腔积液。

（三）远处淋巴结转移引起的症状和体征

最常见为锁骨上淋巴结转移，尤其是前斜角肌淋巴结，是肺癌最常见的转移部位。少数可通过胸壁而转移到同侧腋下淋巴结或向腹膜后淋巴结转移，还可引起 Horner 征。腹膜后淋巴结转移常引起腹部持续性疼痛。

（四）血行转移引起的症状和体征

常见于肾、肝、脑等部位，骨转移至肋骨多见。局部疼痛常出现在骨质破坏 1~2 个月之前，为局部剧烈顽固性疼痛。脊柱转移可压迫椎管，导致阻塞及脊髓压迫症状，甚至造成横断性截瘫。

（五）肿瘤伴发性综合征

很常见，多数与肺癌的临床症状同时出现，可引起脑病、小脑皮质变性、外周神经痛变、黑棘皮病、自主神经功能亢进、DIC、类癌综合征等。

二、辅助检查

（一）临床检查

重点注意肺癌引起的胸部体征，如阻塞性肺炎、上腔静脉压迫症等，心包积液、声带活动功能。还要仔细检查容易发生远处转移的部位，特别是两侧前斜角肌和锁骨上区淋巴结等。

（二）X 线检查

胸部 X 线检查是肺癌最基本的影像学诊断方法。其 X 线表现可以是肿瘤本身的影像，肺癌造成支气管阻塞所造成肺部间接的改变，也可以是由于肺癌引起的肺门及（或）纵隔淋巴结转移，胸膜、胸壁侵犯或胸外转移等，

（三）CT 检查

胸部 CT 检查是肺癌最主要的影像学诊断手段，主要优点有：

（1）肿瘤的定性和定位特别是螺旋 CT 扫描是公认的肺癌定性和定位的最好方法之一，

（2）肺癌的分期查明肿瘤范围。

（3）定期的 CT 检查用于治疗后对肺癌的监视、并发症的随访和第二原发肿瘤的发现。

（四）MRI 检查应用指征主要为：

（1）对碘过敏患者，或者 CT 检查难以诊断的患者。

（2）肺上沟瘤，需要显示胸壁侵犯及臂丛神经受累情况。

（3）需要判断纵隔中的心包及大血管有无受侵，或者上腔静脉综合征的病例。

（4）需要鉴别手术或放疗后肿瘤复发和（或）纤维化的病例。

（五）内镜检查

包括纤维支气管镜检查和电视胸腔镜。

1. 纤维支气管镜（纤支镜）检查

有如下用途：

（1）常规检查：对任何可疑为肺癌的患者，都需要做纤维支气管镜检查，早期中央型肺癌为首选。

（2）用于影像学检查阴性，而痰脱落细胞学阳性的病例。

（3）经纤支镜取得标本做组织学或细胞学检查。

（4）经支气管穿刺活检。

2. 电视胸腔镜

这是近年来一种新的检查方法，可对肺的周围病灶，胸膜上的病灶做活检，也可对纵隔肿大的淋巴结做活检，因而对肺癌的确诊和正确分期有重要的作用。

（六）核医学

核医学检查主要用于对肺癌的分期，通常应用正电子体断层扫描（PET）技术：

（1）鉴别肺内病灶是良恶性。

（2）用于远处转移的评价。

（3）评价预后和治疗的疗效。标准摄取值（SUV）是主要的指标，治疗前肿瘤高 SUV 提示预后差，SUV 还被用于评价肺癌对化疗或放疗的疗效，有效者的 SUV 降低。

（七）超声波检查

也用于肺癌的分期，常用于腹腔器官的检查以判断有无远处转移。主要检查肝、肾、肾上腺、腹膜后淋巴结。也可用于胸腔积液穿刺引流前的定位以及对心包积液进行诊断和定位。

（八）实验室检查

用于治疗后可作为监视肿瘤状况的指标以及随访以早期发现肿瘤的复发和转移。常用的肿瘤标记物有：神经特异性烯醇化酶（NSE）、癌胚抗原（CEA）、CA50、CA125 等。

（九）肺癌分子生物学检查

包括癌基因、抑癌基因等的检测。

（十）病理学诊断

1. 细胞学诊断

（1）痰液的脱落细胞检查（痰检）：简便易行，无痛苦，适用范围广。痰检的缺点和局限性是有一定的假阴性率和假阳性率，且做肺癌病理类型分型不够确切。

（2）细针穿刺细胞学检查：穿刺细胞学检查可获得细胞学诊断，用于包括周围性肺癌和浅表淋巴结的穿刺活检。

（3）其他细胞学检查方法：包括纤支镜检查和体腔液体的检查查。

1. 组织学检查

此方法需肿瘤组织块，主要靠手术切除肿瘤，纤支镜咬取活检，能观察到肿瘤细胞本身的病理类型、分化程度、肿瘤的结构等，并且能对肿瘤及其周围的免疫反应提供信息。

三、鉴别诊断

（1）肺结核和结核性胸膜炎：肺结核患者常常有痰中带血，胸片中出现阴影。活动性肺结核患者有明显的结核临床症状。X 线胸片和胸部 CT 和（或）MRI 的表现明显不同于肺癌。在肺结核患者的结核菌素皮肤试验呈阳性反应，痰液中常可见抗酸杆菌。经皮穿刺活检有助于鉴别诊断。

（2）肺部炎性病灶：急性肺炎患者，影像学检查可发现异常，但一般无明确的肿块。临床表现为高热，白细胞特别是中性粒细胞比例升高。若一肺段或肺叶阻塞性肺炎反复发作，进行纤支镜检查可以排除支气管腔内肿瘤的存在，

（3）胸膜肿瘤：最常见的是胸膜间皮瘤。其中首发症状有胸痛和胸腔积液，无痰中带血，胸膜肿瘤的阴影中心不在肺内，有胸膜结节或肿块存在，经胸壁穿刺活检可鉴别诊断。

（4）纵隔肿瘤：患者较常见的症状为胸闷或胸痛，可伴刺激性咳嗽，但不会出现痰中带血等，影像学检查有助于区别纵隔肿瘤和肺癌。经胸壁肿块穿刺活检或纵隔镜检查有助于确诊。

（5）结节病：病因不明确，它常累及多个器官，最常见的影像学表现为两侧对称性肺门及纵隔淋巴结肿大，有时肺野内也可见 3mm 大小的结节。试验性肾上腺皮质激素治疗可明确诊断。

（6）转移性肺肿瘤：有原发肿瘤的病史，常表现为刺激性咳嗽，一般无痰中带血。多发病灶占大多数。影像学检查显示肺部病灶多为球形，常不带毛刺。

四、治疗

（一）非小细胞肺癌治疗

1. 治疗原则

（1）Ⅰ期：首先手术切除治疗，若病理学检查证实是期，不做术后放疗。有高度淋巴和远处转移潜力及病理类型是腺癌的患者可以进行术后辅助化疗。有手术禁忌证或拒绝手术者选择根治性放疗。

（2）Ⅱ期：首选手术治疗，术后应辅助化疗，有条件者可考虑术后放疗。有手术禁忌证或拒绝手术者，应给以根治性放疗，同时予以化疗，一般选择放疗穿插在化疗的疗程中。

（3）Ⅲ期

Ⅲa 期（$T_{1-3}N_2M_0$。$T_3N_{0-2}M_0$）：①$T_3N_{0-1}M_0$。的患者，首先手术，术后再做辅助化疗。对有肿瘤残留，或切缘肿瘤阳性，则应进行术后放疗。②$T_{1-3}N_2M_0$ 的患者，首先新辅助化疗 2 个疗程的化疗然后手术治疗，术后辅助化疗和放疗。

Ⅲb 期（$T_{1-4}N_3M_0$。$T_4N_{0-3}M_0$）：①除外恶性胸腔积液的Ⅲb 主要采用化疗加放疗的综合治疗。肺动脉插管灌注化疗也可作为 T_4 的一种局部治疗手段。②恶性胸腔积液（T_4）一般先用胸腔积液持续引流，基本引完后，向胸腔内注入化疗或免疫调节剂，在处理胸腔积液的同

时应使用化疗。若患者情况尚好,可考虑加用全胸膜腔放疗和局部肿瘤姑息性放疗。

(4) Ⅳ期:化疗是最主要的治疗手段,另外可选择放疗作姑息治疗以缓解患者的临床症状。

2. 手术治疗

手术治疗尽可能彻底地切除肺部原发肿瘤,以及相应引流区域的淋巴结,并尽可能保留余肺和发挥余肺的代偿功能,减少手术创伤,提高术后生活质量。

(1) 切除术方式的选择:

①肺叶切除术:肺癌的首选手术方式。

②袖式肺叶切除术:主要用于肿瘤位于支气管开口部的患者。③全肺切除术:用于主支气管已被肿瘤侵犯,或肿瘤已累及肺动脉主干,无法做肺动脉部分切除者。④肺段或肺楔形切除术。

(2) 淋巴结清扫术:由于其不能提高肺癌患者的长期生存率,且产生术后并发症较高,一般采用区域淋巴结摘除术。

3. 放射治疗

(1) 术前放疗:适用于肺尖癌和Ⅲa期肺癌。放射野包括原发灶、肺门及纵隔淋巴结引流区。采用常规分割照射,总剂量不超过45 Gy。

(2) 术后放疗:指征:①Ⅰ、Ⅱ期病例不做常规术后放疗。②术后有临床肿瘤残存的病例。③手术标本切缘肿瘤阳性。④术中未做淋巴结清扫者。⑤手术标本病理学检查显示有肺门和(或)纵隔淋巴结转移者。

放射野仅有原发肿瘤残留或切缘阳性者,仅照射残留或切缘。有淋巴结转移者,照射同侧肺门和两侧上纵隔或全纵隔。常规分割放疗,亚临床肿瘤总剂量为50 Gy。切缘阳性、肿瘤残留者总剂量60~64 Gy。

(3) 根治性放疗:常用于Ⅰ~Ⅲ期。①传统的放疗方法,放射野包括原发灶和转移淋巴结,以及淋巴引流区。常规分割放疗,放射总剂量:临床肿瘤60~64 Gy,亚临床肿瘤40~45 Gy。②超分割或加速超分割放疗,总剂量70 Gy。③三维适形放疗(3DCRT)治疗,照射剂量75~89 Gy。

(4) 姑息放疗:常用于Ⅳ期NSCLC、脑转移、骨转移等晚期患者,可缓解症状,并有止痛、止血等作用。

4. 化疗

(1) 化疗方式:包括化疗与手术综合治疗、化疗与放疗综合治疗和单纯化疗。

(2) 常用的化疗方案:①CAP(环磷酰胺、多柔比星、顺铂)方案,CTX 500 mg/m² 第1天,ADM 40 mg/m² 第1天,DDP 50 mg/m² 第1天。②MVP(丝裂霉素)方案,MMC 8~10 mg/m² 第1天,VDS 3 mg/m² 第1天,DDP 80~120 mg/m² 第1天。③PN(顺铂、长春瑞滨)方案,DDP 100~120 mg/m² 第1天,NVB 30 mg/m² 第1天、8天。④其他,如PT(顺

铂、紫杉醇）方案及 PG（顺铂、健择）方案等。

（二）小细胞肺癌治疗（SCLC）

1. 治疗原 6 则

主要以全身化疗为主，辅助胸腔肿瘤的局部治疗，如放疗或者手术。

2. 局限期

此期 SCLC 治疗的几种联合模式如下：

（1）化疗和手术联合治疗：①手术+化疗：主要用于Ⅰ～Ⅱ期的病例。②化疗+手术：常评价化疗效应。

（2）化疗和胸腔放疗联合治疗：①化疗+放疗。②化疗和放疗间隔进行，其中化疗共 4 个疗程。③化疗和放疗同时进行，化疗共 4 个疗程。化放疗同时进行时，一般提倡应在化疗开始后的 8 周内进行胸腔放疗。

3. 广泛期

广泛期 SCLC 的主要治疗方法是全身化疗，辅以姑息性局部放疗，可以减轻患者临床症状，改善生存质量。经化疗后疗效较好者可做局部残留肿瘤的补充姑息放疗。

4. SCLC 的化疗

临床治疗方法大多数为多药联合，其中 EP 方案是第一线化疗方案，常用药物为 VP-16。

SCLC 常用的联合化疗方案有 EP（顺铂、VP-16）、VIP（VP-16、异环磷酰胺、顺铂）、CDE（环磷酰胺、多柔比星、VP-16）、CBP+Tax（卡铂、紫杉醇）等。

（郑　伟）

第五章 胸外科护理

第一节 胸外科患者的一般护理

一、术前护理

（1）了解患者健康情况，每日测量生命体征；测量心肺功能，包括心电图检查、肺功能试验等。

（2）指导患者做好心理准备，消除其恐惧、忧虑。向患者说明手术的必要性、麻醉方法、手术过程、手术切口；讲述各种管道的作用，如胸管、胃管、氧气管、补液的目的；讲述术后并发症及预防方法；讲解呼吸治疗对肺部复张的重要性及方法（深呼吸、有效咳痰），以取得患者的合作。

（3）纠正营养不良，嘱患者保持口腔卫生，戒烟、酒。

（4）指导患者进行床上排尿、排便训练。

（5）术前1日行皮肤准备、肠道准备、配血、药物过敏试验。

（6）术前1晚根据患者需要，服用镇静药。

（7）术日晨准备遵医嘱导尿；注射术前常规用药；将患者病历、X线胸片、手术用药交手术室工作人员。

二、术后护理

（一）密切监测生命体征

每15~30分钟监测生命体征1次，病情平稳后1~2小时测量1次。

（二）观察患者的神志、面色、末梢循环情况

末梢毛细血管充盈时间长、局部发绀及皮温低常提示组织灌注不良。

（三）体位

全麻未清醒时平卧，头偏向一侧，防止呕吐误吸。清醒后取半卧位，有利于气体交换、引流。

（四）呼吸护理

术后给予鼻导管吸氧3~5L/min至生命体征平稳。护士协助拍背咳痰，指导患者练习深呼吸。咳痰时保护伤口，减轻疼痛，必要时给予鼻导管吸痰。遵医嘱给予雾化吸入，训练患者吹气球，使用呼吸训练仪。

（五）胸腔闭式引流的护理

（1）原理：根据胸膜腔的生理性负压机制，利用水封瓶中的液体使胸膜腔与外界空气相隔离，当胸膜腔内积气积液压力升高时，其积气积液可通过引流系统排至体外；当胸膜腔负压恢复时，水封瓶内的液体被吸入长玻璃管内形成负压水柱阻止了外界的空气进入胸膜腔。目的：排出胸膜腔内的气体和液体，重建胸膜腔负压使肺复张，平衡压力预防纵隔移位及肺受压缩，观察引流液的性质、颜色、量。

（2）适应证：中、大量气胸、血胸、开放性气胸、张力性气胸；胸腔穿刺术治疗后气胸增加者；需要机械通气或人工通气的气胸或血气胸者；拔除胸腔引流管后气胸或血胸复发者；开胸术后。

（3）禁忌证：结核性脓胸；有出血倾向，未经纠正时不宜操作；不合作或有精神病患者不宜做胸腔穿刺。

（4）置管部位：①排出气体，胸管置于患侧锁骨中线外侧第 2 肋间；②引流液体，胸管置于患侧第 6~8 肋间，腋中线或腋后线；③引流脓液，胸管置于脓腔最低点。

（5）引流装置准备：传统的胸膜腔闭式引流装置有 3 种，即单瓶水封式装置、双瓶水封式装置、三瓶水封式装置。目前临床上多使用一次性塑料胸膜腔引流装置，较为方便。

①单瓶水封式装置。一个容量 2000~3000mL 的广口无菌引流瓶，内装无菌生理盐水约 500mL。水封瓶橡胶瓶塞上有 2 个孔，分别插入长、短玻璃管各 1 根，为避免空气进入胸膜腔，长管的下端插至水平面下 3~4cm，另一端与患者的胸腔引流管连接；短管下口则远离瓶内的水平面，使瓶内空气与大气相通。接通后可见长玻璃管内水柱上升，高出水平面 8~10cm，并随呼吸上下移动。当引流液逐渐增加时，应去除水封瓶内部分液体，否则深入液平面下的管子会越来越长，不利于胸膜腔内的气体或液体排出。

②双瓶水封式装置。适用于需引流的液体较多时，一个空瓶子收集引流液，另一个瓶子则是水封瓶。引流液收集瓶介于患者和水封瓶之间，其橡皮塞上插有 2 根短管，其中一根短管与患者胸腔引流管连接，另一根短管用一橡皮管连接到水封瓶的长管上。在引流胸膜腔内液体时，水封瓶内的无菌盐水不会受到引流量的影响，也便于引流液的直接观察。

③三瓶水封式装置。如吸引负压过大时可选用此装置，该装置由引流液收集瓶、水封瓶、负压调节瓶组成。调节瓶的橡皮塞上有 3 个孔，插置 3 根玻璃管，2 根短管分别连接水封瓶的短玻璃管和负压吸引管；中间的长管上端与大气相通，下端插入液面下 10~15cm，调节插入液面下的深度即可调节抽吸的负压。此装置能加强引流作用和引流的速度，促进肺的复张。

④保持引流管道的密闭。使用前仔细检查引流装置的密闭性能，注意引流管及接管处有无裂缝，引流瓶有无破损，各衔接处是否密封。水封瓶的长玻璃管应没入水中 3~4cm，始终保持直立位。搬运患者时，需用止血钳双重夹闭引流管。引流管皮肤入口处周围用油纱布包盖严密。若引流管从胸腔内脱落，应立即用手捏闭伤口处皮肤，消毒处理后用凡士林纱布封闭伤口。更换引流瓶时，务必双重夹闭引流管，以防气体进入胸膜腔。

⑤严格无菌操作，防止逆行感染。引流装置应保持无菌，按规定时间更换引流瓶和引流

接管。引流瓶应低于胸壁引流口平面 60~100cm，任何情况下引流瓶都不得高于患者的胸腔平面，以免引流瓶内液体进入胸膜腔引起感染。保持胸壁引流口处敷料的清洁干燥，一旦湿透立即更换。

⑥保持引流通畅。引流时水封瓶要始终低于患者胸部，依靠重力保持引流顺利进行。安置引流管后，初期每 30~60 分钟向水封瓶方向挤压引流管一次，要注意防止引流管打折、受压、扭曲、阻塞。鼓励患者做深呼吸、咳嗽和变换体位，以利于胸膜腔内的气体、液体排出。

⑦观察和记录。观察引流的量、颜色、性状，并准确记录。注意观察长玻璃管中的水柱波动，正常水柱上下波动 4~6cm。若长玻璃管中的水柱无波动，可有两种情况：一是患者无胸闷、气促、气管向健侧移位症状，说明引流完毕，肺已完全复张；二是患者出现上述症状，应考虑引流管系统堵塞，需挤压或间断抽吸，使其通畅。开胸术后胸膜腔引流出的液体，第一个 24 小时内不超过 500mL，且引流量逐渐减少、颜色逐渐变淡。若每小时引出血性液体超过 200mL，且连续 2~3 个小时以上，应考虑胸腔内有活动性出血。

⑧妥善固定。引流管长约 100cm，应妥善固定于床旁。引流管引出伤口后，用缝合伤口的丝线打结系在引出的引流管上，防止引流管脱出。引流管从引出到固定于床旁这一段要有足够的长度，防止患者翻身时引流管被牵拉脱出。运送患者时用两把止血钳双重钳夹引流管，水封瓶置于床上患者双下肢之间，防止滑脱。

⑨体位与活动。患者最好采用半卧位，有利于呼吸和引流。如患者躺向插管侧，可在引流管两旁置沙袋或折叠的毛巾，以免压迫引流管。鼓励患者进行深呼吸、用力咳嗽，有利于积液排出，尽快恢复胸膜腔负压。

⑩拔管指征和方法。胸膜腔引流后，临床观察无气体逸出，或引流的液体量明显减少且颜色变浅，即 24 小时引流液<50mL，脓液<10mL，经 X 线检查示肺膨胀良好，患者无呼吸困难，即可拔除引流管。拔管时先嘱患者深吸气后屏气，迅速拔除引流管并同时立即用凡士林纱布紧紧盖住引流伤口，随后做好局部包扎和固定。拔管后要注意患者有无胸闷、呼吸困难、切口漏气、渗液、出血、皮下气肿等异常情况，如发现异常应立即通知医师处理。

第二节　胸外科常见症状护理

一、呼吸困难

（一）概述

呼吸困难是指患者自感空气不足、呼吸急促，需要用力呼吸，并使呼吸肌及辅助呼吸肌参与呼吸运动，出现呼吸频率、深度与节律的异常。严重时出现鼻翼扇动、张口或端坐呼吸。50%~60%的肺癌患者有呼吸困难。

（二）常见原因及表现

引起呼吸困难的常见原因可分为吸气性和呼气性两种。其症状表现为呼吸频率、深度与节律的异常。

1. 吸气性

常因上呼吸道、气管、大支气管的炎症、异物或肿瘤等引起呼吸道狭窄、梗阻所致。特点为吸气明显困难伴干咳或高调的吸气性喘鸣音，严重时出现"三凹征"。

2. 呼气性

常为肺组织弹性减弱及小支气管痉挛性狭窄（如支气管哮喘、阻塞性肺气肿等）所致。特点为呼气时间延长，呼气费力，常伴有哮鸣音。

3. 胸外科疾病

如中心型肺癌、肺门淋巴结转移、肿瘤造成支气管管腔部分或完全阻塞以及阻塞性肺不张都可以引起呼吸困难。周围型肺癌患者如有呼吸困难，往往提示患者恶性胸腔积液，即肺癌胸膜转移。

（三）护理

（1）了解患者的一般情况，包括年龄、个人生活习惯、长期生活地域和该地域气候等。

（2）评估患者呼吸困难的程度，包括呼吸频率、深度与节律的异常并准确记录。

（3）通过进一步检查，明确患者发生呼吸困难的原因，如是否存在呼吸道、气管、大支气管炎症、异物或肿瘤等引起呼吸道狭窄、梗阻、肺组织弹性减弱、小支气管痉挛性狭窄等。

（4）患者呼吸困难时，病房环境应安静、舒适、保持空气新鲜、适宜的温湿度，取半卧位，进行氧疗。

（5）心理护理：多与患者交流，解除患者思想负担。

二、吞咽困难

（一）概述

吞咽困难是指食物从口腔至胃、贲门运送过程中受阻而产生咽部、胸骨后或食管部位的梗阻停滞感觉，即正常吞咽生理功能发生障碍。器质性疾病所致的吞咽困难必须与假性吞咽困难相区别，后者并无食管梗阻的基础病变，患者仅诉咽部、胸骨后有团块样堵塞感，但往往不能明确指出具体部位，且进食流质或固体食物均无困难，这类患者常伴有神经官能症的其他症状。吞咽困难是食管癌最常见症状，对任何有吞咽困难者，必须要及早明确是否为癌肿所致。查体常有体重减轻，严重者导致营养不良。

（二）常见原因及表现

吞咽困难的主要原因有如下几种。

1. 机械性阻塞

机械性阻塞可由食管疾病、食管内异物或食管邻近器官的疾病所引起。食管疾病有食管癌、食管瘢痕性狭窄、食管炎、食管憩室、食管溃疡等，其中以食管癌较为多见。

2. 支配吞咽功能的神经肌肉调节机制失常

食管神经肌肉调节失常引致食管贲门失弛缓性，这是吞咽困难的主要原因之一。吞咽神经肌肉调节失常亦见于延髓麻痹、白喉及重症肌无力等。

3. 口腔和咽喉部疾患

如扁桃体炎、扁桃体周围脓肿及咽喉炎等也可引起吞咽困难。

（三）护理

（1）全面评估患者一般情况：包括健康史及其相关因素、身体状况、饮食情况、生命体征，以及神志、精神状态、行动能力等。

（2）评估患者吞咽困难的程度，包括每日进食次数、每次进食量，并准确记录。

（3）饮食护理：吞咽困难的患者进食量少，必然导致营养失调，因此应嘱患者保证饮食的质量，并根据病情鼓励患者进流质或半流质食物，但应少食多餐，避免粗糙、过冷、过热和有刺激的食物，如浓茶、咖啡、辣椒，避免进食醋、酒及对食管黏膜有损害的药物，忌烟。中晚期食管癌引起的吞咽困难，则可插胃管进行鼻饲饮食。中晚期癌性梗阻患者饮食量少，容易引起体重减轻，营养失调，甚至恶病质。因此，可鼻饲要素饮食，以保证营养平衡，为手术、化疗和放疗创造条件。并嘱患者生活规律化，饮食定时、定量，注意饮食卫生。

（4）加强基础护理：口腔护理是防止口腔感染，保持口腔正常生理功能及促进食欲的重要措施，清晨、餐后及睡前均应进行口腔护理。长期卧床的患者应多翻身，以防止压疮的发生。

（5）心理护理：吞咽困难的患者进食常常痛苦，因而可能出现畏食或拒食，导致营养不良而加重病情。医护人员应从心理上给予安慰，耐心地向患者讲明疾病发生、发展规律及康复过程，帮助患者了解病情，正确指导进食的方法及应配合的体位，消除患者的恐惧心理，使患者积极地进食，配合治疗，以改善吞咽困难的症状。

三、反常呼吸运动

（一）概述

反常呼吸运动是一种病理的呼吸运动，是胸部外伤后致胸部多发肋骨骨折，胸廓的完整性遭到破坏，导致胸部伤处软组织失去胸廓的支撑，胸部软化所致。正常人在吸气时胸廓抬起，呼气时胸壁下降；反常呼吸运动正好相反，在吸气时胸郭下降凹陷，呼气时胸壁抬起外凸，又被称为连枷胸。

（二）常见原因及表现

常见原因为多根多处肋骨骨折。主要表现为胸痛、呼吸困难，严重可致呼吸衰竭。

（三）护理

（1）全面评估患者一般情况，包括生命体征、神志和精神状态。

（2）评估反常呼吸的程度，是否出现血氧饱和度急剧下降，是否出现呼吸衰竭等。

（3）严密观察病情，加强生命体征监测。严重创伤引起胸壁塌陷，使胸廓完整性受到破坏，伤处胸壁下的肺组织发生挫伤，大量液体蛋白和细胞内物质渗出到间隙及肺泡内，形成肺水肿。从而肺顺应性下降，气道阻力增加，分泌物积聚，气体弥散减少，产生严重循环呼吸功能不全。因此，在护理过程中，应密切观察患者的神志、呼吸、血压、心率、氧饱和度、皮肤黏膜和甲床颜色、末梢循环等变化，严密观察胸廓运动的幅度，防止纵隔摆动等。准确记录24h出入液量。

（4）保持呼吸道通畅。

①呼吸道管理：给予雾化吸入，3次/d，使呼吸道湿化，以促进排痰。

②胸壁固定：肋骨骨折胸壁塌陷处垫以厚棉垫后给予胸带加压包扎，以减少胸廓运动。控制反常呼吸，避免纵隔摆动，保持呼吸顺畅。

（5）胸腔闭式引流液的观察：严重胸部外伤致多发性肋骨骨折，胸腔内都存在着不同程度的积血、积气，肺组织挫伤，严重影响气体交换，造成患者缺氧、呼吸困难、肺不张、肺部感染，严重威胁患者生命，胸腔闭式引流可以改善上述症状。因此在护理中应注意观察。

①保持引流管的通畅，防止扭曲、受压、折叠、脱落，固定时要留有一定余地，防止患者翻身时牵拉脱落。定时挤压引流管，防止血块堵塞。

②密切观察引流液的颜色、性质、量，定时做好记录，如引流出血性液体>200mL/h，连续3h以上，应考虑为活动性出血，及时报告医师进行处理。

③保持引流管装置密闭：胸腔引流瓶的位置应低于胸腔出口平面60cm以上，胸腔引流瓶每日更换1次，引流袋有漏气应及时更换，更换时要严格无菌操作，用两把大血管钳双重交叉夹紧引流管，以免引起逆行感染和空气进入胸膜腔。

（6）呼吸机的护理：①由于反常呼吸运动使正常呼吸受限，因疼痛或紧张、焦虑、恐惧等精神因素的刺激，加上创伤所致的胸壁塌陷，使患者不敢深呼吸和咳嗽。肺活量和功能性残气量减少，肺顺应性降低，常伴有严重的呼吸窘迫和低氧血症。为了避免呼吸窘迫综合征发生，缓解呼吸困难，纠正低氧血症，恢复有效的气体交换，应及时合理使用呼吸机。②根据患者体重、呼吸情况及血气分析结果，进行呼吸机参数调节。③严密观察双侧呼吸音及胸廓起伏度，及时吸痰，监测血气分析。④加强呼吸机管路的护理，使用一次性呼吸机回路，予以每周更换1次。⑤吸痰前给纯氧。吸痰时气道内滴入生理盐水湿化液2~5mL，再进行吸痰。严格执行无菌操作原则，每次吸痰时间不超过15s，负压不宜过大，以免损伤气道黏膜。吸痰时要注意观察痰液的颜色、性质、量。同时，吸痰过程中要严密观察患者的反应，了解吸痰的效果，呼吸机的工作状态，做好记录。

（7）镇静、镇痛：患者由于肋骨骨折胸廓浮动，胸部有明显疼痛，易产生烦躁情绪，遵医嘱给药，并观察用药反应。

（8）加强心理护理。

①提供心理支持：由于此类创伤常发病突然，病情凶猛，患者缺乏心理准备。几乎100%的伤员有不同程度的恐惧心理，不能配合治疗。因此，要及时了解其心理变化，给予心理安慰，根据他们的心理特点，以和蔼的态度、恰当的语言讲解与疾病有关的医疗知识及使用呼吸机的重要性，帮助他们正确对待疾病，树立战胜疾病的信心。

②建立有效的护患交流手段：患者使用人工呼吸机，语言沟通困难。护理人员应主动关心患者，及时提供病情信息，应告诉患者不能说话是暂时的，采用非语言交流方式如手语进行护患交流，如大便——跷起拇指；小便——跷起小指；疼痛——握拳等。可以用书写板交流。

第三节　胸部损伤

一、肋骨骨折

肋骨骨折是最常见的胸部损伤，骨折多发生于第4~7肋，第9~12肋骨骨折可能伴有潜在的腹内脏器损伤。肋骨骨折分为单根单处肋骨骨折、多根单处肋骨骨折、多根多处肋骨骨折和单根多处肋骨骨折四种。多根多处肋骨骨折（一般4根以上）是最严重的肋骨骨折，可形成胸壁软化，引起反常呼吸运动，严重影响呼吸功能。间接暴力引起的肋骨骨折，骨折端常常向外折断，而引起开放性骨折，直接暴力引起的肋骨骨折，骨折端向胸腔内折断，常导致血胸、气胸和肺损伤等并发症。

（一）诊断标准

1. 临床表现及体征

（1）有车祸、坠落产生的胸部撞击、挤压伤史。

（2）胸部疼痛明显、深呼吸、咳嗽、打喷嚏、变动体位时疼痛加剧。

（3）局部肿胀、压痛或伴有瘀血斑，胸廓挤压试验（间接压痛试验）阳性，有时可触及骨擦感或骨折断端。

（4）多根多处肋骨骨折常伴发胸壁软化，胸壁反常运动，引起低氧血症、发绀。

（5）疼痛限制咳嗽动作幅度，影响气道分泌物排出，加重肺水肿及肺不张，胸壁反常运动会在伤后数小时逐渐明显起来，呼吸音减低，也可闻及啰音。

（6）伴有血胸、气胸的患者，呼吸音可以消失，叩诊可以发现浊音区和鼓音区。

2. 检查

（1）X线片较易确定肋骨连续性中断或错位的部位，并可以了解是否有血胸、气胸，纵隔或皮下气肿、肺损伤或肺不张等合并症的存在。

（2）肋软骨骨折或肋软骨与硬骨连接处骨折，不能在胸片上显示，X线需在3~6周后发现骨痂形成时才能确诊，必须根据病史、体征来明确诊断。

（二）治疗原则

1. 闭合性肋骨骨折

（1）镇静止痛可口服或注射止痛药，必要时可以采用骨折部位和肋间神经封闭术及"止疼泵"硬膜外或静脉持续给药止痛。有效控制疼痛有助于改善呼吸障碍。

（2）帮助患者咳嗽，雾化吸入，更换体位，排出分泌物，必要时经鼻导管或纤维支气管镜吸痰，预防肺不张及肺炎的发生。

（3）多头胸带固定胸部，有助于止痛和控制反常呼吸。

（4）抢救过程中要注意避免过多输入晶体液，一般不应超过 1000mL，如果伤情严重，应该适当使用胶体液或血液制品，避免进一步加重肺水肿。

（5）多根多处肋骨骨折，造成胸壁反常呼吸运动范围较小者，通常不做特殊处理，也可用棉垫加压包扎。当反常呼吸运动范围较大，胸壁严重塌陷时，如果患者条件允许，可以考虑手术固定肋骨，减少呼吸功能不全的时间。严重的胸壁软化及合并头部损伤或严重呼吸功能障碍时，可以行气管插管，呼吸机辅助呼吸，待胸壁相对稳定，反常呼吸消失后，停止辅助呼吸，拔除气管插管。

（6）合理选择使用抗生素，预防感染。

（7）有气胸、血胸等合并症时要同时处理。

2. 开放性肋骨骨折

（1）常规清创、彻底清除异物、碎骨及坏死组织，缝合伤口。

（2）开放时间过长，或污染严重的伤口，清创后引流换药。

（3）根据伤口污染程度及细菌培养结果选用敏感抗生素。

（三）常用药物

（1）抗炎镇痛药如吲哚美辛和布洛芬等，必要时也可使用阿片受体激动剂如曲马朵和吗啡等。

（2）开放性骨折使用破伤风抗毒血清（TAT）。

（3）抗生素可使用青霉素类如阿莫西林和哌拉西林等，及二代头孢菌素如头孢呋辛、头孢克洛，三代头孢菌素头孢哌酮钠、头孢唑肟钠等。

（四）护理评估

1. 健康史

①一般情况。患者的性别、年龄、职业、文化背景等。②受伤史。了解患者受伤部位、时间、经过，暴力大小、方向，受伤后意识状况，是否接受过处理等。③既往史。包括手术史、过敏史、用药史等。

2. 身体状况

（1）局部：评估受伤部位及性质；有无开放性伤口；有无活动性出血，是否有肿胀瘀血；骨折端是否外露；有无反常呼吸运动和纵隔扑动。

（2）全身：评估生命体征是否平稳，是否有呼吸困难或发绀，有无意识障碍；是否有咳嗽、咳痰，痰量和性质；有无咯血，咯血次数和量等。

（3）辅助检查：根据胸部 X 线等检查结果，评估骨折的部位、类型、数量；评估有无气胸、血胸或胸腔内其他脏器损伤。

（五）常见护理诊断/问题

1. 气体交换受损

与肋骨骨折导致的疼痛、胸廓运动受限、反常呼吸运动有关。

2. 疼痛

与胸部组织损伤有关。

3. 潜在并发症

肺部和胸腔感染。

（六）护理措施

1. 维持有效气体交换

（1）现场急救：采取紧急措施对危及生命的患者给予急救。对于出现反常呼吸的患者，可用厚棉垫加压包扎以减轻或消除胸壁的反常呼吸运动，促进患侧肺复张。

（2）清理呼吸道分泌物，鼓励患者咳出分泌物和血性痰。对气管插管或切开者，应用呼吸机辅助呼吸者，加强呼吸道护理，包括吸痰和湿化。

（3）密切观察生命体征、神志、胸腹部活动以及气促、发绀、呼吸困难等情况，若有异常，及时报告医师并协助处理。

2. 减轻疼痛

遵医嘱行胸带或宽胶布条固定，后者固定时必须由下向上叠瓦式固定，后起健侧脊柱旁，前方越过胸骨；遵医嘱应用镇痛、镇静剂或用1%普鲁卡因做肋间神经封闭；患者咳痰时，协助或指导其用双手按压患侧胸壁。

3. 预防感染

（1）密切观察体温，若体温超过38.5℃，应通知医生及时处理。

（2）鼓励并协助患者有效咳痰。

（3）对开放性损伤者，及时更换创面敷料，保持敷料洁净、干燥和引流管通畅。

（4）遵医嘱合理使用抗菌药物。

二、气胸

气胸即指胸膜腔内积气。多由于肺组织、气管、支气管、食管破裂，空气逸入胸膜腔，或因胸壁伤口穿破胸膜，外界空气进入胸膜腔所致。在胸部损伤中气胸的发生率仅次于肋骨骨折。

（一）分类

根据胸膜腔压力情况，一般分为闭合性气胸、开放性气胸和张力性气胸三类。

1. 闭合性气胸

多并发于肋骨骨折，由于肋骨断端刺破肺，空气进入胸膜腔所致。

2. 开放性气胸

多并发于因刀刃、锐器、弹片或火器等导致的胸部穿透伤。胸膜腔通过胸壁伤口与外界大气相通，外界空气可随呼吸自由出入胸膜腔。

3. 张力性气胸

主要原因是较大的肺泡破裂、较深较大的肺裂伤或支气管破裂。

（二）病理生理

1. 闭合性气胸

空气通过胸壁或肺的伤道进入胸膜腔后，伤道立即闭合，气体不再进入胸膜腔，胸腔内负压被抵消，但胸膜腔内压仍低于大气压，使患侧肺部分萎陷、有效气体交换面积减少，影响肺的通气和换气功能。

2. 开放性气胸

患侧胸膜腔与大气直接相通后负压消失，胸膜腔内压几乎等于大气压，伤侧肺被压缩而萎陷致呼吸功能障碍；若双侧胸膜腔内压力不平衡，患侧显著高于健侧时可致纵隔向健侧移位，使健侧肺受压、扩张受限。表现为：吸气时，健侧负压增大，与患侧的压力差增加，纵隔进一步向健侧移位；呼气时，两侧胸腔内压力差减少，纵隔又移回患侧，导致其位置随呼吸而左右摆动，称为纵隔扑动，可影响静脉血回流，造成严重的循环功能障碍。同时，此类患者在吸气时健侧肺扩张，不仅吸入从气管进入的空气，而且吸入由患侧肺排出的含氧量低的气体；而呼气时健侧肺气体不仅排出体外，同时亦排至患侧支气管和肺内，使低氧气体在双侧肺内重复交换而致患者严重缺氧。

3. 张力性气胸

气管、支气管或肺损伤裂口与胸膜腔相通，且形成活瓣，气体随每次吸气时从裂口进入胸腔，而呼气时活瓣关闭，气体只能入不能出，致使胸膜腔内积气不断增多，压力不断升高，导致胸膜腔压力高于大气压，又称为高压性气胸。胸腔内高压使患侧肺严重萎陷，纵隔显著向健侧移位，并挤压健侧肺组织，影响腔静脉回流，导致严重的呼吸和循环障碍。有些患者，由于高于大气压的胸膜腔内压，驱使气体经支气管、气管周围疏松结缔组织或壁层胸膜裂伤处进入纵隔或胸壁软组织，并向皮下扩散，导致纵隔气肿或颈、面、胸部等处的皮下气肿。

（三）临床表现

1. 闭合性气胸

（1）症状：胸闷、胸痛、气促和呼吸困难，其程度随胸膜腔积气量和肺萎陷程度而不同。肺萎陷在30%以下者为小量气胸，患者可无明显呼吸和循环功能紊乱的症状；肺萎陷在30%~50%者为中量气胸；肺萎陷在50%以上者为大量气胸。后两者均可出现明显的低氧血症的症状。

（2）体征：可见气管向健侧移位，患侧胸部饱满，叩诊呈鼓音，听诊呼吸音减弱甚至消失。

2. 开放性气胸

（1）症状：表现为气促、明显呼吸困难、鼻翼扇动、口唇发绀，重者伴有休克症状。

（2）体征：可见患侧胸壁的伤道，呼吸时可闻及空气进出胸腔伤口的吸吮样音；颈静脉怒张；患侧胸部叩诊呈鼓音，听诊呼吸音减弱甚至消失；气管向健侧移位。

3. 张力性气胸

（1）症状：患者表现为严重或极度呼吸困难、发绀、烦躁、意识障碍、大汗淋漓、昏迷、休克，甚至窒息。

（2）体征：气管明显向健侧偏移，颈静脉怒张，患侧胸部饱满，肋间隙增宽，呼吸幅度减低，多有皮下气肿；叩诊呈鼓音；听诊呼吸音消失。

（四）辅助检查

1. 影像学检查

主要通过胸部 X 线检查显示肺压缩和胸膜腔积气及纵隔移位情况，并可反映伴随的肋骨骨折、血胸等情况。

2. 诊断性胸腔穿刺

既能明确有无气胸的存在，又能抽出气体降低胸膜腔内压力，缓解症状。

（五）处理原则

以抢救生命为首要原则。处理包括封闭胸壁开放性伤口，通过胸膜腔闭式引流排出胸腔内积气和防治感染。

1. 不同类型气胸的处理

（1）闭合性气胸：①小量气胸者的积气一般可在 1~2 周内自行吸收，无须处理；②中量或大量气胸者，可先行胸腔穿刺抽尽积气减轻肺萎陷，必要时行胸腔闭式引流术，排出积气，促使肺尽早膨胀；③应用抗菌药物防治感染。

（2）开放性气胸：①紧急封闭伤口。使开放性气胸立即转变为闭合性气胸，赢得抢救生命的时间。可用无菌敷料如凡士林纱布、纱布、棉垫或其他清洁器材封盖伤口，再用胶布或绷带包扎固定，然后迅速转送至医院。②行胸膜腔穿刺抽气减压，暂时解除呼吸困难。③清创、缝合胸壁伤口，并做胸膜腔闭式引流。④开胸探查。对疑有胸腔内器官损伤或进行性出血者，经手术止血、修复损伤或清除异物。⑤预防和处理并发症。吸氧，补充血容量，纠正休克，应用抗菌药物预防感染。

（3）张力性气胸：是可迅速致死的危急重症，需紧急抢救处理。①迅速排气减压。危急者可在患侧锁骨中线第 2 肋间，用粗针头穿刺胸膜腔排气减压，并外接单向活瓣装置。②胸膜腔闭式引流。目的是排出气体，促使肺膨胀。放置胸腔引流管的位置是在积气最高部位（通常于锁骨中线第 2 肋间）。③开胸探查。若胸腔引流管内持续不断逸出大量气体，呼吸困难未改善，提示可能有肺和支气管的严重损伤，应手术探查并修补裂口。④应用抗菌药物防治感染。

2. 胸膜腔闭式引流目的

①引流胸腔内积气、积血和积液；②重建负压，保持纵隔的正常位置；③促进肺膨胀。

（1）适应证外伤性或自发性气胸、血胸、脓胸或心胸外科手术后引流。

（2）置管和置管位置通常在手术室置管，紧急情况下可在急诊室或患者床旁进行。可根据体征和胸部 X 线检查结果决定置管位置：①积气。由于积气多向上聚集，宜在前胸膜腔上部引流，因此常选锁骨中线第 2 肋间置管引流。②低位积液。一般于腋中线和腋后线之间第 6 ~ 7 肋间插管引流。③脓胸。常选择脓液积聚的最低位置置管。

（3）胸管种类：①用于排气。引流管应选择质地较软，既能引流，又可减少局部刺激和疼痛的、管径为 1cm 的塑胶管。②用于排液。引流管应选择质地较硬，不易折叠和堵塞，且利于通畅引流的、管径为 1.5 ~ 2.0cm 的橡皮管。

（4）胸膜腔引流的装置：传统的胸膜腔闭式引流装置有单瓶、双瓶和三瓶三种，目前临床广泛应用的是各种一次性使用的胸膜腔引流装置。

①单瓶水封闭式引流。集液瓶的橡胶瓶塞上有两个孔，分别插入长、短塑料管。瓶中盛有无菌生理盐水约 500mL，长管的下口插至液面下 3 ~ 4cm，短管下口则远离液面，使瓶内空气与外界大气相通。使用时，将长管上的橡皮管与患者的胸膜腔引流管相连接，接通后即可见长管内水柱升高，高出液平面 8 ~ 10cm，并随着患者呼吸上下波动；若无波动，则提示引流管道不通畅，有阻塞。

②双瓶水封闭式引流。包括上述收集瓶和一个水封瓶，在引流胸膜腔内液体时，水封下的密闭系统不会受到引流量的影响。

③三瓶水封闭式引流。在双瓶式基础上增加一个施加抽吸力的测压瓶。抽吸力通常取决于通气管没入液面的深度。若没入液面的深度是 15 ~ 20cm，则对该患者所施加的负压抽吸力为 1.47 ~ 1.96kPa（15 ~ 20cmH_2O）。若抽吸力超过没入液面的通气管的高度时，就会将外界空气吸入此引流系统中，所以压力控制瓶中必须始终有水泡产生方表示其具有功能并处于工作状态。

（六）护理评估

1. 术前评估

（1）健康史和相关因素：①一般情况。患者的年龄、性别、婚姻、职业、经济状况、社会、文化背景等。②受伤史。受伤时间和经过、暴力大小、受伤部位，有无昏迷、恶心、呕吐等；接受过何种处理。③有无胸部手术史、服药早和过敏史等。

（2）身体状况：①局部。a. 受伤部位及性质、有无肋骨骨折；是否有开放性伤口，伤口是否肿胀，有无活动性出血。b. 有无反常呼吸运动，气管位置有否偏移。c. 有无颈静脉怒张或皮下气肿。d. 有无肢体活动障碍。②全身。a. 生命体征是否平稳，是否有呼吸困难或发绀，为何种呼吸形态，有无休克或意识障碍。b. 是否有咳嗽、咳痰，痰量和性质；有无咯血、咯血次数和量等。

（3）辅助检查：根据胸部 X 线等检查结果，评估气胸的程度、性质以及有无胸内器官损伤等。

（4）心理-社会支持状况：患者有无恐惧或焦虑，程度如何。患者及家属对损伤及其预后的认知、心理承受程度及期望。

2. 术后评估

（1）术中情况：了解手术、麻醉方式和效果、术中出血、补液、输血情况和术后诊断。

（2）生命体征：生命体征是否平稳，麻醉是否清醒，末梢循环和呼吸状态，有无胸闷、呼吸浅快和发绀。

（3）心理状态与认知程度：有无紧张，能否配合进行术后早期活动和康复锻炼，对出院后的继续治疗是否清楚。

（七）常见护理诊断/问题

1. 气体交换受损

与疼痛、胸部损伤、胸廓活动受限或肺萎陷有关。

2. 疼痛

与组织损伤有关。

3. 潜在并发症

肺或胸腔感染。

（八）护理措施

1. 维持有效气体交换

（1）现场急救：胸部损伤患者若出现危及生命的征象时，护士应协同医师施以急救。

（2）维持呼吸功能：①对开放性气胸者，立即用敷料（最好是凡士林纱布）封闭胸壁伤口，使之成为闭合性气胸，阻止气体继续进入胸腔。②闭合性或张力性气胸积气量多者，应立即行胸膜腔穿刺抽气或闭式引流。③供氧。及时给予气促、呼吸困难和发绀患者吸氧。④体位。病情稳定者取半坐卧位，以使膈肌下降，有利呼吸。⑤人工呼吸机辅助呼吸。密切观察呼吸机工作状态和各项参数，根据病情及时调整参数。

（3）加强观察：密切观察、记录生命体征。观察患者有无气促、呼吸困难、发绀和缺氧等症状；呼吸的频率、节律和幅度等；气管移位或皮下气肿有无改善。

2. 减轻疼痛与不适

（1）当患者咳嗽咳痰时，协助或指导患者及其家属用双手按压患侧胸壁，以减轻咳嗽时疼痛。

（2）遵医嘱给予止痛剂。

3. 预防肺部和胸腔感染

（1）密切监测体温：每 4 小时测量 1 次，若有异常，及时通知医师并配合处理。

（2）严格无菌操作：①及时更换引流瓶，避免胸腔引流管受压、扭曲，保持胸腔闭式引流通畅；②及时更换和保持胸壁伤口敷料清洁、干燥。

（3）协助患者咳嗽咳痰：帮助患者翻身、坐起、拍背、咳嗽，指导其做深呼吸运动，以促进肺扩张，减少肺不张或肺部感染等并发症。

（4）遵医嘱合理使用抗菌药物。

（5）加强对气管插管或切开的护理：对于做气管插管或气管切开、人工呼吸机辅助呼吸的患者做好呼吸道护理，包括清洁、湿化和保持通畅，以维持有效气体交换。

4. 做好胸膜腔闭式引流的护理

（1）保持管道密闭：①随时检查引流装置是否密闭、引流管有无脱落；②保持水封瓶长管没入水中 3~4cm 并直立；③用油纱布严密包盖胸膜腔引流管周围；④搬动患者或更换引流瓶时，应双重夹闭引流管，防止空气进入；⑤若引流管连接处脱落或引流瓶损坏，应立即用双钳夹闭胸壁引流导管，并更换引流装置；⑥若引流管从胸腔滑脱，应立即用手捏闭伤口处皮肤，消毒处理后，用凡士林纱布封闭伤口，并协助医师进一步处理。

（2）严格无菌技术操作，防止逆行感染：①保持引流装置无菌；②保持胸壁引流口处敷料清洁、干燥，一旦渗湿应及时更换；③引流瓶应低于胸壁引流口平面 60~100cm，防止瓶内液体逆入胸膜腔；④按时更换引流瓶，更换时严格遵守无菌技术操作规程。

（3）保持引流通畅：①体位。患者取半坐卧位和经常改变体位，依靠重力引流。②定时挤压胸膜腔引流管，防止其阻塞、扭曲和受压。③鼓励患者咳嗽和深呼吸，以便胸腔内气体和液体排出，促进肺扩张。

（4）观察和记录：①密切观察长管中水柱随呼吸上下波动的情况，有无波动是提示引流管是否通畅的重要标志。水柱波动幅度反映无效腔的大小和胸膜腔内负压的情况。一般情况下，水柱上下波动的范围为 4~6cm。若水柱波动过大，提示可能存在肺不张；若无波动，提示引流管不通畅或肺已经完全扩张；若患者表现为气促、胸闷、气管向健侧偏移等肺受压症状，则提示血块阻塞引流管，应积极采取措施，捏挤或用负压间断抽吸引流瓶中的短管，促使其通畅，并及时通知医师处理。②观察并准确记录引流液的颜色、性质和量。

（5）拔管：①拔管指征。置管引流 48~72 小时后，临床观察引流瓶中无气体溢出且颜色变浅、24 小时引流液量少于 50mL、脓液少于 10mL、胸部 X 线摄片显示肺膨胀良好无漏气、患者无呼吸困难或气促时，即可终止引流，考虑拔管。②协助医师拔管。嘱患者先深吸一口气，在其吸气末迅速拔管，并立即用凡士林纱布和厚敷料封闭胸壁伤口并包扎固定。③拔管后观察。拔管后 24 小时内应密切观察患者是否有胸闷、呼吸困难、发绀、切口漏气、渗液、出血和皮下气肿等，若发现异常及时通知医师处理。

5. 健康教育

（1）急救知识：①变开放性气胸为闭合性气胸。即在发生胸腔开放性损伤的危急情况下，立即用无菌或清洁的敷料或棉织物加压包扎，阻止外界空气通过伤口不断进入胸腔内而压迫心肺和大血管、危及生命。②采取合适体位。当胸部损伤患者合并昏迷或休克时取平卧位。

（2）出院指导：①注意安全，防止发生意外事故。②肋骨骨折患者在3个月后应复查胸部 X 检查，以了解骨折愈合情况。③合理休息，加强营养的摄入。

（九）护理评价

（1）患者呼吸功能是否恢复正常，有无气促、呼吸困难或发绀等。

（2）患者疼痛是否减轻或消失。

（3）患者的病情变化是否被及时发现和处理，并发症是否得到有效预防或控制。

三、血胸

（一）概述

胸膜腔内积血称为血胸。血胸常与气胸同时存在，称为血气胸。血胸发生后，因为胸膜腔内血液的积聚和压力的增高，患侧肺受压萎陷，纵隔移向健侧，致健侧肺受压，从而阻碍腔静脉回流，严重影响呼吸和循环功能。由于肺、心脏和膈肌运动起着去纤维蛋白作用，故胸腔内积血多不凝固。如短时间内大量出血，去纤维蛋白作用不完全，积血即可凝固，称为凝固性血胸。血液是细菌良好的培养基，容易并发感染，形成脓胸。

（二）护理评估

1. 健康史

多由胸部损伤造成，肋骨断端或利器损伤可刺破肺、心脏、血管导致胸膜腔积血。

2. 身体状况

（1）症状：小量血胸（<500mL），可无明显症状。中量（500～1000mL）和大量血胸（>1000mL），可出现脉搏细弱、四肢湿冷、血压下降、尿量减少等休克表现，同时还会出现气促、胸闷和呼吸困难。

（2）体征：肋间隙饱满、气管向健侧移位，伤侧胸部叩诊呈浊音，呼吸音减弱或消失。

3. 心理-社会状况

意外伤害常使患者感到紧张、焦虑、恐惧，尤其是患者出现大量的血胸，出现失血性休克的表现，常使患者产生濒死感。

4. 辅助检查

（1）胸部 X 线检查：小量血胸可仅有肋膈角消失，大量血胸可显示胸腔有大片积液阴影，纵隔可向健侧移位。血气胸者可见气液平面。

（2）实验室检查：血常规可示红细胞计数、血红蛋白、血细胞比容降低。

（3）胸膜腔穿刺：穿刺抽出不凝血液即可确诊。

5. 治疗要点

小量血胸无须治疗，可自行吸收。积血较多的，早期行胸膜腔穿刺抽血，必要时行胸膜腔闭式引流。进行性血胸应在补充血容量、抗休克的同时剖胸探查止血。凝固性血胸在出血停止数日内剖胸清除积血和血块，防止感染和机化。对血块已机化者，尽早行胸膜纤维组织剥除术。

（三）护理问题

1. 气体交换受损

与肺组织受压、肺损伤有关。

2. 有体液不足的危险

与失血有关。

3. 焦虑

与突然外伤打击、手术有关。

4. 潜在并发症

休克、感染。

（四）护理措施

1. 心理护理

加强与患者及家属的沟通，安慰、鼓励、关心、体贴患者，说明各种诊疗、护理操作的必要性和安全性，减轻其恐惧和焦虑不安，使其树立信心，积极配合治疗。

2. 观察病情

密切观察患者的生命体征变化，必要时每 15~30 分钟监测一次，出现以下情况提示进行性血胸：①脉搏逐渐增快，血压持续下降或输血输液后血压不升或升高后又迅速下降。②红细胞计数、血红蛋白、血细胞比容持续下降。③胸膜腔闭式引流量每小时大于 200mL，并持续 2~3 小时以上。④胸膜腔穿刺抽出的血液很快凝固或因血液凝固抽不出来，胸部 X 线显示胸膜腔阴影持续增大。

3. 维持

有效的呼吸功能清除口腔或呼吸道血液、痰液，保持呼吸道通畅，防止窒息。

4. 防治感染

密切观察患者体温变化，严格无菌操作。遵医嘱使用抗生素。鼓励患者咳嗽、咳痰，防止肺不张。

5. 维持正常的心排血量

迅速建立静脉通路，快速补充血容量抗休克，维持水、电解质及酸碱平衡。

第四节　肺结核

一、基本概念

肺结核（PTB）是由结核分枝杆菌引发的慢性传染性疾病，可侵及多个脏器，以肺部受累形成肺结核最为常见。

二、传播途径

肺结核的主要传播途径是经呼吸道传播。

三、传染源

排菌肺结核患者是肺结核的主要传染源。

四、病理变化

结核病的基本病理变化是炎性渗出、增生和干酪样坏死。结核病的病理过程特点是破坏与修复常同时进行，故上述三种病理变化多同时存在，也可以某一种变化为主，而且可相互转化。

五、临床表现

（一）咳嗽、咳痰

为常见症状，多以干咳或咳少量白色黏液痰为主。

（二）咯血

部分患者可伴有咯血，咯血量的多少因病灶累及血管的部位、大小而不同。当结核坏死灶累及肺毛细血管壁时，表现为痰中带血；若累及大血管，可出现量不等的咯血；若空洞内形成的动脉瘤或者支气管动脉破裂时可出现致命的大咯血，容易发生失血性休克。

（三）胸痛

当结核累及胸膜时，相应胸壁有刺痛感，一般并不剧烈，随呼吸运动和咳嗽而加重。

（四）呼吸困难

一般肺结核患者无呼吸困难，干酪样肺炎和大量胸腔积液的患者，可出现呼吸困难症状。

（五）发热

表现为午后低热，一般不超过 38℃，部分患者伴有乏力、食欲减退、体重减轻、盗汗等。当肺部病灶急剧进展播散时，可有高热、畏寒。

（六）结核变态反应

（1）结节红斑：皮肤的结节性红斑，表现为突然发病、高热头痛，3~4 天后于两下肢小腿伸侧出现大小不等的红色斑块，腿部疼痛，体温下降后红斑变苍白，之后遗留淡褐色斑块

（2）泡性结膜炎：是机体对内源性微生物蛋白质及毒素引起的表现在结膜上皮细胞的一

种迟发性变应性反应。春、夏季多见，多发生于女性儿童和青少年，特别是偏食和腺病体质者。其特点是在结膜反复出现结节状病变，周围结膜局限性充血。

（3）结核风湿症（Poncet 综合征）：少数患者可有类似于风湿热样的表现，以四肢大关节较常受累。受累关节附近皮肤出现结节性红斑、环形红斑、关节痛等，称为结核性风湿症。本症以青少年女性多见。

六、急症

肺结核急症包括：①咯血；②自发性气胸；③慢性肺源性心脏病。

七、辅助检查

（一）胸部 X 线检查

是诊断肺结核的常规首选方法。

（二）痰结核分枝杆菌检查

（1）痰标本的收集：肺结核患者的排菌具有间断性和不均匀性的特点，所以要多次查痰。初诊患者至少送 3 份痰标本，包括清晨痰、夜间痰和即时痰。

（2）痰涂片检查：目前 WHO 推荐使用 LED 荧光显微镜检测抗酸杆菌，具有省时、方便的优点，适用于痰检数量较大的实验室。痰涂片检查阳性只能说明痰中含有抗酸杆菌，不能区分是结核分枝杆菌还是非结核性分枝杆菌，由于非结核性分枝杆菌致病的机会非常少，故痰中检出抗酸杆菌对诊断肺结核有极重要的意义。

（3）培养法：结核分枝杆菌培养为痰结核分枝杆菌检查提供可靠的结果，灵敏度高于涂片法，常作为结核病诊断的"金标准"。

（4）药物敏感性测定。

（5）其他检测技术：如 PCR、核酸探针检测特异性 DNA 片段等。

（三）纤维支气管镜检查

常应用于支气管结核和淋巴结支气管瘘的诊断，可在病灶部位钳取活体组织进行病理学检查和结核分枝杆菌培养，对于肺内结核病灶，可以采集分泌物或冲洗液标本做病原体检查，也可经支气管肺活检获取标本检查。

（四）结核菌素试验

又称为 PPD 试验，广泛应用于检出结核分枝杆菌的感染，而非检出结核病。对儿童、少年和青年的结核病诊断有参考意义。结核菌素试验的方法是取 0.1mL（5U）PPD 于左前臂屈侧中上 1/3 处（避开瘢痕和硬结）进行皮内注射，48~72 小时后观察结果。结核菌素试验阳性仅表示曾有结核菌的感染，并不一定为结核病，若为强阳性（+++），常提示为活动性结核病，具有诊断价值。需注意的是，若结果为阴性，也不能完全排除结核病的可能。

（五）γ-干扰素释放试验

由于成本较高等原因，目前多用于研究评价工作，尚未广泛推行。

八、分类标准

我国实施的结核病分类标准（WS196-2001）突出了对痰结核分枝杆菌检查和化疗史的描述，取消按活动性程度及转归分期的分类，使分类法更符合现代结核病控制的概念和实用性。其具体分类如下所述。

（一）原发性肺结核

含原发综合征及胸内淋巴结结核。

（二）血行播散型肺结核

含急性血行播散型肺结核（急性粟粒型肺结核）及亚急性、慢性血行播散型肺结核。

（三）继发型肺结核

含浸润性肺结核、纤维空洞性肺结核和干酪样肺炎等。

（四）结核性胸膜炎

含结核性干性胸膜炎、结核性渗出性胸膜炎、结核性脓胸。

（五）其他肺外结核

按部位和脏器命名，如骨关节结核、肾结核、肠结核等

（六）菌阴肺结核

菌阴肺结核为三次痰涂片及一次培养阴性的肺结核。

九、治疗方法

（一）化学治疗

（二）对症治疗

咯血的治疗。

（三）糖皮质激素治疗

主要是利用其抗感染、抗毒作用，仅用于结核毒性症状严重者。

（四）肺结核外科手术治疗

对于化疗效果不佳或伴有肺结核空洞不闭合、肺结核合并大咯血患者，可考虑外科手术切除病变组织，它是消灭慢性传染病原、预防复发和治疗各种严重并发症的有效手段。患者术前、术后均应使用有效的抗结核药配合治疗。

十、化学治疗

（一）化学治疗原则

早期、联合、适量、规律、全程。整个治疗方案分强化和巩固两个阶段。

（二）化学治疗的主要作用

杀菌、防止耐药菌产生、灭菌。

（三）常用抗结核病药物

异烟肼、利福平、链霉素、吡嗪酰胺、乙胺丁醇、对氨基水杨酸钠等。

（四）标准的化学治疗方法

（1）初始活动性肺结核（含涂阳和涂阴）治疗方案为以下几种。

①每天用药方案如下所述。a. 强化期。异烟肼、利福平、吡嗪酰胺和乙胺丁醇，顿服，2个月。b. 巩固期。异烟肼、利福平，顿服4个月。其简写为2HRZE/4HR。

②间歇用药方案：a. 强化期。异烟肼、利福平、吡嗪酰胺和乙胺丁醇，隔天一次或每周3次，2个月。b. 巩固期。异烟肼、利福平，隔天一次或每周3次，4个月。其简写为 $2H_3R_3Z_3E_3/4H_3R_3$。

（2）复治涂阳肺结核治疗方案：复治涂阳肺结核患者强烈推荐进行药物敏感试验，敏感患者按下列方案治疗，耐药者纳入耐药方案治疗。

①复治涂阳敏感用药方案具体如下所述。a. 强化期。异烟肼、利福平、吡嗪酰胺、链霉素和乙胺丁醇，每天一次，2个月。b. 巩固期。异烟肼、利福平和乙胺丁醇，每天一次，6~10个月。巩固期治疗4个月时，痰菌未转为阴性，可继续延长治疗期至6~10个月。其简写为2HRZSE/6~10HRE。

②间歇用药方案：a. 强化期。异烟肼、利福平、吡嗪酰胺、链霉素和乙胺丁醇，隔天一次或每周3次，2个月。b. 巩固期。异烟肼、利福平和乙胺丁醇，隔天一次或每周3次，6个月。其简写为 $2H_3R_3Z_3S_3E_3/6~10H_3R_3E_3$。

上述间歇方案为我国结核病规划所采用，但必须采用全程督导化疗管理，以保证患者不间断地规律用药。

十一、常用抗结核药物的毒副作用及注意事项

（一）异烟肼

为全杀菌药，可强力杀灭细胞内、外环境中快速增殖和慢速增殖结核菌，一般剂量不良反应少，对巨噬细胞内外的结核分枝杆菌均具有杀菌作用。

（1）主要不良反应：偶有眩晕、周围神经炎、精神异常、发热、皮疹等。

（2）注意事项：避免与抗酸药物同时服用、注意消化道反应，肢体远端感觉及精神状态、定期查肝功能（一般每月一次），可抑制抗凝药物代谢，使抗凝作用增强。

（二）利福平

为全杀菌药、对间歇生长的菌群具有比异烟肼更强的杀菌作用。对巨噬细胞内外的结核分枝杆菌均有快速杀菌作用，特别是对C菌群有独特的杀菌作用。

（1）主要不良反应：偶有可逆性血清谷丙转氨酶升高，胃肠道不适，腹泻、白细胞及血小板计数减少，流感样综合征，急性肾功能衰竭。

（2）注意事项：体液及分泌物会呈橘黄色，可使隐形眼镜永久变色，监测肝脏毒性及过敏反应，会加速口服避孕药、口服降糖药、茶碱、抗凝血等药物的排泄，使药效降低或失效。

（三）链霉素

对巨噬细胞外碱性环境中的快速增殖菌有较强的杀菌作用（故称为半杀菌药）。能很好地通过浆膜腔，但很少通过正常的血脑屏障。

（1）主要不良反应：一般有听神经损害，眩晕，听力减退，口周麻木，过敏性皮疹等。

（2）注意事项：进行听力检查，注意观察听力变化及有无平衡失调（用药前，以及用药后 1~2 个月复查一次），了解尿常规及肾功能的变化。

（四）吡嗪酰胺

为半杀菌药，特别是在巨噬细胞内酸性环境中，具有很强的灭菌作用，主要是杀灭巨噬细胞内酸性环境中的 B 菌群。在病变处于急性炎症变化阶段的前 2 个月，灭菌作用更高。因此，应用吡嗪酰胺不但可以缩短疗程，同时也可以减少复发率。

（1）主要不良反应：可引起发热、黄疸、肝功能损害及痛风。

（2）注意事项：警惕肝脏毒性，注意关节疼痛、皮疹等反应，定期监测血清尿酸，避免日光过度照射。

（五）乙胺丁醇

为合成药，对结核菌及其他分枝杆菌有效，但对其他微生物如真菌无效。口服易吸收，其作用主要是抑制结核菌的生长，用于防止对主要杀菌药物（异烟肼、利福平、链霉素）产生耐药性。

主要不良反应有视神经损害、视力减退、中心盲点和绿点视觉丧失，一般多见于治疗后 2 个多月。

（六）对氨基水杨酸钠

对结核杆菌有选择性的抑菌作用，仅作用于吞噬细胞外的结核分枝杆菌。

（1）主要不良反应：胃肠道及过敏反应，有恶心、呕吐、食欲减退、腹痛、腹泻、皮疹、黄疸及肝功能损害。

（2）注意事项：监测不良反应的症状、体征、定期查肝功能。

十二、化疗药物所致不良反应的预防及护理措施

（一）胃肠道不良反应

胃肠道反应是患者在服用化疗药物期间最常见的不良反应，常在用药后 2~28 小时内发生，主要表现为食欲缺乏、恶心、呕吐、腹泻等。护理措施具体如下所述。

（1）服药前需充分与患者沟通，鼓励患者认识到轻度的胃肠道不良反应，通常在治疗数周后消失，是可以耐受的。

（2）将引起不良反应的药品餐后或睡前顿服可减轻患者胃肠道反应的发生。

（3）如患者消化道症状较重时，可在服药前 30 分钟遵医嘱使用止吐药。如症状持续加重或疑有胃炎、溃疡时，应立即停用相关药物。

（4）鼓励患者多饮水，保持每天尿量在 2000mL 以上，以促进毒性代谢产物的排出。

（5）采用艾灸中脘穴、神阙穴可缓解抗结核药引起的胃肠道不良反应。具体方法：使用三孔艾灸盒，将长度为 2cm 的艾炷置于两端孔内，点燃艾炷，准确取穴，置其于中脘穴、神阙穴之上，温和灸 15~20 分钟，1 次/天，10 天为 1 个疗程，2 个疗程后，患者胃肠道反应症状可得到缓解或消失。

（二）过敏反应

抗结核药物所致的过敏反应多出现在服药后 1~3 天，常表现为全身或局部皮肤瘙痒、斑丘疹，严重时可出现全身剥脱性皮炎。护理措施包括以下几点。

（1）抗结核治疗期间，避免食用茄子、无鳞鱼及不新鲜的海鱼、淡水鱼，以避免或降低过敏反应的发生。

（2）避免将异烟肼和含酪胺的食物（奶酪、红酒）同时服用。

（3）出现轻微皮肤发红时无须停药，严重药疹表现时需立即停药，行抗过敏治疗，待患者药疹消退后，再逐一试用治疗药，从最不易引起过敏反应的药品（利福平或异烟肼）开始，对高度可疑的过敏药品不再使用。

（4）剥脱性皮炎患者需保持皮肤清洁，每天温水清洗局部，不可强行剥离皮屑，以免造成局部感染。

（5）补充水分及维生素，避免进食辛辣、刺激食物。

（三）药物性肝功能损害

多出现在治疗 30~60 天，主要临床表现为恶心、呕吐、纳差、腹胀、肝区疼痛、肝功能监测异常等。护理措施包括以下几点。

（1）针对既往有肝病史、酗酒史及高龄等高危患者，应充分考虑潜在危险因素，在抗结核治疗的开始即加入保肝药物治疗可降低药物性肝损害的发生率。

（2）患者出现消化道症状时应急查肝功能，以便与胃肠道不良反应相区分。

（3）禁酒，少食脂肪、糖类食物，增加蛋白质、维生素及纤维素的摄入，特别是维生素 C 和维生素 K 的摄入。

（4）ALT<3 倍 ULN，患者无明显症状时，可在抗结核的同时给予保肝降酶治疗；ALT≥5 倍 ULN 或患者伴有明显黄疸、恶心呕吐等症状时应立即停用所有抗结核药物，积极保肝治疗。

（5）抗结核治疗的前 2 个月每周监测患者肝功能，2 个月后如各项指标稳定则可每月监测一次，发现异常及时处理。

十三、耐药结核的控制及护理

（一）控制

耐药结核的控制措施主要包括管理控制、环境控制和呼吸防护。

（1）培养阳性的耐药结核患者，尤其是 MDR 和 XDR-TB 应与其他结核患者分开，病房每天用循环风消毒机进行空气消毒 60 分钟，有条件者可单独安置于负压病房。

（2）受结核分枝杆菌感染易发病的高危人群，如 HIV 感染者、硅沉着病、糖尿病、长期接受皮质激素或其他免疫抑制剂治疗者，尤其是儿童、与肺结核痰菌阳性者有长期亲密接触者（主要为家庭成员）等，需遵医嘱使用异烟肼或联合使用乙胺丁醇以进行药物预防。

（3）根据患者既往用药史和药物敏感试验结果，详细了解耐药情况，制订个体化治疗方案。

（4）患者在病情允许的情况下，需正确佩戴一次性外科口罩，医护人员及密切接触者需佩戴医用防护口罩。

（5）对患者进行咳嗽礼仪和呼吸道隔离管理培训，避免对着他人咳嗽或打喷嚏，咳嗽时用手或纸巾遮盖口鼻。

（6）不随地吐痰，嘱患者将痰液吐在专用加盖痰杯中，并经 2000mg/L 的消毒液浸泡处理后放于塑料袋中密封，送焚烧处统一处理。

（7）患者尽量不到公开场合去，外出检查时，病房工作人员应加强与护送人员的交接，督导患者正确佩戴口罩。

（8）定期做好病室细菌培养，防止交叉感染。

（二）护理

（1）饮食护理：耐药结核为慢性消耗性疾病，饮食应多样化。鼓励患者进食高蛋白、高热量、高维生素饮食，如牛奶、瘦肉、鸡蛋等。避免进食刺激性强的食物。

（2）用药护理：耐药结核患者服药疗程长达 24 个月甚至更久，应向患者宣传不规范用药的危害性及对预后的影响，使者能够积极主动接受、配合治疗。

（3）心理护理：耐药结核以复治患者多见，因其病程长、费用高，患者容易产生消极、悲观心理，甚至拒绝治疗。向患者讲解疾病相关知识，引导患者选择适合自己的娱乐消遣方式以减轻焦虑情绪；鼓励家属关爱患者，不歧视患者，取得家庭社会支持。

十四、肺结核外科治疗的方法

（一）肺切除术

为目前常用的肺结核外科治疗方法。

（二）胸廓成形术

近年来很少采用，原因是其疗效有限，术后易并发脊柱畸形。

十五、肺结核外科治疗肺切除术的适应证

（一）肺结核空洞

（1）后壁空洞：内层有较厚的结核肉芽组织，外层有坚韧的纤维组织，不易闭合。

（2）张力空洞：支气管内有肉芽组织阻塞，引流不畅。

（3）巨大空洞：病变广泛，肺组织破坏较多，空洞周围纤维化并与胸膜粘连固定，不易

闭合。

（4）下叶空洞：萎陷疗法不能使其闭合。

（二）结核性球形病灶（结核球）

直径大于 2cm 的结核球或干酪样病灶不易愈合，且有时溶解液化成为空洞，故应切除。当结核球难以与肺癌鉴别，或并发肺泡癌或瘢痕组织发生癌变，也应尽早做手术切除。

（三）毁损肺

肺叶或一侧全肺毁损，有广泛的干酪病变、空洞、纤维化和支气管狭窄或扩张，肺功能已基本丧失，药物治疗难以奏效，且成为感染源，引起反复的化脓菌或真菌感染。

（四）结核性支气管狭窄或支气管扩张

瘢痕组织可造成肺段或肺叶不张。结核病灶及肺组织纤维化又可造成支气管扩张，继发感染，引起反复咳痰、咯血。

（五）反复或持续咯血

经药物治疗无效，病情危急时，通过纤维支气管镜检查确定出血部位，可将出血病肺切除以挽救患者生命。

（六）其他适应证

（1）久治不愈的慢性纤维干酪型肺结核，反复发作，病灶比较集中在某一肺叶内。
（2）胸廓成形术后仍有排菌，如有条件可考虑切除治疗。
（3）诊断不确定的肺部可疑块状阴影或原因不明的肺不张。

十六、肺结核外科治疗肺切除术的禁忌证

（一）肺结核正在扩展或处于活动期

全身症状重，红细胞沉降率等基本指标不正常，或肺内其他部位出现新的浸润性病灶。

（二）一般情况和心肺代偿能力差

临床检查及肺功能测定提示病肺切除后将严重影响患者呼吸功能者。

（三）合并肺外其他脏器结核病

经过系统的抗结核治疗，病情仍在进展或恶化者。

十七、术前护理评估要点

（一）询问

询问患者病史与用药疗效情况、患者现状并及时与主治医师沟通。

（二）支气管镜检查

痰菌阳性者应做支气管镜检查，观察有无支气管内膜结核。有内膜结核者应继续抗结核治疗，直到病情稳定。

（三）手术的最佳时机

肺结核患者术前准备要充分，争取病变稳定，痰菌转阴，但不宜拖延，以免出现耐药菌株。合适的手术时机是化疗后 6~9 个月，在此段时间内，大部分可逆性病变已经愈合或消退。

（四）术前健康宣教

呼吸功能训练、加强全身营养、用药规范、药物毒副作用的自身观察、定期复查及心理护理等。

十八、术后并发症及护理

（一）支气管胸膜瘘

其发生率较非结核性肺切除术高，占 5%~10%，多因支气管残端内膜结核缝合不妥造成。肺切除术后，如发现胸腔引流持续漏气超过 10~14 天，应怀疑支气管胸膜瘘。于胸腔内注入亚甲蓝液 1~2mL，如患者咳出带有蓝色的痰液即可确诊。术后早期发生支气管胸膜瘘时，患者可感呼吸困难、呛咳、痰量增多，并有少量咯血。如自瘘吸入胸腔积液，可引起窒息。术后早期可重新手术修补瘘口，中至晚期患者宜安置胸腔闭式引流，并告知患者患侧卧位，抬高健侧肺，以防患侧胸液经瘘口流入对侧支气管内，使患者窒息并造成健侧肺感染。抬高健侧肺还利于健侧肺代偿性扩张。若引流 4~6 周瘘口仍不闭合，需按慢性脓胸护理。

（二）顽固性含气残腔

大多不产生症状，空腔可保持无菌，应严密观察并采用药物治疗，数月后逐渐消失。少数有呼吸困难、发热、咯血或持续肺泡漏气等征象，可按支气管瘘护理。

（三）脓胸

结核病的肺切除后遗留的残腔易并发感染引起脓胸，其发病率较非结核病者高。护理对策同一般脓胸，即患者取半坐卧位，以利呼吸和引流，保持胸腔引流管通畅，维持有效引流，观察引流液的颜色、性状、量，并做好护理记录。鼓励患者进食高蛋白、高热量和富含维生素的食物。有贫血者适当给予输血、血浆或人血白蛋白以纠正贫血、低蛋白血症和营养不良，增强机体免疫机制等。

（四）结核播散

麻醉操作、患者体位、术后不能有效排痰及发生支气管胸膜瘘等，都能引起结核播散，通常可用药物控制。术前、术后合理化疗（至少 6 个月），可减少此并发症。

十九、预防保健

（1）结核病重在预防，现代社会提供给人们优越便捷生活的同时，也使生活节奏变得过于紧张，部分人的生活失去正常规律，运动减少，糖尿病及免疫系统疾病增多，部分人的免疫力下降，人口流动带来疾病传播机会的增加等等，都使得结核病有死灰复燃的机会，所以加强对结核病的认识，提高警惕，提倡健康生活，才能防患于未然。新生儿及时接种卡介苗。

（2）患者居室开窗接受阳光照射，保持室内空气流通。

（3）患者的衣物、被褥要经常洗晒。

（4）患者的餐具可煮沸消毒。

（5）患者不要随地吐痰，要将痰吐在纸上，再作焚烧处理。

（6）有传染性的患者在隔离期避免到公共场所活动，也不要近距离对别人咳嗽、高声谈笑，咳嗽、打喷嚏时要用手帕或纸巾掩口鼻，以免传染给他人。

（7）当家中出现传染性强的排菌肺结核患者时，要确定家庭其他成员是否也感染上结核菌。家庭中其他成员应及时到结核病防治机构检查，以便早发现，早治疗。尤其是老人、儿童抵抗力较差，容易感染上结核病。

（8）平衡饮食，加强体育锻炼，增强体质，劳逸结合。

（9）对 15 岁以下儿童接触者，做结核菌素试验，反应强阳性者 20mm 以上，考虑预防性服用异烟肼 3~6 个月。

（10）禁止烟酒，少吃刺激性食物，以减少咳嗽。吸烟能促进结核病的发生和活动。吸烟者结核病患病率明显高于不吸烟者。吸烟还常延误结核病的发现和诊断，影响结核病的治疗效果。

（11）定期复查。可做胸透、胸部 X 线片、血常规和红细胞沉降率，以观察病情变化和药物疗效。

第五节　急性乳房炎

急性乳房炎指乳房的急性化脓性感染。多发生于产后哺乳期妇女，以初产妇最为常见，好发于产后 3~4 周。致病菌主要为金黄色葡萄球菌，少数为链球菌。

一、病因

（一）乳汁淤积

乳汁淤积有利于入侵细菌的生长繁殖。引起乳汁淤积的主要原因有以下三点。

1. 乳头发育不良（过小或凹陷）

妨碍正常哺乳。

2. 乳汁过多或婴儿吸乳过少

以致不能完全排空乳汁。

3. 乳管不通畅

影响乳汁排出。

（二）细菌入侵

乳头破损或皲裂是使细菌沿淋巴管入侵感染的主要原因；婴儿患口腔炎或含乳头睡眠，易使细菌直接侵入乳管，上行至腺小叶而致感染。

二、病理

急性乳房炎局部可出现炎性肿块，一般在数天后可形成脓肿。脓肿可以是单房或多房性。表浅脓肿可向外溃破或破入乳管自乳头流出，深部脓肿除可缓慢向外溃破外，也可向深部穿至乳房与胸肌间的疏松组织中，形成乳房后脓肿。感染严重者，可并发脓毒症。

三、临床表现

（一）局部

患侧乳房胀痛，局部红、肿、热，并有压痛性肿块；常伴患侧腋窝淋巴结肿大和触痛。

（二）全身

随炎症发展，患者可有寒战、高热和脉搏加快。

四、辅助检查

（一）实验室检查

血常规检查示血白细胞计数及中性粒细胞比例升高。

（二）诊断性穿刺

在乳房肿块波动最明显的部位或压痛最明显的区域穿刺，抽到脓液表示脓肿已形成，脓液应做细菌培养及药物敏感试验。

五、治疗要点

控制感染、排空乳汁。脓肿形成前主要以抗菌药物等治疗为主；脓肿形成后，则需及时行脓肿切开引流。

（一）非手术处理

1. 局部处理

①患乳停止哺乳，排空乳汁；②热敷、药物外敷或理疗，以促进炎症的消散；外敷药可用金黄散或鱼石脂软膏；局部皮肤水肿明显者，可用25%硫酸镁溶液湿热敷。

2. 抗感染

（1）抗菌药物：原则为早期、足量应用抗菌药物。首选青霉素类抗菌药物或根据脓液的细菌培养和药物敏感试验结果选用。由于抗菌药物可被吸收至乳汁，故应避免使用对婴儿有不良影响的抗菌药物，如四环素、氨基糖苷类、磺胺药和甲硝唑等。

（2）中药治疗：服用清热解毒类中药。

（3）终止乳汁分泌：感染严重、脓肿引流后或并发乳瘘者应终止乳汁分泌。常用方法：①口服溴隐亭1.25mg，每日2次，服用7~14日；或己烯雌酚1~2mg，每日3次，共2~3日；②肌内注射苯甲酸雌二醇，每次2mg，每日1次，至乳汁分泌停止；③中药炒麦芽，每日60mg水煎，分2次服用，共2~3日。

（二）手术处理

脓肿切开引流。脓肿形成后，应及时做脓肿切开引流。脓肿切开引流时应注意：①切口呈放射状，以避免损伤乳管发生乳瘘；乳晕部脓肿可沿乳晕边缘做弧形切口；乳房深部或乳房后脓肿可在乳房下缘做弓形切口；②分离多房脓肿的房间隔膜以利引流；③为保证引流通畅，引流条应放在脓腔最低部位，必要时另加切口做对口引流。

六、护理措施

（一）一般护理

给予患者高蛋白、高维生素、高热量、低脂肪、易消化的食物，保证充足水分的摄入，注意休息，适当运动。加强哺乳期乳房的清洁护理。

（二）病情观察

观察局部肿块有无变化，定时检测患者生命体征，并定时查血常规，了解白细胞计数及中性粒细胞比例的变化情况。

（三）防止乳汁淤积

患侧乳房停止哺乳，用吸乳器吸净乳汁；健侧乳房不停止哺乳，应注意保持乳头清洁，观察乳汁的颜色。

（四）促进局部血液循环

用宽松的乳罩托起乳房，局部热敷或理疗减轻疼痛，局部水肿明显者，用50%硫酸镁溶液外敷。

（五）用药护理

按医嘱早期、足量应用抗菌药；局部金黄散或鱼石脂软膏外敷。

（六）对症护理

高热者给予物理降温，必要时按医嘱用解热镇痛药。

（七）切口护理

脓肿切开引流后，每天换药，保持引流通畅。

（八）心理护理

向患者解释不能进行母乳喂养和疼痛的原因，让患者了解，炎症消退后，乳房的功能及形态均不会受到明显影响，消除患者的思想顾虑，保持心情舒畅。

七、护理评价

患者乳房的疼痛是否缓解；体温是否降至正常；是否掌握了排空乳汁和正确哺乳的方法。

八、健康教育

（一）纠正乳头内陷

乳头内陷者可在分娩前 3~4 个月开始每天挤、捏、提拉乳头，使内陷得到纠正。

（二）保持乳房清洁

妊娠期经常用温水、肥皂水清洗两侧乳头，后期每日清洗 1 次；产后每次哺乳前后均需清洁乳头。

（三）治疗乳头破损

有乳头破损或皲裂者，暂停哺乳，用吸乳器吸出乳汁；局部用温水清洗后涂抗生素软膏，待痊愈后再哺乳。

（四）养成良好哺乳习惯

每次哺乳时尽量吸净乳汁，如有乳汁淤积，可用吸乳器或手法按摩帮助排空乳汁。勿让婴儿含乳头睡觉，预防和治疗婴儿口腔炎症。

第六节　原发性纵隔肿瘤

纵隔是位于两侧胸膜之间的一个间隙，上连颈部，其底为膈肌，前有胸骨，后靠脊柱。纵隔内有心脏、心包和胸内大血管、气管、支气管、食管、胸腺、迷走神经、交感神经、膈神经、淋巴结、淋巴管、胸导管和结缔组织、脂肪组织，也有异位和胎生遗留的组织。由于纵隔内组织器官较多，其胎生来源又复杂，故其原发性肿瘤及囊肿多种多样。各种纵隔肿瘤及囊肿均有其好发的部位，为便于诊断，按临床及放射学诊断需要，从胸骨角后画一横线，连接第 4、5 胸椎之间，将纵隔划分为上、下纵隔：此横线上区域为上纵隔，其下者为下纵隔。在侧面定位时，上纵隔又以气管为界，其前者为前部，其后者为后部。下纵隔又分为前、中、后纵隔：心包前为前纵隔，中纵隔为心包和心脏所占，在心包后的区域称后纵隔。

一、病理

原发性纵隔肿瘤种类很多，但大部分属于良性，恶性者只占10%左右。根据国内外各大医疗中心统计，最常见的原发性纵隔肿瘤为位于后纵隔的神经源性肿瘤，其次为畸胎瘤及囊肿，多位于前纵隔。胸腺瘤占第三位，也位于前纵隔内。在我国，位于前上纵隔的胸内甲状腺肿也不少见，心包囊肿和支气管囊肿多位于中纵隔，较少见的肠源性囊肿因与食管相连位于后纵隔。

（一）神经源性肿瘤

约占原发性纵隔肿瘤的三分之一。大部分为良性，但其中有少部分存在恶变倾向，术后容易复发，只有少部分是恶性肿瘤。良性肿瘤有长自周围神经的神经鞘细胞瘤、神经纤维瘤、长自交感神经的节细胞神经瘤和起源于迷走神经的神经纤维瘤。起源于植物神经系统的恶性肿瘤有神经母细胞瘤和节细胞神经母细胞瘤，而神经纤维肉瘤长自周围神经。

（二）畸胎瘤与皮样囊肿

多长自胎儿时期第三、四腮裂及腮弓，与心底部、主动脉根部和上腔静脉之间的胚胎组织，统称畸胎类肿瘤，它来源于内、中、外三个胚层。长自三个胚层以实体瘤或实体瘤为主者称畸胎瘤，而以囊性为主者称囊性畸胎瘤；长自外胚层的囊性肿瘤称畸胎囊肿（以前惯称皮样囊肿）。畸胎瘤常含有由三个胚层发育的组织，例如毛发、皮脂、皮肤、肌肉、软骨及骨、牙齿及各种腺体，也可发现有发育不全的器官（如肠壁和淋巴组织）。畸胎瘤多为良性，只有极少部分实性畸胎瘤恶变。畸胎类肿瘤多属胎生或在婴幼儿阶段形成，一般发展缓慢，多在前纵隔，青少年时期被发现。小部分发展较快的畸胎类肿瘤可侵入支气管，穿破心包，伸入腹膜后间隙。

（三）胸腺瘤

多位于前上纵隔，长大后可向下伸延至前下纵隔，也有异位于后纵隔及颈部。按细胞结构，其病理类型有三型：①上皮细胞型；②淋巴细胞型，淋巴细胞为主；③混合型，兼有以上两种细胞。胸腺瘤多为良性，但部分生长较快，长出包膜外，侵袭肺脏、心包和大血管，术后易复发，故称侵袭性胸腺瘤。

（四）胸内甲状腺肿

多位于前上纵隔内，长自胚胎期遗留在纵隔的异位甲状腺组织或颈部甲状腺肿长大后下坠入胸骨后，进入前上纵隔，少数病例可在中、后纵隔发现。

（五）纵隔囊肿

常见的纵隔囊肿有心包囊肿、支气管囊肿和肠源性囊肿（食管囊肿），一般认为这些囊肿均因部分胚胎细胞异位而引起。心包囊肿是由胚胎时组成心包膜的芽苞遗留下来的组织发育形成，多附于心包横膈区心包外壁。囊肿壁内为一层间皮细胞组织，壁薄透明，囊内含清液。囊肿生长较慢，很少与心包相通。支气管囊肿常位于支气管分叉或支气管旁，向一侧突出，由支气管组织构成：囊壁内有假复层纤毛上皮，其外为平滑肌和软骨，囊内积有黏液。支气管囊肿一般不与支气管相通，多与支气管膜部紧密相连，随着发育长大，可破溃入支气管内。肠源性囊肿与食管壁相连，内层黏膜多为胃黏膜，也有肠黏膜，食管黏膜少见。囊肿外壁由平滑肌组成并伸延至食管肌层，但不与食管腔相通。此囊肿是由在胚胎期形成上消化道的空泡未能与消化道相融合而形成。

（六）脂肪瘤

脂肪瘤多长自心包旁的脂肪组织，有的呈分叶状，质软，有完整包膜，生长缓慢。

（七）纵隔内异位组织肿瘤

常见者为淋巴源性肿瘤，如淋巴肉瘤。良性者有血管淋巴瘤、生殖细胞瘤和胸腺的错构瘤等。

二、临床表现

原发性纵隔肿瘤多呈圆形或椭圆形，生长缓慢，症状不明显，只有当长大到一定程度时才出现压迫症状和与肿瘤相关的特异性症状，常见的症状如下：①胸闷、胸痛。多位于胸骨后或患侧背部，疼痛程度不重，是由于肿瘤压迫器官或刺激胸膜引起。②呼吸道症状。肿瘤压迫呼吸道可有气短、咳嗽，严重时出现呼吸困难。支气管囊肿或畸胎瘤侵犯肺或支气管，则有咯血、咳毛发和皮脂等症状。③神经受压或被侵症状。节细胞神经瘤常累及交感神经干，引起霍纳（Horner）综合征，表现为同侧上眼睑下垂、瞳孔缩小、面部无汗。恶性肿瘤侵犯喉返神经，发生声音嘶哑、饮水呛咳。胸椎间孔区的哑铃状神经纤维瘤压迫脊髓，可引起下肢瘫痪。压迫膈神经引起膈麻痹，影响通气功能。压迫臂神经丛引起上肢麻木、肩痛和上肢肌肉萎缩。④食管受压症状。常由于巨大的食管囊肿或支气管囊肿压迫食管，引起吞咽困难。⑤纵隔内大静脉受压症状。巨大的良性肿瘤压迫或恶性肿瘤侵犯无名静脉或上腔静脉，可引起面部及前胸浅表静脉曲张、上肢发绀和肿胀等体征（上腔静脉压迫综合征）。⑥特异性症状。畸胎瘤侵入肺或支气管引起呼吸道急性梗阻，甚至窒息致死，或出现咳出毛发和皮脂等症状。胸腺瘤患者 10%～20% 病例并发重症肌无力症状，个别患者伴严重贫血和低血钾引起腹泻。胸内甲状腺肿有颈部肿物消失史，少数病例伴甲亢症状。有些神经源性肿瘤伴脊柱侧弯，纵隔嗜铬细胞瘤患者有高血压体征。

三、诊断

发现原发性纵隔肿瘤主要靠 X 线影像技术，而其定性要依据肿瘤阴影的位置做出初步诊断，最终还是要穿刺活检或手术取标本做病理检查而确诊。目前常用的诊断方法如下。

（一）X 线检查

诊断纵隔肿瘤的重要手段。透视检查可观察肿块是否随吞咽上下移动、是否随呼吸有形态改变以及有无搏动等。由于常见的纵隔肿瘤都有其特定的好发部位，因而后前位和侧位胸部摄片往往能够初步判定肿瘤的类别。体层摄片可准确显示肿块层面结构及其与邻近组织器官的关系，弥补平片的不足。食管吞钡检查可了解食管受压情况。用二氧化碳做纵隔充气造影可了解肿瘤与纵隔组织器官的关系。

（二）CT 与磁共振检查（MRI）

CT 与 MRI 的应用极大地提高了纵隔肿瘤和囊肿的诊断准确率。CT 空间分辨率较高，对显示病变边缘征象、间质性病变与小结节病变较 MRI 好，CT 能清楚地显示各种病变的钙化灶，是诊断畸胎瘤的最佳影像方法。MRI 在肿瘤与大血管疾病鉴别时不需要造影剂，能够准确地显示血管受侵情况，矢状面和冠状面的图像能够清楚地显示肿瘤的解剖，在判断神经源性肿瘤有无椎管内或硬脊膜内扩展方面优于 CT。

（三）超声检查

有助于了解肿瘤为囊性还是实性，肿瘤的具体位置及其与心脏、大血管等的关系，并能在其指引下穿刺活检。

（四）　放射性核素扫描

怀疑胸内甲状腺肿时，可做放射性核素 131I 扫描，对异位甲状腺肿、甲状腺瘤的诊断很有帮助。

（五）　标记物检查

年轻的前纵隔肿瘤患者应行甲胎蛋白（AFP）和 β 绒毛膜促性腺激素（β-HCG）的检查。若二者之中的一个升高或二者均升高，则有可能是非精源性恶性生殖细胞瘤。有后纵隔（脊柱旁）肿瘤的婴儿和儿童应检查肾上腺素和去甲肾上腺素的水平，以排除神经母细胞瘤等。

（六）　活体组织检查

方法有纵隔镜检查术、手术探查及经皮穿刺等。纵隔镜不仅能采集标本，还能估计肿瘤切除的可能性。

（七）　纤维支气管镜或纤维食管镜检查

有助于明确支气管受压情况、程度，肿瘤是否已侵入支气管或食管，从而估计手术切除的可能性。

（八）　诊断性气胸

可判断肿瘤发生于胸壁或肺脏、肺内或肺外。诊断性气腹可区别膈下因素，如肺疝等。

（九）　纵隔充气造影

对显示前纵隔肿瘤的形态和明确有无纵隔淋巴结转移，颇有帮助。

（十）　纵隔镜检查

对明确气管旁、隆突下有无肿大的淋巴结，并可钳取活组织以明确病因诊断。

（十一）　颈淋巴结活组织检查

支气管淋巴结结核和淋巴瘤常伴有周围淋巴结和颈淋巴结受累，活组织检查有助于诊断。

（十二）　诊断性放疗

怀疑有恶性淋巴瘤，经其他检查未能证实时，可试用放疗。恶性淋巴瘤对放射较敏感，照射 20~30Gy（2000~3000rad），肿瘤迅速缩小。

（十三）　剖胸探查

经各种检查未能明确肿瘤性质，但已排除恶性淋巴瘤者，在全身情况许可下，可做剖胸探查。

四、鉴别诊断

（1）中央型肺癌有咳嗽、咳痰等呼吸道症状，X 线表现为肺门肿块，呈半圆形或分叶状。支气管镜检查常能见到肿瘤，痰中可查到肿瘤细胞。

（2）纵隔淋巴结结核多见于儿童或青少年，常无临床症状。少数伴有低热、盗汗等轻度中毒症状。在肺门处可见到圆形或分叶状肿块，常伴有肺部结核病灶。有处可见到圆形或分叶状肿块，常伴有肺部结核病灶。有时在淋巴结中可见到钙化点。鉴别困难时，可做结核菌素试验，或给短期抗结核药物治疗。

（3）主动脉瘤多见于年龄较大的患者。体检时可听到血管杂音，透视可见扩张性搏动。逆行主动脉造影可明确诊断。

五、治疗

（一）胸腺瘤的治疗

1. Ⅰ期胸腺瘤

包膜完好、非侵袭性胸腺瘤的最佳的治疗方法为完整切除，术后不需要放疗，除非肿瘤切除不完整。

2. Ⅱ期胸腺瘤

（1）手术治疗：胸腺肿瘤的标准术式是带胸腺包膜的整块切除术，术中必须仔细确定肿瘤侵犯的性质和范围，在标本及术野标明可疑的侵犯区域，以利病理科医师检查和放疗定位。

（2）放射治疗：辅助放射治疗侵袭性胸腺瘤的价值已被证实，应被作为术后的常规治疗，除非肿瘤切除完整。

3. Ⅲ期胸腺瘤

（1）手术治疗：术中发现邻近脏器受侵时，应积极地切除脏器，包括肺、胸膜、膈神经、心包和大血管，银夹标定高危复发区以利辅助放疗，对晚期、不能切除的Ⅲ期胸腺瘤，做次全切除或姑息切除的作用尚不能确定。

（2）术前发现邻近脏器受侵，可考虑术前辅助化疗或放化疗，在术前治疗后，手术应选择在最后化疗周期结束后的4~6周进行。高危复发病例的标准治疗是切除术后辅助放疗。常用方案为胸部放疗联合顺铂加依托泊苷的化疗方案。

4. Ⅳ期胸腺瘤

（1）化疗：依托泊苷加顺铂或 PAC 方案对超过半数的晚期病例有效，平均生存期3~4年，5 年生存期20%~30%。对适当的放疗量仍不能控制的病例应考虑联合放、化疗。

（2）放疗：Ⅳ期胸腺瘤如果化疗疗效满意，可以考虑试用胸部放疗作为联合治疗，复发的、耐受化疗的胸腺瘤可适当采用姑息性放疗。

（二）畸胎瘤的治疗

良性畸胎瘤在临床上无转移和局部浸润现象，但常引起胸痛、咳嗽、呼吸困难等并发症，进一步发展可压迫心脏、呼吸道、上腔静脉产生严重症状。故无论瘤体大小均行手术治疗，术后不需放、化疗。恶性肿瘤可进行放疗或化疗，如已出现上腔静脉与气管压迫综合征，通常先做化疗，待压迫症状缓解后，继续采用放疗或化疗。

畸胎瘤的手术治疗可选侧切口开胸入路，即使不能完全切除，预后也较好，如肿瘤与周围组织粘连，可整块切除。如为不能完整切除的囊性畸胎瘤，有人选用囊内膜切除或烧灼，以防术后复发。对于体积较大的畸胎瘤或囊性畸胎瘤，Ⅰ期手术切除有困难时，可以先行瘤体引流，待肿瘤缩小后再行手术切除。

六、护理

（一）术前护理

1. 心理护理

纵隔肿瘤手术多需开胸，患者会感到恐惧，同时又会因为治疗效果、家庭、经济负担等因素而导致焦虑、抑郁，不利于术后身体的康复。护士在术前应给予同情、关心、鼓励和指导，使患者安心接受治疗，积极配合。

2. 胸腺瘤伴重症肌无力患者的护理

重症肌无力患者临床表现为上睑下垂，眼外肌受累时出现复视，咬肌受累时出现咀嚼肌无力、饮水呛咳、哽噎和吞咽困难。术前要严密观察患者有无全身四肢无力、呼吸和吞咽功能困难等危象症状，准备好溴吡斯的明、新斯的明等抗胆碱能药物及常规抢救药物。

当患者出现肌无力时，临床常规使用 Lovett 肌力分级标准评价肌无力的级别。

0 级：零（zero，0）无可测知的肌肉收缩，相当于正常肌力的 0%。

1 级：微缩（trace，T）有轻微收缩，但不能引起关节运动，相当于正常肌力的 10%。

2 级：差（poor，P）在减重状态下能做关节全范围运动，相当于正常肌力的 25%。

3 级：可（fair，F）能抗重力做关节全范围运动，但不能抗阻力，相当于正常肌力的 50%。

4 级：良好（good，G）能抗重力、抗一定阻力运动，相当于正常肌力的 75%。

5 级：正常（normal，N）能抗重力、抗充分阻力运动，相当于正常肌力的 100%。

每一级又可用 "+" 和 "−" 号进一步细分。如测得的肌力比某级稍强时，可在该级的右上角加 "+" 号，稍差时则在右上角加 "−" 号，以补充分级的不足。

3. 纵隔肿瘤伴上腔静脉综合征患者的护理

密切观察患者呼吸和心率变化，如伴有呼吸困难，应给予低流量持续吸氧。同时选择下肢静脉为输液通道。对于水肿严重的患者注意皮肤的保护，观察患者尿量，遵医嘱应用利尿药，定期检查电解质。

4. 术前应用胆碱酯酶抑制剂患者的护理

合并有重症肌无力的患者，术前正规药物治疗控制临床症状是预防术后肌无力危象的重要措施，但有些患者对服药的依从性较差，存在较大隐患，必须对患者服药情况进行监督和指导。监测并记录给药次数、用药后肌肉疲劳的次数、肌张力恢复状况、握力、眼睑是否下垂及呼吸肌有无麻痹等。根据这些观察结果，及时调整剂量，以便达到疗效而不产生胆碱能危象；监测由于胆碱酯酶抑制剂剂量不足而发生的肌无力危象（极度肌肉软弱、呼吸肌麻痪），应立即协助医生行气管切开并使用人工呼吸机紧急处理。

5. 皮肤准备

术前一天备皮，备皮范围：外侧切口（术侧的前胸正中线至后脊柱线，包括腋下，上至锁骨水平线，下至剑突）；中切口（前胸左腋后线至右腋后线，包括双侧腋下）。

（二）术后护理

1. 加强呼吸道的管理

因麻醉药物可加重肌无力症状，故应特别注意呼吸肌无力的观察与护理。咽肌无力时可出现吞咽困难、咽部分泌物增多的症状，必须及时吸出咽部分泌物，以免误吸而堵塞呼吸道造成窒息；当出现呼吸肌无力时，可出现呼吸急促、咳嗽无力，不能维持换气功能。此时，要保证呼吸道通畅、吸痰及时，同时协助患者改变体位，给予拍背、协助其排痰。此外，还应备好气管切开用物及人工呼吸机，并注意观察患者的呼吸幅度及血氧分压。

2. 心律失常的监护

重症肌无力伴有心肌损害的患者可能出现心律失常，术后应给予患者持续心电监护，以便及时发现异常心律并给予相应处理。

3. 准确记录出入量，保持水电解质平衡

由于水电解质紊乱可诱发重症肌无力危象，故对有体液额外丢失的患者应详细记录出入量，根据体液丢失情况补充水分和电解质。

4. 重症肌无力危象的观察与护理

胸腺瘤伴重症肌无力患者胸腺瘤摘除后，可因麻醉、手术、药物等因素诱发肌无力危象，一般发生在术后 72 小时。此时，患者眼睑下垂、呼吸微弱、发绀、烦躁、吞咽和咳嗽困难、语言低微甚至不能出声，严重者可引起呼吸衰竭，最后呼吸完全停止。护士应密切观察、及时发现相关症状；一旦发生，需保持呼吸道通畅，密切监测病情变化，维持其水电解质平衡及加强对症支持治疗，必要时协助医生进行气管切开。

（三）居家护理

1. 定期复查

单纯胸腺瘤患者预后良好，但有复发可能，需定期（术后 1、3、6、12 个月）复诊。为患者建立定期随访卡，并告知患者主诊医师的门诊日期，便于患者就诊。

2. 心理指导

由于胸腺瘤复发率较高，术后患者容易产生焦虑、烦躁、紧张情绪，因此家属应积极鼓励患者保持良好的心态，增强其战胜疾病的信心。

3. 预防感染

由于术后患者免疫力降低，出院后要注意预防感染，尤其是术前肺功能减损的患者更应注意呼吸道管理，保持室内空气流通，避免去人口聚集的公共场所，积极预防感冒。

4. 用药指导

大部分合并重症肌无力的患者预后良好，部分效果不佳，需要持续药物治疗。即便是恢复良好的患者，也有一个逐渐减药的过渡阶段。同时行胸腺瘤切除患者出院后禁用吗啡、哌替啶、氯丙嗪及巴比妥类等中枢抑制药物和肌松剂，以免诱发重症肌无力。

5. 症状观察

良性胸腺瘤局部切除术后，当患者胸腺分泌功能或结构发生异常时，还有可能发生复发、MG 或肌无力危象等，因此患者出现 MG 及肌无力危象时的症状，发现后应及时来院就诊。恶性胸腺瘤较容易局部复发，术后应遵医嘱坚持放疗以减少复发。出院后可能出现 MG、肌无力危象、胆碱能危象、反拗性危象，具体表现如下。

（1）重症肌无力：患者出现上睑下垂、复视、咀嚼肌无力、咽下困难、面肌无力、声音嘶哑、颈肌无力、全身无力、呼吸困难。

（2）肌无力危象：由麻醉、手术、药物减量等诱发。呼吸微弱、发绀、烦躁、吞咽和咳痰困难、语言低微直至不能出声，最后呼吸完全停止。可反复发作或迁延成慢性。

（3）胆碱能危象：多在一时用药过量后发生，除上述呼吸困难等症状外，尚有乙酰胆碱蓄积过多症状，包括毒碱样中毒症状（呕吐、腹痛、腹泻、瞳孔缩小、多汗、流涎、气管分泌物增多、心率变慢等）、烟碱样中毒症状（肌肉震颤、痉挛和紧缩感等）以及中枢神经症状（焦虑、失眠、精神错乱、意识不清、抽搐、昏迷等）。

（4）反拗性危象：难以区别危象性质又不能用停药或加大药量改善症状者。多在长期较大剂量用药后发生。

以上各种危象都可表现为突然发生呼吸困难、口唇及肢端发绀、烦躁不安等，如不及时抢救，可造成死亡，因此患者与家属要积极掌握以上各种危象症状，一旦出现，家属要及时协助患者平卧位，清除患者口腔分泌物，保持呼吸道通畅，如有家庭吸氧装置及时给予患者氧气吸入，同时立即通知医生，等待救援。

七、预后

（一）胸腺瘤预后

多数胸腺瘤是生长缓慢、包膜完整的肿瘤，切除可治愈。文献报告的侵袭型或称为恶性胸腺瘤所占的比例差异很大，为 5%～50%，恶性胸腺瘤一般从诊断到治疗后复发的平均时间为 6 年，故认为胸腺瘤应长期随访。其 5 年生存率为 53%～87%，10 年生存率为 55%～64%。死亡最常见原因为胸内转移，其次为合并重症肌无力。以下影响预后的几个因素。

1. 分型

胸腺瘤的分型对于预后的作用最为明确，WHO 最新提出的胸腺瘤分型与预后的关系尚有待进一步的观察。A 和 AB 型胸腺瘤多为良性肿瘤临床表现，B1～B3 型胸腺瘤可能为低度或中度恶性表现，一般认为 C 型胸腺瘤（胸腺癌）为高度恶性，其预后最差。

2. 分期

Ⅰ 期胸腺瘤的 10 年存活率为 86%~100%；Ⅱ 期胸腺瘤 10 年存活率为 60%~84%；Ⅲ 期胸腺瘤 10 年存活率为 21%~77%；Ⅳa 期胸腺瘤 10 年存活率为 26%~47%。

3. 手术

完全切除比部分切除预后好。肿瘤的侵袭性是胸腺瘤恶性程度的标志，其切除率决定于肿瘤的侵袭部位、范围。良性胸腺瘤手术完整切除后 5 年生存率为 50%~70%，而恶性胸腺瘤常常在局部复发、种植性转移，可出现胸腔积液和心包积液，但很少出现远处转移，其 5 年生存率为 20%~55%。

4. 胸腺伴随症状

单纯红细胞再生障碍性贫血、低丙种球蛋白血症等预后玥显差。重症肌无力对预后的影响尚不明确。

（二）畸胎瘤预后

良性畸胎瘤切除后一般很少术后复发，预后佳。

恶性畸胎瘤即使手术完整切除，亦多在半年至一年内复发和转移而死亡，故术后应加以放射治疗。未切除者给予放疗或化疗，有些可缓解，但预后六都不佳。

（郭云侠）

第六章　肝胆微创外科护理

第一节　肝脏疾病的专科护理

一、非寄生虫性肝囊肿

非寄生虫性肝囊肿是一种常见的肝脏良性病变，单发性肝囊肿一般女性多于男性，比例约为 4∶1，20~50 岁多发，囊肿大小从几毫米到占据整个肝叶不等；多发性囊肿以 40~60 岁女性多见，囊肿大小不一，可局限于一肝段或肝叶，甚至累及整个肝脏。非寄生虫性肝囊肿分为先天性、创伤性、炎症性和肿瘤性，其中先天性肝囊肿多见。先天性肝囊肿又称为真性肝囊肿，目前主要认为肝囊肿是由于肝内胆管或淋巴管发育障碍，导致管腔内容物引流不畅，局部淤积所致。

【主要表现】

肝囊肿由于生长缓慢，患者可终身无症状，大部分主要通过 B 超发现。当囊肿较大或压迫周围脏器时，可出现腹部包块、腹痛、腹胀、恶心、呕吐及黄疸等症状。体查时，可见肝大，可在腹部触及随呼吸波动的包块，表面光滑，无压痛。少数患者可因囊肿破裂、感染、内出血等并发症，导致急性腹痛、发热及休克等。

【治疗原则】

肝囊肿较小时，一般不需治疗。单个囊肿>5cm 或多发、表浅、有症状的囊肿，囊肿压迫肝实质，导致肝功能障碍的患者，必须进行手术治疗。手术方式通常为腹腔镜下肝囊肿开窗引流术，必要时可行相应无功能肝段切除术。

【护理措施】

1. 按肝胆微创外科一般护理常规护理。

2. 术前护理

（1）同肝胆微创外科术前护理常规。

（2）完善检查检验：协助患者完成三大常规、凝血功能、血型、生化检查、B 超、CT、胸片、心电图等。老年患者及既往有心肺功能障碍的患者需做好心肺功能检查。B 超为首选检查方法，CT 可准确显示囊肿的大小、部位和具体形态。当囊肿破裂、出血时，可有血红蛋白下降，感染时，白细胞计数升高。

（3）药物治疗：肝囊肿患者由于囊肿巨大或多囊肝压迫正常肝组织，常伴有肝功能损害。遵医嘱给予护肝药物，并及时复查肝功能。有凝血功能障碍的患者需要给予使用维生素 K1 纠正出血倾向。

（4）营养支持：嘱患者进高蛋白、高热量、富含维生素饮食。可指导患者食用蒸蛋、鱼肉等高蛋白食物，多吃瓜果蔬菜。

（5）心理护理：

①告知患者肝囊肿疾病的一般病理机制及治疗方法。

②告知患者手术的方法及优势，消除患者的疑虑，树立患者信心。

3. 术后护理

（1）同肝胆微创外科术后护理常规。

（2）病情观察：常规行心电监护、吸氧。密切观察生命体征并记录。

（3）引流管护理：肝囊肿开窗引流术后常留置一根腹腔引流管，用于引流血性及炎性液体。同时也可以作为一个病情观察窗口。具体护理措施如下：

①观察记录。观察引流液的量、颜色和性质，一般情况下，腹腔引流管在术后第一天会引流出红色血性液体，逐渐转为淡红色。记录引流管外露部分的长度，避免管道脱出。

②拔管护理。常规腹腔引流管引流量少于 20mL/天，颜色淡红或清亮时，予以拔除腹腔引流管。拔除后注意观察伤口局部有无液体渗出及瘘口的愈合情况。根据快速康复理念，术后引流管应早期拔除，因此，目前拔管指征较前放宽。

4. 并发症观察：

（1）出血：出血是肝囊肿术后常见并发症，常为囊壁出血、肝断面出血或消化道应激性溃疡出血。术后密切观察患者的生命体征及一般情况（参照肝脏外伤出血的护理），少量出血（小于 800mL）时，可表现为口干、腹胀、烦躁、心率增快，血压可不下降，腹腔引流管引流出少量血性液体，遵医嘱给予止血药、快速输血补液即可止血；大量出血（大于 800mL）时，患者表现为血压下降、尿少，腹腔引流管引流出大量血性液体（500~800mL），患者可表现为出血性休克，往往为动脉出血，必须立即手术止血。应激性溃疡出血的患者表现为呕吐咖啡色液体、有黑便，大量出血时可呕出鲜血，可急诊在胃镜下止血。

（2）胆漏：胆漏是肝囊肿的少见并发症。胆漏发生后，患者会出现上腹部局限性疼痛，有压痛及反跳痛，如胆汁量较大时，可累及全腹。伴有黄疸、寒战发热甚至休克。引流管可引流出黄色胆汁或含胆汁样引流液。少量胆漏时，可通过加强引流、穿刺引流进行治疗；大量胆漏时，需要手术探查。加强患者支持治疗，改善营养状况、维持水电解质平衡。

（3）右膈下积液、脓肿形成：表现为右胸痛，深呼吸运动后加剧，伴以畏冷、发热、呼吸浅速、脉率加快，右肺背部呼吸音降低，右肝浊音界的上界升高，右肝区叩击痛。遇到以上情况应报告主管医师，行胸片、B 超、CT 等检查，确定有积液或脓肿，可行穿刺抽吸或经皮穿刺引流。

5. 饮食护理

一般情况下，术后 6 小时即可指导患者喝水，如无异常，可进食少量流质饮食，如汤水等。术后第一天可进食低脂半流质饮食，如小米粥、白米粥、蒸蛋等。第三天可进食清淡易消化的食物，如米粉面条等。指导患者进食时，应告知患者少量多次、细嚼慢咽。可分 4～6 次进餐，不宜一次过饱。如有不适，应减少进餐量。

6. 药物治疗

由于麻醉、手术、出血等因素的影响，患者肝功能可能进一步受到损害，术后应继续护肝治疗，并遵医嘱按时复查肝功能。同时术后应遵医嘱给予抗感染、补液等对症处理。

7. 心理护理

患者术后由于担心复发和癌变，往往较为焦虑，应告知患者肝囊肿癌变可能性不大，指导患者定期复查，并提供该病的相关健康知识，增强患者的信心。

8. 出院指导：

（1）饮食：手术后患者宜进高热量、高蛋白、高维生素饮食。增加蛋白质的摄入，多食瘦肉、鱼、虾等蛋白质丰富的食物；多吃富含维生素及膳食纤维的食物，如新鲜水果、蔬菜等。

（2）休息：嘱患者出院后规律生活，勿熬夜，避免过度劳累和精神刺激。

（3）锻炼：半年内勿从事重体力活动，可适当参加体育锻炼和轻体力劳动，如散步、打太极等，忌长时间坐卧，以促进机体功能恢复。

（4）不适随诊：告知患者出院后如出现腹痛、黄疸、发热等不适及时就诊。

（5）复查：指导患者出院后 3 个月复查肝功能及 B 超，之后每年定期至医院复查，避免复发。详细告知主管医师的门诊时间、地点、预约挂号方式（电话预约、微信预约、网上预约等）及科室咨询电话。

（6）用药指导：肝囊肿一般不会癌变，可复发，但目前无有效药物抑制其复发，故术后一般不需要服药。如存在肝功能异常，可遵医嘱予以护肝药物进行对症治疗。

二、细菌性肝脓肿

细菌性肝脓肿由化脓性细菌引起，又称化脓性肝脓肿，以男性多见，中年患者约占 70%。

【病因及发病机制】肝脏有门静脉和肝动脉双重血液供应，由于胆道系统与肠道相通，增加了肝内感染的可能性，引起细菌性肝脓肿最常见的致病菌是大肠埃希菌和金黄色葡萄球菌，其次为链球菌、类杆菌属等。胆管源性或门静脉播散者亦以大肠埃希菌为最常见，其次为厌氧性链球菌。肝动脉播散或"隐源性"者，以葡萄球菌，尤其是金黄色葡萄球菌为常见。细菌侵入肝脏后，引起局部炎症改变，形成单个或多个小脓肿，肝的血运丰富，在脓肿形成发展过程中，大量毒素吸收可呈现较严重的脓毒血症。

【临床表现】肝脓肿一般起病较急，主要表现如下。

1. 寒战、高热

是最常见的症状。体温可高达 39～40℃，热型为弛张热，伴有大量出汗、脉搏增快等感染中毒症状。

2. 肝区疼痛

呈持续性钝痛或胀痛，系因肝大引起肝包膜急性膨胀所致。若炎症刺激横膈或向胸部扩散，亦可出现右肩放射痛或胸痛等。

3. 全身症状

主要表现为恶心、呕吐、乏力、食欲减退等。因肝脓肿对机体的营养消耗大，患者可在短期内出现重病消耗面容。

4. 肝区压痛、肝大伴触痛

右下胸部和肝区可有叩击痛。脓肿巨大时，右季肋部或上腹部饱满，局部皮肤可出现红肿、皮温升高，甚至局限性隆起。

【治疗要点】

1. 非手术治疗

对急性期肝局限性炎症，脓肿尚未形成或多发性小脓肿，应行非手术治疗。

（1）积极治疗原发病灶。

（2）应用抗生素，未明确致病菌前，先根据肝脓肿的常见病原菌选用广谱抗生素，然后根据细菌培养和药敏试验及时调整用药。

（3）加强全身对症和支持治疗，给予充分营养和能量，纠正水、电解质紊乱，可配合中医中药治疗。

（4）单个较大的脓肿可在 B 超引导下经皮肝穿刺引流，并反复冲洗后注入抗生素。B 超下穿刺可多次进行，必要时介入置管引流。多数肝脓肿可经非手术疗法治愈。

2. 手术治疗

（1）脓肿切开引流术：适用于较大脓肿估计有穿破可能或已穿破引起腹膜炎、脓胸者；或胆源性肝脓肿需同时处理胆道疾病；或慢性肝脓肿非手术治疗难以奏效者。脓肿切开有经腹腔和腹膜外两种途径。近年来由于 B 超引导下穿刺引流的应用，目前经腹外脓肿切开引流已较少应用。

（2）肝叶、段切除术：适用于慢性厚壁肝脓肿和脓肿切开引流后脓肿壁无塌陷、留有无效腔或窦道长期不愈，胆瘘或存在肝内胆管结石等其他肝疾病需要切除累及的肝叶或段。

【护理评估】

1. 现病史

（1）全身：有无体温升高、寒战及食欲减退、恶心、呕吐等消化道症状；有无脓毒血症和感染性休克的征象。

（2）局部：右上腹触及肿大的肝脏，肝区有压痛、叩击痛。

2. 健康史

（1）一般资料：性别、年龄、家族史、饮食习惯等。

（2）既往史：有无肝胆管结石病、反复胆道感染史，或发病前有较长时间腹泻史，有无过敏史。

3. 实验室及辅助检查

（1）实验室检查：血白细胞计数增高，核左移明显，有时出现贫血，多数患者出现红细胞沉降率（血沉）加速。

（2）影像学检查：B超检查可明确肝脓肿的部位、大小。CT、MRI、放射性核素扫描和肝动脉造影对肝脓肿有很大的诊断价值。

（3）诊断性肝穿刺：在触痛最明显的肋间或在B超引导下穿刺，抽出脓液即可确诊。抽出的脓液可进行细菌培养，以明确致病菌。

4. 心理社会因素

包括心理承受能力、对疾病的认知程度及社会支持系统。

【常见护理诊断/合作性问题】

1. 体温过高

与肝脓肿及其产生的毒素吸收有关。

2. 营养失调：低于机体需要量

与进食减少，感染、高热引起分解代谢增加有关。

3. 体液不足

与高热致大量出汗、进食减少等有关。

4. 潜在并发症

腹膜炎、膈下脓肿、胸腔内感染、休克。

【护理目标】包括：①感染控制，体温正常。②自述疼痛缓解或减轻，并可以耐受。③营养状况良好，液体出入量平衡。④并发症得到及时发现和处理，或无并发症发生。

【护理措施】

1. 非手术治疗护理/术前护理

（1）高热护理：根据医嘱尽早合理使用抗生素，掌握给药间隔时间与药物配伍禁忌，定时监测体温变化。保持病室内空气新鲜，注意通风。高热患者可给予冰袋、乙醇擦浴等物理降温，必要时应用解热镇痛药并观察降温的效果。鼓励患者多饮水，出汗后及时更换被服。适时采集血培养标本，一般选择患者高热、寒战时采血，以提高检出率。

（2）营养支持：鼓励患者多食高蛋白、高热量、富含维生素和膳食纤维的食物；保证足够的液体摄入量；贫血、低蛋白血症者应输注血液制品；必要时给予肠内、外营养支持。

（3）病情观察：监测生命体征，注意观察腹部、胸部有无相应的并发症表现。当并发脓毒血症、急性化脓性胆管炎、心包填塞、中毒性休克时，应及时通知医生，积极协助抢救。抗生素使用时间较长者，注意观察口腔黏膜，以及有无腹泻、腹胀，警惕假膜性肠炎及继发双重感染。

（4）经皮肝穿刺脓肿置管引流术的护理：穿刺前需测定血型、凝血功能。穿刺后应严密监测生命体征、腹部体征，观察患者有无腹痛，及时发现腹膜炎和出血征象。对于高位肝脓肿患者则应观察呼吸情况、胸部体征和有无胸痛，及时发现气胸、脓胸等并发症。

（5）引流管的护理：妥善固定引流管，患者取半卧位，以利于引流和呼吸。脓肿部位的引流管应每天用生理盐水多次或持续冲洗，观察和记录脓腔引流的量、颜色和性质的变化。当脓腔引流量<10ml/d时，可拔出引流管，适时换药，直至脓腔闭合。

2. 术后护理

（1）病情观察：观察生命体征、腹部体征、腹痛的情况，警惕术后肝创面出血、胆汁漏的发生。对于脓肿位于右肝后叶、膈顶部的患者，应观察有无膈肌损伤或误入胸腔等情况。

（2）冲洗的护理：术后早期无需冲洗，以免脓液流入腹腔。术后1周左右开始冲洗脓腔。

（3）其他：术后给予吸氧，尤其是肝叶切除的患者，保证血氧浓度，促进肝创面的愈合。术后继续遵医嘱使用抗生素，并注意观察有无继发性感染。

3. 健康教育

（1）嘱患者出院后多进食高热量、高蛋白、富含维生素和纤维素的食物，多饮水，保证足够的液体摄入量。

（2）若发现发热、肝区疼痛等症状，及时就诊。

（3）告知患者对于容易诱发细菌性肝脓肿的疾病应积极治疗，将这些病因控制后，可有效预防细菌性肝脓肿的发生。

三、阿米巴性肝脓肿

阿米巴肝脓肿是肠道阿米巴病最常见的并发症，多发生于温、热带地区，在热带与亚热带国家尤其常见。多见于30~50岁的中青年男性，发病率农村高于城市。

【病因及发病机制】阿米巴原虫从结肠溃疡处肠壁小静脉经门静脉、淋巴管或直接侵入肝内。进入肝脏的滋养体可能被消灭，也可能阻塞门静脉小分支末梢引起缺血性肝细胞坏死，同时产生溶组织酶，溶解肝组织而形成肝脓肿。典型的阿米巴肝脓肿为单发，体积较大，可达1000~2000ml，以右叶顶部最多见。

【临床表现】起病可较急也可较缓慢，如不及时治疗，继之为较长的慢性期。病情较细菌性肝脓肿轻，有时容易误诊，注意两者的鉴别。

【治疗要点】首先考虑非手术治疗，以抗阿米巴药物（首选甲硝唑、氯喹、依米丁）治疗和必要时反复穿刺抽吸脓液及支持疗法为主。对于病情重、脓腔较大或非手术治疗脓腔未见缩小者，可行经皮肝穿刺置管闭式引流，严格避免继发细菌感染。手术方法同细菌性肝脓肿，术后继续给予抗阿米巴治疗。

四、肝良性肿瘤

肝良性肿瘤在临床上少见，其中比较常见的是海绵状血管瘤。肝海绵状血管瘤（cavernous hemangioma of liver）常见于中年病人，多为单发，也可多发；左右肝的发病率大致相等。肝海绵状血管瘤的确切发病原因不明，一般认为是先天性发育异常。在胚胎发育过程中，由于血管发育异常，引起肿瘤样增生而形成血管瘤。部分病人有家族遗传史。

【临床表现】

大多数病人无临床症状，常在体检或 B 超、CT 检查以及剖腹手术时发现。肿瘤发展缓慢，病程可长达数十年。当肿瘤逐渐增大压迫邻近脏器时，可出现上腹不适、腹胀、嗳气、腹痛等症状。大多数病例在腹部可触及包块，表面光滑、质地柔软或中等硬度，压之能缩小，有弹性感，无压痛，可闻及血管杂音。

【治疗原则】

手术切除是治疗肝海绵状血管瘤最有效的方法。但小的、无症状的肝海绵状血管瘤不需治疗，可每隔 3~6 个月作 B 超检查，以动态观察其变化。一般肿瘤直径>10cm，或直径 5~10cm 但位于边缘，有发生外伤性破裂危险，或肿瘤虽小（直径 3~5cm）而有明显症状者，可选择手术切除，也可采用血管瘤捆扎术。病变广泛不能切除者，可考虑行肝动脉结扎术。

【护理措施】

1. 常规护理

按肝胆微创外科一般护理常规护理。

2. 术前护理

（1）同肝胆微创外科术前护理常规。

（2）完善检查：协助患者完成三大常规、凝血功能、血型、生化检查、B 超/CT、胸片、心电图等，肝海绵状血管瘤患者可有血白细胞总数和血小板减少。老年患者及既往有心肺功能障碍的患者需做好心肺功能检查。

（3）安全护理：术前指导患者保持大便通畅，防止严重便秘时用力排便，有发生巨大瘤体破裂的危险，另外应避免外力碰撞，忌剧烈体能运动或较强的体力劳动等，以免增加腹腔压力，引起瘤体破裂出血。

（4）心理护理：肝血管瘤系良性肿瘤，预后好，但对于手术本身，很多患者对其安全性及产生的负效应存有疑虑，产生紧张甚至恐惧的心理。护理人员应与患者建立良好的护患关系，向患者进行耐心的解释，讲述与疾病治疗护理相关的内容，消除疑虑和恐惧，增强患者战胜疾病的信心，使其积极配合治疗。

3. 术后护理

（1）同肝胆微创外科术后护理常规。

（2）体位：患者麻醉清醒后，若血压平稳取半卧位，对预防膈下感染有重要意义。由于肝脏血运丰富，为防止引起出血，术后早期应卧床休息，保持病室安静，减少对患者的干扰，保证其安静休息。根据病情逐步增加活动量，待病情稳定后可下床作适当活动。鼓励患者卧床期间进行肢体主动和被动运动，预防血栓形成。

（3）病情观察：常规上心电监护、吸氧。密切观察生命体征并记录。平稳后改为常规监测，持续低流量吸氧，注意病人意识状态及肢体末梢血运，并做好记录。

（4）引流管护理：术后引流管护理的重点是肝断面引流管，保持引流管通畅，观察引流液的颜色，一般术后 12 小时内引流量不超过 500mL，若引流量大于 500mL 或短时间内引流量过多，呈鲜红色，应及时报告医生处理。若出血量大，则遵医嘱及时补充血容量，防止发生休克。3~5 天内应注意引流液是否出现胆汁样物；如引流液清亮呈浆液性，量少于 10mL／天，则可以拔除引流管。

（5）疼痛护理：由于腹部切口和引流管的存在、手术创伤等因素，患者在麻醉清醒后常感到腹部切口或全身疼痛，而且术后切口的疼痛以及体位的改变易使患者出现恐惧、焦虑、易怒、失眠，因此，可给予患者镇痛泵，护理人员应协助患者采取舒适的体位，在进行使疼痛加重的操作如换药、翻身、活动时，注意做好解释工作，鼓励患者，以增强患者耐受疼痛的能力。

（6）并发症观察：

①肝功能恢复延迟：手术过程中切肝量较大或术中有大出血、低血压和肝门阻断时间过长等因素，导致肝细胞缺氧、坏死。有研究显示，肝血管瘤刬除术后主要并发症仍然为肝功能恢复延迟。术后应注意护理措施：

①严密观察患者的巩膜、皮肤、神志等变化，如出现腹腔积液，遵医嘱给利尿剂，减少水钠摄入、补充白蛋白等。

②持续低流量吸氧 3~4 天以提高血氧浓度，促进肝功能恢复。

③保持大便通畅，避免便秘，对术后 3 天仍未排便者，应给予生理盐水灌肠，避免肠道内氨的吸收而致血氨增加。

④指导患者进食低蛋白、高维生素流质饮食，以促进胃肠活动，减少氨的形成。

②出血：肝脏血管丰富，肝血管瘤呈浸润性生长，血管丰富，在切除术中、术后容易出现大出血。术后应注意预防和控制出血，严密观察病情变化，观察患者手术切口敷料有无渗血渗液情况，如有伤口渗血过多应及时更换敷料，尤其注意血压的变化。为防止术后出血，建议患者不要过早活动，术后 24 小时内卧床休息，避免剧烈咳嗽。

③胸腔和膈下积液：胸腔和膈下积液是肝血管瘤切除术后的一种严重并发症，多由术后引流不畅或引流管拔除过早，使残肝旁积液、积血，或肝断面坏死组织及渗漏胆汁积聚所致。对于发生胸腔积液和膈下积液的患者，超声引导下放置引流管，观察并记录引流液量，定时挤压引流管，保持通畅。鼓励患者深呼吸，防止肺不张，改善气体交换。加强支持治疗和抗生素的应用。

④切口感染：切口感染表现为伤口局部红、肿、热、疼痛和触痛，有分泌物，伴有体温升高和白细胞升高。护理时应注意保持切口敷料清洁干燥。观察切口有无出血和渗液、周围

皮肤有无发红、切口愈合情况，以便及时发现切口感染并妥善处理。同时嘱咐患者在咳嗽、深呼吸时用手按压伤口，以防止突然导致腹压增高将切口崩裂。

（7）饮食护理：术后麻醉清醒后即可少量饮水，待肠道功能恢复之后开始进食少量流质，逐步过渡到半流质、软食、普食。应尽量以清淡为主，忌食油腻、辛辣刺激性食物。饮食以高热量、高蛋白为主。

（8）药物治疗：由于麻醉、手术、出血等因素的影响，患者肝功能可能进一步受到损害，术后应继续护肝治疗，并遵医嘱按时复查肝功能。同时术后应遵医嘱给予抗感染、补液等对症处理。

（9）心理护理：患者术后由于担心术后恢复，往往较为焦虑，术后应告知患者疾病的恢复进程。当患者做出有利于疾病恢复的行为或身体机能恢复时，应及时给予鼓励，增强患者的自信心。

（10）出院指导：同"肝囊肿"。

4. 介入疗法护理：

（1）治疗前准备：

①同术前护理。

②做碘过敏试验，双侧腹股沟及会阴部给予备皮。

③指导患者进行屏气练习，即深吸一口气后，停止呼吸 10~15 秒，然后缓慢呼出，以备术中数字减影造影时，使血管的图像更清晰准确。

④备好一切物品和药品。

（2）介入术后护理

①术后嘱患者多饮水，促进造影剂排出。

②穿刺侧肢体制动 12 小时，保持伸直位。

③穿刺部位加压包扎后，沙袋压迫 6 小时，以防止局部血肿形成。发现出血及血肿应注意观察其大小、硬度、皮肤颜色，并及时报告医生，给予正确的处理，26 小时解除加压包扎。

④栓塞后多数患者会因瘤体缺血坏死及肝包膜紧张而出现上腹部疼痛，一般不需特殊处理会自行好转。少数患者术后可能会出现剧烈疼痛，可遵医嘱给予杜冷丁 50 mg 肌注。

⑤术后发热也是常见的并发症，一般由栓塞后瘤体坏死和吸收所致，体温低于 38℃ 时鼓励患者多饮水，不需特殊处理，对体温超过 39℃ 的患者给予有效的物理降温或用药物降温，并按医嘱增加输液量。

五、肝恶性肿瘤

肝肿瘤是指发生在肝脏部位的肿瘤病变，分为良性和恶性两种。良性肿瘤较少见。恶性肿瘤常见的是肝癌。它又分为原发性和继发性（即转移性）两种。

（1）原发性肝癌是我国常见的恶性肿瘤之一，高发于东南沿海地区。我国肝癌病人的中危年龄为 40~50 岁，男性比女性多见。近年来其发病率有增高趋势。据 1995 年卫生部的统计，我国肝癌年死亡率占肿瘤死亡率的第二位。原发性肝癌的病因和发病机制尚未确定。目前认为与肝硬化、病毒性肝炎、黄曲霉素等某些化学致癌物质和水土因素有关。

（2）继发性肝癌又称转移性肝癌，肝是最常见的血行转移器官，人体全身各部位发生的恶性肿瘤，都可以通过血液或淋巴系统转移至肝脏，邻近器官的肿瘤更可以直接浸润肝脏，形成继发性肝癌。

【主要表现】

原发性肝癌早期缺乏典型症状，常见临床表现为：

（1）肝区疼痛：有半数以上病人以此为首发症状，多为持续性钝痛、刺痛或胀痛。

（2）全身和消化道症状早期常不易引起注意，主要表现为乏力、消瘦、食欲减退、腹胀等。

（3）肝大为中、晚期肝癌最常见的主要体征。

此外，如发生肺、骨、脑等处转移，可产生相应症状。少数病人还可有低血糖症、红细胞增多症、高血钙和高胆固醇血症等特殊表现。继发性肝癌常以肝外原发性肿瘤所引起的症状为主要表现，其他症状类似于原发性肝癌的表现。

【治疗原则】

肝切除是目前治疗肝癌首选的和最有效的方法，对不能切除的肝癌可根据情况治疗，采取肝动脉化疗栓塞、射频、冷冻、激光、微波等方法，都有一定的疗效。以上各种治疗方法，多以综合应用效果为好。

【护理措施】

1. 常规护理

按肝胆微创外科一般护理。

2. 术前护理

（1）同肝胆微创外科术前护理常规。

（2）完善检查检验：协助患者完成各项检查检验，各项血清肿瘤标志物的检查对疾病诊断具有价值，尤其是甲胎蛋白测定。

（3）药物治疗：遵医嘱给予护肝、护胃的药物，并及时复查肝功能。贫血严重或凝血机能障碍者可输注新鲜血和肌肉注射维生素 K_1，改善凝血功能；血浆白蛋白低者，可静脉输入人血白蛋白等。

（4）营养支持：患者的饮食应为高热量、高蛋白（肝昏迷病人除外）、富含维生素和低脂易消化的食物。可指导患者食用蒸蛋、鱼肉等高蛋白食物，多吃瓜果蔬菜。

（5）心理护理：肝癌患者普遍存在焦虑、恐惧等情绪波动。因此护理人员首先要使患者保持情绪稳定，主动关心患者、体贴患者，善于利用情感沟通技巧，给患者以心理疏导，缓解患者心中压力。同时要向患者客观介绍手术的方法、过程、目的、意义，通过引用既往成功病例和同期住院"病友"对疗效感觉良好的"现身说法"，帮助其树立对治疗的信心。

3. 术后护理

（1）同肝胆微创外科术后护理常规。

（2）病情观察常规上心电监护、吸氧：密切观察生命体征并记录。观察面色、有无休克体征、胃内出血等症状。密切监测患者体温变化，出现高热时及时予降温处理。

（3）引流管护理：同肝胆微创外科常见引流管护理。注意观察腹腔引流管引流液的量、色、性质和胃管内胃液的颜色，警惕腹腔内出血和消化道出血的发生，及时更换引流袋，并记录各管的引流量。

（4）并发症观察：

①肝功能衰竭：肝功能衰竭是肝叶切除术后的主要并发症和死亡原因。术后要密切观察患者神志变化、黄疸情况、肝功能及凝血功能的变化。及早发现肝性脑病先兆，如表情淡漠、烦躁不安、多语、嗜睡等。动态监测肝功能及凝血功能各项指标的变化。术后持续低流量鼻导管给氧（流量 1~2 L/min），持续 3~4 天。继续加强护肝治疗。3~5 天内每天给予静脉滴注白蛋白 10 g。慎用镇静剂、安眠药及对肝脏有损害的药物。有肝衰先兆表现者，应注意血氨的测定，及时采取措施并做好安全防护。

②胆漏：胆漏是肝叶切除后的常见并发症之一，主要因为术中肝切缘结扎不彻底或部分肝组织坏死致胆管暴露等原因引起。术后要严密观察腹部体征的变化，注意有无腹膜刺激征，如发现腹腔引流液浑浊而黏稠，应及时送检，查引流液胆红素；严密观察腹腔引流胆汁的量、色，保持引流通畅，准确记录引流量；遵医嘱加强抗炎及全身支持治疗。

③出血：肝切除术后出血包括肝创面出血和其他创面出血，是肝癌术后的主要并发症。肝癌患者常伴有肝硬化，当肝叶切除术后，凝血机制差，或术中止血不彻底，若发现活动性出血时必须及时止血。术后严密观察腹腔内出血、伤口渗血、尿量、腹胀等；保持腹腔引流管的通畅；术后 3 天内应严密观察并记录腹腔引流管的引流量和颜色的变化，出现异常应及时报告医生处理。

④胸腔积液：肝叶切除术后胸腔积液的发生率较高，术后肝功能不良、低蛋白血症是主要原因。

护理要点：

①注意观察患者呼吸节律、频率的变化，若患者出现气促、胸痛、心慌、发热等症状应警惕是否发生胸腔积液。

②指导患者取半坐卧位，以利于呼吸。

③配合医生行胸腔穿刺抽液或闭式引流，密切观察引流液的性状和量，做好胸腔闭式引流管的护理，防止引流管堵塞和气胸的发生。

⑤上消化道出血常在术后 5~14 天发生，多为胃、十二指肠应激性溃疡所致。术后保持胃肠减压管通畅，观察并记录胃液颜色、性质及量的变化。

感染的护理要点：

①术前控制原有呼吸道炎症，指导患者进行呼吸功能锻炼，严格戒烟。

②术后协助翻身，轻叩背部，鼓励及指导患者有效咳嗽，每天给予氧气雾化吸入 2 ~ 4 次，以利及时清除呼吸道分泌物。

③对置有导尿管的患者，每天清洁尿道口 2 次，每天更换尿袋，防止泌尿道逆行感染。

④加强全身支持、抗感染治疗，遵医嘱使用抗生素并保证 24 小时内维持有效药物浓度。

⑤膈下脓肿是肝叶切除术后的一种严重并发症，因此要确保膈下引流通畅有效，注意观察引流液的性状，观察有无膈下感染的症状，如右上腹或右季肋区疼痛、体温升高、白细胞计数升高等。

⑥严格执行无菌操作，必要时做好消毒隔离，避免医源性感染。

（5）饮食护理：与肝囊肿的饮食护理相同。

（6）药物治疗：术后应继续护肝治疗，并遵医嘱予以按时复查肝功能。同时术后应遵医嘱给予抗感染、补液等对症处理。少量多次输入新鲜血，纠正水、电解质失衡，按医嘱正确使用止血药。术后 2 周内应适当补充白蛋白和血浆。

（7）心理护理：患者术后由于担心术后恢复，往往较为焦虑，术后应告知患者疾病的恢复进程。当患者做出有利于疾病恢复的行为或身体机能恢复时，应及时给予鼓励，增强患者的自信心。应向患者耐心解释病情，加强与病人的交流与沟通，及时解答患者疑问，消除顾虑。

（8）出院指导：在我国肝癌患者常伴有乙肝，应根据患者病情，遵医嘱指导患者服用抗病毒药物；同时有条件的患者可遵医嘱服用索拉非尼抗肿瘤。患者出院后 1 月，应返回医院复查，之后 3 年内，每 3 ~ 4 月随访一次；3 ~ 5 年内，每 4 ~ 6 个月随访一次，5 年后若患者依然正常，则可以改为 6 ~ 12 个月随访一次。其余出院指导与肝囊肿相同。

4. 介入疗法护理

（1）治疗前准备：与肝良性肿瘤介入治疗前准备相同。

（2）介入术后护理：

①一般护理术后 4 ~ 6 小时内密切观察患者生命体征变化。

②手术部位加压包扎，手压迫穿刺点 15 分钟后，改用沙袋压迫 6 小时；术后穿刺一侧的下肢制动，保持伸直位 12 小时。

③严密观察穿刺部位有无红肿，足背动脉搏动是否良好。

④术后常规行护肝、制酸、止血及抗感染治疗，使用 PDD（大剂量顺铂肝动脉灌注）后应做水化处理，加强补液、利尿及脱水，保护肾脏功能。

⑤术后 4 小时方可进食，一般以半流质饮食开始，不宜过饱，鼓励患者多饮水，促进排尿，以加速造影剂排泄。

术后并发症护理：

①肝区疼痛：由于肝动脉栓塞造成组织缺血、坏死、局部组织水肿有关。疼痛在术后 30 分钟内就可发生，术后 24 ~ 48 小时达到高峰，3 ~ 5 天方可缓解。应注意与其他疼痛的区别。

②发热：早期发热多为肿瘤内凝固性坏死，产生吸收热所致，一般出现在术后 2 ~ 3 天，

持续 3~7 天；1 周后发热多因合并骨髓抑制造成机体抵抗力下降而感染所致。这种情况下要向患者讲明发热的原因和处理措施，使之"知其然"及"所以然"，达到情绪稳定；同时注意观察患者有无虚脱，嘱其大量饮水，以及时补充水分。加强基础护理，体温在 38℃ 左右的患者不需药物治疗，超过 39℃ 或持续时间超过 1 周者，表明已并发感染，按医嘱及时应用抗生素，同时行物理和药物降温。

③消化道反应：主要是对抗癌药物毒副作用（部分为栓塞剂反流进入胃和十二指肠的供血动脉）的反应。毒副作用反应有立即反应和迟发反应两种，立即反应是恶心、呕吐、腹痛，迟发反应是弥漫性胃炎、应激性溃疡和消化道出血。因此术后须积极防止患者出现恶心、呕吐症状。术前给予肌注甲氧氯普胺 10 mg，栓塞毕后，遵医嘱给予止呕药物，使胃肠道症状有所减轻。

④肝肾功能损害：栓塞化疗后引起肝细胞进一步受损破坏，多数为一过性肝功能异常。应及时向患者及其家属解释转氨酶及胆红素升高的原因，消除疑惑心理，注意观察患者皮肤、巩膜有无黄染，有无尿量减少及尿素氮升高，定时进行肝肾功能及电解质监测。嘱患者保证充足睡眠，保持平和心态，按医嘱给予护肝、利尿、补充电解质，预防感染及低蛋白血症，密切观察患者精神症状，以便及早发现肝性脑病的先兆。

⑤股动脉栓塞：股动脉栓塞是栓塞化疗术后严重的并发症。要术后每小时观察穿刺侧肢体皮肤颜色、温度感觉、足趾运动及足背动脉搏动情况，并与对侧对比。若发现患者肢端苍白、小腿疼痛剧烈、皮肤温度下降、感觉迟钝，则表明有股动脉栓塞的可能。遵医嘱做血管超声检查确诊，给予溶栓、抗凝治疗，禁止按摩，防止栓子脱落，必要时行手术取栓治疗。

（3）出院指导：同本节手术后出院指导。

第二节　胆道疾病的专科护理

一、急性胆囊炎

急性胆囊炎（acute cholecystitis）是由于胆囊管阻塞和细菌侵袭而引起的胆囊炎症；其典型临床特征为右上腹阵发性绞痛，伴有明显的触痛和腹肌紧张占急腹症 3%~10%。本病 90%~95% 由胆囊结石引起，5%~10% 为非结石性胆囊炎。急性胆囊炎的危险因素有：蛔虫、妊娠、肥胖、艾滋病等，并发症主要有：胆囊穿孔、胆汁性腹膜炎、胆囊周围脓肿等，发生率为 7%~26%，总病死率为 0%~10%。急性非结石性胆囊炎是一种特殊类型的急性胆囊炎，通常起病严重，预后比急性结石性胆囊炎差，总病死率为 15%。急性非结石性胆囊炎的危险因素主要有：大手术、严重创伤、烧伤、肠外营养、肿瘤、感染以及糖尿病等。

【主要表现】

常见症状和体征有右上腹疼痛（可向右肩背部放射），Murph's 征阳性、右上腹包块、压痛、肌紧张、反跳痛，或伴随有恶心、呕吐、发热，C 反应蛋白升高（≥30 mg/L）。《急性胆道系统感染的诊断和治疗指南（2011 版）》中将急性胆囊炎分为轻、中、重度三级

（表 2-5-1）。

表 2-5-1　急性胆囊炎严重程度

严重程度	评估标准
轻度	胆囊炎症较轻，未达到中、重度评估标准
中度	1. 白细胞>18x10^9/L 2. 右上腹可触及包块 3. 发病持续时间>72 小时 4. 局部炎症严重：坏疽性胆囊炎。胆囊周围脓肿，胆源性腹膜炎，肝脓肿
重度	1. 低血压，需要使用多巴胺>5ug/（kg·min）绔持，或需要使用多巴酚丁胺 2. 意识障碍 3. 氧合指数<300mmHg（1mmHg=0.133kPa） 4. 凝血酶原时间国际标准化比值>1.5 5. 少尿（尿量<17mL/h），血肌酐>20 mg/L 6. 血小板<10x10^9/L

注：中度胆囊炎：符合中度评估标准1~4 项中任何 1 项；重度胆囊炎：符合重度评估标准1~6 项中任何 1 项。

【治疗原则】

胆囊切除是针对急性胆囊炎的有效治疗手段，应遵循个本化原则，正确把握手术指征与手术时机，选择正确的手术方法。急性胆囊炎的严重程度不同，治疗方法和预后也不同。急性胆囊炎确诊后一般先采用非手术治疗，包括卧床休息、禁食、输液、胃肠减压、纠正水、电解质及酸碱平衡失调，解痉止痛，使用广谱抗生素、维生素 K_1 以及全身支持疗法等。对于轻度、中度急性胆囊炎，可行急诊腹腔镜胆囊切除术（laparoscopic cholecystectomy，LC），但如果患者局部炎症反应严重（发病时间>72 小时、胆囊壁厚度>8mm、白细胞>18×10^9/L），或患者因为合并基础疾病无法耐受手术以及存有手术禁忌证时，在应用抗生素、对症支持等保守治疗的同时，可考虑行经皮经肝胆囊穿刺置管引流术或行胆囊造瘘术，待患者一般情况好转后行二期手术切除胆囊。重度急性胆囊炎患者首先应纠正多器官功能障碍（multiple organ dysfunction syndrome，MODS），通过经皮经肝胆囊穿刺置管引流术减轻严重的局部炎症反应，抗菌药物治疗的同时延期手术切除胆囊。急性非结石性胆囊炎的治疗原则是应尽早行胆囊切除。

【护理措施】

1. 护理常规

按肝胆微创外科一般护理常规进行护理。

2. 术前护理

（1）同肝胆微创外科术前护理常规。

（2）完善检查：协助患者完善各项相关检查。B 超是急性胆囊炎快速简便的非创伤检查手段，检查显示胆囊增大，壁厚大于 4mm，明显水肿时见"双边征"，囊内结石显示强回声，后伴声影。85% 的病人有白细胞计数升高，老年人可不升高。诊断急性非结石性胆囊炎最佳的影像学方法是腹部超声和 CT 检查。影像学检查超声、CT、MBI 检查发现胆囊增大、胆囊壁增厚、胆囊颈部结石嵌顿、胆囊周围积液等表现。

（3）药物治疗：患者伴有肝功能损害时，遵医嘱给予护肝药物，并及时复查肝功能。合并有高血压、糖尿病的患者，遵医嘱进行药物治疗，将血压、血糖控制在手术规定范围内。

（4）病情观察：严密监测生命体征，观察腹部体征变化。若出现寒战、高热、腹痛加重、腹痛范围扩大，要及时报告医生，积极处理。

（5）急诊手术准备：部分急性化脓性胆囊炎、胆囊穿孔的患者应做好急诊胆囊切除或胆囊造瘘术的术前准备。

（6）营养支持：拟行急诊手术的病人要禁食，经静脉补充足够的水、电解质、热量和维生素等，维持水、电解质及酸碱平衡。

（7）心理护理：认真细致地向患者介绍腹腔镜胆囊切除术的特点、适应证、手术方式和优点。告知患者及家属术后发生并发症的可能性和预后，以便在发生并发症后积极配合医护人员处理。注意关注患者的心理动态，针对存在的心理问题及时给予有效的干预，并主动安慰他们，增强患者的治疗依从性，消除患者的疑虑，树立患者信心。

3. 术后护理

（1）同肝胆微创外科术后护理常规。

（2）体位与活动：一般情况下，患者全麻清醒后可在家属扶助下下床解大小便，或在助行器帮助下在病房内走动，术后第一天可在病区缓慢步行。

（3）病情观察。常规上心电监护、吸氧。密切观察生命体征并记录。胆囊切除术中由于牵扯胆囊，造成胆心反射，易发生心律不齐，因加强观察，及时处理。

（4）引流管护理：一般患者不戴引流管，个别患者留置腹腔引流管，用于引流血性及炎性液体。同第二章肝胆微创外科常见引流管护理常规。

（5）伤口观察：LC 患者在腹部有 3~4 个小切口，应注意保持切口敷贴的清洁干燥，但不能因其手术小，而忽视了对伤口的观察，术后应定时观察伤口，发现渗血或者渗液及时处理。

（6）并发症观察：

①出血：出血是 LC 术后早期最凶险的并发症，多为术后钛夹脱落或胆囊床剥离面渗血，手术后 4 小时内，护士应密切观察血压、脉搏的变化，直至病情稳定。同时观察患者的面色、末梢循环情况，有无休克症状等；留置腹腔引流管患者，护士要认真观察引流液，正确记录引流量、性质、颜色等。一旦发现脉搏加快、变弱，血压降低，意识有变化，并且引流液颜

色鲜红、引流量较多时应告知医生处理，做好再次手术的准备。

②胆漏：是 LC 中严重的并发症，一般是由于结扎夹松脱或胆囊管残端夹闭不全，或术中胆管损伤所引起。如果术后患者出现下列症状：腹胀、持续性腹痛、腹肌紧张、有压痛或反跳痛，有的还伴有恶心、呕吐等，应警惕是否发生胆漏，并及时通知医生。

③黄疸：LC 术后出现黄疸的原因一般是由于钛夹夹闭胆囊管时误夹了胆总管，或者在处理胆囊动脉出血时有失误而引起的，会导致胆总管全部或部分阻塞。另外，术后胆汁排泄不畅或肝功能不全也是造成黄疸的常见原因。护理人员必须仔细观察病情，注意胆汁引流性状，患者的皮肤与巩膜是否出现黄染，黄染是逐渐减退还是进行性加重，以积极查找、判断病因。若发现问题，马上通知医生，一般 LC 术后出现黄疸，护士首先应进行医源性胆道损伤的观察。

④腹腔感染：胆汁外漏进入腹腔内，出血、胆囊管处理不妥、术中腹内脏器受损均是造成腹腔感染的主要因素。术后要严密观察是否出现腹膜炎等症状，是否有持续发热症状，若患者术后 3 天均伴有持续高热，并且腹部胀痛，极可能是腹腔感染，应立即进行处理。对术后放置引流管的患者，注意观察引流管的通畅程度及引流量、颜色、性质。

⑤肝下间隙脓肿：表现为右上腹疼痛、畏寒、发热、体温升高，右上腹肌紧张，压痛、反跳痛。白细胞和中性粒细胞计数升高。如有以上情况，应及时告知医生，遵医嘱相应处理。

（7）饮食护理：依据"快速康复外科"理念，LC 手术患者术前术后禁水禁食时间亦尽可能减短，以促进胃肠道功能尽快恢复，一般情况下，术后 5 小时即可指导患者喝水，如无异常，可进食少量流质饮食，如汤水等。术后第 1 天可进流质食物，如粥、米汤，不可吃易胀气的食物，包括豆浆、牛奶等。要遵循少食多餐的原则，然后，逐渐过渡为普食。同时可适当吃一些蔬果，多喝水。

（8）心理护理：患者术后由于担心术后恢复或发生并发症，往往较为焦虑、紧张、恐惧，需进行针对性的疏导。出院后少数患者伤口可能会硬化，右上腹有轻度疼痛，要告诉患者这属于切口愈合的正常现象，2~3 个月后可以自行消失。

（9）出院指导：

①饮食：少数患者出院后会腹泻，术后 14 天内建议选择低脂、易消化的流质食物，禁食高脂肪类和煎炸食品菜肴，以清蒸、炖煮、凉拌为主，少吃炒菜，忌食辛辣刺激性食物，如洋葱、蒜、姜、辣椒和胡椒等。不饮酒，减少对胆道的不良刺激。1 个月以后饮食也应追求清淡，加强必要的营养补充，每天可适当增加蛋白质摄入，以瘦肉、水产品、豆类为主。术后 3~6 个月内少食多餐，每天以 4 餐为宜，控制进食总量，每餐应七八分饱，特别是晚餐，减轻消化系统的负担，每天蔬菜摄入量应大于 500 克，至少 2 种水果，多食含膳食纤维高的食物，包括玉米、小米、甘薯、燕麦等粗粮，适当多饮水，利于手术后机能恢复。

②伤口护理：LC 手术患者一般术后 2~3 天出院，此时伤口未完全愈合，应告知患者注意保持伤口干洁，7 天拆线，带有皮肤缝合器的患者可手术后 7 天自行将皮肤缝合器取下。若伤口出现红肿、渗血、渗液等现象，应及时到医院就诊。

③其余出院指导同肝囊肿。

二、慢性胆囊炎

慢性胆囊炎（chronic cholecystitis）是指胆囊持续、反复发作的炎症过程，超过90%的病人有胆囊结石。由于胆囊受炎症和结石的反复刺激，黏膜下和浆膜下的纤维组织增生及单核细胞的浸润，可使与周围组织粘连、囊壁增厚并逐渐纤维化，最终导致胆囊萎缩，完全失去功能。胆囊炎、胆石症是消化系统的常见病和多发病，属中医"胁痛""腹痛""腹胀""胆胀"等范畴。中医认为肝与胆相表里，肝之余气疏泄胆汁。胆为中精之腑，肝的疏泄功能亦包括胆汁的疏通畅泄。六淫七情、饮食不节等可导致肝胆气滞、湿热蕴结而发病。

【临床表现】

本病可由急性胆囊炎反复发作迁延而来，也可慢性起病。临床表现无特异性，多数病人有胆绞痛病史，病人常在饱餐、进食油腻食物后出现腹胀、腹痛。腹痛程度不一，多在上腹部，牵涉到右肩背部，较少出现畏寒、高热和黄疸，可伴有恶心、呕吐。腹部检查可无体征，或仅有右上腹轻度压痛，墨菲氏征可呈阴性。老年人可无临床症状，称无症状性胆囊炎。

【治疗原则】

对伴有结石或确诊为本病的无结石者一般首选腹腔镜胆囊切除。对无症状者或腹痛可能由其他并存疾病如消化性溃疡、胃炎等引起者，手术治疗应慎重。不能耐受手术者可选择非手术治疗，尽管目前文献报道方法包括口服溶石药物、有机溶石剂直接穿刺胆囊溶石、体外震波碎石等，但实际应用中褒贬不一。

【护理措施】

同急性胆囊炎围手术期护理。

三、急性梗阻性化脓性胆管炎

急性梗阻性化脓性胆管炎（acute obstructive suppurative cholangitis，AOSC）是在胆道梗阻基础上并发的急性化脓性细菌感染，是急性胆管炎的严重阶段。急性胆管炎和AOSC是胆管感染发生和发展的不同阶段和程度。本病好发于40~60岁，病死率20%~30%，老年人的病死率明显高于其他年龄组，在非手术病例中可高达70%。引起AOSC的病因主要有胆道梗阻和细菌感染。AOSC患者往往发病凶险，是否采用腹腔镜微创的手术方式，应慎重权衡利弊和医师的技术水平。

【主要表现】

本病发病急，病情进展迅速，除了具有急性胆管炎的寒战高热、黄疸以及腹痛的Charcot三联征外，还有休克及中枢神经受抑制的表现，称为Reynolds五联征。

【治疗原则】

治疗的关键在于有效地解除梗阻和减压引流。重度急性胆管炎通常对于单纯支持治疗和抗感染治疗无效，需要立即行胆道引流。经内镜逆行胰胆管造影（ERCP）及经内镜鼻胆管引流术（ENBD）、内镜下十二指肠乳头括约肌切开术（EST）等操作成为目前临床治疗AOSC的首选方法。重度急性胆管炎常为多重耐药菌感染，首选含β-内酰胺酶抑制剂的复合制剂、第三代和四代头孢菌素、单环类药物，应静脉用药。

【护理措施】

1. 按肝胆微创外科一般护理常规进行护理

2. 术前护理

（1）同肝胆微创外科术前护理常规。

（2）饮食护理：患者在发病急性期内禁食、禁水，如果患者肠胃内压力较大时，则可以进行必要的胃肠减压，待病情稳定后，可以适当允许患者进食流食。

（3）体位：休克患者取中凹卧位，若生命体征平稳，可协助患者取半卧位。如果患者病情稳定，可根据患者体力，进行相应的活动。

（4）观察生命体征，注意有无中毒性休克出现。

①体温：AOSC 患者常有高热，体温在 40℃ 以上，一旦体温下降或不升，说明可能出现休克。

②脉搏：AOSC 患者脉弱而快，脉率大于 120 次/分。脉率是反应休克的灵敏指标，脉率细速常出现在休克之前，如有脉率细速，说明有休克征象。

③呼吸：AOSC 患者多合并代谢性酸中毒，表现为呼吸深而快，严重时，呼吸减慢。

④血压：是反应休克的直接指标，收缩压低于 90mmHg，脉压小于 20mmHg，表明存在休克。

⑤尿量：尿量小于 30mL/小时，考虑患者出现休克。

（5）观察神志：神志反应脑组织灌流情况。休克早期，脑组织灌流无明显减少，缺氧较轻，神经细胞兴奋，患者表现为烦躁、激动。休克加重时，神经细胞受到抑制，表现为神志淡漠、意识模糊。

（6）观察皮肤温度及颜色：皮肤温度及颜色反映人体体表灌流情况。休克时四肢皮肤苍白、湿冷、紫绀，轻压指甲和口唇时，颜色变苍白，持续 1~2 秒钟不消失。

（7）液体复苏：液体复苏是感染性休克患者最基本、最重要的治疗手段。早期液体复苏是治疗该患者的最主要措施，液体复苏可改善患者体内循环情况，增加血容量，保证多种器官的血液供应，能够明显降低并发症的发生率，所以建立早期容量复苏和观察尿量对严防肾功能损伤十分重要。

①开通两条以上有效静脉通路，有条件应放置中心静脉导管。

②遵医嘱准确应用升压药并调节好输液速度，防止血压忽高忽低，影响心、脑、肾血流灌注。

③遵医嘱予留置导尿，记录每小时尿量，注意维持 24 小时出入量平衡，定期监测血清尿素氮、肌酐、电解质、水电平衡情况。

④纠正酸中毒后，患者由于血钙降低可能出现手足抽搐等现象，必要时补充葡萄糖酸钙。

⑤对于高龄、心肺功能不全患者，应注意补液的速度和补液量，避免发生心衰和肺水肿。

（8）抗感染护理：遵医嘱准确使用抗生素，各个时段药量保持一致，以维持有效的血药浓度，静脉输液中注意各种药物的配伍禁忌。

（9）高热护理：对高热患者，用温水或酒精擦浴。头部枕冰枕，以减少耗氧量，保护脑组织。对体温不升者，应采取保暖措施。及时给氧，改善缺氧情况。保持患者衣物干净，及时更换。

（10）疼痛护理：明确诊断和治疗方案后或术前给予止痛剂。先给予解痉剂（拟胆碱类药如654-2）扩张胆管，使胆汁得以引流，减轻梗阻；抑制胆道收缩，降低胆道内压力，达到缓解疼痛的目的。

（11）心理护理：由于急性梗阻性化脓性胆管炎病情重、发病急骤，加上患者及家属对该疾病缺乏了解，患者在突然出现恶心、呕吐、寒战高热等症状后，极易产生痛苦烦躁、精神紧张、焦虑不安等心理，医护人员应以亲切、诚恳的话语及娴熟的技术取得患者信任，建立良好的医患关系，取得家属及患者的配合。

（12）术前准备：AOSC患者在抢救、治疗的同时应协助患者做好各项术前检查和完善各项术前准备，如配血、进行药敏试验及各项实验室检查、留置胃肠减压等。

3. 术后护理

（1）同肝胆微创外科术后护理常规。

（2）病情观察：术后常规上心电监护、吸氧，密切观察病情变化，动态监测生命体征，注意患者意识、体温、末梢循环、尿量等变化，并做好相关记录，待患者病情稳定后，采取有助于引流的半卧位，有效预防肺部感染的发生。观察皮肤、巩膜、二便的颜色变化，如引流通畅，则黄疸消退，大便颜色变深，小便颜色清亮。

（3）维持有效呼吸：对于休克、昏迷患者更是重要，应注意观察呼吸的频率，节律和深浅度，动态监测血氧饱和度的变化。定期进行动脉血气分析检查，以了解患者的呼吸功能状态，选择给氧方式和确定氧气流量和浓度，改善缺氧症状，保证组织器官的氧气供给。指导患者有效咳嗽，清除呼吸道分泌物，保持呼吸道通畅，预防肺部感染。

（4）饮食护理：术后24小时内禁食水，待胃肠功能恢复后先给予流质饮食1~2天，如患者无腹胀、腹痛、恶心等主诉，再给予半流质饮食2~3天，如患者进食效果较好，则可以根据患者的消化、吸收情况适当地给予低脂肪、高蛋白、高热量及高维生素易消化的食物。

（5）管道护理：

①同肝胆微创外科各种引流管护理常规。

②T管观察记录：正常胆汁澄清、色黄，每日600~1000mL，若胆汁突然减少，应警惕T管阻塞或脱落，应通知医生及时处理。若每日超过1000mL，则可依据术后病程，先适当抬高T管于高位，适时、间断夹闭T，将引流胆汁控制在1000mL以下，及时复查电解质，防止电解质紊乱。

（6）并发症观察：

①胆道出血：胆道出血是术后最危险的并发症。感染因素导致凝血机制障碍、血管结扎不牢固和创面渗血是造成胆道出血的关键因素。护理人员应当加强巡视，密切观察患者生命

体征变化，患者出现心率加快、面色苍白、血压下降、大便有隐血、柏油样大便的症状，同时见腹腔引流出血性液体，应当及时通知医生并采取急救处理，做好补液、输血和急诊手术的准备。

②腹腔感染：腹腔感染常见于腹腔渗出液引流不畅。术后保持引流通畅。

③观察有无胆漏、坠积性肺炎、黄疸等并发症发生。

（7）出院指导：

①嘱患者进低脂、高糖、高蛋白饮食。

②带 T 管出院患者，做好出院宣教，教会患者更换引流袋，告知其 T 管护理注意事项，交代夹管、拔管相关事宜。

③术后 2~3 个月来院造影、拔管。

④其余出院指导同肝囊肿。

四、先天性胆管囊状扩张症

先天性胆管囊状扩张症（congenital cystic dilatation of bile duct）又称为先天性胆总管囊肿，是一种伴有胆汁淤积的外科胆道疾病，病变范围可以在肝胆一段，也可为局部或双侧肝内胆管，约 80% 的病例在儿童期发病，女性发病率高于男性。

【主要表现】

临床表现为间歇性上腹痛、右上腹肿块和黄疸，称为胆总管囊肿三联征，但同时具有三联征的患者仅占总数的 1/3。其余患者 55%~60% 的有腹痛，60%~75% 有肿块，65%~80% 有黄疸。

【治疗原则】

该病可并发胆管炎、胆石症、囊肿破裂、胰腺炎以及癌变等，癌变率随年龄增长而逐渐增高。该病目前唯一有效的治疗方法为手术，故一经确诊，在无手术禁忌情况下，应及早手术。

【护理措施】

1. 护理常规

按肝胆微创外科一般护理常规护理。

2. 术前护理

（1）同肝胆微创外科术前护理常规。

（2）完善检查：协助患者完善相关检查，影像学检查以 E 超为首选，其准确率高，具有经济、无创、可重复等优点。CT、MRCP 的运用目前相对广泛，准确率更高。本病患者多为儿童，在做 CT 或磁共振时由于环境陌生、温度低并有一定噪音，患儿会哭吵不安，可遵医嘱给予镇静药物，待患儿入睡后再行检查。

（3）药物治疗：先天性胆总管囊肿患儿常常因为胆汁排出不畅导致胆道感染，出现发热、腹痛、黄疸，应遵医嘱予以对症处理，如抗感染、减黄等。

（4）营养支持：嘱患儿进高蛋白高热量富含维生素饮食，可进食牛奶、蒸蛋等，以调整患儿营养水平。

（5）病情观察：注意患儿的安全，加床栏，防止坠床导致外伤或囊肿破裂等。有黄疸的患儿，会引起全身瘙痒，易造成皮肤损伤，尤其是腹部皮肤损伤，会影响手术切口，所以入院时应剪指甲，以后每周剪一次，每日用温水（35~45℃）擦洗全身，以减轻皮肤瘙痒，擦洗时预防感冒。

（6）心理护理：因手术难度大、费用高，对家庭压力较大，家长常会表现焦虑。护士应对家长的困难及焦虑表示理解，并告知家长治疗计划及各项操作的意义，如病房内有同病种手术成功的患儿，可让家长间互相交流沟通，鼓励其树立治疗的信心。患儿来到医院，对新环境感到陌生，对医护人员有恐惧心理，害怕接近医护人员，责任护士应主动接近患儿，给予安慰，取得信任，消除其精神上的不安，使其主动配合治疗。

（7）术前准备：术前准备同腹腔镜手术术前准备，为减轻患儿的不适，胃管宜在手术室留置。

3. 术后护理

（1）同肝胆微创外科术后护理常规。

（2）活动指导：患儿术后第 1 天即可在家属帮助下适度离床活动，第 2~3 天可在病区内自由活动。

（3）病情观察：常规上心电监护、吸氧。密切观察生命体征并记录。

（4）饮食护理：为促进吻合口愈合，常规术后禁食 4~5 天。禁食期间经静脉给予足够的糖、蛋白、维生素等营养，恢复饮食后，应从流质—半流质—普通饮食，逐步过渡，少量多餐，以增加患者营养，促进其顺利康复。但婴儿术后第一天如病情许可，可进食母乳。

（5）引流管护理：患者术后带有胃管、尿管、胆道引流管、桥袢空肠引流管等，应注意保持引流通畅。术后应持续胃肠减压 4~5 天，有效的胃肠减压是缓解术后腹胀、保证吻合口愈合和防止吻合口瘘的重要措施。准确记录胃液的量及性质，如果胃管内有大量咖啡样液流出，应考虑有急性胃黏膜病变的可能，及时告知医生。引流液呈淡黄色或淡红色，量一般不超过 100mL。如量超过正常范围，且为暗红色，应考虑创面渗血，密切观察生命体征；如颜色变为鲜红，应立即建立静脉通道，通知医师处理。此外，要仔细观察并处理切口的渗血、渗液。

（6）并发症观察：

①患者术后可能发生出血、胆漏等并发症，其观察与护理同本章"非寄生虫性肝囊肿"。

②吻合口漏：术后应保持桥袢空肠引流管通畅，防止吻合口漏。观察桥袢空肠引流管引流液的量、色、性质及气味。如出现吻合口漏，进食应延迟，并及时汇报给主管医师。

③胰漏及创伤性胰腺炎：如患者术后出现左上腹持续腹痛，应及时报告医生，及时遵医嘱做血、尿淀粉酶测定，必要时行 CT 检查，以协助诊断，并遵医嘱做相应治疗。

④反流性胆管炎：反流性胆管炎为胆管囊状扩张术后常见并发症，其症状表现为畏寒、

发热、腹痛甚至黄疸，其观察与护理同急性化脓性胆管炎。

（7）药物治疗：因手术时间较长，容易出现水电解质紊乱及营养失调，应定期复查电解质，维持电解质稳定，禁食期间，肠功能未恢复时需要静脉补充足够的营养物质。补液速度宜慢，避免短时间内输液过量引起肺水肿等并发症。

（8）心理护理：由于本病患者年纪小，手术较大，家属往往会担心影响小儿的发育，也不敢让小孩活动，因此要鼓励家属精细喂养，适当让小孩参与活动，以增强体质。

（9）出院指导：

①饮食：忌油腻、高胆固醇饮食。

②休息：嘱家属用心照顾患儿，防止生活不规律或精神刺激。

③锻炼：可适当参加体育锻炼，增强患儿体质。

④不适随诊：告知患儿家属若患儿有腹痛、发热、黄疸等异常，随时就诊。

⑤复查：指导患儿出院后 1 个月复查。

⑥带管指导：部分患者会带 T 管出院，应教会家属或患者更换引流袋。

五、先天性胆道闭锁

先天性胆道闭锁（congenital biliary atresia，CBA）是一种罕见的新生儿疾病，是指肝内或肝外胆管中断、纤细、狭窄或闭锁呈索条状，因而胆汁排出受阻，临床表现为阻塞性黄疸，是新生儿最常见的阻塞性黄疸。其发生率在世界上不同国家和地区有较大差别，亚洲地区相对高发。胆道闭锁在活产新生儿中的发生率：欧美国家为 1/19000～1/15000；我国发生率不详。

【主要表现】

患儿出生 3 个月内出现黄疸、陶土样便、肝损伤等胆道梗阻症状。病变一般最初发生在肝外胆道，如未经及时治疗可迅速向肝内胆道发展，引起严重的胆汁淤积和迅速发展的肝硬化。患儿随即出现肝脾肿大、腹水、静脉曲张、凝血功能减退等肝功能失代偿和门脉高压征象，严重者可致死亡。CBA 的发病原因至今不明。

【治疗原则】

胆道闭锁的有效治疗只有手术治疗，包括 Kasai 手术（肝门空肠吻合术）以及各种改良手术和肝移植术。Kasai 手术是胆道闭锁患儿首选的手术治疗方式，肝移植是目前唯一能从组织学上治愈 CBA 的方法。

【护理措施】

1. 常规护理

按肝胆微创外科一般护理常规护理。

2. 术前护理

（1）同肝胆微创外科术前护理常规。

（2）完善检查检验：详细评估病史，指导完善各项检查，尽早明确诊断，以便早日手术。

（3）评估一般状况：观察患儿皮肤、甲床颜色，评估营养状况及贫血程度。根据患儿的状况，指导进高蛋白、高糖饮食。

（4）药物治疗：胆道闭锁患儿由于胆汁排泄障碍，肝功能严重受损，入院时多伴有不同程度的营养不良、低蛋白血症等症状，术前应给予对症支持治疗；术前 3 日，给予维生素 K_1 5mg 肌肉注射，改善凝血功能。注意观察巩膜、皮肤及大便的颜色，做好记录。

（5）术前肠道准备：CBA 患儿术前需行肠道准备以减少肠道生物群，减少术后发生胆管炎的机会。术前 3 日应用 0.2% 甲硝唑 10～20mL 保留灌肠，术前晚使用生理盐水 800～1000mL 清洁灌肠。

（6）心理护理：Kasai 手术是腹部外科最复杂的手术之一，对患儿创伤大，费用高，患儿家属难免会出现紧张和焦虑的情绪。要进行适当的心理干预；做好入院宣教的同时还要详细地向家属讲解疾病知识、手术方法及必要性；安抚家属的悲伤情绪，坚定家属治疗的信心，积极配合。

3. 术后护理

（1）同肝胆微创外科术后护理常规。

（2）体位：麻醉清醒后给予斜坡半卧位，减轻切口疼痛，利于患儿呼吸，亦可助于引出积血积液，降低膈下脓肿及腹腔感染的风险。

（3）病情观察：

①密切观察患儿神志、体温、脉搏、呼吸、尿量、观察巩膜、皮肤及大便的颜色变化。

②定期为患儿测量体重、腹围。

③术后 3 天内一般会出现吸收热，体温波动于 37.5℃～39℃ 之间，首先采取物理降温，使用冰袋或温水擦浴；尽量减少因药物代谢损伤肝脏。如使用物理降温时间大于 1 小时，体温仍处于 38.5℃ 以上，应请示医生，给予药物治疗，密切观察体温变化。

④观察胆汁排出情况：当手术后肝内胆管开放后，胆汁进入肠道，进行正常的肝肠循环，这时患儿表现为直接胆红素进行性下降，巩膜、全身皮肤黄染逐渐减轻，大便颜色由术前的陶土色转变为黄色或绿色，尿液颜色亦由深黄色逐渐转为淡黄清亮。

（4）呼吸道的管理：新生儿气管、支气管狭小，轻微的黏膜肿胀即可致小气道直径显著减小及气道阻力增加，引起气道阻塞；同时麻醉时间长、应激反应能力下降，患儿术后因呼吸道分泌物反流、误吸的情况时有发生。所以加强呼吸道管理至关重要。术后及时清除呼吸道分泌物、给予低流量吸氧、氧气雾化吸入、叩背排痰、上心电监护，监测血氧饱和度。

（5）引流管护理：

①按肝胆微创外科各种引流管护理常规进行护理。

②患儿年龄小，不能配合，存在非计划性拔管的风险，一次要做好家属的宣教工作，注意行动时保护引流管，并在患儿躁动时，适当予以约束。

（6）手术切口的护理：患儿切口愈合的能力较差，存在切口裂开的风险，切口敷料常有渗血渗液的情况。护理措施如下：

①避免患儿剧烈哭闹，及时安抚，可予以安抚奶嘴。

②体位：取半卧位，缓解切口张力。

③及时巡视，如发现切口出现异常情况，及时通知医生。

（7）腹部体征的观察与护理：由于麻醉后肠麻痹，手术刺激及卧床活动量少，患儿易出现腹胀。协助患儿翻身，增加被动运动，促进肠蠕动，防止肠粘连。注意观察排气、排便等肠功能恢复的情况。

（8）用药及输液的管理：术后应用大量药物，包括抗生素、糖皮质激素、护肝药、营养液、血液制品等。要合理安排输液顺序，注意各药物的配伍禁忌，抗生素要现用现配，输液时间维持 20~24 小时。由于患儿输液时间较长，进行静脉穿刺时，选择弹性好、走向直的血管，提高命中率，避免损伤更多的血管。

（9）术后胆管炎：胆管炎的发生率达 40%~60%，是肝管空肠 Rouxen-Y 吻合术后最较为常见、最严重的并发症。术后胆管炎早期的表现一般不典型，通常患儿表现为发热、无诱因的哭闹、精神萎靡或烦躁，皮肤黄疸加深或退而复升，大便颜色变浅，血胆红素上升，肝功能差。其护理措施如下：

①做好保护性隔离，遵医嘱按时给予抗生素。

②做好鹅口疮预防的护理，如发生鹅口疮应用制霉菌素 50IU 融入维生素 AD 油剂 10mL 内搅匀，外涂口腔，3~4 次/天。

③开始进食后，每次喂奶后竖抱患儿 30 分钟或采取左侧斜坡卧位，防止食物的反流。

④监测体温的变化，及时处理，防止惊厥。

（10）出院指导：

①健康教育：向家属详细讲解患儿可能出现胆道感染、上消化道出血等并发症，使其学会简单地评估患儿的状况，如患儿出现寒战高热、呕血、黑便或者柏油样大便应及时到医院就诊。

②休息与活动：保证充足的睡眠，根据患儿基本情况参与适当的体育锻炼，增强体质。

③合理喂养，少量多餐。

④不适随诊：如患儿有发热、腹痛、皮肤巩膜黄染等症状要及时到医院就诊。

⑤复查：出院后每个月复查 1 次，情况稳定 6 个月后每 2~3 个月复查 1 次，2 岁后每年复查 2~3 次，5 岁后每年 1 次。

六、胆管损伤

胆管损伤（biliary duct injury）是由于创伤或腹部手术误伤引起的肝内、外胆管损伤，分为创伤性胆管损伤和医源性胆管损伤两类。创伤性胆管损伤很少见，常发生于交通事故、高处坠落、挤压伤、利器刺伤等情况，多合并上腹部其他器官或组织的复合伤。医源性胆管损伤是指在腹部手术过程中造成的胆管损伤，其中超过 80% 的医源性胆管损伤来自胆囊切除术，尤其是腹腔镜胆囊切除术（laparoscopic cholecystectomy），在临床的发生率为 0.32% 左右。

【主要表现】

胆道损伤一般以梗阻性黄疸或胆漏为主，手术后数天到 2 周内出现以下情况，应高度怀疑胆管损伤：

（1）术后 2~3 天出现进行性黄疸加深，小便如浓茶，大便陶土色，全身皮肤瘙痒，肝功能检查提示梗阻性黄疸。

（2）术后出现剧烈腹痛、腹膜炎症状，腹腔引流液为黄色或棕色胆汁样或腹穿见胆汁。

（3）术后短期内反复寒战、发热、黄疸，仅感腹胀或腹部出现移动性浊音，应考虑胆漏所致的非典型性胆汁性腹膜炎。

（4）少数患者可无上述症状和体征，而出现一些非特异性表现如虚弱、疲倦、食欲缺乏等。ALP 升高具有特异性，胆红素可中度升高，但明显升高（>3mg/dl）并不常见。

【治疗原则】

包括外科手术、内镜和（或）介入治疗。

【护理措施】

1. 按肝胆微创外科一般护理常规护理

2. 术前护理

（1）同肝胆微创外科术前护理常规。

（2）心理护理。胆道损伤的患者经历了 1 次或 1 次以上的手术失败，往往精神紧张，对医护人员可能抱有敌意。家属大多也比较激动，产生对立情绪和不信任，认为医护人员没有尽责而造成这种并发症的出现。护士应多与患者沟通，倾听患者感受，表示理解。向患者及家属说明再次手术的必要性，对其提出的疑问给予积极的、明确的、有效的解答，消除不良的情绪，促进疾病的康复。

（3）管道护理。部分患者戴有 T 管或腹腔引流管，按肝胆微创外科各种引流管护理常规进行护理。

3. 术后护理

（1）同肝胆微创外科术后护理常规。

（2）观察有无出血、胆漏、厌氧菌感染、肝肾功能不全等并发症的发生。

（3）管道护理。参照肝胆外科术后各种引流管护理常规进行护理。

（4）"T"型管的护理。同本章第一节"'T'型管护理"。需要加强观察胆汁的颜色、量和性状。正常成人每日分泌胆汁 800~1200mL，呈黄绿色、清亮、无沉渣、有一定黏性。术后 24 小时内引流量 100~300mL，恢复饮食后可增至每日 600~700mL，以后逐渐减少至每日 200mL 左右。如胆汁过多，提示胆道下端有梗阻的可能；如胆汁浑浊，应考虑结石残留或胆管炎症未被控制。

（5）药物治疗。护理为了防止胆漏、胰漏等并发症，可遵医嘱 6mg 生长抑素 24 小时持续泵入，以抑制胃肠液及胆汁分泌，松弛括约肌。告知患者勿擅自触摸输液泵按钮，以防发生意外。

（6）营养支持。术后禁食。胃肠减压期间通过肠外营养途径补充足够的热量、氨基酸、维生素、水、电解质等，维持病人良好的营养状态。胃管拔除后根据病人胃肠功能恢复情况，由无脂流质逐渐过渡至低脂饮食。

（7）并发症的预防和护理。观察有无胆漏、出血、坠积性肺炎发生。

（8）出院指导：

①饮食：高热量、高蛋白质、高维生素、低盐、低脂、易消化的饮食，少食多餐，多食新鲜水果、蔬菜，忌烟酒、避免辛辣刺激性食物。

②休息：保持心情舒畅，避免劳累，注意保暖，预防感冒。

③锻炼：出院后1个月内适当户外活动，逐渐增加活动量，以不感觉到疲劳为宜，2个月后可从事轻体力劳动。

④T管护理：患者带管时间，指导如何观察、换药、更换引流袋、沐浴等。

⑤不适随诊：出现腹痛、黄疸、发热等症状及时就诊。

⑥定期复查：告知患者定期复查肝胆B超。

七、胆道出血

胆道出血（hemobilia）是胆道疾病和胆道手术后的严重并发症，也是上消化道出血的常见原因。胆道出血可来自肝内胆管系统、胆囊和肝外胆道，可发生于胆道感染、肝外伤、肝血管疾病、肝胆肿瘤、手术损伤等情况下，并以胆道感染为最常见原因。肝内胆管与肝动脉和门静脉分支密切伴行是引起胆道出血的解剖基础。胆管炎症、胆管壁破溃是造成胆道出血的常见病理基础。胆管和胆囊黏膜糜烂也可引起出血，但一般出血量较小。

【主要表现】

胆道出血的临床表现主要取决于出血频率、出血持续时间、出血原因。出血量少者，仅表现为黑便或大便潜血试验阳性。胆道大量出血的典型临床表现为三联征：（1）胃肠道出血（呕血、便血）；（2）胆绞痛；（3）黄疸。胆绞痛和黄疸系因血凝块堵塞胆管而致。出血量大时可出现失血性休克表现。胆道出血可自行停止，但可反复发作，呈周期性，间隔1~2周发作一次。

【治疗原则】

一般先采用非手术治疗，包括：①输血、输液、补充血容量，防止休克；②使用足量有效抗生素控制感染；③使用止血药，如酚磺乙胺、氨甲苯酸、维生素K1、生长抑素等；④给予介入治疗行肝固有动脉栓塞治疗，是最新而有效的止血措施，可减少手术率。有手术适应证者应及时采用手术。

【护理措施】

1. 常规护理

按肝胆微创外科一般护理。

2. 术前护理

（1）同肝胆微创外科术前护理常规。

（2）体位：休克患者取休克卧位，若有呕血取半卧位，防止呕血误入气管而发生窒息；其他患者取舒适自由体位。

（3）检查检验：遵医嘱予以急查血常规，血气分析，交叉配血。

（4）病情观察：每 15~30 分钟观察患者的呼吸、血压、心率、神志、尿量，肢体末梢循环情况及随时观察呕吐物或大便的颜色、性状、量等，以便及时发现病情变化，采取措施。

①少量出血表现仅为黑便，大便隐血试验阳性表明出血量大于 5mL，黑便则表明出血量在 50~100mL。

②胃内出血量达 200~300mL 时，患者表现为呕血，呕吐物呈鲜红色或有血块，伴有暗红或鲜红粪便。

③有"T"管者可见大量鲜血经引流管或周围涌出。如"T"管有血性液体流出，每小时达 100mL，连续 3 小时，且血压进行性下降，提示有活动性出血。

④生命体征观察参照肝脏外伤。

（5）药物治疗：快速建立两条以上静脉通道以供输血及治疗抢救用，必要时行中心静脉置管，并保持液体通畅，监测中心静脉压。遵医嘱应用止血药物，对于有失血性休克的患者，输液速度宜先快后慢，以便很快纠正血容量的不足。当血压回升，收缩压大于或等于 90mmHg 时宜减慢输液速度，以免因血压升得过快而加重出血。

（6）心理护理：应专人守护在病人身旁，给予精神安慰，擦净患者口唇及身上的血迹。胆道出血病程长且反复，呕血、黑粪、T 管引流液呈血性等症状，使患者产生紧张、恐惧、焦虑情绪。根据患者心理状态，有针对性讲解胆道出血的原因、发病特点及治疗方法，从而消除患者疑惑，使之配合治疗。烦躁不安者可遵医嘱给予镇静剂。

3. 术后护理

（1）同肝胆微创外科术后护理常规。

（2）病情观察。常规行床旁心电监护、吸氧，密切观察生命体征并记录。胆道出血具有周期性，1~2 周易再出血，应遵医嘱定期监测血常规、肝肾功能，对带有引流管的患者，密切观察引流液量、颜色及性质。

（3）饮食护理。一般在出血停止 24 小时后，方可开始给予少量的流质饮食，并密切观察有无再度出血。若情况稳定，由逐渐增加流质饮食数量，并酌情改为半流质饮食和软食，直至正常饮食。

（4）肝动脉栓塞治疗前后护理。参照肝癌介入治疗护理。

（5）出院指导。同胆管损伤。

八、胆囊结石

胆囊结石是指发生在胆囊内的结石，主要为胆固醇结石或以胆固醇为主的混合性结石和黑色素结石，常与急性胆囊炎并存。是常见病、多发病。主要见于成年人，发病率在 40 岁以后随着年龄增长，女性发病率多于男性。老年男女发病比例基本相等。任何影响胆固醇与胆汁酸和磷脂浓度比例和造成胆汁瘀滞的因素都能导致结石形成。如某些地区和种族的居民、女性激素、肥胖、妊娠、高脂肪饮食、长期肠外营养、糖尿病、肝硬化、溶血性贫血等。

【主要表现】

约 30%的胆囊结石病人可终生无临床症状。多数病人仅在进食过多、吃肥腻食物、工作紧张或休息不好时感到上腹部或右上腹隐痛，或者有饱胀不适、嗳气、呃逆等，常被误诊为"胃病"。胆绞痛常于饱餐、进食油腻食物后或睡眠中突然改变体位时发生，由于进食油腻饮食后胆囊收缩或睡眠时体位改变导致结石移位加上迷走神经兴奋，结石嵌顿于胆囊颈部，使胆汁排空受阻，胆囊内压力升高，胆囊强烈收缩导致突发的右上腹阵发性剧烈绞痛，可向右肩部、肩胛部或背部放射，可伴有恶心、呕吐，首次胆绞痛出现后，约 70%的病人一年内会再发作，随后发作频度会增加。体查时，有时可在右上腹触及肿大的胆囊。若合并感染，右上腹可有明显压痛、反跳痛或肌紧张，墨菲氏征（+）。

【治疗原则】

对于有症状和（或）并发症的胆囊结石，首选腹腔镜胆囊切除术（LC）治疗，但对无症状的胆囊结石一般无需预防性手术切除胆囊，可观察和随诊。对合并严重心血管疾病不能耐受手术的老年病人，可采取溶石或排石疗法。手术方式为腹腔镜胆囊切除术。

【护理措施】

同本章急性胆囊炎围手术期护理。

九、肝外胆管结石

肝外胆管结石指胆总管和肝总管结石。既有原发性结石，也有继发性结石（原发于肝内胆管或胆囊内，而后进入肝外胆管的结石），在临床上它们的共同特点是绞痛、梗阻及感染，因而多在一起论述。由于这些结石中胆总管结石占大多数，故不少学者也习惯于不细分其具体部位而统称之为胆总管结石。由于结石影响了胆汁的流通，造成结石局部及其近端胆管的扩张，并常致继发性感染，加上结石的机械性刺激，胆管壁常有慢性炎症改变：纤维组织增生，淋巴细胞、浆细胞及中性粒细胞浸润，管壁增厚，并可有溃疡及瘢痕。肝外胆管结石的病因是由于管壁增厚、瘢痕收缩而致管腔狭窄，更易形成梗阻，胆管内压增高，严重时也可导致肝内胆管扩张，肝细胞损害及阻塞性黄疸，伴严重感染时可形成急性梗阻性化脓性胆管炎、脓毒血症等危重病症。

【主要表现】

肝外胆管结石平时可无症状，当结石阻塞胆管并继发感染时，其典型的临床表现为 Charcot 三联征，即腹痛，寒战高热和黄疸。

1. 腹痛

剑突下及右上腹部绞痛，呈阵发性或为持续性疼痛阵发性加剧，可向右肩背部放射，伴恶心、呕吐。

2. 寒战、高热

约 2/3 的患者在胆绞痛后出现寒战、高热，一般表现为弛张热，体温可高达 39℃~40℃。

3. 黄疸

胆石梗阻所致黄疸多呈间歇性和波动性。完全性梗阻，特别是合并感染时，则黄疸明显，呈进行性加深。黄疸时尿色变深，粪色变浅。

【治疗原则】

一般需要手术治疗。手术方式如下：

（1）胆总管探查或切开取石+T 管引流术。（可采用开腹或腹腔镜手术）。

（2）胆肠内引流术。

（3）经内镜下十二指肠乳头括约肌切开取石术（EST）。

（4）Oddi 括约肌成形术。

【护理措施】

1. 按肝胆微创外科一般护理常规护理

2. 术前护理

（1）同肝胆微创外科术前护理常规。

（2）完善检查检验：协助患者完善相关检查。B 超检查为首选。经皮肝胆管造影（PTC）及内镜下逆行胰胆管造影（ERCP）或磁共振胰胆管造影（MRCP）可确定结石的部位、数量、大小，以及胆管梗阻的部位和程度。当胆管梗阻、炎症期，血液白细胞总数增多，中性粒细胞增高。不同程度的肝功能受损，血总胆红素增高（以直接胆红素为主），尿胆红素和尿胆原含量增加。

（3）病情观察：若病人出现寒战、高热、腹痛、黄疸等情况，应考虑发生急性胆管炎，及时报告医生，积极处理，并做好术前准备。

（4）疼痛护理：观察疼痛的部位、性质、发作时间、诱因及缓解的相关因素。可给予消炎利胆、解痉镇痛药物（布桂嗪、哌替啶止痛）。禁用吗啡，以免引起 Oddi 括约肌痉挛。

（5）发热护理：可采取物理降温或药物降温，应用足量有效的抗生素，以控制感染，恢复正常体温。根据病情酌情给予物理或药物降温，密切观察患者体温变化，并作记录。保持床单位及患者皮肤的清洁干燥，及时更换汗湿衣物，观察患者生命体征及神志的变化，做好口腔护理。

（6）营养支持：维持体液平衡，建立静脉通路，给予低脂、高蛋白、高碳水化合物、高维生素的普通饮食。禁食、不能经口进食或进食不足者，通过肠外营养途径给予补充。

（7）纠正凝血功能障碍：肝功能受损者肌肉注射维生素 K110mg，每日 2 次或静脉输入，纠正凝血功能，预防术后出血。

（8）黄疸护理：

①向患者解释原因及预防皮肤完整性受损的方法。

②每天用温水擦洗皮肤，并剪短指甲，避免因搔抓而损伤皮肤。

③必要时遵医嘱使用止痒外用药物。

④遵医嘱给予退黄护肝药物。

⑤饮食：禁食患者给予静脉高营养，进食患者指导合理进食，低脂流质温软食物，并配合静脉营养。

3. 术后护理

（1）同肝胆微创外科术后护理常规。

（2）病情观察：常规上心电监护、吸氧。密切观察生命体征（心率和心律）术后患者意识恢复慢时，应注意有无肝功能损害、脑缺氧、休克等所致的意识障碍。观察腹腔引流情况，如患者切口处有黄绿色胆汁样引流物，每小时大于 50mL 者应怀疑有胆漏，同时还要注意观察有无内出血征象。

（3）营养支持：术后第一天无特殊，可遵医嘱拔除胃管，嘱患者进低脂流质饮食，待肛门排气后逐步过渡到半流质、软食、普通饮食，并限制脂肪和高胆固醇食物。

（4）药物治疗：由于麻醉、手术、出血等因素的影响，患者肝功能可能进一步受到损害，术后应继续护肝治疗，遵医嘱予以按时复查肝功能。同时术后应遵医嘱给予抗感染、补液、止血等对症处理。

（5）带"T"型管患者按"T"型管护理常规护理。

（6）并发症的观察：

①出血：可以发生在腹腔或胆管内，多发生在术后 24~48 小时内，由于止血不彻底或结扎血管线脱落所致。但也可发生于术后 2~3 周，表现为迟发性出血。观察病人出血量，若每小时出血大于 100mL，持续 3 小时以上，或病人有血压下降、脉细速、面色苍白等休克征象，应立即通知医生，并配合医生进行抢救。同胆道出血护理。

②胆漏：由于胆管损伤、胆总管下端梗阻、T 管脱出所致。观察有无腹痛、腹胀、发热等，腹腔引流液为胆汁，提示胆漏。立即通知医生协助处理。长期大量胆漏者，遵医嘱及时补充水和电解质，以维持平衡。长期胆汁丢失将影响脂肪消化、吸收，可引起营养障碍和脂溶性维生素缺乏，应补充热能和维生素。能进食时，鼓励进低脂、高蛋白、高维生素饮食，少量多餐。

③黄疸：患者术前有肝硬化、慢性肝炎或肝功能损害者，术后可出现黄疸，一般术后 3~5 天减退；如术前有较重的肝功能损害、胆管狭窄或术中损伤胆管，则术后黄疸时间较长。其护理措施同术前黄疸护理。

④急性胰腺炎：Oddi 括约肌切开后常并发急性胰腺炎。因此术后 3~4 小时抽血查血淀粉酶，2~3 日内应密切观察患者有无发热、剧烈腹痛、腹胀。如出现以上情况应立即禁食，必要时插胃管，遵医嘱予以抑酶药物。

⑤心理护理：患者由于担心术后恢复，往往较为焦虑，术后应告知患者疾病的恢复进程。当患者做出有利于疾病恢复的行为或身体机能恢复时，应及时给予鼓励，增强患者的自信心。

调节情绪，使之心情愉快。

（7）出院指导：同急性化脓性胆管炎出院指导。

十、肝内胆管结石

肝内胆管结石是指发生于左右肝管汇合部以上、各肝内分支胆管内的结石，伴或不伴有肝外胆管结石。按照结石的成分可以分为胆色素结石、胆固醇结石和混合性结石。目前认为结石形成的主要因素包括细菌感染、胆道微环境改变、寄生虫感染、胆道解剖性因素、胆汁代谢缺陷、遗传因素等。

【主要表现】

肝胆管结石病的病程长而复杂，可出现多种严重并发症，故其临床表现是复杂多样的，其复杂程度主要取决于主要肝管和肝外胆管梗阻是否完全、合并胆道感染的严重程度、肝脏的病变范围、肝功能损害程度以及并发症类型等。当结石阻塞胆道并继发感染时，可表现为典型的 Charcot 三联征：腹痛、寒战高热和黄疸。

1. 肝内胆管结石常与肝外胆管结石并存

多数病人具有肝外胆管结石的临床表现。急性胆管炎发作时，可有典型的 Charcot 三联征或 Reynolds 五联征，Reynolds 五联征即在 Charcot 三联征基础上出现休克，神经中枢系统受抑制表现。神经系统症状主要表现为神情淡漠、嗜睡、神志不清，甚至昏迷；严重者可表现为烦躁不安、谵妄等。

2. 单纯肝内胆管结石的特征性表现

（1）未并发感染的隐性肝内胆管结石病人可无症状。有感染的慢性或间隙期，常有肝区或右侧胸背部隐痛、胀痛。

（2）结石阻塞一侧或某一叶、段胆管可无黄疸，阻塞合并某一叶、段胆管感染，可出现明显畏寒、高热、肝区疼痛，甚至低血压、感染中毒性休克或精神症状等胆管炎样表现，但无黄疸或仅有轻微黄疸。有的并发相应的叶、段肝脓肿。反复感染发作可发生相应的肝叶纤维化或萎缩。

（3）肝门胆管或双侧肝管受累阻塞，可有明显的梗阻性黄疸或间歇性黄疸。若并发感染，可有典型的梗阻性化脓性胆管炎表现。长时间不全梗阻或反复发作胆管炎，晚期可形成胆源性肝硬化和门静脉高压症。

3. 检查体征

间隙期一般无明显体征，部分病人可有肝区叩击痛、对称性肝大。急性炎症期常有右上腹压痛、肌紧张或反跳痛。

【治疗原则】

以手术治疗为主。原则为取除结石，解除梗阻和狭窄，去除感染灶。常用手术方法：①高位胆管切开取石；②肝部分切除；③胆肠内引流；并存肝外胆管结石合并梗阻性化脓性胆管炎，病情严重需急诊手术，应以胆管引流为主。肝胆管结石的腹腔镜微创治疗难度较开腹手术大，应严格掌握指征，选择合适病例，以期收到较好的治疗效果。

非手术治疗：中西医结合治疗；经胆道镜取残余结石。

【护理措施】

1. 护理常规

按肝胆微创外科一般护理常规进行护理。

2. 术前护理

（1）同肝胆微创外科术前护理常规。

（2）同肝外胆管结石术前护理。

3. 术后护理

（1）同肝胆微创外科术后护理常规。

（2）注意肝功能情况：由于手术创伤、出血、麻醉药物、缺氧、黄疸可致肝功能损害，因此，肝叶切除术后需持续吸氧 3~4 天，以提高肝脏氧的供给，保护肝功能。同时仍需补充维生素 K1、B 族维生素、维生素 C 和保肝药物等。

（3）并发症观察：

①观察有无出血、胆漏、肺部感染等并发症。

②膈下感染：膈下感染是肝叶切除术最常见的并发症。预防膈下感染的关键在于术后保持引流通畅，充分引流，同时协助患者取半卧位，减少膈下感染的发生。由于腹膜淋巴组织丰富，吸收性强，膈下感染一旦形成脓肿，患者会有明显的全身中毒症状。表现为：①腹膜炎或腹部术后，患者病情一度好转，数日后又出现弛张热，伴寒战出汗、脉搏加快等感染中毒症状。②患侧上腹部持续钝痛，向肩背部放射并伴有呃逆。③局部有压痛和叩击痛，相应肋间皮肤稍隆起。患者发生膈下脓肿后应选用有效抗生素，必要时进行穿刺引流。

③肝功能衰竭：肝功能衰竭是肝切除术后严重的并发症。是导致患者手术后死亡的最主要原因。如肝功能严重损害，会导致患者出现意识改变、黄疸、腹水加重、消化道出血等表现。应予人工肝支持、护肝、白蛋白、利尿等，并定期检测肝功能。

（4）饮食护理：术后肛门排气，拔除胃管后可进食少量流质饮食，如汤、水、果汁等。术后第一天可进食半流质饮食，如小米粥、白米粥、蒸蛋等。第三天可进食清淡易消化的食物，如面条、软饭等。术后患者不应摄入过多脂肪，且油脂类食物的选择以植物油为主，限制胆固醇的摄入，总热能的摄入水平不宜太高；蛋白质的摄入量维持在正常需要量或偏低，尽量选择一些脂肪含量较低的蛋白类食物；注意维生素的摄入，尤其是脂溶性维生素；饮食中忌辛辣刺激性食物及胀气性食物如萝卜、豆类、洋葱等，禁烟酒。指导患者进食时，应告知患者少量多餐、细嚼慢咽。可分 4~6 次进餐，不宜过饱。如有腹胀等不适，应减少进餐量。

（5）出院指导：同肝外胆管结石。

第三节　胰腺疾病的专科护理

一、急性胰腺炎

急性胰腺炎（acute pancreatitis）是临床常见的急腹症，主要因胰管阻塞、胰管内压力骤然增高和胰腺血液淋巴循环障碍等引起胰腺消化酶对其自身消化的一种急性炎症，根据病理改变过程可分为单纯性（水肿性）胰腺炎和出血坏死性（重症）胰腺炎。前者病情轻，预后好；后者病情发展快，并发症多，死亡率高。胰腺炎有多种致病危险因素，国内以胆道疾病为主，占50%以上，称为胆源性胰腺炎。其次，暴饮暴食、酗酒、其他因素创伤、严重感染、高钙血症、胰腺缺血、生物毒素等都可引起急性胰腺炎。

【主要表现】

由于病变的程度不同，病人的临床差异很大，腹痛是急性胰腺炎最终主要的症状，95%以上的病人均会出现不同程度的腹痛，腹痛多位于上腹正中或偏左，可放射至腰、背部，病变累及全胰腺，疼痛范围较宽并呈束带状向腰背部放射。多数患者早期呕吐剧烈而频繁，呕吐后腹痛不缓解。出血坏死性胰腺炎患者可出现休克，水、电解质紊乱，发热，腹膜刺激征，移动性浊音阳性肠鸣音减弱或消失。重症患者可出现腹部包块，偶见腰肋部皮下瘀斑征（Grey-Turner 征）和脐周皮下瘀斑征（Cullen 征）。

【治疗原则】

急性水肿型胰腺炎以保守治疗为主，包括禁食、胃肠减压、抑制胰腺分泌、补液抗休克、解痉镇痛、营养支持等处理。出血坏死型胰腺炎，当出现周围组织继发感染、合并其他急腹症，或其他脏器坏死等情况时可行手术治疗。

【护理措施】

1. 护理常规

按肝胆微创外科一般护理常规进行护理。

2. 术前护理

（1）同肝胆微创外科术前护理常规。

（2）疼痛护理：

①禁食禁饮、持续胃肠减压，减少胰液分泌和对周围组织的刺激，可减轻疼痛。

②协助患者变换体位，多取斜坡卧位，使之膝关节弯曲、靠近胸部，按摩背部，增加患者的舒适感。

③遵医嘱给予抑酶药、解痉或止痛药，对诊断明确，腹痛加重的病人可使用哌替啶，但禁用吗啡，以防引起 oddi 括约肌痉挛。

（3）病情观察：

①密切观察患者意识状态、生命体征、皮肤黏膜温度和色泽。

②准确记录 24 小时出入水量，监测尿量和中心静脉压的变化。

③观察患者有无出血、手足抽搐、体液紊乱现象，若病人突然烦躁不安、面色苍白、四肢湿冷、脉搏细弱、血压下降、少尿或无尿时，提示已发生休克，应立即通知医师，备好抢救物品，给予休克体位，注意保暖。

④当患者出现手足抽搐时，应报告医生及时补钙。

（4）维持体液平衡：早期积极的液体复苏是治疗急性胰腺炎的关键，对患者的救治至关重要，复苏的黄金时间在 12~24 小时，迅速建立静脉通路，快速输液，遵医嘱补充水和电解质，首先以林格氏液、生理盐水、5%葡萄糖等晶体溶液为主，及时补充胶体，如右旋糖酐、白蛋白、羟乙基淀粉等，必要时使用血浆、红细胞等血液制品，以补充血容量。补液过程中，当患者生命体征正常、尿量>1mL/（kg·h）提示患者血容量补充达到预期目标，应及时控制输液量，以防过度补液导致肺水肿、液体积聚、器官衰竭等。

（5）用药护理：

①抑制胰酶分泌药物：其主要药物包括生长抑素及其类似物——奥曲肽，是目前临床应用治疗急性胰腺炎的常用药物。其主要作用机制为：减少胰腺内分泌和外分泌，减低胰管内压力，清除坏死性毒物，保护胰腺细胞。此类药物不良反应轻微，一般均能耐受，主要表现为注射部位不适，局部疼痛、瘙痒、肿胀、发红及胃肠道反应。长期应用易诱发胆囊结石形成及原有胆囊结石患者出现胆绞痛，应予以密切注意。护理上应严格按剂量给药，加强巡视，减少不良反应的发生。

②镇痛药物：剧烈疼痛时可使用哌替啶，但不推荐应用吗啡或者胆碱能受体拮抗剂如 654-2 或阿托品，前者会收缩 Oddi 括约肌，后者则会加重肠麻痹。

③促肠道动力药物：33%硫酸镁是治疗重症胰腺炎主要的肠道动力药物，通过口服 33%硫酸镁使患者一天排便 2~3 次，对降低血、尿淀粉酶，控制肠道感染等方面有明显疗效，当患者血、尿淀粉酶恢复到正常范围内且腹痛消失时即可停药。应用硫酸镁时应密切观察患者的排便情况，当患者出现明显腹泻情况，应暂停用药，防止出现水电解质紊乱征象，症状缓解后可评估患者耐受情况继续给药，直到达到停药指征。

（6）营养支持，分三个阶段：

①第一阶段早期禁食，主要靠完全胃肠外营养（TPN），支持 2~3 周，静脉给予必要的热量、氮源、维生素和微量元素等，以减少胰腺分泌的刺激。

②第二阶段采取部分（PN+EN），病情稳定，肠蠕功能恢复，可在肠外营养的同时，通过空肠造瘘管给予部分肠内营养（EN），以选择要素膳或短肽类制剂为宜，如百普素、瑞代等，剂量为 500~1000mL，维持 10 天左右，当血清淀粉酶恢复正常，症状体征消失，病人若无不良反应，可逐渐过渡到第三阶段。

③第三阶段为全肠内营养和经口进食。开始进食少量米汤和藕粉，逐步增加营养素量，但应限制高脂饮食。做好 TPN 和 TEN 的护理（护理措施同第五章第八节肝胆微创外科病人围手术期营养治疗），防止并发症。

（7）血糖监测：遵医嘱按时监测患者血糖，当患者出现头晕、心慌、出冷汗等不适时，应警惕低血糖反应，立即采取测血糖补充糖分等处理；当患者出现烦躁、呼吸深快并伴有烂苹果味时应警惕酮症酸中毒的发生，及时报告医生，遵医嘱予小剂量胰岛素、积极补液等治疗。任何治疗过后都应观察患者症状转归情况，并及时记录。

（8）心理护理：本病发病急，患者难免会产生焦虑、紧张、恐惧等情绪，医务人员应鼓励病人说出对疾病的心理反应，安慰病人，耐心解释发病原因、治疗措施及预后，消除其焦虑、恐惧及紧张情绪，同情关心病人，加强和病人的沟通，鼓励病人树立战胜疾病的信心，积极配合治疗和护理。

（9）局部并发症的观察与护理：

①盆腔急性液体积聚：多半会自行吸收，无需手术，也不必穿刺，使用中药皮硝外敷可加速吸收，500g皮硝装在棉布袋内做腹部大面积外敷，每天更换两次。

②胰腺及胰周组织坏死：坏死感染，需做坏死组织清除术加局部灌洗引流，无菌坏死一般不做手术处理，但症状明显，对加强治疗无效的患者应采取手术治疗。

③急性胰腺假性囊肿：囊肿<6cm且无症状者不作处理，随访观察，囊肿>6cm，经过3个月仍无法自行吸收者，应做内引流术。

④胰腺脓肿：有脓肿形成者应立即行内引流术，或先做经皮脓肿穿刺引流，但如果引流效果不佳，应立即行手术引流。

3. 术后护理

（1）同肝胆微创外科术后护理常规。

（2）体位与活动：患者麻醉清醒后取半卧位，胰腺疾病患者体力消耗大，因此术后早期可能无法耐受下床活动，一般术后第3天可在家属扶助下下床解大小便或床边活动，术后第4天可在助行器的帮助下在病区内活动，术后第5天可不依赖器具在病区内缓慢活动。活动前应评估患者病情、生命体征、伤口和活动能力等。

（3）病情观察：持续心电监护严密观察患者生命体征的变化，尤其是血压、脉搏的变化。观察记录神志，每小时尿量、腹部体征，同时应追踪血常规、电解质、血气分析等检测结果的变化，若出现神志淡漠、黄疸加深、每小时尿量减少或无尿等异常，应及时报告医师，并协助处理，同时注意患者伤口疼痛情况，必要时遵医嘱使用镇痛剂，安放自控镇痛泵（PCA）的病人，定时观察PCA运行情况，防止PCA管打折或脱出。

（4）维持有效的呼吸形态：观察患者呼吸情况，根据病情，监测血气分析，持续行鼻导管中流量吸氧，保持呼吸道通畅，病人清醒后协助患者翻身拍背，鼓励患者深呼吸、有效咳痰，咳痰困难者行雾化吸入，病人出现严重缺氧及呼吸困难时改行面罩吸氧，不能纠正者应立即行气管插管或气管切开，应用呼吸机辅助呼吸。

（5）引流管的护理：

①胰腺手术术后常带有多根引流管，一般包括胃管、腹腔双套管、T管、空肠造瘘管、胰管、导尿管等。其护理措施同肝胆微创外科各种引流管护理常规。

②腹腔双套管：腹腔双套管经常需要进行持续腹腔双套管冲洗，其主要作用为稀释腹腔

内渗出物，冲出脓液及坏死组织，遵医嘱用生理盐水或 0.5% 甲硝唑进行腹腔双套管持续冲洗，具体措施见第六章肝胆微创外科常见专科护理操作第四节持续腹腔双套管冲洗。

③如在短时间内引流出大量血性液体，应警惕发生继发性大出血的可能，若腹腔引流管中引流液含有胆汁、胰液或肠液，应考虑胆瘘、肠瘘或胰瘘的可能，并报告医生进行相关处理。

（6）饮食护理：患者术后前 3 天一般需禁食，禁食期间提供营养支持，维持水、电解质和酸碱平衡，待患者肠蠕动恢复后，遵医嘱予流质饮食、半流质饮食逐渐过渡普食，避免吃甜食和油腻饮食，忌暴饮暴食及饮酒。

（7）术后并发症观察和护理：

①感染：加强观察和基础护理；监测患者体温和血象变化；协助并鼓励患者定时翻身、深呼吸、有效咳嗽及排痰；加强口腔护理和尿道口护理；维持有效引流；合理应用抗菌药物，预防应用性抗生素，主要针对肠源性阴性杆菌易位，采用能通过血-胰屏障的抗生素，如喹诺酮类、头孢他啶、碳氢酶烯及甲硝唑类。值得注意的是，在胰腺炎的治疗过程中，当患者出现尿路刺激征、阴道瘙痒等症状时，特别是留置导尿管、长期使用高效广谱抗菌素或免疫抑制剂的患者，应警惕其真菌感染的可能，预防真菌性感染可使用氟康唑或两性霉素 B。

②出血：重症急性胰腺炎可引起应激性溃疡出血、腹内肉芽创面出血或腹壁创口出血等。一旦发生，应积极止血和抗休克治疗，针对不同情况作相应处理。对于局部窗口出血，量一般不大，多为肉芽创面损伤出血，局部灌洗或填塞治疗。定时监测血压、脉搏；观察患者的排泄物、呕吐物和引流物色泽。若引流液呈血性，患者突然剧烈腹痛，出冷汗，并有脉搏细数和血压下降，可能为大血管受腐蚀破裂引起的继发出血。应立即遵医嘱快速补液以补充血容量，做好术前准备，准备行介入治疗栓塞止血术或手术止血；若因消化道溃疡引起出血，应及时清理血迹和引流出的污物，立即通知医师，遵医嘱立即用 0.9% 冰生理盐水+去甲肾上腺素经胃管注入，并夹管 30 分钟再松开，同时遵医嘱给予止血药和抗菌药等，必要时输血。

③胰瘘、胆瘘或肠瘘：若从腹壁渗出或引流出无色透明或胆汁样液体，应考虑胰瘘或胆瘘；若腹部出现明显的腹膜刺激征，且引流出粪汁样或输入的肠内营养液体时，则要考虑肠瘘。密切观察引流液的色泽和性质，动态监测引流液的淀粉酶；注意保持引流管周围皮肤干燥，局部涂以氧化锌软膏。为预防胰瘘，遵医嘱应用胰酶抑制药，如生长抑素、善宁、奥曲肽等，争取最佳疗效。

④胰腺脓肿或腹腔脓肿：一般为腹腔引流不畅，胰腺坏死组织及渗出液局部积聚所致。患者可出现高热、寒战、腹部痛性肿块。B 型超声、CT 检查有利于确诊。护理人员应配合医师积极处理，及时引流，并控制感染。

（8）出院指导：

①饮食：要定时定量，选择易消化的食物，切忌油腻食物和暴饮暴食。患过急性胰腺炎后，胰腺的分泌功能已有不同程度的损害，尤其是对脂肪及蛋白质类食物的消化能力有所降低，有些患者出院后还可能会出现食欲减退或特征性的脂肪泻。

②休息：避免疲劳、情绪激动、紧张等，因为疲劳、情绪激动和紧张会导致人体抵抗力下降，造成病情的反复。

③锻炼：要适当参加活动，做到劳逸结合。

④不适随诊：告知患者如出现恶心、呕吐、腹胀、腹痛及发热等情况，应尽早去医院就诊。

⑤复查：指导患者出院后 3 个月复查肝功能及 B 超，之后每年定期至医院复查，避免复发。

⑥用药指导：胰腺炎患者常伴有高脂血症，可遵医嘱指导患者服用降血脂药物。

二、慢性胰腺炎

慢性胰腺炎是各种原因所致的胰实质和胰管的不可逆慢性炎症，常伴有胰管狭窄及扩张，以及胰管结石或胰腺钙化，特征是反复发作的上腹部疼痛伴不同程度的胰腺内、外分泌功能减退或丧失。在我国致病原因以胆道疾病为主，其次为长期酗酒，此外，高脂血症、营养不良、新陈代谢紊乱及急性胰腺炎造成的胰管狭窄等也与该病的发生有关。

【主要表现】

慢性胰腺炎主要表现为反复或持续发作的腹痛，也有无明显腹痛等症状而仅表现出胰腺功能不全，病人可有食欲不振、饱胀、脂肪泻及体重下降等消化不良的表现。同时，因胰岛功能受影响，约 1/3 的病人可发生糖尿病。

【治疗原则】

慢性胰腺炎是不同病因长期存在的结果，去除病因常可制止慢性胰腺炎病理改变的发展，其治疗原则为去除病因、控制症状、改善胰腺功能、治疗并发症和提高生活质量等，强调以个体化治疗为原则，将以对症处理为主的保守治疗和解除胰管梗阻的手术治疗相结合。随着内镜诊断和治疗技术的不断提高，慢性胰腺炎的内镜治疗逐渐形成了较为成熟的方法和技术，对于缓解难治性腹痛，阻止病情发展具有重要意义。

【护理措施】

1. 护理常规

按肝胆微创外科一般护理常规进行护理。

2. 术前护理

（1）同肝胆微创外科术前护理常规。

（2）体位协助病人卧床休息，选择舒适卧位。有腹膜炎者宜取半卧位，利于引流而使炎症局限。

（3）病情观察：密切观察患者生命体征、腹痛部位及性质变化。遵医嘱补液，补充机体需要，协助患者取舒适卧位。遵医嘱根据病情给予物理或药物降温。

（4）饮食护理：

①脂肪对胰腺分泌具有强烈的刺激作用并可使腹痛加剧，因此，一般以适量的优质蛋白、

丰富的维生素、低脂无刺激性半流质或软饭为宜，如米粥、脱脂奶粉、新鲜蔬菜及水果等。每日脂肪供给量应控制在 20~30g，避免粗糙、干硬、胀气及刺激性的食物或调味品。

②少食多餐。

③禁止饮酒。

④对伴有糖尿病的病人，应按糖尿病饮食进餐。

（5）疼痛护理：

①绝对禁酒，避免进食大量肉类饮食。

②使用胰酶抑制剂、生长抑素及其类似物等均可使胰液胰酶的分泌减少，缓解疼痛。

③密切观察患者疼痛的性质、部位、程度及持续时间，有无腹膜刺激征。

④协助取舒适卧位以减轻疼痛。

⑤根据患者病情，遵医嘱给予止痛药，适当应用非麻醉剂镇痛剂，如阿司匹林、消炎痛、布洛芬等非甾体抗炎药。

⑥对腹痛严重，确实影响生活质量者，可酌情使用麻醉性镇痛剂，但应避免长期使用，以免导致病人对药物的依赖，禁用吗啡和可卡因，给药 20~30 分钟后必须评估并记录镇痛药物的效果及副作用。

（6）维持体液平衡：遵医嘱合理应用抗生素、补液，纠正水、电解质代谢紊乱，根据年龄、心功能调节输液速度。补液过程中，若病人突然烦躁不安、面色苍白、四肢湿冷、脉搏细弱、血压下降、少尿或无尿时，提示已发生休克。应立即通知医生，备好抢救物品，予以休克体位，注意保暖。

（7）维持营养需要量：蛋白—热量营养不良在慢性胰腺炎患者中非常普遍，维持营养需要量至关重要，护理要点：

①进食前 30 分钟为疼痛患者病人镇痛，以防止餐后腹痛加剧，使患者惧怕进食。

②进餐时服用胰酶抑制剂，保证酶和食物适当混合。

③遵医嘱及时静脉补液，保证热量供给，维持水、电解质、酸碱平衡。

④严重的慢性胰腺炎病人和中重度营养不良者，在准备手术阶段应考虑提供肠外营养或肠内营养支持，护理上应加强对肠内、肠外营养的输注护理，密切巡视，控制输液速度，保证输液通畅，防止并发症。

（8）血糖监测：遵医嘱定时监测血糖，由于慢性胰腺炎合并糖尿病患者对胰岛素较敏感，应注意预防低血糖的发生。

（9）心理护理：加强患者的心理护理及健康指导，提供安全舒适的环境，了解患者对疾病的感受，讲解疾病知识，协助患者树立战胜疾病的信心。

3. 术后护理

（1）同肝胆微创外科术后护理常规。

（2）参照急性胰腺炎手术护理。

（3）胰管的护理。术后注意观察胰管引流量的变化。如胰管出口通畅，引流量应逐步减少。如果引流量达到 600mL/天，说明胰管出口不甚通畅。

4. 内镜治疗的护理

（1）休息与活动。内镜术后患者如无疼痛或体力不足的情况，即可进行轻度的活动。

（2）饮食。术后有并发急性胰腺炎的可能，故需禁食 2~3 天，避免过早进食，给予静脉补液，根据血淀粉酶情况决定能否进食。

（3）病情观察：

①密切监测生命体征，观察意识变化。

②观察有无恶心、呕吐、腹痛、黑便、呕吐物，排泄物的颜色、量、性状。警惕出血、穿孔、造影剂过敏及心血管意外等并发症的发生。

③术后 3~4 小时及 24 小时抽血查血淀粉酶，升高者应继续复查，直至恢复正常为止。

④按医嘱预防性给予制酸剂及抑制胰腺分泌的药物。

（4）预防感染：

①应用广谱抗生素 3~5 天，注意有无寒战、高热等胆管感染的临床表现。

②术后应用止血药物 3 天，以防出血。

（5）留置鼻胆引流管的护理：

①同肝胆微创外科术后管道护理常规。

②口腔护理每日 2 次。

③妥善固定（方法与第二章第四节肝胆微创外科常见引流管护理常规中胃管固定的方法相同），向病人及家属讲解保持引流管通畅的重要性，避免病人因变换体位、下床活动、剧烈咳嗽或打喷嚏时将鼻胆管脱出。

④可定期冲洗鼻胆管及注入药物，先抽出等量胆汁，每次注入的液体量不超过 20mL，以免升高胆管内压力，加重感染。

三、胰腺损伤

胰腺损伤（injury of pancreas）常系上腹部强力挤压暴力直接作用于脊柱所致，损伤常在胰腺的颈、体部，多伴有腹部其他脏器、颅脑、胸部的损伤，病情往往凶险危重。胰腺损伤较为少见，占腹腔损伤的 1%~2%，由于胰腺位置深而隐蔽，早期不易被发现，胰腺损伤总死亡率较高，可高达 32%。胰腺损伤通常可分为以下三种类型：

（1）闭合性损伤胰腺可能受到外力并使之与脊柱之间形成挤压，造成胰腺挫裂伤或横断伤，如车祸、高空坠落、斗殴、爆震等。

（2）开放性损伤刀具、子弹等异物直接切割胰腺所致，常合并腹部周围组织或器官损伤。

（3）医源性损伤常见于腹部手术，亦为胰腺损伤的常见原因，如胃十二指肠手术、胆道手术、脾切除术、胰腺的诊断性活检手术、胰腺良性肿瘤摘除术等。

【主要表现】

胰腺损伤后，胰液经网膜孔进入腹腔，致弥漫性腹膜炎，出现上腹部压痛和腹肌紧张，部分病人伴有肩部放射痛。若未及时发现并处理，漏出的胰液被局限在网膜囊内，日久可形成胰腺假性囊肿。

【治疗原则】

1. 非手术治疗

治疗原则为禁食、补液、抑制胰酶分泌等。同时密切观察病情变化，包括体征、症状、血细胞比容、白细胞计数、血清淀粉酶及腹部 CT 扫描。

2. 手术治疗

对有腹部外伤的病人，若怀疑有胰腺损伤，且腹膜刺激征明显，均需积极行手术探查。处理原则是全面探查，彻底清创、止血，防止胰液外漏及处理合并伤。由于胰腺解剖位置深在，处理方式多样，对于胰腺外伤病例诊断、治疗以及后续并发症的处理中，应用腹腔镜微创手段，应根据具体个例的病情和医师的技术水平，审慎选择。

【护理措施】

1. 护理常规

按肝胆微创外科一般护理常规进行护理。

2. 术前护理

（1）同肝胆微创外科术前护理常规。

（2）急救护理。胰腺损伤常合并多发性脏器损伤，遇到急救情况应分清轻重缓急，首先处理危及生命的情况，根据患者具体情况，可行采取以下措施：

①心肺复苏，注意保持呼吸道通畅。

②合并张力性气胸，应配合医生行胸腔穿刺排气。

③止血，静脉采血行血型及交叉配血试验。

④迅速建立两条及以上的静脉输液通路，遵医嘱积极合理补液，必要时输血。同时氧气吸入，保证重要脏器氧供给。

⑤密切观察病情变化。

⑥对有开放性腹部损伤者，妥善处理伤口，如伴腹内脏器或组织自腹壁伤口突出，可用消毒碗或无菌敷料覆盖保护，切忌在毫无准备的情况下强行回纳。

（3）休息与体位：绝对卧床休息，若病情稳定，可取半卧位。观察期间不随意搬动患者，以免加重病情。

（4）病情观察：严密观察腹膜炎或内出血征象，内容包括：

①每 15～30 分钟测量 1 次血压、脉搏、呼吸。

②每 30 分钟检查 1 次腹部体征，注意腹膜刺激征的程度和范围变化。

③动态了解红细胞计数、血红蛋白和血细胞压积的变化，以判断腹腔内有无活动性出血。

④观察每小时尿量变化，监测中心静脉压，准确记录 24 小时出入水量等。

⑤必要时可重复 B 超检查，协助医生行诊断性腹腔穿刺术或腹腔灌洗术。

（5）禁食禁饮、禁灌肠。胰腺损伤可能合并胃肠道损伤或肠麻痹等，故在诊断未明确前应绝对禁食禁饮和禁灌肠，以防止肠内容物进一步漏出，造成腹腔感染和加重病情。

（6）对怀疑有空腔脏器损伤的病人，应尽早行胃肠减压，以减少胃内容物漏出，减轻腹痛，在胃肠减压期间，做好口腔护理，观察并记录引流情况。

（7）用药护理：维持体液平衡，补充足够的平衡盐溶液、电解质等，防止水、电解质紊乱及酸碱平衡失调，维持有效的循环血量，使收缩压维持至 90mmHg 以上。应用广谱抗生素，预防肠道感染，对于有开放性伤口者，常规注射破伤风抗毒素血清。

（8）镇静、止痛：全身损伤未明时禁用镇痛药，但可通过分散注意力、改变体位来缓解病人疼痛，若诊断明确，可遵医嘱给予解痉药或镇痛药。

（9）心理护理：关心安慰病人，了解病人的需求，并尽力帮助病人解决实际困难和要求。向病人解释胰腺损伤后给予的治疗和护理及有可能出现的并发症，树立患者治疗信心，使其能积极配合治疗。

（10）做好术前准备：禁食禁水，行血型及交叉配血试验，留置胃管、尿管，通知血库备血，给予手术前用药等。

3. 术后护理

（1）体位与活动：病人回病房后，要了解手术方式、麻醉方式及术中情况，给予低斜坡卧位，注意呕吐情况，保持呼吸道通畅。全麻清醒、血压、脉搏平稳后改为半卧位，有利于腹腔引流。鼓励病人早期活动手术后病人多翻身，及早下床活动，促进肠蠕动，以防肠粘连或肠梗阻。

（2）病情观察：持续心电监护，严密观察血压、呼吸、心率、体温、伤口及疼痛情况，观察有无休克的征兆，发现异常情况及时通知医生，伤口疼痛剧烈时，可肌注哌替啶。

（3）补液和用药护理：保持静脉输液通畅，术后继续使用抑制胰腺分泌的药物，合理补充水、电解质及维生素，必要时输新鲜血、血浆，维持水、电解质、酸碱平衡。还可以考虑给予完全胃肠外营养支持，行静脉高营养治疗，以提供足够的热量、氨基酸和各种必需的营养物质，以满足机体代谢和修复的需要，并提高机体抵抗力，防止和减少体内蛋白质的消耗，还能减少胰腺分泌。术后继续使用有效的抗生素，控制腹腔内感染。记录 24 小时出入水量。

（4）腹腔引流管的护理：术后正确连接引流装置，引流管应贴标签注明其名称及引流部位，妥善固定，保持引流通畅，防止扭曲、受压或滑脱。引流管不能高于腹腔引流出口，定期更换引流袋，更换时严格执行无菌操作。观察并记录引流液的性质和量，每日定时挤压引流管，以利于充分引流。若发现引流液突然减少，病人伴有腹胀、发热，应及时检查管腔有无堵塞或引流管是否滑脱。

（5）饮食护理：继续禁食禁饮，保证胃肠减压管的通畅，及时抽出胃液、肠道的积气积液，以减轻腹胀和减少胃酸对胰腺的刺激。待肛门排气、拔除胃管后，可进少量清淡的流质和半流质食物，勿进脂肪性食物，以后逐渐过渡到正常饮食。

（6）心理护理：向病人介绍有关病情、损伤程度、手术方式、治疗及术后有可能出现的并发症及预防措施，鼓励病人，增强治疗信心。

（7）并发症护理：

①受损脏器再出血：

①一般取平卧位，禁止随意搬动病人，以免诱发和加重出血。

②密切观察和记录生命体征及面色、神志、末梢循环情况。

③观察腹痛的性质、持续时间和辅助检查结果的变化。若患者腹痛缓解后又突然加重，同时出现烦躁、面色苍白、肢端温度下降、呼吸脉搏增快、血压不稳等表现；腹腔引流管间断或持续引流出鲜红色血液；血红蛋白和红细胞比容下降；常提示腹腔内有活动性出血，一旦发生以上情况，通知医师，建立静脉通路，遵医嘱快速补液、输血等以扩充血容量，积极抗休克，同时做好急症手术准备。

②胰瘘：若腹腔引流管中引流液含有胰液，应考虑胰瘘的可能，并报告医生进行相关处理。遵医嘱充分引流，禁食，控制感染，纠正水电解质紊乱，并给予胃肠外高营养治疗，促进其自愈。

③急性胰腺炎：密切观察腹部体征及血、尿淀粉酶，如有异常及时通知医生处理。

④胰腺假性囊肿：表现为腹胀、腹痛、腹部包块、发热。处理：使用有效抗生素及抑制胰腺分泌药物，支持疗法，如6周以后囊肿未消除，行囊肿空肠内引流手术。

（8）出院指导：同急性胰腺炎出院指导。

四、胰腺囊肿

胰腺囊肿根据囊肿壁是否存在上皮细胞层，分为有上壁细胞衬里的真性囊肿和无上皮细胞衬里的假性囊肿。真性囊肿为肿瘤性囊肿，分为先天性囊肿和潴留性囊肿（后天性）。需行手术切除囊肿及部分胰腺，假性囊肿较为常见，占90%，一般为急、慢性胰腺炎的并发症，也可由外伤引起，多位于胰体尾部。

假性胰腺囊肿是胰腺实质或胰管破裂，导致胰外的胰液积聚，外漏的胰液、血液和坏死组织被肉芽组织或纤维组织包裹而形成的囊肿，增大后可产生压迫症状，继发感染后可形成脓肿，也可破溃形成胰源性腹水，或破向胃、结肠形成内瘘，使囊液通过引流而愈合。

【主要表现】

反复发作或持续存在的上腹部疼痛是最常见的症状，疼痛可向腰背部放射，合并感染时有高热。大部分病人在上腹部左侧或正中或偏右可以触到一个比较固定的肿块，边界清楚，不能移动，较硬。囊肿的形成可出现一些压迫症状，如压迫消化道时可引起上腹部不适，恶心及呕吐；压迫门静脉系统出现腹腔积液；压迫下腔静脉出现下肢水肿；压迫胆总管引起梗阻性黄疸、皮肤瘙痒等。患者一般也会出现厌食、食欲缺乏而造成营养不良的情况。

【治疗原则】

真性囊肿一般需手术治疗。假性囊肿的发展过程分为急性期和慢性期。急性期表现为小网囊内积液，病史<6周，囊肿直径<6cm，积液多可自行吸收，囊肿消失。若囊肿与胰管相沟通，囊肿则不能自愈且常呈进行性增大、压力升高，囊壁薄者，有可能自行穿破至游离腹

膜腔内或破溃至肠腔内。

1. 非手术治疗

（1）内科治疗：严格禁食、胃肠减压，应用 H2 受体阻断剂及生长抑素，胃肠外营养支持及抗感染治疗。

（2）穿刺引流：适用于急性胰腺假性囊肿，特别是伴有感染时及一些不适合手术的慢性胰腺假性囊肿。用 B 超和 CT 定位，选择合适部位，穿刺置管外引流。

（3）内镜治疗：适用于胰头部假性囊肿，囊肿直径>6cm 且有症状不适合手术的病人。

2. 手术治疗

囊肿直径>6cm 且出现压迫症状，持续腹痛不能忍受，合并感染或出血可行手术治疗。

（1）外引流术：适用于有明显感染、囊肿时间短，壁薄不能内引流者，也可经皮穿刺置管性外引流术。外引流可致外瘘，可自行闭合，持久不闭者需手术治疗。

（2）内引流术：囊壁成熟后（6 周以上）可以做内引流术，是将囊肿与空肠或胃、十二指肠吻合，使囊肿内容物引流入胃肠道，常用囊肿空肠吻合术，可以在腹腔镜下实施该手术。

（3）囊肿切除术：囊肿与周围组织形成致密粘连，多不具有完整的囊壁。

【护理措施】

1. 护理常规

按肝胆微创外科一般护理常规进行护理。

2. 术前护理

（1）同肝胆微创外科术前护理常规。

（2）疼痛的护理。

①观察腹痛的部位和性质变化，如腹部包块突然消失，全腹剧烈疼痛，应考虑囊肿破裂，立即报告值班医生。

②按医嘱给予镇痛剂，观察镇痛药物的效果。

（3）饮食护理。指导病人进食高蛋白、高碳水化合物、高糖、低脂饮食，呕吐严重的病人静脉补充营养。增进机体抵抗力，纠正贫血，改善一般状态，必要时给予输血、补液。

（4）并发症的护理：

①出血：是假性胰腺囊肿最危急的并发症，表现为剧烈持续的腹痛、腹部包块急剧增大，腹膜刺激征，并出现面色苍白、心率增快、血压下降等休克症状。应立即建立静脉通路，遵医嘱用止血药物、输血，出血较慢或间歇性出血时应及时行选择性动脉造影或血管栓塞止血，不能控制或急性大出血者需行急诊手术。

②感染：主要表现为腹痛、发热、白细胞计数增高。一旦出现，即在 B 超或 CT 定位下行穿刺涂片检查和细菌培养。确定后应根据病人情况选择穿刺置管引流术或外引流术。

③囊肿破裂：主要表现为腹部包块突然消失，全腹持续剧烈疼痛，有腹膜炎体征，应立即行囊肿外引流术。

④梗阻：根据其发生不同部位行引流减压手术。

3. 术后护理

（1）同肝胆微创外科术后护理常规。

（2）病情观察。术后密切观察患者病情变化，严密观察患者生命体征及腹部体征变化。

（3）引流管的护理：

①引流管护理参照第二章第四节肝胆微创外科常见引流管护理常规。

②观察记录：胰管引流液开始为浑浊囊内液体，1~2天后转变为清亮透明的液体。若腹腔引流管短时间内引流出大量血性液体，应警惕发生大出血可能，密切观察患者生命体征并及时报告值班医生。

（4）饮食护理。患者肠蠕动恢复后可进食流质，然后过渡到高蛋白、高维生素、低脂饮食。

（5）伤口护理。观察伤口是否有渗血渗液情况，结合临末实际予换药处理，严格无菌操作，避免感染。如渗出较多，可行负压吸引。

（6）活动指导。鼓励患者生命体征平稳后，早期下床活动，避免出现深静脉血栓，并妥善固定引流管，告知患者及家属引流管的自我保护方法。

（7）心理护理。鼓励患者树立战胜疾病的信心，多和患者交谈，动态掌握患者心理变化，安抚患者情绪。

（8）术后并发症防治和护理：

①胰瘘：主要表现为腹痛、发热、胰肠吻合口附近引流液多，液体无粘性，色浅淡，引流液淀粉酶增高。引流管周围皮肤可用涂抹氧化锌保护，遵医嘱运用生长抑素，减少胰瘘量，缩短胰瘘闭合时间，必要时行手术治疗。

②感染：主要表现为发热、伴发冷。术后根据医嘱应用抗生素，定时留取引流液做细菌培养及药敏，必要时更换抗生素。脓肿形成时，应早做排脓引流。

（9）出院指导：同急性胰腺炎患者出院指导。

五、胰头癌

胰头癌（carcinoma of head of pancreas）是常见的恶性肿瘤，是胰腺头部的恶性程度极高的消化系统肿瘤，发展较快。胰头癌常见淋巴转移和癌浸润，还可发生癌肿远端的胰管内转移和腹腔内种植。该病早期诊断困难，手术切除率低，预后很差。

【主要表现】

上腹疼痛、不适是常见的首发症状。无痛性黄疸是胰头癌的主要症状和体征，呈进行性加重。有消化道症状如食欲不振、腹胀、消化不良、便秘或腹泻。患者因饮食减少、消化吸收障碍、睡眠不足等会造成消瘦、乏力和体重下降。

【治疗原则】

手术切除是胰头癌最有效的治疗方法。腹腔镜 Whipple 术亦有广泛开展。

【护理措施】

1. 按肝胆微创外科一般护理常规进行护理

2. 术前护理

（1）同肝胆微创外科术前护理常规。

（2）控制血糖。胰头癌患者常伴有不同程度糖尿病，除常规测血糖、尿糖、控制饮食外，还应根据医嘱使用降糖药物或胰岛素等，将血糖控制在理想范围方可手术。

（3）营养支持。嘱患者进高蛋白、高热量、低脂、富含维生素的食物。可指导患者食用蒸蛋、鱼肉等高蛋白食物，多吃瓜果蔬菜。

3. 术后护理

（1）一般护理。按全麻后护理要求进行常规护理，监测血压、脉搏、呼吸、血氧饱和度2~3天，监测尿量、血常规、肝功能、肾功能情况，观察神志、黄疸等变化，继续输液补充营养，维持水电解质平衡，精确记录出入量，根据需要适量输血、血浆、白蛋白。密切观察病情变化，并记录生命体征，血压平稳后患者采取半卧位。术后常规使用外固定腹带捆绑腹部伤口，保护切口并固定引流管。

（2）管道护理。向患者讲解管道的重要性，使患者有主动保护管道的意识。

（3）保持胃肠减压管、肠内营养管在位通畅，观察胃液的颜色。腹腔负压球引流管，观察引流量及引流液的性质，一般于术后7~9天，进食后无异常，无胰液漏出时拔除。胰瘘患者至症状控制无明显漏出后拔除。

（4）其他引流管护理同肝胆微创外科各种引流管护理常规。

（5）基础护理。每天行口腔护理、会阴擦洗，鼓励患者咳嗽、咳痰，必要时行雾化吸入，3~5天后鼓励患者下床活动，以防肺部感染及血栓等并发症的发生。保持病房安静舒适，为患者创造良好、舒适的休养环境。

（6）营养支持。患者肠蠕动功能恢复后停止胃肠减压，嘱患者进食高热量、高维生素、优质蛋白质食物，如鸡蛋、鱼、牛奶及新鲜蔬菜、水果等，对含钾高的食物应适当控制。对于禁食、胃肠功能未完全恢复者，予肠外高营养，以利于切口愈合及身体康复。

（7）并发症护理：

①肺部并发症护理。肺部感染是外科手术常见的并发症，对此类患者应注意保暖，避免受凉，注意观察排痰情况，多鼓励和帮助其咳痰、更换体位等，嘱多行深呼吸，咳嗽时按住伤口减轻疼痛，痰液黏稠不易咳出时，可应用超声雾化吸入，做好口腔护理，保持呼吸道通畅。

②糖尿病护理。糖尿病患者全身及局部抵抗力下降，由于机体的应激反应能加重糖尿病，易导致肺部、泌尿系统感染，注意电解质的变化，注意口腔及皮肤卫生，减少感染机会，指导合理用药，防止发生低血糖。

③切口感染及裂开护理。患者由于身体衰竭、营养不良、缝线拆除过早、咳嗽、呕吐、皮肤张力加大因素，都可使切口裂开，护理上应设法控制患者咳嗽、呃逆、便秘、低蛋白血

症等诱因的发生。注意纠正营养缺乏，补充足量的维生素和蛋白质。咳嗽时用手按压两侧腰部以固定腹壁切口并减轻疼痛。伤口用腹带包扎减少张力。术后6小时无特殊情况取半卧位，拆线时间适当延长，一旦发生腹壁切口裂开，首先应安慰患者消除恐惧心理，同时立即通知医生处理。加强全身支持疗法促进伤口愈合。

（8）出院指导：

①饮食：指导患者进低脂饮食，少量多餐，逐步增量；学会高血糖、低血糖的紧急处理措施。

②休息：指导患者注意休息，勿熬夜，避免过度劳累和精神刺激。

③锻炼：术后1个月内避免剧烈活动，半年后才能从事轻体力工作。可适当参加体育锻炼和轻体力劳动，如散步、打太极等，忌长时间坐卧，以促进机体功能恢复。

④不适随诊：告知患者如出现黄疸、腹痛、黑便、黏膜出血等症状应立即就诊。

⑤复查：指导患者出院后3个月复查肝肾功能、肿瘤标志物，之后每年定期至医院复查，避免复发。

⑥用药指导：指导患者严格按医嘱用药，不可擅自停药或增加、减少药物剂量。

六、胰岛素瘤

胰岛素瘤来源于胰岛，属常见的胰腺内分泌瘤，占胰腺内分泌肿瘤的70%~80%。大多为单发，少数为多发，甚至为无数微小肿瘤，可发生在胰腺各部，胰头体、尾各占1/3。

【主要表现】

胰岛素瘤分为功能性和非功能性胰腺内分泌瘤。典型者有 Whipple 三联征：发作性低血糖症、昏迷及精神神经症状，空腹或劳动后易发作。

【治疗原则】

外科手术切除是治疗胰岛素瘤的唯一有效的方法，一经确诊应及早予以手术切除腺瘤。

【护理措施】

1. 护理常规

按肝胆微创外科一般护理常规进行护理。

2. 术前护理

（1）同肝胆微创外科术前护理常规。

（2）病情观察

①观察患者有无低血糖症状，一旦出现应立即给予口服葡萄糖或静脉注射葡萄糖。

②监测空腹血糖和症状发作时血糖值对胰岛素瘤的诊断有重要意义。应监测血糖变化及血清胰岛素水平，以便及时控制低血糖症发作。

（3）低血糖发作时的护理：患者出现心慌、出冷汗、颤抖等症状，应立即测快速血糖，确定为低血糖后，可指导患者进食葡萄糖或含糖食物，严重者可静脉推注葡萄糖40~60mL，并静脉滴注5%~10%葡萄糖直至血糖平稳。

（4）安全护理：

①对疾病知识进行健康指导，使患者及家属了解胰岛素瘤的特征性表现。

②加强巡视，特别是晚夜班的巡视。

③嘱患者 24 小时留陪人陪伴，告知患者及其家属如若出现低血糖反应时应立即卧床休息。

④床旁安置床栏，防止坠床。

（5）术前准备：同肝胆微创外科术前护理常规，但患者应临睡前给予口服葡萄糖 100～120g 或者凌晨静滴 5%～10% 葡萄糖溶液，以防止低血糖发作。

3. 术后护理

（1）同肝胆微创外科术后护理常规。

（2）病情观察。

（3）术后 48 小时内，每小时监测血压、脉搏、呼吸 1 次，并观察切口渗液情况，发现异常及时报告医生。

（4）监测血糖：

①术后反跳性高血糖监测与护理：胰岛素瘤患者由于肿瘤细胞不断大量分泌胰岛素，使肿瘤以外正常的 B 细胞处于抑制状态。肿瘤切除后，正常胰岛细胞的分泌尚未及时恢复，加之手术刺激，造成手术后反跳性高血糖。术后患者常规应用胰岛素，可使胰岛细胞的恢复和血糖的变化处于平稳状态。术后连续监测血糖 2 周，直至血糖恢复正常。主要监测静脉输注含糖液体后的血糖及清晨空腹血糖。

②术后低血糖的预防：如系微小而数量多的胰岛素瘤，手术不能完全切除干净时，术后仍有可能发生低血糖，因此，应严密监测血糖及低血糖症，一旦出现低血糖症状应立即进行处理。

（5）术后引流管的观察与护理：患者术后常规留置腹腔引流管、胃管、导尿管。腹腔引流管、胃管、导尿管的观察与护理同前。

（6）观察胰漏：胰岛素瘤术后最常见的并发症为胰漏，因此应注意观察并加强护理。

①为预防胰漏发生，术后应适当延长禁食和胃肠减压时间，行胃肠外营养，并遵医嘱应用抑酶药物如生长抑素、奥曲肽等，以减少胰液分泌。

②观察患者有无突然腹痛，并向腰背部放射及恶心呕吐等，一旦发现及时报告医生进行处理。

③一旦发生胰漏，应配合医生行腹腔负压吸引或腹腔冲洗，并观察引流液的性质和量，保障引流充分、彻底，以待胰漏自行愈合。

（7）其余同慢性胰腺炎术后护理。

（8）出院指导：

①饮食指导：饮食应规律，避免无规律进食及空腹工作。

②休息：注意劳逸结合，避免劳累和精神过度紧张，情绪过于激动。

③低血糖预防：随身携带糖块或葡萄糖，随时注意低血糖先兆；一旦出现低血糖症状时，应立即口服葡萄糖或糖块，并及时就医。

④其余同慢性胰腺炎出院指导。

七、胰腺体尾部癌

胰腺体尾部癌（carcinoma of body and tail of pancreas）症状隐匿，早期诊断困难。确诊时往往已属晚期，直径<3cm 的胰体尾部癌，多在常规体检中发现或以胃癌症状为首诊时影像检查偶然发现。胰岛细胞瘤即使直径<3cm 也可出现间歇性低血糖表现。

【主要表现】

胰腺体尾部癌因解剖因素，以左中上腹疼痛更为明显，若再伴有不明原因的纳差、消瘦，往往是胰腺体尾部癌较晚期的症状。

【治疗原则】

根治性切除手术是胰腺体尾部癌最有效的治疗方法。

【护理措施】

同胰头癌的围手术期护理。

第四节　　脾脏相关疾病的专科护理

一、脾脏肿瘤

脾脏肿瘤（splenic tumors）较为罕见，其发病率仅占全身肿瘤的 0.03%，原发性脾脏肿瘤以良性多见，占 60%～76%。脾脏恶性肿瘤不超过全部恶性肿瘤的 0.64%。原发性脾脏肿瘤可发生于各个年龄阶段，中青年发病率高。良性肿瘤主要包括血管瘤、淋巴管瘤、窦岸血管瘤、囊肿、错构瘤等，以血管瘤最多见。脾脏最多见的恶性肿瘤为淋巴瘤、血管肉瘤。

【主要表现】

原发性脾脏肿瘤往往起病隐匿，且临床症状缺乏特异性，特别是小的良性肿瘤几乎毫无症状，只能通过体检或手术中意外发现，肿瘤标志物无特殊性。脾脏肿瘤主要临床表现有左上腹不适或疼痛，随着肿瘤的增大，可出现左上腹肿块以及腹胀、恶心、呕吐等胃肠道受压症状，亦可有心、肺、肾等脏器受累症状，个别较大良性脾肿瘤瘤内坏死感染可出现发热。恶性肿瘤常有发热、消瘦、贫血等。少数患者可能出现不同程度的脾亢症状，少数患者可能发生自发性脾破裂造成腹腔内大出血而需急诊手术。较大的脾血管瘤可因局部血管内凝血而出现血小板及白细胞的下降，称之为 Kassabach-Merritt 综合征。

【治疗原则】

手术治疗是大多数脾脏肿瘤的首选治疗方法。脾囊肿由于有发生囊内感染和破裂的危险，一经确诊应尽早手术治疗。脾肿瘤治疗主要以手术切除为主，手术方式包括开腹和腹腔镜两种。

【护理措施】

1. 按肝胆微创外科一般护理常规进行护理

2. 术前护理

同肝胆微创外科术前护理常规。

3. 术后护理

（1）同肝胆微创外科术后护理常规。

（2）并发症观察：

①腹腔内出血：腹腔内出血是脾切除术后最为严重的并发症之一，一般发生在术后 24 小时。术后患者若出现血压下降，脉搏增快，皮肤湿冷，尿量减少伴或不伴有引流管内引流量呈血性，量大于 150mL/h，应立即通知医师，并做好配合二次手术的准备。

②血栓的形成：脾脏切除术由于血小板异常升高，血液处于高凝状态，易形成血栓，多见于下肢静脉、脾静脉。一旦出现血栓形成，后果严重，处理困难，预后不良，因此重在预防。预防血栓形成的最好方法是早期下床活动。对输液的患者，尽量注意保护其静脉，避免在同一静脉的同一部位反复穿刺，以预防静脉管壁受损。在术后即可对进行肢体主动和被动活动，严密监测血小板的变化，出现腹痛、下肢肿痛或突发呼吸困难时应警惕，防止静脉血栓的发生（参照第二章肝胆微创外科术后护理常规中深静脉血栓的预防）。

③肺不张：手术时对膈肌的刺激，以及手术后膈下感染引起胸膜腔积液有关。表现为术后早期发热、呼吸、心率加快，继发感染者，体温明显升高。护理要点：①术前耐心指导患者做有效的深呼吸锻炼，术后可练习吹气球等锻炼肺活量的方法；②协助病人取半卧位，可使膈肌下降，以增加肺活量；③协助患者翻身、拍背，鼓励自行咳嗽排痰，可捆腹带以保护伤口；④做好病人口腔护理及雾化吸入，保持口腔的清洁，并能减少肺部感染的机会，利于痰液的排出；⑤出现肺部感染者，可全身或局部使用抗生素治疗。

④感染：术后最常见的是左膈下感染，有时可形成膈下脓肿。多与积血或手术中损伤胰腺有关。护理要点：①严密监测生命体征，特别应注意观察体温的变化，如果出现发热，应给予积极的对症处理，行物理降温，必要时药物降温；②遵医嘱辅以抗生素、物理治疗、全身支持治疗，经久不愈应开腹引流，根据引流液的细菌学检查结果使用敏感抗生素。

⑤脾热：切脾后 2~3 周病人发热，一般为中度发热，高热少见，经全面检查未见发热的直接原因，称之为"脾热"。脾热为自限性发热，一般给予物理降温，如果为持续性高热，单纯靠物理降温效果是不明显的，应遵医嘱使用非甾体类药物或激素，一般治疗 2~3 周后，脾热会逐渐减轻、消失。但是要排除全身性感染及局部感染。在护理过程中注意掌握发热的规律，保持皮肤清洁、干燥，维持水电解质平衡。

⑥胰瘘：同胰岛素瘤中胰漏护理措施。

⑦胃瘘：脾切除后常因从左膈下引流管内引流出酸性液体或者食物而发现，也可因发生膈下感染后施行消化道造影或行手术、穿刺引流而发现，小的胃瘘且引流通畅者，经及时引流、加强抗感染、全身支持治疗多可自愈；大的胃瘘，常需再次手术修补。因此患者需要禁

食，留置胃管并妥善固定，保持胃管通畅，防折叠、扭曲、压迫管道，及时倾倒胃液，保持有效负压。

⑧脾切除术后凶险性感染（即 OPSI，overwhelming post splenectomy infection）。OPSI 是极其凶险的全身性感染，在脾切除后数日至终身均可发病，但多在术后 2~3 年。典型症状是突然起病，来势凶猛。可有：畏寒、高热、恶心呕吐、头痛、腹泻、全身乏力，病情发展迅速，继而烦躁不安、休克、昏迷，皮肤可有出血斑点、弥散性血管内凝血（DIC）和酸中毒，可在发病后数小时内死亡。对 OPSI 的预防，主要是在"抢救生命第一，保留脾脏第二"的原则下根据病情采用合理的保脾方式。护理要点：①对于全脾切除的患者，特别是儿童，告知患者术后预防感冒，出现发热、畏寒等早期症状时及时告知医师；②遵医嘱抽血进行细菌学的检查，根据药敏试验使用抗生素，加强营养支持等。

（3）饮食护理：手术当日，继续禁食；术后 1~2 天，观察患者的肛门排气功能及胃肠功能恢复情况，肛门排气后拔除胃管，遵循从流质到半流质到软食到普通食物的过渡原则，食物温度适中，密切观察患者进食后腹部感觉，如有腹胀、腹痛、腹泻等不适，应减少进餐量并记录。

（4）心理护理：脾切除患者由于术后身体免疫力下降，可能存在焦虑，因此应告知患者通过锻炼和均衡营养，可提高免疫力，使患者做出对健康有益的行为以加强体质，减轻其焦虑。

（5）出院指导：

①坚持锻炼身体，提高机体抵抗能力。

②脾切除后免疫功能降低，应预防感冒，防止感冒后继发肺炎导致严重感染。

③其余同肝癌出院指导。

二、门静脉高压症

门静脉高压症是指当门静脉系统血流受阻、发生瘀滞，引起门静脉及其分支压力增高，继而导致脾大伴脾功能亢进、食管胃底静脉曲张破裂大出血、腹水等一系列临床表现的疾病。

【病因及发病机制】根据门静脉血流受阻因素所在的部位，门静脉高压症可分为以下 3 类。

1. 肝前型

主要原因有门静脉血栓形成、门静脉受外来压迫、门静脉先天性闭塞、动静脉瘘等。

2. 肝内型

在我国最常见，占 95% 以上，按病理形态的不同又可分为窦前阻塞、肝窦和窦后阻塞两种。窦前阻塞的常见原因是血吸虫性肝硬化，肝窦和窦后阻塞的常见病因是肝炎后肝硬化。

3. 肝后型

肝静脉或肝段下腔阻塞所致，又称 Budd-Chiari 综合征。

【病理生理】门静脉高压症形成后，可发生下列病理变化。

1. 脾大

门静脉血流受阻引起充血性脾大。长期的血液瘀滞引起脾内纤维组织增生，单核-吞噬细胞增生、吞噬红细胞。临床上出现脾大、外周血细胞减少（常见白细胞、血小板减少），即脾功能亢进。

2. 静脉交通支扩张

门静脉血流阻塞导致门静脉和腔静脉之间的交通支大量开放，形成逐渐扩张、扭曲的静脉曲张。其中最有意义的是食管下段、胃底形成的曲张静脉，它离门静脉主干和腔静脉最近，压力差最大，因而经受门静脉高压的影响最早、最显著，在机械性损伤、腹腔内压力增高的情况下可发生致命的大出血。直肠上、下静脉丛扩张形成继发性痔。脐旁静脉与腹上、下深静脉交通支扩张，可引起前腹壁静脉曲张，在脐部形成放射状分布，形似海蛇头。腹壁后的小静脉也扩张、充血。

3. 腹水

门静脉血流受阻导致肝血窦内压上升，同时肝功能减退引起低蛋白血症，血浆胶体渗透压下降、淋巴液生成增加，均可引起过多的液体从肝表面、肠壁漏入腹腔。腹水形成导致继发性水、钠潴留，加之肝功能损害时醛固酮灭活减少，也促使肾小管重吸收引起水钠、潴留。

【临床表现】

1. 脾大、脾功能亢进

门静脉高压症的早期表现为脾大，肿大程度不一，在腹部左肋缘下可扪及，巨脾下缘可达脐下，内侧可超过腹中线。早期肿大脾脏质软、活动，晚期则变硬、活动受限。患者伴有不同程度的脾功能亢进，表现为全血细胞减少，出现贫血，黏膜、皮下有出血倾向。

2. 呕血和黑便

较多见，由于食管、胃底曲张静脉破裂出血所致，是门静脉高压症最危险的并发症。由于肝功能损害致凝血功能障碍，脾功能亢进使血小板减少，加之曲张静脉压力高，故出血不易自行停止。少量出血时呈柏油样便，急性大出血时患者出现呕血，颜色鲜红，常达 500～1000ml，可引起休克和肝性脑病。

3. 腹水

是肝功能严重损害的表现，大出血后可引起腹水或加剧腹水的形成，有些顽固性腹水难以消退。患者常伴有腹胀、食欲减退、气急，也可引起脐疝、腹水感染。

4. 其他

可伴有黄疸、蜘蛛痣、肝掌、痔、腹壁静脉曲张、下肢水肿、男性乳房发育等体征。多数患者有疲乏、厌食、无力等症状。

【治疗要点】门静脉高压症外科治疗的主要目的是预防和控制急性食管、胃底曲张静脉破裂引起的上消化道出血；其次是解除或改善脾大脾功能亢进和治疗顽固性腹水。根据患者具体情况，采用非手术治疗、手术治疗。

1. 食管胃底曲张静脉破裂出血的治疗

（1）非手术治疗：对有黄疸、大量腹水、肝功能严重受损的患者发生大出血，如果进行外科手术，死亡率可高达60%～70%，此类患者应尽量采用非手术治疗。

①补充血容量：立即输液、输血，肝硬化者应输入新鲜全血，因富含凝血因子且氨较少，利于止血并防止发生肝性脑病。注意避免过量扩容，以免引起门静脉压力反弹性增高诱发再出血。

②应用止血药物：首选血管收缩药或与血管扩张药硝酸酯类合用。包括：①血管升压素，可使内脏小动脉收缩、减少门静脉回血量，降低门静脉压力，使曲张静脉破裂处形成血栓而达到止血作用。对高血压和冠心病患者不适用，必要时加用硝酸甘油以减轻不良反应。②生长抑素，能选择性减少内脏血流量，尤其是门静脉系统的血流量，从而降低门静脉压力，有效控制出血。

③内镜治疗：硬化剂注射、组织黏合剂及套扎法治疗是治疗食管胃底曲张静脉破裂出血的有效方法，适用于肝功能不佳无法耐受手术的患者。硬化剂注射的有效止血率达81%，缺点是硬化剂注射部位易出血和需反复注射治疗。组织黏合剂止血效果快，更适合于胃底静脉曲张破裂出血，但有发生严重异位栓塞倾向。套扎法已成为较成熟的治疗手段，并发症较少，近年来连续5环和6环快速套扎法已突显其优越性，最大缺点是对胃底静脉曲张无效。

④三腔两囊管压迫止血：一种暂时性止血措施，利用充气的气囊分别压迫胃底和食管下段的曲张静脉，达到止血目的。通常用于对血管升压素或内镜治疗食管胃底曲张静脉出血无效的患者。该管有三腔，一腔为圆形气囊，可充气150～200ml后压迫胃底；另外一腔为长椭圆形气囊，可充气100～150ml后压迫食管下段；还有一腔为胃腔，经此腔可吸引、冲洗或注入药物。

⑤经静脉肝内门体分流术（TIPS）：经颈静脉途径在肝静脉与门静脉的主要分支间建立通道，并置入支架，实现门体分流。该介入疗法目前适用于食管胃底曲张静脉破裂出血经药物和硬化剂治疗无效、肝功能失代偿、不宜行急诊手术的患者或等待肝移植的患者。

（2）手术治疗：无黄疸及明显腹水的患者发生大出血，应该及早手术治疗。

①分流术：手术方式很多，全口径门体分流术，因术后肝性脑病发生率高，已被弃用。现在常用的有：①近端脾-肾静脉分流术。脾切除后，将脾静脉近端和左肾静脉断侧吻合。②"限制性"侧-侧门腔静脉分流术。将门静脉直接和下腔静脉行侧-侧吻合。③肠系膜上、下腔静脉间桥式"H"形分流术，即在下腔静脉和肠系膜上静脉之间用人造血管或自体静脉架吻合。④远端脾-肾静脉分流术（Warren手术），是选择性门体分流术，即不切脾，将脾静脉远端与左肾静脉进行端侧吻合，同时离断门-奇静脉侧支。2）断流术：阻断门-奇静脉间反常血流，同时切除脾，以达到止血目的。手术方式很多，以脾切除加贲门周围血管断离术最有效。

2. 严重脾大、合并明显的脾功能亢进的治疗

多见于晚期血吸虫病，也可见于脾静脉栓塞引起的门静脉高压症，此类患者行单纯脾切除效果良好。

3. 肝硬化引起顽固性腹水的治疗

最有效的治疗方法是肝移植，其他疗法包括 TIPS 和腹腔-上腔静脉转流术。腹腔-上腔静脉转流术是将有单向活瓣作用的微型转流装置置于腹膜外肌层下，两端分别接管于腹腔、经右颈内静脉至上腔静脉，利用腹腔间的压力差，使腹水随呼吸运动节律性地流入上腔静脉。

【护理评估】

1. 现病史

（1）局部：有无腹部膨隆、腹壁静脉曲张；肝、脾大小和质地；有无移动性浊音等。

（2）全身：患者生命体征、意识状态、面色、肢端温度及皮肤色泽、尿量变化，判断有无出血性休克、肝性脑病先兆症状等，有无黄疸、肝掌、蜘蛛痣及皮下出血点，下肢有无水肿及营养状态等。

2. 健康史

（1）一般资料：性别、年龄、长期大量饮酒史等。

（2）既往史：有无慢性肝炎、血吸虫病、黄疸、腹水、肝性脑病等；有无呕血、黑便史，具体出血时间、次数、量及治疗情况。

3. 实验室及辅助检查

了解血常规、肝功能和影像学等检查结果；了解胃镜、X 线钡餐和腹部 CT 等检查，可帮助判断食管胃底静脉曲张程度及出血部位。

4. 心理社会因素

包括心理承受能力、对疾病的认知程度及社会支持系统。

【常见护理诊断/合作性问题】

1. 焦虑/恐惧

与突然大量出血、担心预后等有关。

2. 体液不足

与曲张静脉破裂出血、术后出血有关。

3. 体液过多：腹水

与肝功能损害、门脉高压有关。

4. 营养失调：低于机体需要量

与肝功能损害、摄入减少、脾功能亢进有关。

5. 潜在并发症

上消化道出血、术后出血、肝性脑病、静脉血栓形成、感染等。

6. 知识缺乏

缺乏预防上消化道出血的相关知识。

【护理目标】包括：①情绪稳定，焦虑减轻。②体液不足得到改善，生命体征和尿量正常。③腹水量减少，腹围缩小或恢复至基准测量值。④营养不良得到纠正，体重增加。⑤并发症得到预防，或并发症被及时发现和处理。⑥了解预防上消化道出血的相关知识。

【护理措施】

1. 心理护理

对大出血患者实施抢救时护士应沉着冷静，同时做好安慰和解释工作，减轻或消除其恐惧感；病情稳定后详细解释疾病的有关知识、各种检查、治疗及手术目的、程序、效果、常见不适等，使患者有充分的思想准备，积极配合治疗和护理，树立战胜疾病的信心。

2. 病情观察

（1）定时测量生命体征，监测中心静脉压和尿量，并注意意识、性格、精神状态的观察。

（2）呕吐及排泄的次数，及其性状及量的变化，注意有无呕血及黑便。

（3）伤口敷料渗血情况、引流物性状及量，发现异常出血应及时报告医生进行处理，并做好紧急手术准备。

（4）定时测量体重和腹围，腹围测定部位做标记，注意每次在同一时间、采取同一体位于相同部位测量。

（5）动态监测血常规，肝、肾功能，血电解质，血气分析，血氨等。

3. 卧床与休息

消化道大出血时，应迅速将患者安置到有抢救设备、安静、温暖的病室，休克时应按休克护理要求采取卧位；当因腹水、疼痛等致呼吸困难或不适时，协助采取半卧位或端坐卧位，以利呼吸；断流术和脾切除术后，麻醉作用消失、生命体征平稳后取半卧位；分流术者，为使血管吻合口保持通畅，取平卧位或低坡半卧位（<15°），1周后可逐步下床活动。

4. 药物治疗的护理

（1）对消化道大出血者，迅速建立静脉双通道，按医嘱及时输血、输液，补充血容量，定时自胃管灌注冰盐水和血管收缩剂。

（2）按医嘱正确应用止血药、抗生素、利尿药、清蛋白、血浆、凝血因子、降血氨药物或解除神经递质作用的药物等。密切观察用药后效果及反应，发现异常应及时汇报医生处理。

5. 营养支持

禁食期间给予肠外营养，保证摄入足够的能量，术后 24~48h 肠蠕动恢复后给予流质饮食，并逐步改为半流质和软食。分流术后患者应限制蛋白质的摄入，避免诱发肝性脑病。

6. 保护肝脏

术后吸氧，禁用吗啡等对肝脏有损害的药物。

7. 三腔两囊管引流的护理

（1）置管前检查三腔管是否老化、有无漏气，三管分别做好标记，以防意外放出胃囊气体；向患者解释插管的目的，说明配合方法，争取其主动配合。

（2）充分润滑三腔管，轻柔插入 50~60cm，以抽出胃液及血液为准；胃囊先注气钳夹并稍向外拉，然后自管端以 0.5kg 重量通过滑车装置做牵拉，利用反牵引力压迫胃底；若仍持续出血不止，再自食管囊注气 150ml 钳夹；胃管接胃肠减压，观察止血效果，也可自此注入止血药物或进行冲洗。

（3）置管后护理：①头偏向一侧，及时抽吸口腔、鼻咽腔分泌物，防止呕吐物及分泌物误吸致坠积性肺炎；②润滑鼻腔，调整牵引绳方向，防鼻及口唇黏膜长期、过度受压，造成糜烂、坏死；③每 12h 将食管囊放气 20~30min，防止黏膜长期压迫发生糜烂、坏死；④床旁备剪刀 1 把，若发现呼吸道阻塞引起严重呼吸困难时，应立即剪断管子，恢复呼吸道通畅；⑤密切观察引流物性状，注意出血进展情况；⑥按医嘱 48~72h（或止血 24h）后拔管，拔管前抽尽气囊内气体，观察 12~48h 无出血后，吞服 30~50ml 液状石蜡充分润滑三腔管，然后缓慢、轻柔地拔出引流管。

8. 并发症的观察与护理

（1）术后出血：可因分流术后血管吻合口破裂、血小板减少、凝血功能障碍等原因引起。密切观察胃肠减压和腹腔或膈下引流液的性状、颜色及量。若引流出较多新鲜血液，患者出现面色苍白、血压下降、脉速、尿量减少等情况，应考虑术后出血。给予输液、输血、止血等非手术治疗，必要时手术止血。

（2）肝性脑病：分流术后部分静脉血未经肝脏解毒而直接进入体循环，加之手术应激及术前不同程度的肝功能损害，极易诱发肝性脑病。术后除限制蛋白质摄入外，还应忌用肥皂水灌肠，可采用弱酸性溶液灌肠，减少肠道氨的吸收；术后遵医嘱输入谷氨酸钾，降低血氨水平；动态监测血氨浓度。若患者出现神志淡漠、性格改变、定向力减退、嗜睡、谵妄等改变时，应高度怀疑出现肝性脑病，需及时处理。

（3）静脉血栓形成：脾切除后血小板可迅速升高，易诱发静脉血栓形成。故术后 2 周内每天或隔天监测血小板计数，若血小板>600×109/L，需应用抗凝药，动态监测血常规和凝血功能的变化。

（4）感染：常见部位为腹腔、呼吸系统和泌尿系统，术后应加强观察。护理措施：①遵医嘱及时使用有效抗生素。②引流管的护理。膈下置引流管者应保持负压引流系统的无菌、通畅；观察和记录引流液的性状和量；引流液逐日减少、色清淡、每天<10ml 时可拔管。③加强基础护理。有黄疸者加强皮肤护理，卧床期间防止压疮发生；注意会阴护理；禁食期

间注意口腔护理；鼓励患者深呼吸、咳嗽、咳痰，防止肺部并发症的发生。

9. 健康指导

（1）生活指导：避免劳累和较重的体力活动，充分休息。禁食宜给予高热量、适量蛋白质、维生素丰富的食物。禁烟、酒、浓茶，避免粗糙、干硬、辛辣、带刺的食物及避免诱发曲张静脉出血。保持心情舒畅，避免紧张、焦虑等不良情绪。注意自我保护，用软牙刷刷牙，避免牙龈出血，防止外伤。

（2）保护肝功能：向患者说明手术治疗并不能改善肝功能，应继续遵医嘱服用保肝药物，避免使用对肝脏有损害的药物，定期复查肝功能，若发现肝功能异常应及时给予治疗。

【护理评价】通过治疗和护理，患者是否：①情绪稳定，了解疾病相关知识，积极配合医务人员的诊治和护理。②生命体征平稳、体液平衡、尿量正常。③营养需要得到满足。④腹水减少，腹围缩小，腹胀减轻。⑤术后并发症得到预防，或被及时发现和处理。

（程　柳）

第七章　骨关节病的康复护理

第一节　骨关节炎的康复

一、骨关节炎的临床诊治与康复

骨关节炎（Ostecarthritis）是一种常见的慢性关节疾病，也称骨性关节病、退行性关节炎、增生性关节炎、老年性关节炎和肥大性关节炎等。其主要病变是关节软骨的退行性变和继发性骨质增生。多见于中老年人，女性多于男性。好发在膝关节、髋关节、脊柱及手指关节等部位，其中膝关节的发生率最高。受损关节出现不同程度的关节僵硬与不稳定，导致功能减退，甚至功能丧失。因此，早期诊断与早期康复治疗对防止骨关节炎致残有重要意义。

（一）临床分类

1. 原发性骨关节炎

病因不清，患者没有创伤、感染或先天性畸形的病史，无遗传缺陷，无全身代谢及内分泌异常。多见于中老年肥胖者。

2. 继发性骨关节炎

可发生于任何年龄，主要原因有：①关节的先天性畸形，如先天性马蹄内翻足；②创伤，如关节内骨折；③关节面后天性不平整，如骨缺血性坏死；④关节畸形引起的关节面对合不良；⑤关节不稳定，如韧带、关节囊松弛等；⑥医源性因素，如长期不恰当地使用皮质激素，可引起关节软骨病变等。

骨关节炎最早的病理变化发生在关节软骨，表现为关节软骨局部发生软化、糜烂，造成软骨下骨裸露、继发滑膜、关节囊及关节周围肌肉的改变，使关节活动受限，关节不稳定。由于关节的应力失调，关节面承受应力大小不均，从而促使关节进一步破坏，形成恶性循环，病变不断加重。

（二）临床表现

其主要症状是疼痛，开始时为钝痛。以后逐步加重；由于软骨下骨的充血，患者会感到在静止时有疼痛，稍加活动后疼痛反而减轻，称为"休息痛"。如果活动过多，因关节摩擦，又产生疼痛。

患者感觉关节活动不灵活，特别是晨起或休息后。关节有僵硬感，活动后可逐渐缓解。关节活动时可有摩擦音，有时会发生关节交锁。

体检显示关节肿胀，有中度谬液，关节周围肌肉萎缩，有不同程度自擘活动受限和肌痉挛。

X线片显示关节间隙变窄，关节边缘有骨赘形成，软骨下骨硬化和有囊腔形成。到后期，骨端变形，关节面凹凸不平，边缘骨质明显增生。

（三）康复评定

1. 疼痛的评定

可采用视觉模拟评分法进行评定，对治疗前后的评定结果进行比较。

2. 关节活动范围测定

关节活动障碍是骨关节炎的主要临床表现之一，通过 ROM 测定可了解关节活动受限程度。可利用通用量角器或方盘量角器进行测定。

3. 肌力测定

骨关节炎患者因肢体运动减少，可致废用性肌萎缩，肌力减弱。肌力测定可反映患肢肌肉的状态。常用的测定方法为徒手肌力检查法、等长肌力测定法和等速肌力定可反映患肢肌肉的状态。常用的测定方法为徒手肌力检查法，等长肌力测定法和等速肌力定试法，其中等速肌力测定法可定量评定肌肉功能。

4. 日常生活活动能力评定

严重的骨关节炎患者常影响其日常生活活动能力，应进行 ADL 评定，以了解患者日常生活活动能力水平。

（四）康复治疗

1. 康复治疗目标

骨关节炎康复治疗的目标包括：①缓解关节疼痛；②减轻关节肿胀；③保持关节活动功能；④增强患肢肌力，增加关节稳定性；⑤矫正关节畸形。

2. 康复治疗方法

（1）一般治疗：注意休息，保护关节，避免过度活动或损伤。急性期。关节肿胀、疼痛明显应卧床休息，支具固定，防止畸形。

（2）运动疗法；应用运动疗法增强肌力，可减少肌肉萎缩，增强关节的稳定性。通过关节活动训练，可改善关节的活动范围，提高患者的日常生活活动能力。运动疗法可通过医疗体操或利用各种康复器械进行。①关节活动训练：适宜的关节活动可以促进关节内滑液循环，改善软骨营养，减轻滑膜炎症，防止关节僵硬。可先进行关节不负重的主动运动。如、肘、腕等关节常采用摆动运动训练的方式。下肢宜采取坐位或卧位进行训练，以减少关节的负荷。如关节活动障碍明显，可利用康复器械进行关节连续被动运动（CPM）训练；必要时可做恢复关节活动范围的功能牵引治疗。②肌力训练：常用的肌力训练方法包括等长、等张和等速肌力训练。等长肌力训练是一种静力性肌力训练方法，训练时不伴有关节活动，适用于关节活动过程中有明显疼痛的患者。可起到防止肌肉萎缩，消除肿胀、刺激肌肉肌腱本体感受器的作用。等长肌力训练不需要特殊仪器，比较方便；缺点是训练中关节不活动，对改善肌肉的神经控制作用较少。等张肌力训练是一种动力性肌力训练方法，通过训练可增强全关节活动范围内的肌力，改善肌肉运动的神经控制，促进局部血液，淋巴循环，改善关节软骨营养；其缺点是对急性期疼痛明显的骨关节炎患者不适宜。等速肌力训练也是一种动力性肌力训练方法，但兼有等长和等张肌力训练的优点。等速肌力训练时，等速仪器能提供一种顺应性阻力，容许肌肉在整个活动范围内始终承受最大阻力，产生最大肌力，从而提高训练效率。由于等速肌力训练中，患者所遇到的阻力为一种顺应性阻力，当肌力较弱时，等速仪器提供的阻力相应减少，安全性较好。此外，等速训练还可提供不同的训练速度，可同时训练主动肌和拮抗肌，可进行等速向心及等速离心收缩训练、可进行全幅度及短弧度训练。其缺点是费用较高。肌力训练除可减少肌肉萎缩之外，增强的肌力还能增加关节的稳定性，保护关节，延缓骨关节炎的病程进展。③有氧运动：有氧运动可促进体内脂肪消耗，减轻体重，减少关节负荷，降低罹患骨关节炎的危险，有利于缓解骨关节炎的症状。有氧运动包括游泳、散步、太极拳、园艺以及轻松的舞蹈等。

（3）物理治疗：可采用热疗法，如蜡疗法或红外线疗法等，具有镇痛、消肿作用；应用低中频电疗，如音频电疗法、干扰电疗法、调制中频电疗法等，具有促进局部血液循环作用；应用高频电疗法，如短波、超短波、微波疗法，具有消炎、镇痛、缓解肌肉痉挛、改善血液循环的作用。

（4）药物治疗：合理的药物治疗可以减轻患者的关节疼痛和炎症，保持关节运动功能，延缓病情的发展。目前常用的药物包括以下几类。①非类固醇抗炎药物（NSAID）：具有消炎、止痛作用，是各种骨关节炎最初治疗的首选药物。目前临床上常用的 NSAID 类药物包括：莫比可、万络、西乐葆、诺福丁等。②补充氨基葡萄糖药物：骨关节炎常由于关节软骨蛋白多糖生物合成异常而出现退行性变。维骨力的活性成分是氨基单糖—硫酸氨基葡萄糖，它能刺激关节软骨细胞产生正常的蛋白多糖，具有保护关节软骨、防止骨关节炎的发展、缓解关节疼痛等作用。③透明质酸（hyaluronate acid，HA）：将透明质酸注射到关节腔内，提高关节腔内的透明质酸浓度，在关节软骨的表面形成保护层，重新恢复关节软骨的生理屏障。同时透明质酸可以增加关节内的润滑作用，减少关节活动产生的摩擦疼痛。临床上常选用透明质酸钠进行膝关节腔内注射，每周 1 次，连续 4~5 周为 1 疗程，疗效一般可持续半年至 1 年。

（5）矫形器的应用：对骨关节炎患者可利用各种矫形器进行辅助治疗，如关节支持用具、夹板、手杖、助行器、支架及轮椅等。矫形器的应用可预防、矫正由于骨关节炎引起的关节畸形，保持和补偿关节功能，减轻负重关节的应力负荷等，从而减慢关节畸形的发展。

（6）手术治疗：骨关节炎的晚期出现畸形或持续性疼痛，影响生活自理时，可采用手术治疗。如膝内翻畸形可行胫骨上端高位截骨术，根据患者年龄、职业及生活习惯等选用膝关节置换术、髋关节置换术等。术后应积极进行关节功能恢复性康复训练。

二、类风湿关节炎的临床诊治与康复

类风湿关节炎（rheumatoid arthritis，RA）是一种特异性炎症。表现为对称性，周围性多个关节慢性炎性病变，其特点是受累关节疼痛，肿胀、功能下降，病变呈持续、反复发作过程，逐渐导致关节破坏、强直和畸形，是全身结缔组织疾病的局部表现。本病呈全球性分布。我国的患病率为 0.32% ~ 0.36%，是造成我国人群丧失劳动刀和致残的主要原因之一。

（一）病因

病因尚不清楚，可能与以下因素有关。

1. 由自身免疫反应所致

与此病有关的人类白细胞相关抗原 HLA-DR4 与短链多肽结合，能激活 T 细胞，在某些环境因素作用下，产生自身免疫反应。导致滑膜增殖、血管翳形成、炎性细胞聚集和软骨退变。

2. 感染

尚无被证实有导致本病的直接感染因子。但一些病毒、支原体、细菌都可能通过某些途径影响 RA 的病情进展。多数人认为甲型链球菌感染是本病的诱因。

类风湿关节炎的主要病理变化为关节滑膜的慢性炎症，血管翳形成，软骨和软骨下骨破坏，最终造成关节畸形和强直，功能丧失。在急性期滑膜表现为渗出性和细胞浸润性，滑膜下层有小血管扩张，内皮细胞肿胀、细胞间隙增大，间质有水肿和嗜中性粒细胞浸润。病变进入慢性期，滑膜内皮细胞增生、肥厚，形成许多绒毛样突起，突向关节腔内或侵入到软骨和软骨下骨。绒毛具有很强的破坏性，是造成关节破坏、关节畸形、功能障碍的病理基础。滑膜边缘部分长出肉芽组织血管翳，逐渐延伸并覆盖于关节软骨表面。软骨下骨内也有肉芽组织血管翳伸向关节软骨，肉芽组织中的吞噬细胞和淋巴细胞吞噬丙种球蛋白和补体与类风湿因子形成复合体后，溶酶体破坏。释放出蛋白酶等酶，使关节软骨逐渐被破坏、吸收，仅有纤维组织覆盖。肉芽组织也可破坏软骨下骨，使骨小梁减少、骨质疏松，骨髓的造血组织被纤维脂肪组织所取代。后期，关节面间的肉芽组织相互连接逐渐纤维化，形成纤维性关节一直在进一步发展，可转化为骨性僵直。除关节外，关节周围的肌腱，腱鞘也可发生类似的肉芽组织侵入，影响关节功能。由于肌萎缩，继而发生痉挛，使关节功能进一步丧失。在皮下常可形成典型的类风湿结节。

（二）临床表现

本病可见于任何年龄，以 20 ~ 45 岁居多，女性患者约是男性的 3 倍。通常以缓慢而隐匿的方式起病，在出现明显关节症状之前，有数周的低热、乏力、全身不适、体重下降等症状，以后逐渐出现典型关节症状。早期表现为关节隐痛和晨僵，主动活动和被动活动均受限。最常出现的部位为掌指关节、腕关节、近端指间关节，其次是趾、膝、踝、肘、肩、髋等关节。多呈对称性、持续性，但时轻时重。疼痛的关节往往伴有压痛、肿胀，皮肤出现褐色色素沉着。病变持续发展，肌肉呈保护性痉挛，继发挛缩，最后关节僵直和畸形。常见的有手指鹅颈状畸形，掌指关节向尺侧半脱位，腕、肘、膝、髋等关节僵直于屈曲位，上颈椎也可受累。

实验室检查：血红蛋白减少，白细胞计数正常或降低，淋巴细胞计数增加。约 70%。80% 的病例类风湿因子阳性。病变活动期血沉加快，血清 IgG、IgA、IgM 增高。关节滑液较混浊，黏稠度差，含糖量降低，细菌培养阴性。

（三）临床诊断

1987 年美国风湿病协会（ARA）发表了修订的类风湿关节炎诊断标准（表 3-7-1），该标准在国际上得到广泛应用。符合诊断标准 7 项中 4 项或 4 项以上者可诊断为类风湿关节炎。一直以来，我国临床医师以此为依据作出诊断。

表 3-7-1　1987 年 ARA 修订的类风湿关节炎诊断标准

定义	注释
1. 晨僵	关节及其周围的僵硬感在获得最大改善前至少持续 1 小时（病程≥6 周）
2. 至少 3 个关节部位的关节炎	医生观察到至少 3 个以上关节部位（有 14 个可能累及部位：左侧或右侧的近端指间关节、掌指关节，腕、肘、膝、踝及跖趾关节）同时有软组织肿胀或积液（病程≥6 周）
3. 手关节的关节炎	腕、掌指或近端指间关节中，至少有一个关节肿胀（病程≥6 周）
4. 对称性关节炎	身体两侧相同关节同时受累（双侧近端指间关节、掌指关节及跖趾关节受累时，不一定绝对对称）（病程≥6 周）
5. 类风湿结节	医生观察到在骨突部位，伸肌表面或关节周围有皮下结节
6. 类风湿因子阳性	任何方法证明血清类风湿因子含量异常，而所用方法在正常人群中的阳性率小于 5%
7. 放射学改变	在手和腕的后前位相上有典型的类风湿关节炎放射学改变：必须包括骨质侵蚀或受累关节及其邻近部位有明确的骨质疏松

（四）康复评定

1. 炎症活动性的评定

（1）Lansbury 全身指数法：为炎症活动性评定的常用方法，应用时，依据各个项目的检查值，从 Lans-bury 活动性指数表内查出其百分比换算值，然后各项百分比数相加即是 Lans-bury 全身指数。Lansbury 活动性指数表的主要项目包括：晨僵（持续时间）、疲劳感（出现时间）、疼痛程度（按每日阿司匹林需要量计算）、握力（应用水银血压计测量，先将袖带折叠充气，维持至 30 mmHg，让患者前臂悬空用力握充气袖带 2～3 次，取其平均值）、血沉（Westergren 法）。

（2）临床指标：①晨僵持续 1 小时以上；②6 个关节以上有压痛或活动时有疼痛；③3 个关节以上有肿胀；④发热 1 周以上，体温高于 37.5 C；⑤握力：男性<192 mmHg，女性<146 mmHg。

（3）实验室指标：①血沉>27 mm/h；②类风湿因子测定>1：40 以上（免疫乳胶法）。

2. 类风湿关节炎的分期和功能障碍分级

可采用 Steinbrocker 的相应标准予以评定（表 3-7-2，表 3-7--3）。

表 3-7--2　类风湿关节炎的分期

Ⅰ期	1. X 线片无破坏性变化 2. X 线片有骨质疏松
Ⅱ期	1. X 线片有骨质疏松，关节间隙因软骨的破坏而变窄 2. 有关节活动受限，无关节畸形 3. 关节周围肌肉萎缩 4. 有类风湿结节和腱鞘炎等关节外软组织病变
Ⅲ期	1. 除骨质疏松外，X 线片有软骨和骨破坏性改变 2. 有关节半脱位、关节畸形改变，但无纤维性或骨性僵直 3. 有广泛性肌肉萎缩 4. 有类风湿结节和腱鞘炎等关节外软组织病变
Ⅳ期	1. 具有第Ⅲ期的改变 2. 有纤维性或骨性僵直

表 3-7--3　类风湿关节炎功能障碍分级

Ⅰ级	功能基本正常，能无困难地进行各种普通工作
Ⅱ级	有单个或多个关节不适或功能受限，但可完成一般的日常生活活动和某种职业工作
Ⅲ级	功能受限，不能完成或部分完成正常工作，生活能部分自理
Ⅳ级	大部或全部功能丧失，卧床或限于轮椅活动，生活大部分或全部需人协助

3. 关节活动范围的评定

患者关节功能常受限。早期 RA 因软组织的孪缩而关节活动范围减小，晚期关节活动范围的受限常因骨性或纤维性僵直所致。评定目的是为了解关节活动范围是否影响日常生活动作的完成，从而决定康复治疗的内容。

4. 肌力评定

由于本病累及指间、掌指、蹠趾等关节较多，故肌力评定多采用握力计法。若手的小关节畸形，使用握力计困难，可采用血压计法。

除上述评定项目之外，根据具体情况，可采用相关量表或方法，对患者进行疼痛评定、ADL 能力评定、生活质量评定及步态分析等。

（五）康复治疗

目前临床上尚缺乏根治及预防本病的方法，因此，康复治疗与药物治疗、外科手术治疗等措施密切配合，在不同的病期，采用不同的康复治疗措施，对提高类风湿关节炎的治疗效果有重要意义。康复治疗的目的是减轻或消除关节肿胀、疼痛等症状；防止和减少关节骨的破坏，尽可能地保持受累关节的功能；预防及矫正畸形，提高患者的生活自理能力及生活质量。

1. 药物治疗

常用的改善症状的抗风湿药物有非类固醇抗炎药、慢作用抗风湿药和糖皮质激素等。

（1）非类固醇抗炎药（NSAID）常用 NSAID 类药物有布洛芬、萘普生、双氯芬酸、吲哚美辛等。上述各种药物至少需服用两周才能判断其疗效，效果不明显者可改用另一种 NSAID，不宜同时服用两种 NSAID。

（2）慢作用抗风湿药本类药物起效时间长于非类固醇抗炎药，临床诊断明确 RA 后，应尽早采用本类药物与非类固醇抗炎药联合应用的方案。本类药物常用的有甲氨蝶呤（MTX）、柳氮磺吡啶、金制剂、青霉胺、雷公藤总苷、硫唑嘌呤、环磷酰胺、环孢素等。

（3）糖皮质激素本药适用于有关节外症状者或关节炎明显而又不能为非类固醇抗炎药所控制者，或慢作用抗风湿药尚未起效时的患者。

2. 休息

活动期患者应该卧床休息并保证充足睡眠，一般夜间不少于 8 小时，白天不少于 1 小时的睡眠较为适宜。

3. 运动疗法

运动疗法旨在增加和保持肌力、耐力，维持关节活动范围，增加骨密度。通过运动可改善生物力学状态，使症状相应减轻。为了预防畸形发生，可采用肢体功能位姿势治疗与运动治疗交替，肢体功能位姿势治疗可应用枕垫或石膏、塑料等制成的固定夹板进行。已有关节活动范围受损时，宜采用低温热塑高分子材料制作的系列夹板固定。功能位固定应每 2 小时取下夹板，做该关节不负重、无疼痛范围内的主动运动，每个动作重复 2~3 次。一定量的关节保护运动，既可以防止因急性期关节固定而发生的肌力减弱，维持关节的稳定性，又可以预防关节畸形。

关节运动时应注意动作要缓慢，运动次数要循序渐进。开始时每日 1 次，每个动作重复 2~3 次，一周后逐渐过渡到每日 2 次。每个动作重复 10 次。如果运动后 2 小时后仍感关节疼痛较运动前加重，则提示运动量过大，应该酌情减量。对于慢性期的患者，应进行关节活动范围的训练，预防或治疗关节挛缩。若关节活动受限（软组织结构紧张所致），开始可先用辅助或牵张运动，继之做主动关节活动范围运动；若关节活动不受限，则用保持关节活动范围的主动运动。为增加肌腱伸展、减少疼痛，运动前宜采用冷、热疗。对关节周围肌肉应选择等长、等张或等速肌肉抗阻训练，强化肌力，使肢体功能得到最大限度的恢复。

4. 物理治疗

（1）温热疗法有镇痛、消除肌痉挛、增强软组织的伸展性及提高毛细血管通透性的作用。在炎症的急性期不宜使用。全身治疗可采用温泉疗法、蒸汽浴、砂浴、泥疗等；局部治疗可采用热袋、蜡浴、红外线，高频电疗法等。

（2）冷疗法用于炎症的急性期。冷疗可使痛阈上升，从而缓解疼痛。常用的方法有冰袋、冰按摩、冰水浸浴等，每次治疗时间在 10 分钟左右。

（3）低中频电疗有防止肌肉挛缩和缓解局部疼痛的作用。

5. 作业疗法

通过功能性作业疗法达到增大关节活动范围，增强肌力、预防及矫正畸形的目的。为了达到生活自理，提高患者的生活质量，必要时需对患者居住环境进行改造，并根据患者的具体情况选择使用一些自助具，支具、矫形器等。通过 ADL 指导，对患者进行梳洗，进餐，取物，更衣、沐浴、如厕等日常生活活动训练，教会患者在日常生活活动中如何保护自己的关节。

6. 手术治疗

早期可行受累关节滑膜切除术，以减少关节液渗出，防止血管翳形成，保护软骨和软骨下骨组织，改善关节功能；也可在关节镜下行关节清理、冲洗及滑膜切除术；至后期，可行关节成形术或全关节置换术。手的尺偏畸形可行掌指关节成形术或用硅酮橡胶行人工手指关节置换术以矫正畸形、恢复功能。

三、血友病性骨关节炎的临床诊治与康复

为一组遗传性凝血因子缺乏而引起的出血性疾病。血友病性关节炎病因就在于患者关节部位发生病变（关节腔内多次出血，出血后吸收不良），关节软骨出现严重破损或增生，导致弹力下降，抗压性减弱甚至出现结构破坏。早期的病理变化为滑膜增生，吞噬细胞内有含铁血黄素沉着。血管周围有局灶性炎性细胞浸润，滑膜下组织还可有早期纤维化，关节软骨面上也可以出现血管翳。贮存在关节内的血液中何种物质可以产生滑膜增生还不太清楚。可能是红细胞膜的抗原引起自身免疫抗体形成，最后抗原-抗体复合物引起滑膜增生，这种情况，有些像类风湿关节炎的病理生理过程。后阶段出现了骨软骨损害，即软骨下囊肿形成。

产生软骨下囊肿的原因可能如下：①关节腔内压力因有渗出而增高，使负重区出现破坏；②制动后的失用性骨质疏松；③关节腔内血液与炎性滑膜组织产生一种酶，使软骨的基质变性。软骨下囊肿可大可小，负重的结果使软骨面塌陷、崩溃，骨质暴露，使关节受到严重的损毁。

（一）分类

按缺乏因子的不同，分为 A 型（第Ⅷ因子缺乏）、B 型（第Ⅸ因子缺乏）和 C 型（第Ⅺ

因子缺乏）。A 和 B 型：为 X 性染色体隐性遗传，仅男性发病，女性为携带者，有明显的骨与关节出血倾向。C 型：为常染色体显性遗传。男女均可发病，此型病例少见，出血较轻，罕有骨与关节受累。血友病的出血常累及活动较多和承受重力的膝、肘和髋关节，其中以膝关节最为常见。

（二）诊断

1. 根据病理改变分期

血友病性关节病的病理改变主要由骨关节反复出血所致。

（1）早期，关节内出血早期引起关节软组织和关节间隙增宽。反复出血者可有含铁血黄素沉积。

（2）中期：由于酶的作用使滑膜纤维化和透明软骨分解，引起慢性滑膜炎、软骨退变和关节表面侵蚀。滑膜增殖引起软骨边缘和软骨下骨侵蚀。软骨的退变与破坏导致关节间隙变窄关节运动受限可引起失用性骨质疏松。

（3）晚期出现软骨下硬化和囊变及关节周围软组织萎缩。

（4）生长发育期

①本病使骨髓充血、骨髓内出血以及关节内反复出血致骨髓变形，骨干或干骺端增大变方、股骨髁间窝增宽加深。

②骨内出血（软骨下出血）引起骨质溶解或囊变以及关节旁的囊性病灶。

③骨膜下出血较少发生，可引起骨膜反应、皮质增厚，血肿较大时，骨皮质可出现压力性侵蚀。

④血友病性假肿瘤为血友病罕见的严重并发症，发生率 1% ~ 2%，其形成原因与出血有密切关系。可见溶骨性破坏，病灶也可呈膨胀性改变，常合并软组织肿块和骨膜反应，增生的骨膜可再遭破坏。易发生病理性骨折，且不易愈合。

2. 根据病理过程本病分期

（1）早期（单纯关节积血）：关节内充盈血液，引起滑膜增厚和关节囊肿胀。

（2）中期（全关节炎期）：关节内反复出血，引起滑膜增厚，进而软骨侵蚀、吸收以及血液干扰软骨营养，均可引起关节间隙狭窄。骨及骨膜下出血可引起软骨下囊肿及血友病假肿瘤。

（3）晚期（修复期）：关节内积血吸收，炎症逐渐消退，轻者关节功能慢慢恢复，重者出现继发性骨性关节病或遗留关节屈曲挛缩畸形。

（三）治疗

治疗血友病性关节炎需由血液科与矫形外科合作。本病一般不主张手术治疗，Mathew 等用放射性核素放射治疗取得了良好的效果。

1. 补充缺乏的因子

目的是提高血中凝血因子浓度，达到止血。补充前首先要明确缺乏何种因子，并需除外血中存在凝血因子抗体。

目前可供补充的制剂有下列几种。

(1) 新鲜全血：每毫升新鲜全血含抗血友病球蛋白（AHG）0.3U，预期应用后病人血中（AHG）浓度可达正常人的 4%~6%。因此应用全血难以提高 AHG 的血浓度，特别是库存血中 AHG 进行性减少，输全血只能补充血容量而难以提高 AHG 水平。

(2) 新鲜冻血浆：血液抽出后 3~4 小时内即迅速冷藏于 -20~-40℃ 环境下，可保存 AHG60%~80%，达 2~3 个月之久。每毫升含 AHG0.3U，预期应用后病人血中 AHG 水平可达到常人的 15%~20%，如要将 AHG 水平增至 20% 以上，这多输入血浆势必增加血循环的负荷量。

(3) 冷沉淀物：将冻血浆在 4℃ 冰箱内化冻数小时，有一部分血浆蛋白保持于不溶解状态。这种冷析出物富有第Ⅷ因子和纤维蛋白原，可以用离心法将其分离出来。

冷沉淀物每毫升含第 8 因子 3~5U，比新鲜全血含量增加了 16 倍，它含有 50% 的第Ⅷ因子和原有血浆蛋白总量的 2%~3%，预期应用血浓度可望增至常人的 60%~80%。

(4) 干冻人体 AHG 浓缩剂：每毫升干冻 AHG 含量为 3~5U，为正常人血浆的 4~6 倍，使用后血浓度可达正常人 60%~80%，是最为理想的补充剂。

关节腔内或肌内出血时需早期补充缺乏的因子，在血中 AHG 水平达正常人 5%~15% 数小时后，出血即停止；外伤出血，或因大手术需要，应将血中 AHG 水平提高至正常水平的 40%~50%，直至伤口完全愈合。AHG 的半衰期为 12 小时，换言之。输入 AHG 后 12 小时，血中 AHG 水平下降了 1/2.24 小时后只有 1/4 了。因此大手术后血中 AHG 将迅速消失。在这种情况下，多次小量输入补充比单次大剂量好。以每 8 小时给 1 次比较合理。第 9 因子半衰期为 18 小时，以每 12 小时给药比较合理。

大量补充因子后会出现下列并发症：出现抗体、溶血性贫血、肝炎和艾滋病。

2. 急性关节内出血治疗

(1) 早期少量出血。发作不满 6 小时者，可输新鲜冻血浆，剂量为 15~20mg/kg，也可用 AHG 浓缩剂或冷沉淀物。比较严重的出血，或出血已达 12 小时以上者，需住院治疗，每天输给血浆、AHG 或冷沉淀物，共 2~3 天；还需关节加压包扎与石膏固定。止血后 48 小时方可开始活动。如有畸形，更换石膏以纠正畸形。凡出血较严重的病例在更换石膏纠正畸形和开始锻炼的起初 2~3 天还须继续补充缺乏的因子。

(2) 关节内积血可有剧烈疼痛，关节穿刺可以缓解疼痛。如果穿刺前已给过缺乏的因子，或出血已达 24 小时以上者，关节腔内可以有凝血块，穿刺抽血就困难了。如果穿刺前未用过血制品，穿刺部位又会再出血。因此穿刺后应连用数天 AHG 制剂，并加压包扎，如无出血复发，方可允许开始锻炼。

3. 亚急性关节内出血

亚急性关节内出血系反复关节内出血，必须补充 AHG 至正常人 20%~30% 水平，还必须再接着每周补充 3 次，维持 6~8 周。在这个阶段内，鼓励关节活动，锻炼股四头肌，如有膝关节屈曲挛缩，亦可以在给药时期内施行各种牵引方法或管形石膏以矫正畸形。

4. 慢性阶段为重度骨关节炎与关节畸形

为控制血友病慢性、反复关节内出血，可以考虑施行手术治疗，滑膜切除术最为常用，因为关节内积血的裂解产物对滑膜会产生严重后果，所以滑膜切除术后能保全关节软骨面。但由于术后并发症高达 20%，反而限制了关节的运动，因此历来对滑膜切除术的意见不一，指征也很紊乱。凡慢性关节内出血接受了每周 2~3 次因子补充疗法 6 个月以后，仍不能控制时，可施行滑膜切除术。滑膜切除术在现阶段还不宜列为常规治疗方法。在做滑膜切除术时可将沿着膝关节边缘生长的骨刺与已退行性变的半月板切掉，以防止股四头肌腱膜在骨刺上来回摩擦而出血。

对膝关节屈曲挛缩超过 25° 的慢性病例，可以做股骨髁上截骨术；重度毁损的关节以往都做膝关节融合术，目前已逐渐被膝关节置换术所替代。这些手术技术上都不困难，指征亦无特殊变化，只是手术具有高度的危险性，必须邀请血液科医师参加拟订治疗计划。大型手术最好将 AHG 水平补充至接近正常人水平。手术最好在止血带下施行，妥善结扎出血点，尽量不用电凝止血。关闭切口前先放松止血带，寻找出血点予以结扎。伤口不宜敞开引流，最好不放引流物，一切外露的钢针均应避免使用。如确需放引流管吸引，亦不宜久放，应于 24 小时后拔除。凡术后拔引流管、拆线、拔针，关节穿刺等都要先补充缺乏的因子。

5. 血友病假肉瘤和骨囊肿的治疗

没有补充疗法前病死率 50%，主要原因为术前诊断不明，术中及术后大出血难以控制，这类病例不宜穿刺活检。治疗原则为补充缺乏的因子和制动。对慢性病例或经过治疗后病灶仍进行性增大。可考虑手术治疗。术前务必补充因子至常人的 100%。也可放射治疗，使形成新生骨和硬化骨以控制血肿的进展。

（四）康复技巧

1. 一般康复技巧

（1）气压治疗：每天 2 次，每次 30 分钟直到出院。

（2）术后局部创口冰敷 48 小时。

（3）红外线照射：术后第 3 天起，每次照射 20~30 分钟后康复训练。

（4）下肢牵引：膝关节伸直受限>30° 者行下肢持续皮牵引。做股四头肌、腘绳肌的静力收缩运动及踝泵运动，使用步行器或腋拐，掌握功能锻炼的基本方法，明确注意事项。

2. 术后康复训练

（1）麻醉醒后即开始行股四头肌、腘绳肌静力收缩运动和踝泵运动。如能完成上述锻炼，逐渐过渡到主动屈伸膝、终末伸膝、直腿抬高运动，每天 3 次，每次每项 20~30 下，逐渐增加练习次数和强度。辅以手法被动牵伸膝关节。

（2）术后 1~2 周开始采用 CPM 器训练，治疗师手法被动牵伸关节，患者主动运动，借助步行器（双拐）负重站立和行走，以增大关节活动度（ROM），增强肌肉力量，增加步行稳定性，改善步态。逐渐过渡到上下楼梯及抗阻练习。

（3）术后第 3 周及出院后继续以上练习，并加强下肢平衡功能、本体感觉及步态的训练。禁止做跑、跳等剧烈运动以及长距离行走、爬山等，不宜长时间站或坐。走路、骑车注意安全，避免碰撞。

第二节　肩关节镜术的康复护理

关节镜属于微创手术，痛苦小、切口小且美观，近年来，膝关节镜外科获得很大的成功后，大家开始把重点放到肩关节上来。肩关节镜手术不仅适用于肩袖探查与修复和关节内游离体的取出，还可以用于肩关节的清创，且术后皮肤瘢痕和切口小，不易感染，手术更安全。肩关节虽然是非载荷关节，但肩关节损伤是最常见的运动损伤之一，术后早期康复治疗有助于减轻局部组织水肿和炎症反应，加速组织愈合，减少术后并发症和恢复肩关节的正常力学机制，因此肩关节镜术后患者的康复就显得尤为重要。

一、卧位

（一）术后当天

由于早期置换的肱骨头周围的软组织尚未修复，关节未稳定，如患者体位不正确，肢体活动不当均可造成肩关节脱位，术后可给予平卧位，使用外展支架，使肩关节位于外展 50°~60°，前屈 45°，旋转中立位。

（二）术后 1 个半月内

术后可采取半卧位或侧卧位，可给予前臂吊带悬吊，上臂垫软枕，保持患侧肩呈中立位，屈肘 90°。

二、康复锻炼

此阶段主要是清除病灶，解除病痛，矫正畸形和改善肩关节的活动，提高生存质量。PSA/TSA 术后肩关节的康复治疗对关节的功能恢复至关重要，因此做好患者术前术后的心理护理，并制订系统的术前、术后康复训练计划，循序渐进，才可真正提高肩关节置换患者的关节活动能力和生活自理能力。

（一）术前

术前康复训练康复治疗在肩关节镜术前即已开始，即手术未动，康复先行。矫形医师和康复医师必须对患者进行肩关节镜的康复指导。发现患者的自我激励和结果预期可影响患者术后康复练习的积极性。向患者讲明术后的康复程序，如果康复时间较长，应使患者的家属清楚，以达到预期的目的。指导患者正确使用吊带的带上或取下；指导患者必需的日常生活活动（穿衣、做饭、半自理）；指导患者适度地练习（由手术医师确定），同时说明活动范围与强度；还应指导患者进行术后练习及冷敷治疗，并讲解注意事项。因术前训练时会伴有疼痛，所以要求不必太高，以免影响其术后功能锻炼的信心。

（二）术后当天

此期为被动功能锻炼，以增加活动范围为主，尽量减少关节囊、韧带等软组织粘连。所有患者均在有效镇痛（局部冷敷、皮贴剂及口服药物）的基础上进行功能锻炼。比如患肢手捏皮球、适当被动抬肩，以增加活动范围。

（三）术后第 1 天后

1. 早期康复计划（术后 1~3 天）

（1）术后第 1 天在床上做握拳及放松训练，最大限度握拳，过伸掌指关节，持续 10 秒，每次 5 分钟，8 次/天。

（2）术后 2~3 天，健肢协助患肢最大限度伸、屈肘关节，每次 10 分钟，4~6 次/天。

（3）术后第 3 天被动活动肩关节，坐起，下地行走，在一定范围内，被动前后摆动肩关节，8 次/天，手、肘的主动活动增至 12 次/天，也可用 CPM 进行肩关节被动屈伸，自 15°始，每天增加 5°。以促使术肢远端肌力、手腕关节功能的尽早恢复。

2. 中期康复计划（术后 4 天至 6 周）

以健侧肢体协助做伸屈肘运动，仰卧位时外旋和上举运动，外旋运动时屈肘 90°。健侧手握住腕部上举过肩并用手触前额，逐渐超过头部，每天 4 次，每次 10 分钟。而肩关节则以被动锻炼为主，因术中切开肩胛下肌，术后 6 周内需加以保护，所以 6 周内不可主动活动肩关节，尤其是肩关节的主动内旋，以利于其恢复。

（1）术后第 4~6 天在医师的指导下行肩关节外展、内收活动，自 10°始，每天增加 2°，每次 10 分钟，每天 5 次。

（2）第 7~14 天，去除肩外展支具，换用三角巾，在 40°范围内主动伸、屈，内收、外展活动。同时增加悬摆练习，令患者弯腰患臂下垂，手持木棍，在地面上进行内旋或外旋画圈，并逐渐增大圈的半径。练习时躯体前屈，是为了减轻患者肌肉克服重力的负担，而且可以使肩部肌肉进一步松弛。肩关节镜术后进行康复时，过早地开始滑轮练习可能造成肱骨近端的骨折，引起大结节的移位。

（3）6 周前不要开始内旋等长肌力锻炼，以避免肩胛下肌的部分撕裂。

3. 后期康复计划（术后 7 周至 1 年）

（1）术后第 6 周，三角肌和肩袖的创伤基本愈合，开始逐渐做三角肌和冈下肌的主动练习以上锻炼方式，每天重复 5 次，每次 5 分钟。

（2）术后 12 周开始行肩关节牵拉和抗阻力训练，利用弹力绷带或拉力器进行内旋、外旋的肌肉锻炼，通过前屈、上举、外旋及内旋、内收等活动进行患肩的牵拉训练。

（3）术后 12 周后，在鼓励患者尽早使用术肢完成日常活动的同时，应避免上提或拖拉重物，禁止做投掷、挥动手臂运动。

三、简易康复护理方法

肩关节镜术后康复可分为三个时期：最大保护期、中度保护期、最小保护期。

（一）最大保护期

术后 1~3 周，保护和被动运动。

（1）固定：术后绷带悬吊固定，肩关节内收、内旋和轻微向前屈曲，肘关节屈曲位。仰卧时上臂下垫枕，保持肩部 10~20 度屈曲，以降低前方切口和关节囊的张力。

（2）肩部消肿止痛，采用物理因子治疗，固定时尽量放松肩颈部和上半身肌肉。

（3）手、腕、肘关节的主动运动和被动牵张，内旋肌、外旋肌等长收缩练习。

（4）肩关节被动运动，被动肩关节上举、内旋、外旋活动，滑车练习。

（5）肩助力无痛外旋和屈曲活动。

（二）中度保护期

术后 4~6 周，如果组织结构允许，尽早进行主动运动。

（1）强调肩关节助力运动和主动运动，重新控制肩带肌肉。

（2）让患者在仰卧、侧卧、俯卧、坐位及站位下做开链三动运动。

（3）开始棒操、滑轮、爬墙、钟摆运动等。

（4）上臂紧贴身旁的外旋练习，主动内旋在 6 周后开始。

（5）肩带肌肉多点等长抗阻练习。

（三）最小保护期

（1）开始肩带肌肉的渐进阻力运动，强调低重量多重复。

（2）开始上肢的闭链运动，增加肩带的稳定。

（3）肩关节轻度牵张，少负荷长时间，自我牵张。

（4）促进上肢的功能性使用，强调速度。

四、日常生活注意事项

出院前应详细教会每位患者具体的锻炼计划和要求，嘱其应持之以恒、循序渐进地锻炼，不可操之过急，禁止剧烈活动肩关节。

（1）肩关节镜术后的患者不可参加接触性体育运动或反复抬举运动。

（2）术后 6 周内不可举重超过一杯水重量的物品。

（3）术后 6 周禁止直抬手臂或将手背到体后。

（4）术后禁止用患侧前臂将自己从床上或椅子上撑起。

五、术后随访

嘱患者术后 1 个月、3 个月、6 个月、9 个月、12 个月分别来医院复查一次，以后每年复查一次。定期对出院患者进行随访，了解功能康复情况。

（孙士琦）

第八章　颈椎病的康复护理

第一节　颈椎病的基础知识

一、定义

颈椎间盘是脊柱的重要组成部分，它具有支持功能与发生活动的作用。尽管椎间盘细胞有自我修复的功能，但是在中年之后，椎间盘都开始发生不同程度的退变，几乎所有70周岁以上的老年人都存在影像学上可见的颈椎退变。遗传和生活方式是影响退变的两个重要因素。

下颈椎较上颈椎更容易发生退变，正常的椎间盘较退变椎间盘能够承受更多的负荷，不同类型的应力，在造成纤维环撕裂的时候可以伴有不同程度的髓核突出。

大多数的椎间盘突出都发生在旁正中区域，但也可以出现在中央区、椎间孔区、前方区域。最常见的突出节段是C5/6，其次是C4/5、C6/7节段。患者症状的严重程度取决于椎间盘突出的位置、大小及引起的炎症反应的程度。另一个重要的因素是椎管和椎间孔的大小，同时伴有的退变现象还包括：钩椎关节增生、关节突关节病、黄韧带肥厚和骨化、后纵韧带骨化等。虽然部分椎间盘突出患者可以毫无症状，但是大多数患者会表现为轴性疼痛、神经根疼痛、伴有或者不伴有神经损害表现，严重的还可以引起脊髓病，部分患者可同时存在颈脊髓病变、神经根病变及颈部疼痛。

2008年在上海举办的"全国第三届颈椎病专题研讨会"纪要，明确了颈椎病的定义，即颈椎椎间盘组织退行性改变及继发病理改变累及其周围结构组织（神经根、脊髓、椎动脉、交感神经及脊髓前中央动脉等），并出现与影像学改变相应的临床表现时，称为颈椎病。

二、流行病学

有关颈椎病的发病率，各地报道不一，为3.8%~18%，男性多于女性，颈椎病不同症型的病例数差别较大，神经根型最多，约占6%，其他依次为椎动脉型、脊髓型、交感型。

三、病因

颈椎退变的发病机制尚不明确，绝大多数学者认为退变的起始因素是椎间盘基质中的蛋白多糖减少，进而导致椎间盘进行脱水的改变。椎间盘水分减少进一步引起其生物力学性能改变，使得椎间盘僵硬，纤维环或终板易损伤。颈椎间盘突出是颈椎间盘退变的一个病理过程，是指突出的髓核和破裂的纤维环凸向椎管内，引起脊髓或神经根受压而产生的相应的临床症状。

随着椎间盘组织体积的固缩减小、椎间隙高度丢失、椎节力学性能发生改变，最常见如钩椎关节或者关节突关节高负荷、骨组织反应性修复使得软骨下骨增生、硬化而形成骨赘。

骨赘对于颈椎退变症状的发生十分重要。骨赘突向椎间孔可能压迫椎间孔内的神经根产生症状。骨赘向外形成可压迫椎动脉，导致椎动脉供血不足引起眩晕。椎体骨赘向后形成导致其占据椎管横断面较大比例，椎管缓冲空间相对狭小，可以压迫椎管内脊髓，导致脊髓型颈椎病。此外，椎间隙高度丢失导致后方黄韧带皱褶也会导致脊髓的压迫。关节突关节发生退变而产生前后方移位、不稳，可能进一步危及椎管内脊髓和椎间孔处神经根。60岁以上的脊柱疾患其后纵韧带骨化发病率高达15%～20%。颈椎后纵韧带骨化可引起颈椎椎管的明显狭窄，从而压迫脊髓和神经根而产生症状。

尽管颈椎病、颈椎间盘突出症及颈椎后纵韧带骨化症发病原因不尽相同，但导致发病的病理解剖基本相似，即椎间盘、关节突关节及钩椎关节和韧带等退行性变和病变组织压迫邻近脊髓、神经根、椎动脉和食管等。故解除压迫、重建功能是颈椎退变外科治疗的最主要的理论基础。

四、临床表现

(一)颈型颈椎病

1. 年龄

大多数以青壮年为多，个别也可以在45岁后发病，后者大多属于椎管矢状径较宽者。

2. 症状

以颈部酸胀及颈枕部不适为主诉，约半数患者颈部活动受限或强迫体位，个别患者上肢有短暂的感觉异常。

3. 体征

颈部多自然伸直，生理曲度减少或者消失，患者颈椎棘突间及两侧可有压痛，但多较轻。

4. 影像学表现

X线片上颈椎生理曲度变直或者消失，动力位上约2/3病例椎间隙松动，轻度梯形改变。MR成像显示髓核可能有早期变性征，尤以屈颈位为明显，少数病例可发现髓核后凸征。

(二)神经根型颈椎病

1. 神经根性疼痛

最为多见，其范围与受累椎节的脊神经分布区域相一致。与其相伴随的是该神经支配区域的其他感觉障碍，其中以麻木、过敏和感觉减退等为多见。

2. 根性肌力障碍

神经根中前根受压者明显，早期肌张力增高，很快出现减弱并肌肉萎缩，但受累范围也仅局限在该神经根支配区域。

3. 腱反射改变

即该神经根所参与的反射弧出现异常。早起呈现活跃，而中、后期则减退或消失。检查时应与对侧相比较。单纯根性受累通常不会出现病理反射，如伴有病理反射，则表示脊髓本身亦同时受累。

4. 颈部症状

因根性受压的原因不同，轻重表现也不一。由髓核突出所致者则症状较轻微或无特殊发现。

5. 特殊试验

凡增加脊神经根张力的牵拉性试验大多阳性，尤其是以急性期和后根受压为主者。譬如颈椎挤压试验者多见于髓核突出（脱出）及椎节不稳病例。

6. 影像学表现

视病因不同可出现椎节不稳、梯形改变、颈椎生理曲度变异、椎间孔狭窄、钩椎关节增生等各种异常现象中的一种或数种。MR 成像可显示椎间盘变性、髓核后突（甚至凸向神经根管），且大多偏向患侧。

（三）脊髓型颈椎病

1. 锥体束征

为脊髓型颈椎病的主要特点。其产生机制是致压物对锥体束的直接压迫或局部血供的减少、中断。临床上多先有下肢乏力、双腿发紧、抬步沉重感等，渐而出现跛行、易跪倒或者跌倒、足尖不能离地及胸部有束带感等。检查时可以发现反射亢进，踝、膝阵挛及肌肉挛缩等典型的锥体束征。

2. 肢体麻木

此症状主要是脊髓、丘脑束同时受累所致，该束纤维排列顺序与锥体束相似，自内向外为颈、上肢、胸、腰、下肢和骶段的神经纤维，因此，出现症状的部位及分型与锥体束相一致。

3. 反射障碍

（1）生理反射异常：病变波及脊髓的节段不同，各种生理反射会出现相应的改变，包括上肢的肱二头肌、肱三头肌和桡骨膜反射，下肢的膝反射和跟腱反射，早期多为亢进或者活跃，后期则减弱或者消失，此外，腹壁反射、提睾反射和肛门反射可减弱或者消失。

（2）病理反射出现：以 Hoffmann 征及掌颏反射阳性率高，其次为踝阵挛、髌阵挛及 Babinski 征等。

4. 自主神经症状

症状可涉及全身各系统，其中以胃肠、心血管及泌尿系统为多见。

5. 二便功能障碍

多在后期出现，起初以尿急、排空不良、尿频及便秘多见，渐而引起尿潴留或大小便失禁。

6. 屈颈试验

如突然将头颈前屈，双下肢或四肢有"触电"样感觉。

7. 影像学

X 线片上常有椎节梯形改变、骨刺形成、椎管矢状径大多小于正常，同时常伴有后纵韧带钙化、先天性椎体融合、前纵韧带钙化等异常表现。

（四）椎动脉型颈椎病

1. 椎-基底动脉供血不足

椎动脉在病变引起缺血情况下，可出现各种相似的症状，主要表现如下。

（1）偏头痛：为多发症状，常因头颈部突然旋转而诱发。

（2）迷路症状：主要为耳鸣、听力减退及耳聋等症状。

（3）前庭症状：多表现为眩晕，其发生、发展和加剧均与颈部旋转动作相关。

（4）记忆力减退：约半数患者出现此种现象。

（5）视力障碍：有些病例出现视力减退、视力模糊、复视、幻视及短暂性失明等。

（6）精神症状：以神经衰弱为主要表现，其中精神抑郁者较多，欣快者较少。

（7）发音障碍：主要表现是发音不清、嘶哑及口唇麻木感等，严重者可出现发音困难，甚至影响吞咽。

（8）猝倒：此为椎动脉痉挛引起的锥体交叉处突然缺血所致，多系突然发作，并有一定的规律性。

2. 自主神经症

由于椎动脉周围有大量的交感神经节后纤维，因此，当椎动脉受累时必然波及此处的交感神经而引起自主神经系统平衡失调。

3. 一般症状

如颈痛、枕部疼痛及颈部活动受限等，如病变同时累及脊髓或脊神经根时，则出现相应症状。

（五）交感神经型颈椎病

1. 头痛

以枕部、偏头痛为主，可伴有头昏沉。

2. 感官症状

（1）眼部：眼部胀痛、眼球外突、畏光、流泪、视物不清、视力下降、眼睑无力、瞳孔扩大、眼前发花、飞蚊症等交感神经兴奋症状；当交感神经抑制时，则有眼球内陷、眼睑下垂、瞳孔缩小、眼球干涩及 Horner 综合征表现。

（2）耳部：主要为耳鸣，有时为蝉鸣样，有时为持续性低调嗡嗡声，多为单侧，伴有听力下降。

（3）鼻部：鼻部不适、鼻塞、鼻痛、嗅觉过敏等。

（4）咽喉：咽喉不适、有异物感、发音不清、吞咽困难等。

3. 心脏症状

心律失常，有时心动过速，有时心动过缓，心悸、心慌，或心前区疼痛，但心电图无改变，故称为"颈性冠心病"。

4. 血管运动功能障碍

交感神经受刺激兴奋时，血管收缩、痉挛，出现手足发凉、疼痛、发绀、脉搏细数、皮温低；当交感神经抑制时，则血管扩张，肢端发热、有灼烧感，或有手指肿胀、奇痒及血压忽高忽低等表现。

5. 汗腺分泌障碍

主要在上胸部、颈部、头面部及手部，表现为多汗或少汗，可为双侧，也可为一侧，有时半侧面部多汗，对侧无汗。

6. 消化系统及泌尿系统症状

患者可有胃肠不适、胃纳不佳、恶心、呕吐、腹泻或便秘等消化系统症状，有些患者也可表现为尿频、尿急、排尿不尽等泌尿系统症状。

（六）食管压迫型颈椎病

1. 吞咽障碍

早期主要是吞咽硬质食物有困难及进食后胸骨后的异物感，渐而影响软食与流质饮食。

2. 其他颈椎病症状

单纯此型者少见，常伴有其他类型颈椎病症状。

3. 影像学表现

X 线片上通常有骨刺形成，典型者呈鸟嘴状。在钡餐吞服透视下，可清楚显示食管狭窄的部位与程度。MRI 及 CT 均可显示骨赘对食管的影响。

（七）混合型颈椎病

混合型颈椎病是指临床上出现两型或者两型以上的症状、体征的颈椎病。此为临床上最常见。

五、诊断标准

（一）颈型颈椎病

（1）主诉颈肩枕部疼痛或感觉异常，伴有相应颈部体征。

（2）X 线上显示颈椎曲度改变，动力位上可显示椎体间关节不稳与松动。MRI 显示髓核可能有早期变性征，尤以屈颈位为明显，少数病例可发现髓核后突征。

（3）需要排除鉴别颈部扭伤、肩关节周围炎、风湿性肌纤维组织炎、肩胛背（上）神经卡压综合征、神经衰弱及其他非因颈椎间盘退变所致颈、肩部疼痛者。

（二）神经根型颈椎病

（1）具有典型的根性症状如麻木、疼痛等，且其范围与颈脊神经根所支配的区域一致。

（2）压颈试验、上肢牵拉试验多为阳性。

（3）X 线片可见颈椎曲度改变、不稳及骨赘形成等异常改变。

（4）神经根诊断性封闭效果不明显。

（5）影像学上显示的病变节段和体格检查上一致。

（6）应除外颈椎病其他器质性病变，如结核、肿瘤等，并排除胸廓出口综合征，腕管综合征，尺神经、桡神经和正中神经受损，肩关节周围炎，肱骨外上髁炎，肱二头肌腱鞘炎等。

（三）脊髓型颈椎病

（1）临床上具有脊髓受压表现：①中央型：症状先从上肢开始。②周围型：症状先从下肢开始。③中央血管型：上、下肢同时出现症状。

（2）影像学上除病变椎节体格检查和影像学一致外，在动力性 MR 成像技术效果更佳，对诊断及分型至关重要，此外，脊髓水成像技术更可清晰显示脊髓全节段概况，包括受压部位节段和程度。

（3）除外其他疾患：包括肌萎缩性脊髓侧索硬化症、脊髓肿瘤、脊髓空洞症、脊柱结核、颅底凹陷症、多发性神经炎、继发性粘连性蛛网膜炎、共济失调症及多发性硬化症等。

（四）椎动脉型颈椎病

（1）有椎-基底动脉供血不足，以眩晕为主，或曾有猝倒病史者。

（2）旋颈诱发试验阳性。

（3）影像学 X 线除椎节不稳外，尚可发现钩椎增生、椎间孔狭小及椎骨畸形等异常。数字减影造影技术（DSA）能够获得清晰的椎动脉成像。但目前有被椎动脉 MR 成像技术（MRA）所替代的趋势。CTM 具有立体感的血管形象更有利于对病情的判定。

（4）一般均有明显的交感神经症状。

（5）除外眼源性和耳源性眩晕。

（6）除外椎动脉 I 段受压引起的基底动脉供血不足者。

（7）除外神经官能症与颅内肿瘤等。

（8）椎动脉造影或者血管成像等。

（五）交感神经型颈椎病

单纯交感神经型颈椎病比较少见。如果有上述自主神经紊乱的症状，而病因不清，又同时有颈肩部疼痛、手指麻木，或有头痛、头昏、眩晕等椎-基底动脉系统供血不足的症状，或有下肢感觉、运动、反射异常等表现，特别是影像学检查改变，诊断即可成立。此型颈椎病的诊断标准尚有较多争议，有待进一步讨论。

（六）食管压迫型颈椎病

1. 吞咽困难

早期惧怕吞咽较干燥的食物，颈前屈时症状减轻，后仰时症状加重。

2. 影像学检查

通常是 X 线钡餐结合 CT/MRI 进行诊断。

六、治疗

颈椎病的治疗可分为非手术治疗及手术治疗两类，在制定治疗方案时，要根据患者不同的临床类型、病程长短、病情轻重、身体状况及对治疗效果的反应等进行全面分析，及时调整治疗方案。

（一）非手术治疗

1. 非手术治疗的原则

（1）安全第一：颈椎是人体解剖结构中最为精巧的部位之一，由于其解剖位置和生理功能的特殊性，所以在治疗时要求严格遵循安全性原则，临床中任何粗暴的治疗方法不仅达不到预期效果，反而容易引起不良后果。

（2）综合治疗：非手术疗法是中西医结合的综合治疗方法，内容包括颈椎牵引、理疗、推拿、针灸、药物、休息、颈托和锻炼等。

（3）规范治疗：临床治疗时要根据颈椎病的诊断、分型与分期确定非手术治疗所要达到的目的，再根据治疗目的采取相应的措施。

（4）循序渐进：在治疗中，应根据诊断及患者的病情及时给予各种有效的治疗措施，这样既有利于患者病情恢复，又可对其预后做出充分的估计。

2. 非手术治疗的作用

（1）延缓或阻止颈椎病的发展。

（2）改善颈椎病的病理解剖与病理生理状态。

（3）有利于颈椎病引起的各种创伤性反应的康复。

（4）预防复发。

3. 非手术治疗的一般治疗方法

（1）休息：休息是颈椎病康复的首要条件。

（2）体位：颈部的体位对颈椎病的发生及发展至关重要。

（3）固定与制动：无论何种类型的颈椎病，局部的制动是病情康复的基本要求。需保持颈椎局部安静，维持正常体位，避免加重颈部外伤，这是手术治疗的需要，也是手术后康复的需要。临床上通常用颈托制动与固定颈椎。颈托可以限制颈部的过度活动，缓解与改善椎间隙内压力，同时能减轻椎节前方对冲性压力，增加颈部支撑作用。

（4）枕头：枕头是睡眠时维持头颈部正常位置的主要卧具，可保持颈椎正常的生理曲度。因此枕头的高度一定要合适，不可高枕，不可无枕，枕头禁放枕部上方。

（5）保暖与防潮：低温及潮湿与颈椎病的发生和发展密切相关，需要防止颈部受凉，又要避免潮湿环境。

（6）活动：要定时改变头颈部体位，定时远视，及时调整桌面或者工作台面的高度和倾斜度。

4. 非手术治疗中的特殊疗法

（1）牵引疗法：作用：①制动与固定头颈部作用。②有利于突出物的回纳。③恢复颈椎椎间关节的正常列线。④松弛颈部肌肉。⑤牵开椎间孔。⑥缓解椎动脉第二、三段的折曲。⑦减轻和消除颈椎局部的创伤性反应。

（2）推拿手法疗法：作用：①疏通颈项经络。②行气活血消肿。③松解痉挛肌肉。④整复错位颈椎。

（3）针灸疗法：作用：①止痛镇静。②抗炎消肿。③调整肌肉、韧带状态。

（4）穴位注射：作用：①阻止颈肩部病理反射过程的发生、发展，消除传向神经系统的病理冲动。②保护神经系统，恢复颈部的正常功能。③消除颈肩部肌肉痉挛及其导致的疼痛。④改善肌肉的营养状况，促进局部血液循环。⑤调节机体各部阴阳平衡，使之相互协调。

（5）局部封闭疗法：作用同穴位注射。

（6）中西医药物疗法：药物治疗是颈椎病综合措施中不可缺少的部分，合理的药物治疗不仅可以消炎退肿，缓解疼痛，还可以改善局部血液循环，促进损伤组织的修复，加快愈合，维持正常的新陈代谢和生理功能。

（7）刮痧与拔罐疗法：借助于刮痧和拔罐工具，此疗法具有畅通气血，疏经活络，行气止痛，改善血液循环，促进细胞代谢，增强机体免疫功能的作用。

（8）物理疗法：人工物理因子包括光、电、磁、声、热、冷、运动等，自然物理因子有矿泉水、空气、日光、海水、森林、泥沙等。理疗具有镇痛、消炎、促进组织再生、兴奋神经肌肉和松解粘连等作用。

（9）体育锻炼疗法：作用：①增强、调节肌力。②改善血液供应。③有利于做好术前准备。

（二）手术治疗

颈椎病中90%的患者都可以通过非手术治疗治愈或者明显好转，因此对于每例颈椎病患者均应首选非手术治疗，只有当脊髓严重受压并有液化灶者才需要尽早手术。

1. 颈椎前路手术

颈椎前路手术是通过颈椎前方对颈椎椎体暴露，即在颈部前方正中或偏向一侧切开皮肤，并向下松解、分离，以达到显露实施手术椎节的目的。

（1）适应证：①颈椎髓核突（脱）出。②椎体后缘骨质增生，并对硬膜囊致压及临床症状者。③颈椎椎节不稳者。④前方骨赘所致吞咽困难者。⑤髓核后突已形成钙化者。

（2）优点：①减压直接、彻底。②瞬时恢复椎节高度、生理曲度和椎管内径。③椎节易稳定。

（3）常用术式：①单纯椎间盘髓核摘除术。②椎间盘切除+植骨融合术。③髓核摘除+人工椎间盘植入术。④髓核摘除+Cage 植骨融合术。⑤椎体次全切+人工椎体/钛网+钛板植入术。

2. 颈椎后路手术

颈椎管狭窄症中的严重型大多需手术治疗，尤其是发育性椎管狭窄者。最有效的手术是颈椎后路椎管扩大成形术。其目的是扩大椎管、解除脊髓后方的压迫，同时尽可能减少颈椎后部结构的损伤。

（1）适应证：①颈椎发育性椎管狭窄者。②合并颈椎病、黄韧带或后纵韧带钙化等继发性椎管狭窄者。③严重继发性、粘连性蛛网膜炎者。④包括颈椎骨折脱位、椎管肿瘤及颈脊髓中央空洞症等均需从后路手术。

（2）优点：①对椎管狭窄者直接减压。②对颈椎病或后纵韧带骨化间接减压。

（3）常用术式：①颈椎半椎板切除术。②颈椎半椎板切除椎管成形术。③颈椎双侧椎板切除（减压）探查术。④颈椎后路扩大性椎板切除术。⑤单（侧方）开门式椎管成形术。⑥双（正中）开门式椎管成形术。⑦颈椎后路"Z"字成形术。⑧棘突漂浮（悬吊式）及黄韧带椎管成形术。

3. 颈椎前后路联合手术

颈椎前后路联合手术主要应用于合并颈椎椎管狭窄、颈椎病和严重后纵韧带骨化的患者。优点是可从前后两个方向同时直接减压。但是需要注意的是，该入路风险较大，术中易发生意外，需要仔细甄选患者。

4. 颈椎内镜手术

（1）颈椎前入路内镜手术

①适应证：C3～C7 椎间盘突出，纤维环或后纵韧带钙化、骨赘形成。

②优点：①局部麻醉下进行，患者意识清醒，可以有效避免神经损伤。②创伤小，伤口约 6mm，术后 12 小时可以离院。③手术精度高，对周围组织的创伤和出血少。④对病变部位进行直接减压。

③并发症：①神经损伤。②血管损伤。③内脏损伤。④感染。

④注意事项：颈椎不稳需要固定者慎重选择该术式。

（2）颈椎后入路内镜手术

①适应证：①C4～C7 外侧/极外侧型椎间盘突出症。②神经根型颈椎病。

②优点：①局部麻醉下进行，患者意识清醒，可以有效避免神经损伤。不耐受患者可进行全麻。②创伤小，术后 12 小时可以离院。

③注意事项：偏中央型的髓核不容易取出；钙化的髓核不宜进行后入路内镜手术；颈椎

硬膜外静脉丛丰富，损伤后止血困难；明显后凸畸形者需慎重选择。

（3）颈椎其他内镜手术：另外，有学者进行显微镜下和 MED 下的颈椎手术。

第二节　颈椎病的围手术期护理

一、术前护理

（一）身体状况评估与检查

术前应对患者进行呼吸、循环、内分泌、神经等系统及精神状况的全面评估。

（1）对于老年患者（年龄>65岁）及合并内科疾病（如血管栓塞病变、呼吸睡眠暂停等）的患者，应完善相关疾病的检查，并评估心肺、脑血管等功能，必要时应请相关科室会诊。

（2）有吸烟史的患者，术前应戒烟。

（3）按专科要求完成 CT、MRI 的检查，为病情判断、手术方式的选择及术后对照提供依据。

（二）药物使用

对于因各种原因长期服用抗凝药物（华法林、氯吡格雷等）的患者，术前一般停用抗凝药物7天左右。需要指出的是，对于颈椎病手术患者是否需在术前停用抗凝药物，是否应根据患者个体差异（如凝血功能状况等）确定术前停用抗凝药物时间，目前尚存在较大争议。

（三）适应性训练

1. 气管和食管推移训练

该训练适用于多节段颈椎前路手术或颈部粗短的患者。

术前让患者练习用手自右向左牵拉气管、食管，以便能够耐受手术的牵拉刺激。具体方法：术前指导患者本人或家属用2、3、4手指指端从颈部右侧将气管、食管向左侧牵拉推移，或用另一只手协助牵拉，幅度必须超过中线，3~4次/日，每次持续5~10分钟，逐渐增加至每次30~40分钟，体胖颈短者则延长时间。

2. 体位训练

（1）仰卧位方法：患者仰卧床上肩胛骨下方垫一软枕，仰头后伸位，2~3次/日，10~20分钟/次，逐渐增加到30~40分钟/次。

（2）石膏床卧位方法：患者俯卧于石膏床上，两手平放于身体两侧，额部垫一薄枕，注意不要将口鼻捂在枕头上，以免影响呼吸。每天锻炼2~3次，从30分钟开始直至2~3小时。

3. 床上肢体功能锻炼

上、下肢肢体屈伸，持重上举与手、足部活动。

4. 床上大、小便训练

术前患者应练习床上排尿、排便，直到能顺利排出为止，减少术后早期因卧床而引起的排泄困难。

（四）饮食护理与肠道准备

根据加速康复外科中国专家共识，鼓励患者进食，缩短术前禁食、水时间。指导患者进食高蛋白质、高维生素、高钙、高纤维素的食物，多食蔬菜、水果。建议术前 10 小时饮用 12.5% 碳水化合物的饮品 800mL、术前 2 小时饮用 400mL，有利于缓解术前患者的饥饿、口渴、烦躁、紧张等不良反应，有助于减少术后胰岛素抵抗，缓解分解代谢，甚至缩短术后住院时间。也可在术前咀嚼口香糖（无糖木糖醇），每间隔 3 小时咀嚼 1 次，每次咀嚼 10～15 分钟，每次 2 颗，以缓解患者术前口渴、饥饿的不适反应。

（五）疼痛护理

推荐采用多模式镇痛方案，药物首选非甾体消炎药，也可通过音乐疗法、分散注意力等方式，以达到有效止痛的效果，提高患者舒适度，为更好地迎接手术做准备。

（六）心理护理

不同的情绪反应对手术效果有不同的影响。过分的焦虑会引起不良的生理应激，造成患者免疫力低下，影响伤口愈合。应通过良好的医护患沟通，采用松弛疗法、正念减压等的方式，缓解患者的焦虑情绪。

（七）皮肤准备

颈椎前路男性患者术日晨剃须，颈椎后路患者术日晨剃光头。

（八）物品准备

术前为患者选择型号合适的颈托，使其逐渐适应在床上戴颈托翻身和术后的起床活动。

二、术后护理

（一）搬运及体位

患者术后麻醉作用尚未消失，肢体处于无自主状态。要注意防止因搬运不当而致手术失败。搬运时应采取三人平托法。三人同位于病床与患者外侧，分别托起患者头颈、躯干、下肢，保持患者身体轴线平直不扭曲，尤其是颈部保持自然中立位，切忌扭、转、过伸或过屈，将患者轻轻放置在病床上。患者完全清醒，头部即可垫小枕头，术后 24 小时内头颈部制动，颈部两侧各放置 1 只沙袋，24 小时后起床可改用颈托加以固定和制动，术后次日可给予半卧位。颈椎内镜手术的患者，术后当天卧床，6 小时后可在头颈部保护下翻身，注意侧卧位时颈部的固定。术后次日即可在颈托保护下下床活动。

（二）病情观察

术后除心电、血压、引流等常规监护外，应重点观察患者呼吸系统和神经系统的变化。

（1）密切观察生命体征：测量记录血压、脉搏、呼吸每小时一次，共 6 次，常规使用心电监护，颈椎内镜手术后可不使用。

（2）重点观察呼吸的频率、节律、深浅和有无缺氧的表现，如口唇发绀、鼻翼扇动、憋气等。为减少呼吸道分泌物，除蒸气雾化吸入外，为防止肺部并发症，应做深呼吸，有痰时争取咳出来。

（3）对于颈椎前路手术患者，术后应严密观察切口是否肿胀、注意颈部有无增粗，切口敷料有无渗液，并重视患者主诉。若短时间内伤口出血量多、肿胀明显、增粗并伴有生命体征改变者，立即报告医师对症处理。可常规配备气管插管器材或气管切开包，以备因发生椎前血肿压迫气管导致患者窒息的紧急处置之需。

（4）观察吞咽与进食情况，尤其在术后24～48小时内，有无呛咳及吞咽困难，并注意有无腹胀。有无发音不清、声音嘶哑，以判断有无喉上神经和喉返神经损伤。

（5）观察四肢肌力、感觉及运动功能，与术前对比，如有异常立即汇报医师。

（三）引流管护理

妥善固定引流管，注意保持引流管通畅，不定时挤压引流管，防止引流管堵塞，特别注意患者翻身时引流管的位置，保证其不打折，不受压，注意观察引流液颜色、性质、液量，当短时间内有大量血性液或大量无色液引出时，提示可能有活动性出血或脑脊液漏，应立即报告医师，采取有效措施。颈椎内镜手术术后常规不放置引流管。

（四）饮食护理

术后4小时进流食，以后视病情逐渐过渡到半流食、软普食、普食。饮食要合理搭配，不可单一，同时要有节制，不可暴饮暴食。饮食应以富含钙、蛋白质、B族维生素、维生素C和维生素E的食物为主，其中钙是骨的主要成分，以牛奶、鱼、猪尾骨、黄豆、黑豆等含量为多；蛋白质也是形成韧带、骨骼、肌肉所不可缺少的营养素；而B族维生素、维生素E则可缓解颈椎病患者的疼痛，解除疲劳。颈椎病患者多吃含钙、蛋白质以及维生素的食物，对于患者身体有帮助，可以有效缓解颈椎病的症状。

（五）疼痛护理

疼痛是各种形式的伤害性刺激作用于机体所引起的一系列痛苦的、不舒适的反应。术后麻醉作用消失后，感觉开始恢复，切口疼痛逐渐加剧，部分患者害怕疼痛不敢翻身，甚至呼吸和咳嗽。止痛的原则是尽早使用解除疼痛的措施。推荐采用多模式镇痛方案，药物首选非甾体消炎药。颈椎内镜术后，患者疼痛不明显，可不用预防性止痛用药。

（六）评估抗凝治疗

对于术前各种原因长期服用抗凝药物的患者，术后经全面评估后应早期恢复抗凝治疗。

三、并发症护理

（一）颈深部血肿

是颈椎前路手术常见并发症。危险性大，严重者可因压迫气管窒息而死亡，因此，前路手术后必须加强病情的观察与护理。

（1）原因：关伤口前止血不彻底，术中结扎或者电凝的血管在术后脱落再出血，出凝血功能障碍的患者创面广泛渗血，引流不通畅。

（2）临床表现：多见于手术后当日，尤以 12 小时内多见；表现为颈部增粗、发音改变，重者可出现渐进性呼吸困难、口唇发绀、鼻翼扇动等呼吸困难症状。进行性的四肢无力、麻木。

（3）护理措施及处理：一旦发生必须及时处理，情况紧急者可在床旁立即打开伤口减压，取出血块或排出积血彻底止血，待呼吸情况稍有改善后再送往手术室做进一步的处理。

（二）硬膜外血肿

多见于颈后部手术后，该并发症后果严重，因此必须尽可能减少其发生，一旦发生，要争分夺秒积极处理，以免造成严重后果。

（1）原因：患者存在凝血功能障碍，术中止血不彻底，引流不畅。

（2）临床表现：术后早期（数小时内）出现不同程度的肢体神经功能障碍，且渐进性加重；伤口肿胀，伤口内渗血；引流不畅，引流量少。

（3）护理措施及处理：一旦发生必须及时处理，首先解决引流不通畅的问题，仔细观察有无引流管打折、受压等情况；立即给予大剂量激素进行冲击疗法；做好去手术室行伤口内血肿清除准备。

（三）硬脊膜破裂及脑脊液漏

颈椎后路手术相对多见的并发症。

（1）原因：脊柱翻修术、应用高速磨钻和后纵韧带骨化减压。

（2）临床表现：大部分硬脊膜破裂因为有清凉液体流出，所以术中会及时发现；术后患者会出现体位性头痛伴有恶心呕吐。手术后引流量多且色淡，即 24 小时达 200mL 以上者伤口敷料有无色或淡红色渗出液。

（3）护理措施及处理：保持切口敷料清洁，预防感染发生。局部加压包扎，合并头痛患者应快速输注生理盐水。

（四）睡眠性窒息

（1）原因：是一种十分容易造成严重后果的并发症，可见于术中，更易发生于术后。多见于 C3 ~ C4 水平以上脊髓创伤时。

（2）临床表现：直立性低血压，心动过缓，呼吸功能不稳。如能及时发现，减少药物的刺激，并采取相应有效措施，大多可以恢复，否则引起死亡。

（3）护理措施及处理：颈椎手术后 48 小时，尤其是高位颈椎手术后 24 小时内必须加强对患者生命体征的监护，注意观察呼吸变化，确保睡眠安全，而加强呼吸道管理、保持呼吸道通畅是十分必要的，发现异常变化及时报告医师。

（五）切口感染

（1）原因：术前全身情况差或伴有糖尿病、贫血病史；术中操作不精细，过多的组织损伤，过多应用电刀；引流管不通畅，伤口术后积血、积液；术后未能注意全身支持疗法，保持机体抵抗力。而后路较前路手术易发生。因术后长时间仰卧，局部潮湿不透气，切口渗血多或水肿等原因为细菌繁殖提供了条件。

（2）临床表现：患者高热、畏寒、白细胞增多、中性粒细胞比例增加、C反应蛋白阳性，局部伤口可出现疼痛加重、肿胀、渗出，甚至伤口裂开，有脓性分泌物流出。

（3）护理措施及处理：术后应加强伤口周围的护理，渗液多时协助医师及时更换敷料，保持局部清洁干燥。注意观察患者的体温变化、局部疼痛的性质（有跳痛者可疑），颈部活动严重受限者必须重视。如发生感染，应加大抗生素用量，可拆除几针缝线以利于引流，必要时视具体情况做进一步处理。

（六）喉头痉挛

（1）原因：可因麻醉插管刺激或术中牵拉喉、气管所致。长时间拉钩牵拉压迫可能引起气管软化。

（2）临床表现：骤然发作的呼吸困难。

（3）护理措施及处理：立即汇报医师，停止一切刺激和操作，面罩纯氧吸入，立即通知麻醉科行气管插管，暴露并清除咽喉部分泌物，保持呼吸道通畅。

（七）食管损伤

（1）原因：术中使用的牵开器较锐利，易刺破食管。

（2）临床表现：进食时出现呛咳，吸痰时有食物残渣，换药时伤口处有食物残渣渗出。此种并发症不多见，但易引起纵隔感染导致死亡。

（3）护理措施及处理：术后发现后应立即禁食、胃肠减压、营养支持；并进行局部清创术，严重者由胸外科进行食管修补术。

（八）喉返神经损伤

（1）原因：术中牵拉、压迫气管时间过长，或操作失误切断喉返神经，或电凝烧灼造成。

（2）临床表现：术后声音嘶哑。

（3）护理措施及处理：完全损伤的患者无法自行修复，一般3个月通过对侧代偿症状消失；不完全损伤者，术后3个月神经功能逐渐恢复。

（九）切口脂肪液化

（1）原因：颈椎后部有较厚的脂肪层，术中电刀的应用以及切口拉钩的挤压造成脂肪组织损伤。

（2）临床表现：表现为切口处流出淡血性液，流出液较为清亮，无混浊。患者常无发热，无明显红肿、压痛，化验检查常无白细胞增高，切口可有裂开。

（3）护理措施及处理：加强伤口渗出观察，及时换药。同时预防感染，往往 1~2 周的时间，切口可以愈合。对于严重患者需要进行清创缝合术。

四、健康教育

（一）肢体被动功能锻炼

术后当日开始按摩双下肢腓肠肌，由下至上，2~3 次/日，30 分钟/次。

（二）肢体主动功能锻炼

（1）双手握力练习和手指屈伸练习及精细动作的训练。方法：用力握拳和伸手指交替进行，双手握各种形状物体，如小皮球、杯子等；揉转石球或核桃，练手指及拇指的屈伸、手指内伸、外展及协调动作；精细动作如穿针、系衣服纽扣、拿筷子等，15~30 分钟/次，每天 2 次。

（2）下肢锻炼。方法：股四头肌收缩训练、抬腿、踢腿、膝关节下蹲等动作的训练，行走不便的患者需在家属和陪护人员的陪同或搀扶下练习行走，以增强下肢力量，尽早恢复下肢功能。

（三）起床活动

患者无特殊情况，肌力允许，戴好颈托，术后第一天即可起床活动，但起床时遵循"起床三部曲"，即半卧位坐床上 30 分钟→坐床边 30 分钟→站立床边 30 分钟，无头晕不适才可以行走，下肢无力者，需医护人员的搀扶。起卧时要侧起侧卧，防止暴力牵拉双臂引起脊髓再次损伤。第一次行走沿床边慢慢走数分钟即可，以不疲劳为度，循序渐进。行走时旁边要有人陪伴，确保安全。

（四）颈托佩戴

术后继续佩戴颈托 4~8 周，行颈椎间盘置换术的佩戴颈托 1 周即可。卧床时不用戴颈托；保持良好的睡姿，取侧卧或仰卧时，头颈部、胸腰部保持生理曲度。对于合并骨质疏松症的患者，可适当延长佩戴颈托时间，同时应积极进行抗骨质疏松治疗。

（五）合理用枕

枕头的高度，仰卧时为其本人的拳头高度；侧卧时，枕头的高度应为一侧肩膀的宽度。

（六）保持正确的工作体位

避免长时间过度低头如看电视、看书、用电脑，防止颈部外伤，避免颈部突然受力，导致损伤。

（七）饮食指导

给予健康饮食，高蛋白质、高维生素、补铁、易消化饮食。多吃蔬菜水果，多喝水，多补充优质蛋白质食物（家禽、鱼、虾、蛋类、豆制品），忌食用活血食物（如人参、西洋参、桂圆、红枣），忌辛辣刺激食物，戒烟。

（八）术后 2~3 个月复查

如伤口出现红肿、渗液、疼痛、外伤等请立即就诊。

第三节　颈椎病的康复护理

一、康复评定

对颈椎病患者进行颈椎情况（包括活动度范围的测定、颈椎病试验、颈椎的感觉、运动、反射等方面）、日常生活活动能力、心理及社会支持状况、健康知识等方面的评定。

二、功能锻炼

（一）呼吸功能

（1）缩唇呼吸训练：指导患者在嘴唇半闭时呼气，类似于吹口哨的口型。呼吸按节律进行，吸气与呼气时间比为 1∶2 或 1∶3，尽量将气体全部呼出。呼吸频率较平时减慢，每分钟 8~10 次为一组。每组训练 10~20 分钟，每天 3~4 组。

（2）咳嗽训练：鼓励患者积极咳嗽、咳痰，咳嗽时按住胸部，嘱患者深吸气，用爆发力咳出肺深部痰液，每天 3 次。

（二）手的握力练习

脊髓型颈椎病患者相当一部分会有手的握力减弱及精细动作不稳的问题，术后可选择保健球或握力器（圈）。通过指掌运动，可以使手指、手掌、手腕弯曲伸展灵活，促进指、腕、肘等上肢肌肉的运动，可防止和纠正退行性疾病所致的上肢麻木无力、颤抖、握力减退等症状。

（三）颈肩部肌肉锻炼

主要针对颈肩部沉重酸痛为主的轻症颈椎病患者和颈椎术后内固定良好恢复期的患者，一般术后 2 周开始。

（1）肌肉等长对抗练习（颈阻抗锻炼）。

①方法一：上身直立，头略后仰，立位或坐位均可，双手交叉放在枕后，用力向后仰头，同时双手用力抵住枕部使头不能后仰，即头和双手对抗。每次持续对抗 5~10 秒，放松，重复 3 次，每日 2 次。

②方法二：坐在椅子上背部靠在椅背上，颈椎保持中立位，双手交叉顶住前额，与此同时颈部尽可能地向前移动，两个动作互相对抗 10 秒，放松，重复 3 次，每日 2 次。

③方法三：坐在椅子上背部靠在椅背上，颈椎保持中立位，手掌置于头部侧面，尽可能地推移头部，带动颈椎用力，颈部向反方向与手掌做对抗 10 秒，两边交替进行，放松，重复 3 次，每日 2 次。

（2）拉伸颈部肌肉：主要是针对胸锁乳突肌、斜角肌、斜方肌上束。

①拉伸胸锁乳突肌具体方法：①坐位或者站位，颈部向对侧侧屈、仰头 30 秒，放松，重

复 3 次。②对侧手臂扳住头部、向同侧仰头，旋转牵拉 30 秒，放松，重复 3 秒。

②拉伸斜角肌具体方法：坐位或者站位，一侧手臂屈曲背后，对侧手臂扳住头部，向对侧侧屈颈椎，伸展，向同侧回旋 30 秒，放松，斜方肌两侧交替进行，重复 3 次。

③两组拉伸动作注意区分：拉伸胸锁乳突肌时是仰头，而拉伸斜角肌是手臂屈曲背后，伸展颈椎。

（3）俯卧位抬头练习：俯卧位，双肘撑于坚实的垫子上，脖颈向前，向下充分伸展，下巴贴近胸口，保持向前伸展，缓慢向上仰头，逐步能看到天花板，并坚持 5~10 秒，如此反复 5 次，每日 2 次。

（4）肩胛骨回缩拉伸练习：除了颈部固有的肌肉组织，肩胛部位的肌肉也会对颈椎和肩带产生影响。

具体方法：站立时，头颈保持中立位，目视前方，挺胸缓慢双臂向后，向下伸展挤压后背并保持 30 秒，每日 2 组，每组 5 次。

（5）颈部旋转练习：站位和坐位都可以，中立位时，保持上半身不动，头部缓慢分别向左向右，转到颈部最远同时最舒服的位置保持 5~10 秒，重复 5 次，每日 2 次。

三、康复指导与预防

（一）卧位

每个人每日至少有 1/4~1/3 的时间是在床上度过的。如睡眠的姿势不当，也容易引起或加剧颈椎病。一般情况下，理想的睡眠体位应该是头颈保持自然仰伸位，腰背部平卧于床，双腿略屈曲。对于不习惯仰卧休息者，则可采取侧卧位。但头颈部及双下肢仍以此种姿势为佳。俯卧位从生物力学、保持呼吸道通畅来看，都是不科学的，一个良好的体位，既能保持整个脊柱的生理曲度，又能使人感到舒适，从而达到松弛全身肌肉，消除疲劳和调整关节生理状态的作用。

（二）颈托的使用

1. 颈托的主要作用

①限制颈部的过度活动。②缓解与改善椎间隙压力。③减轻椎节前方对冲性压力。④增加颈部支撑作用。

2. 使用颈托注意事项

（1）使用时间：术后下床即需要佩戴颈托，保持颈椎的稳定性。一般情况下如无不适，应经常佩戴，不要随便取下。如病情较轻，可于外出时戴上，尤其是需要乘车外出者，因工作需要不宜在公共场合使用者，可在家中使用，一般连续使用 2~3 个月。

（2）颈部活动：使用颈托时，同时要坚持颈部的正常活动，即日常生活及工作中的一般活动，这样既可缓解患者精神上的压力，又可锻炼颈部肌肉。对手术后的患者颈部活动应适当限制，活动时间由短到长，活动幅度由小到大，或按医嘱进行。

（3）佩戴颈托松紧适宜，维持颈椎的生理曲度，过松影响制动效果，过紧颈托边缘易压伤枕骨处皮肤，并影响呼吸；颈托内垫棉质软衬垫，以利于汗液吸收，每日更换内衬垫 1~2 次，确保颈部舒适、清洁；加强颈部皮肤护理，向患者及家属详细讲佩戴颈托期间皮肤护理的重要性，指导、协助并教会家属定时检查颈托边缘及枕部皮肤情况，并定时按摩。

（4）注意观察：患者在开始使用的 2~3 天可能会有不适，数日后即可消失。

（三）枕头的选择

枕头的高低直接影响着能否在睡眠时保持颈椎生理性前凸的体位，防止引起或加速健康人颈椎的退变，尤其是在颈椎病患者的治疗过程中，更要根据病情的变化，随时适当调整枕头的高低。一般来说，以运动障碍为主，提示脊髓前方形成压迫，枕头可略低些；以四肢麻痛等感觉障碍为主，提示脊髓后方形成压迫，枕头可略高些。枕头除了质软、透气性好等要求，枕头的上、下径以 10~11cm 为宜，睡眠时枕头放在项后为佳，高枕、低枕及不枕枕头都是应当避免的。枕头的形状，以中间低、两头高的元宝形最好。其优点是：用中间低的部分维持颈椎的生理曲度，两头高的部分可固定、制动头颈部。

使用枕头的注意事项如下。

（1）切忌高枕：不仅在睡眠中不能高枕，即使在床上看书、斜卧在沙发上休息时亦不可高枕，尤其对中年以上的人群切忌高枕，以防因硬脊膜囊后方拉紧而对脊髓造成压迫，同时也减轻椎间盘内的压力，从而缓解椎节的退变。

（2）不可无枕：无枕可使头颈部处于仰伸位，此状态易使后方的黄韧带向椎管内突出，压迫、刺激脊髓，尤其是对椎管矢状径狭窄者，更易引起压迫症状。

（3）枕头禁放枕部上方，枕头的最佳位置应放在后项部，头后上部仅放一薄枕即可，或不放也可。

（四）颈部保暖与防潮

低温及潮湿亦与颈椎病的发生密切相关，因此，平时应避免这些不良刺激，需注意以下两点。

1. 防止颈部受凉

初夏或晚秋时，由于气温多变，颈部容易受凉而引起肌肉痉挛或风湿性改变，同时也应避免在空调环境下冷风持续吹向身体。特别是头颈部，以免造成颈椎内外的平衡失调而诱发或加重症状。

2. 避免潮湿环境

室内环境过于潮湿，必然引起机体排汗功能障碍，导致人体内外平衡失调而诱发颈椎病及其他骨关节疾患。

（五）颈部活动

长时间低头工作者，由于颈椎长时间前屈，椎间盘内的压力随着时间的延长而骤然升高，一旦超过其代偿能力则必然产生髓核后移，乃至后凸。因此应设法避免在某一种体位持续工作时间过久。在保质保量完成工作的前提下，应注意以下几点。

1. 定时改变头颈部体位

如确因工作需要，被迫体位也不可维持时间过久，如伏案书写或在自动流水线上装配等长时间低头工作，连续工作 15~20 分钟，即应抬头向窗外平视数秒至半分钟，以便使颈部肌肉放松。对那些需长时间向某一方向转动颈部者，可每间隔一段时间向相反方向转动、活动头颈部。

2. 定时远视

长时间近距离视物工作者，每隔半小时应抬头远眺半分钟左右，待眼睛疲劳消除后再继续工作，这样有利于缓解颈椎的慢性劳损。

3. 调整桌面或工作台的高度与倾斜度

工作时原则上应使头、颈、胸保持正常生理曲度，防止头颈部长时间处于仰伸位或屈曲位，应适当调整桌面或工作台的高度与倾斜度。

4. 活动

任何工作都不宜长时间固定于某一种姿势，至少每小时能够全身活动 5 分钟左右。个人根据自身具体情况采取相应的活动，这对颈椎及全身骨关节系统均有帮助。

5. 自我颈项按摩与活动

工作一段时间后，可对颈项部肌肉进行自我按摩捏拿，做头前屈、后伸、左右侧屈、旋转活动。

（孙士琦）

第九章　腰椎退变及发育畸形病的康复护理

第一节　腰椎退变及发育畸形病的基础知识

腰椎（lumbar vertebrae）的位置位于腰部，在胸椎和骶椎之间。腰椎对于人体具有非常重要的功能，具有保护支撑以及进行腰部运动的功能。人体有 5 个腰椎，每一个腰椎由前方的椎体和后方的附件组成。椎板内缘成弓形，椎弓与椎体后缘围成椎孔，上下椎孔相连，形成椎管，内有脊髓和神经通过，两个椎体之间的联合部分就是椎间盘。它是由纤维环和髓核两部分组成。髓核位于椎间盘的中央，它是一种富含水分、呈胶冻状的弹性蛋白。在髓核的周围是纤维环，一层层的纤维环把两个椎体连接在一起，并把髓核牢牢地固定在中央。腰椎退行性疾病是指随着年龄的增长，腰椎老化退变而形成的一组疾病的总称，包括腰椎间盘突出症、腰椎管狭窄症、腰椎滑脱等，其临床表现包括腰痛、下肢放射痛、肌力的改变或大、小便功能障碍等，腰椎退行性疾病及发育畸形病的治疗各不相同，应根据患者的具体病情和病因进行针对性治疗，以下是腰椎退变及发育畸形病的几种常见类型的诊断与治疗。

一、腰椎间盘突出症

（一）定义

腰椎间盘突出症是指因腰椎间盘变性、纤维环破裂、髓核组织突出压迫和刺激腰骶神经根、马尾神经所引起的一种综合征。腰椎间盘突出症常发生于青壮年，男性多于女性。好发部位为 L4/L5、L5/S1，占 90%以上。腰椎间盘突出症发病的基础是椎间盘的退行性改变，腰部外伤或工作、生活中反复的轻微损伤导致髓核突出产生症状。职业、体育运动、遗传与腰椎间盘突出症的发生相关；肥胖、吸烟等是易发因素。

（二）流行病学情况

腰椎间盘突出症为临床上最为常见的疾患之一，多见于青壮年，其中 80%以上分布于 20~40 岁，男女的发病率相差甚大，一般认为男性与女性之比是（7~12）：1（个别报道可达 30：1）。

（三）病因

1. 腰椎间盘的退行性改变

腰椎间盘的退行性改变是导致腰椎间盘突出的基本因素。髓核的退变主要表现为含水量的降低，并可因失水引起椎节失稳、松动等小范围的病理改变；纤维环的退变主要表现为坚韧程度的降低。

2. 各种损伤

急性腰扭伤、腰椎小关节功能紊乱、腰椎压缩性骨折，这些损伤常伴有腰部多种组织如棘上韧带、棘间韧带、前后纵韧带、肌肉、筋膜、小关节滑膜等受累，进而影响脊柱椎体与椎体之间的稳定性，使椎间盘受到不均匀、不协调的病理性刺激，加速椎间盘组织的退变。还有突然性的损伤，如弯腰搬重物，抬、扛重物，突然扭转、投掷等，常会引起棘上韧带、棘间韧带以及椎间盘组织的损伤甚至发生腰椎间盘破裂。日常工作和劳动中，姿势不正确也会导致损伤；意外事故，如从高处坠落、高速行驶的汽车急刹车或突然剧烈的颠簸等，都可造成腰部及椎间盘组织损伤；特殊职业人群，如汽车司机、搬运工、长期伏案工作者等，由于职业的关系而需长时间保持一定的工作姿势和体位，腰部肌肉韧带长期处于高张力状态，会加重椎间盘承受的压力，引起腰部肌肉及其附着点的过度牵拉，造成局部缺血、充血、水肿、出现炎症反应等，最终使椎间盘变性膨出而发病。

3. 解剖因素

腰骶先天异常包括腰椎骶化、骶椎腰化、半椎体畸形、小关节畸形和关节突不对称等。上述因素可使下腰椎承受的应力发生改变，从而构成椎间盘内压升高和易发生退变和损伤。

椎间盘在成年之后逐渐缺乏血液循环，修复能力差。在上述因素作用的基础上，某种可导致椎间盘所承受压力突然升高的诱发因素，即可能使弹性较差的髓核穿过已变得不太坚韧的纤维环，造成髓核突出。

4. 遗传因素

腰椎间盘突出症有家族性发病的报道，在国内材料较少；但在椎管狭窄的人群中，其发病率明显为高。

5. 诱发因素

在椎间盘退行性变的基础上，某种可诱发椎间隙压力突然升高的因素可致髓核突出。常见的诱发因素有腹压增加、腰姿不正、突然负重、妊娠、受寒和受潮等。

（四）临床表现

1. 症状

（1）腰痛：一般为腰椎间盘突出症的首发症状，可出现在劳动、激烈运动、扭挫伤等明显的外伤之后，也可以无明显诱因而出现。腰椎间盘突出症患者常有较长时间的慢性腰痛病史，并在此基础上疼痛突然加重或逐渐加重。疼痛性质多为持续性钝痛，也可出现痉挛性剧痛。95%以上的腰椎间盘突出症患者疼痛初起时范围较为弥散，腰部有局限性压痛、叩击痛或放射痛，但很快集中在下腰部或腰骶部，并向下肢放射；部分患者同时出现腰腿痛，个别患者表现为单纯腰痛或单纯下肢痛。腹压增加时，如咳嗽、喷嚏、排便等疼痛加重；平卧休息时疼痛减轻。下肢放射痛多为单侧，仅极少数中央型腰椎间盘突出症患者表现为双下肢症状，行走、久坐可导致疼痛加重，卧床休息疼痛减轻或消失。

（2）下肢放射痛：一般在出现腰痛一段时间之后，部分患者与腰痛同时出现。疼痛表现为自腰骶部起，沿坐骨神经走行向下肢放射性疼痛，为突出物刺激或挤压相应的神经根所致，又称根性痛。疼痛性质剧烈，部分患者呈刀割样痛、烧灼样痛或电击样痛，严重者不能平卧及直腰。咳嗽、打喷嚏、用力排便可使疼痛加剧，疼痛可放射至臀部、小腿外后侧、足背及足趾。按压、叩击腰部时，疼痛沿上述路线放射。下肢放射痛多为一侧性，部分患者一侧轻一侧重，左右交替，少数中央型腰椎间盘突出症患者则为双下肢放射痛。

（3）马尾神经症状：向正后方突出的髓核或脱垂、游离椎间盘组织压迫马尾神经，其主要表现为大、小便障碍，会阴和肛周感觉异常。严重者可出现大小便失控及双下肢不完全性瘫痪等症状，临床上少见。

（4）肢体麻木感：多与下肢放射痛伴发，单纯表现为麻木而无疼痛者仅占5%，主要由脊神经根内的本体感觉和触觉纤维受刺激导致，麻木范围与受累神经根支配范围相一致。

2. 体征

（1）一般体征

①腰部活动受限：大部分患者都有不同程度的腰部活动受限，急性期尤为明显，其中以前屈受限最明显，因为前屈位时可进一步促使髓核向后移位，并增加对受压神经根的牵拉。

②腰椎侧凸：是一种为减轻疼痛的姿势性代偿畸形。视髓核突出的部位与神经根之间的关系不同而表现为脊柱弯向健侧或弯向患侧。

③压痛、叩痛及骶棘肌痉挛：压痛及叩痛的部位基本上与病变的椎间隙相一致，80%~90%的病例呈阳性。叩痛以棘突处为明显，系叩击振动病变部所致。压痛点主要位于椎旁1cm处，可出现沿坐骨神经放射痛。约1/3的患者有腰部骶棘肌痉挛。

（2）特殊体征

①直腿抬高试验及加强试验：患者仰卧，伸膝，被动抬高患肢。正常人神经根有4mm滑动度，下肢抬高到60°~70°始感腘窝不适。腰椎间盘突出症患者神经根受压或粘连使滑动度减少或消失，抬高在60°以内即可出现坐骨神经痛，称为直腿抬高试验阳性。在阳性患者中，缓慢降低患肢高度，待放射痛消失，这时再被动屈曲患侧踝关节，再次诱发放射痛称为加强试验阳性。有时因髓核较大，抬高健侧下肢也可牵拉硬脊膜诱发患侧坐骨神经产生放射痛。

②股神经牵拉试验：患者取俯卧位，患肢膝关节完全伸直。检查者将伸直的下肢高抬，使髋关节处于过伸位，当过伸到一定程度出现大腿前方股神经分布区域疼痛时，则为阳性。此项试验主要用于检查L2~L3和L3~L4椎间盘突出的患者。

（3）神经系统表现

①感觉障碍：早期多表现为皮肤感觉过敏，渐而出现麻木、刺痛及感觉减退。因受累神经根以单节单侧为多，故感觉障碍范围较小；但如果马尾神经受累（中央型及中央旁型者），则感觉障碍范围较广泛。视受累脊神经根的部位不同而出现该神经支配区感觉异常。阳性率达80%以上。

②肌力下降：70%~75%的患者出现肌力下降，L5神经根受累时，踝及趾背伸力下降，

S1 神经根受累时，趾及足跖屈力下降。

③反射改变：亦为本病易发生的典型体征之一。出现膝跳反射障碍，早期表现为活跃，之后迅速变为反射减退，表明 L4 神经根受累；L5 神经根受损时对反射多无影响；腱反射障碍表明 S1 神经根受累。反射改变对受累神经的定位意义较大。

3. 检查

（1）腰椎 X 线平片：单纯 X 线平片不能直接反映是否存在椎间盘突出，但 X 线平片上有时可见椎间隙变窄、椎体边缘增生等退行性改变，是一种间接的提示，部分患者可以有脊柱偏斜、脊柱侧凸。此外，X 线平片可以发现有无结核、肿瘤等骨病，有重要的鉴别诊断意义。

（2）CT 检查：目前很多医院已列入术前常规检查。CT 检查可较清楚地显示椎间盘突出的大小、部位、形态和神经根、硬脊膜囊受压移位的情况，同时可显示椎板及黄韧带是否肥厚、小关节是否增生肥大、椎管及侧隐窝狭窄等情况，对本病有较大的诊断价值。

（3）磁共振（MRI）检查：MRI 无放射性损害，对腰椎间盘突出症的诊断具有重要意义。MRI 可以全面地观察腰椎间盘是否病变，并通过不同层面的矢状面影像及所累及椎间盘的横切位影像，清晰地显示椎间盘突出的形态及其与硬膜囊、神经根等周围组织的关系，另外可鉴别是否存在椎管内其他占位性病变。但对于突出的椎间盘是否钙化的显示不如 CT 检查。

（4）椎管造影：自非离子型水溶性造影剂问世之后，椎管造影成为一种有效而安全的检查，其影像特点为：①压迹与充盈缺损均位于椎间隙。②侧位片显示的压迹大小与病变大小一致，一般大于 3mm，严重者可占据椎管矢状径的一半以上。③正位片显示的充盈缺损因致压物部位不同而不同，多偏向一侧并与下肢痛的病变部位一致。

（5）其他：实验室检查主要用于排除一些疾病，起到鉴别诊断作用。电生理检查（肌电图、神经传导速度与诱发电位）可协助确定神经损害的范围及程度，观察治疗效果。

（五）诊断标准

对典型病例的诊断，结合病史、查体和影像学检查，一般多无困难，尤其是在 CT 与 MRI 技术广泛应用的今天。一般病例的诊断需要询问详细的病史，仔细且全面的体格检查，并且应该包括神经系统、腰部的一般症状以及患者的特殊体征、腰椎 X 线平片及其他拍片，酌情选用磁共振、CT 扫描、超声波检查及肌电图。非不得已一般不宜选用脊髓造影；椎间盘髓核造影因易将诊断引入歧途，原则上不用。如仅有 CT、MRI 表现而无临床症状，不应诊断本病。腰椎间盘突出症的诊断还需与常见的腰背痛疾病相鉴别。

（六）治疗

1. 非手术治疗

大多数腰椎间盘突出症患者可以经非手术治疗缓解或治愈。非手术治疗主要适用人群：年轻、初次发作或病程较短者；症状较轻，休息后症状可自行缓解者；影像学检查无明显椎管狭窄者。其治疗原理是改变椎间盘组织与受压神经根的相对位置或部分回纳，减轻对神经根的压迫，松解神经根的粘连，消除神经根的炎症，从而缓解症状。

（1）绝对卧床休息：初次发作时，应严格卧床休息，强调大、小便均不应下床或坐起，这样才能有比较好的效果。卧床休息 3 周后可以在佩戴腰围保护下起床活动，3 个月内不做弯腰持物动作。此方法简单有效，但较难坚持。缓解后，应加强腰背肌锻炼，以减少复发的概率。

（2）牵引治疗：需要在专业医师的指导下进行，采用骨盆牵引，主要目的是增加椎间隙宽度，减少椎间盘内压，椎间盘突出部分回纳，减轻对神经根的刺激和压迫。

（3）理疗和推拿、按摩：注意暴力推拿按摩可以导致病情加重，应慎重。此种治疗方法可以缓解肌肉痉挛，减轻椎间盘内压力。

（4）支持治疗：可尝试使用硫酸氨基葡萄糖和硫酸软骨素进行支持治疗。硫酸氨基葡萄糖与硫酸软骨素在临床上用于治疗全身各部位的骨关节炎，这些软骨保护剂具有一定程度的抗炎抗软骨分解作用。

（5）皮质激素硬膜外注射：为减轻神经根周围炎症和粘连，我们可以选用皮质激素长效抗炎剂，一般采用长效皮质类固醇制剂+2%利多卡因行硬膜外注射，每周 1 次，3 次为一个疗程，2~4 周后可再用一个疗程。

（6）髓核化学溶解法：利用胶原蛋白酶或木瓜蛋白酶，注入椎间盘内或硬脊膜与突出的髓核之间，选择性溶解髓核和纤维环，而不损害神经根，以降低椎间盘内压力或使突出的髓核变小从而缓解症状。但该方法有产生过敏反应的风险。

2. 手术治疗

（1）手术适应证：①首次发作，但疼痛剧烈，尤以下肢症状明显，患者难以行动和入眠，处于强迫体位者。②病史超过 3 个月，严格保守治疗无效或保守治疗有效，但经常复发且疼痛较重者。③出现单根神经根麻痹，伴有肌肉萎缩、肌力下降。④合并马尾神经受压表现。⑤合并椎管狭窄者。

（2）手术方法：①经后路腰背部切口，部分椎板和关节突切除，或经椎板间隙行椎间盘切除。中央型椎间盘突出，行椎板切除后，经硬脊膜外或硬脊膜内椎间盘切除。合并腰椎不稳、腰椎管狭窄者，需要同时行脊柱融合术。②经皮髓核切吸术/髓核激光气化术：通过特殊器械在 X 线监视下进入椎间隙，将部分髓核绞碎吸出或激光气化，从而减轻椎间盘内压力达到缓解症状目的，适用于膨出或轻度突出的患者，不适用于合并侧隐窝狭窄或者已有明显突出的患者及髓核已脱入椎管内者。近年来，显微椎间盘摘除、显微内镜下椎间盘摘除、经皮椎间孔镜下椎间盘摘除等微创外科技术使手术损伤减小，取得了良好的效果。

二、腰椎管狭窄症

（一）定义

腰部脊柱管因某种原因导致椎管管腔变窄，使其中内容物（马尾和神经根）长期受压而出现下肢、会阴部症状的一种综合征。可因退行性改变、椎管发育性狭窄、创伤或医源性等原因引起。

（二）流行病学情况

本症好发于 40~50 岁的男性，尤其是 L4~L5 和 L5~S1 最多见。典型症状为间歇性跛行。本病可与腰椎间盘突出症伴发（50%以上）。

（三）病因病理

腰椎管狭窄症是骨科的常见病，其发病原因十分复杂，有先天性的腰椎管狭窄，也有由脊柱发生退变性疾病引起的，还有由外伤导致脊柱骨折或脱位或腰手术后引起的椎管狭窄。其中最为多见的是退变性腰椎管狭窄症。按照病因可将腰椎管狭窄症进一步分为原发性腰椎管狭窄症和继发性腰椎管狭窄症。原发性腰椎管狭窄症临床上较少见，单纯由先天性骨发育异常引起；继发性腰椎管狭窄症由椎间盘椎体、关节退化变性或脊椎滑脱、外伤性骨折脱位、畸形性骨炎等引起。

（四）临床表现及辅助检查

1. 临床表现

病程多隐袭，发展缓慢。本症的主要症状是腰腿痛，常发生一侧或两侧根性放射性神经痛。严重者可有双下肢无力，括约肌松弛、二便障碍或轻瘫。腰椎管狭窄症的另一主要症状是间歇性跛行。多数患者当站立或行走时，腰腿痛症状加重。行走较短距离，即感到下肢疼痛、麻木无力，越走越重。略蹲或稍坐后腰腿痛症状及跛行缓解。引起间歇性跛行的主要原因，可能是马尾或神经根受刺激或压迫，可由体位的改变引起下肢放射性神经痛，尤其是每当腰椎过伸时，腰腿疼痛症状加重。

2. 体征

本病体征少，且与其他脊柱病变体征相似，体格检查的困难在于临床症状不典型，如疼痛和功能受限常仅仅出现于活动时，而休息时则消失。高度怀疑本病时，应行相应的影像学检查同时排除其他疾病。本病的特点是临床主诉重、体征轻、病变处有压痛，椎旁肌肉可有痉挛，腰部后神经受限。腰部过伸试验阳性是本病的主要体征。

3. 辅助检查

（1）X 线检查：X 线平片是腰椎管狭窄症的常规影像学检查。对先天性狭窄的诊断有一定价值，正侧位片可以观察骨性结构的变化。各种征象中椎弓根变短是腰椎管狭窄症的特征性表现。动力位片可以判断腰椎的稳定性，排除其他骨性疾病。

（2）CT 扫描：CT 检查作为主要影像学检查，可完整显示骨性椎管结构。对椎管狭窄的诊断价值很大，并可以准确显示异常组织性质及各韧带骨关节改变、椎间盘突出大小，并能准确测量出骨性椎管横、矢径等。也可直接看到骨性结构，显示椎体后缘、黄韧带、神经根的位置以及它们之间的关系。

（3）椎管造影：腰椎椎管造影是诊断该病的重要手段，有利于评估狭窄范围，了解有无多发性。狭窄主要表现为蛛网膜下腔完全性或部分性梗阻，完全性梗阻时出现造影剂完全中断，部分性梗阻的表现为不同程度的单个或多个平面的充盈缺损。但椎管造影是有创检查，存在相关并发症，应用较少。

（4）MRI 检查：MRI 检查被认为是评估中央型腰椎管狭窄症优先选择的影像学检查，能够清晰地分辨出椎管内各种组织，清楚显示出椎间纤维环突出程度以及脊髓、马尾神经受压状态，并且还能反映出是骨组织压迫还是软组织压迫，硬膜囊受压来自何部位，具有多维成像、无电离辐射危害的优点。

（五）治疗

1. 非手术治疗

包括卧床休息、牵引、推拿、理疗、封闭疗法及药物治疗等。

（1）卧床休息：休息与功能锻炼疼痛严重者，卧床休息，以缓解症状。症状缓解后，应佩戴腰围下床活动，酌情进行腰背肌功能锻炼，以调节新陈代谢及巩固疗效。

（2）牵引：慢性腰劳损、椎间盘突出患者，可采用骨盆水平牵引。

（3）推拿：推拿有舒筋活络、活血化瘀、消肿止痛作用。软组织损伤、椎间盘突出患者可选用，但应注意适应证的选择与手法操作。

（4）理疗：包括超短波、低中音频、特定电磁波、多功能频谱、激光等，有改善局部血液循环作用。

（5）封闭疗法：痛点及穴位封闭药物可选用当归、丹参注射液或 2% 普鲁卡因 2~4mL 加入泼尼松龙 25mg。5~7 天一次，可连续 3~4 次。压痛点明显患者，治疗效果好。

（6）药物治疗：常用消炎止痛药有吲哚美辛、吲哚拉新、布洛芬等。患者若有肌肉痉挛，可服用美索巴莫（舒筋灵片）。另外，也可内服或外用中成药，中成药有舒筋活络、活血化瘀功效，如云南白药、三七片、跌打丸、虎骨膏、骨仙片、骨刺消痛液等。

2. 手术治疗

（1）手术适应证：①有较重的神经功能障碍，特别是马尾神经功能障碍者。②长期非手术治疗无效，症状严重者。③多数混合性椎管狭窄症。腰椎管狭窄症的治疗以手术疗法为主，目的是解除压迫马尾和神经根的狭窄因素。对椎管及神经根准确而彻底地减压是治疗成功的关键，减压必须充分，但要适度。

（2）手术方法：目前临床常用手术方式选择：①一般骨性椎管狭窄症对症状严重者，应行椎管扩大减压术。②侧隐窝狭窄及单纯小关节变异、肥大患者在确认受压神经根后，取扩大开窗术或半椎板入路术，凿去小关节突内半，再沿神经根向下切除相邻椎板上缘，以扩大神经根管，直到神经根充分松解为准。③伴有椎节不稳定可行椎体间融合术（目前多选用 Cage）或椎弓根内固定术，或是两者并用。

三、腰椎滑脱症

（一）定义

腰椎滑脱症是由先天性发育不良、创伤、劳损等原因造成相邻椎体骨性连接异常而发生的上位椎体与下位椎体部分或全部滑移，表现为腰骶部疼痛、坐骨神经受累、间歇性跛行等症状的疾病。

（二）病因

腰椎滑脱症在病因方面存在一定的争论，但多因素病因学理论基本上已为大多数学者所接受，发病因素包括遗传性发育不良、生物力学应力、退行性病变、病理性改变、创伤等。

（三）临床分型

1. 先天性腰椎滑脱症

骶骨的上部、小关节发育异常或第 5 腰椎椎弓的缺损，导致缺乏足够的力量阻止椎体前移的倾向，使其向前滑出。在儿童、青少年有症状的腰椎滑脱症患者中，先天性腰椎滑脱占 14%~21%，男女比例约为 1：2。

2. 峡部裂性腰椎滑脱症

峡部缺损导致腰椎滑脱，并不是所有的峡部裂都会发展成为腰椎滑脱。根据文献报道，峡部裂发展成为腰椎滑脱的概率为 50%~81%，包括 3 种亚型。

（1）峡部疲劳骨折：当背伸时，由于腰椎峡部要承受更大的压力和剪切力。峡部疲劳骨折而分离或吸收，使上位椎体向前滑出。

（2）峡部延长：此种病变也是由峡部疲劳骨折引起的，因为峡部重复多次的疲劳性微小骨折使椎体滑向前方，所以愈合时使峡部延长但未断裂。

（3）峡部急性骨折：多继发于严重的创伤，也可同时伴有椎体滑脱，常见的是仅有腰椎峡部裂而无滑脱。

3. 退行性腰椎滑脱症

长时间持续的下腰不稳或用力加大，使相应的小关节发生退行性改变导致腰椎滑脱。

4. 创伤性腰椎滑脱症

由创伤引起椎体的各个结构如椎弓、小关节、峡部等骨折，不是峡部孤立骨折。由于椎体前后结构连续性的破坏，从而发生滑脱。

5. 病理性腰椎滑脱症

由病变导致峡部、椎弓根及小关节变弱或破坏，导致继发性滑脱。包括肿瘤、感染、关节弯曲病等。

6. 手术后腰椎滑脱症

这种类型滑脱在之前的文献很少提及，但随着脊柱外科手术的广泛开展，其发生率呈增长趋势。

（四）临床表现及辅助检查

1. 症状

有慢性腰痛史，常为酸胀、沉重、乏力感，时轻时重，同一姿势不能持久。伴有神经根受压时，疼痛可放射至小腿，出现牵拉、灼痛、麻木、刺痛等感觉。开始时症状多不严重，常不引起重视，病期可延续数月甚至数年。有的患者可伴有间歇性跛行，行走时疼痛明显，坐位时疼痛缓解。

2. 体征

最常见的体征是腰部屈曲范围增大（患者立位弯腰可摸到足趾），这是骨盆于股骨大转子的肌肉及股松弛之故。急性腰痛或腰肌痉挛者较少，直腿抬高试验多为阴性。第 5 腰神经被累及，常表现为大腿外侧皮肤感觉减低，伸肌张力减弱。有时小腿、大腿或臀部肌肉萎缩，膝腱反射、跟腱反射减低者约占 1/5。

3. 辅助检查

（1）X 线检查：本病的诊断及程度判定主要依据 X 线平片检查。凡疑诊本病者均应常规拍摄正位、侧位及左、右斜位片。Meyerding 分级在侧位片上将下位椎体上终板分为 4 等份，根据上位椎体向前滑移程度，将滑脱分为 4 度。此外，斜位片能显示"苏格兰狗颈断裂征"。

（2）CT 检查：在确诊有无椎弓崩裂或者脊柱滑脱方面，常规 CT 扫描和 X 线片相比并无优势可言。但多平面 CT 重建则较 X 线片有效，敏感度亦高。

（3）MRI：MRI 与 CT 的作用类似，其优点是无创，但对于骨组织分辨率较差。可以明确脊髓或神经根受压情况，协助鉴别诊断。在必须与其他疾病鉴别诊断或合并有神经症状者，仍是必不可少的诊断方法。

（五）诊断标准

诊断主要依靠临床表现与 X 线检查。此外，临床还需检查有无其他下腰痛的体征，如腰椎间盘突出、背肌或韧带的扭伤与劳损等。

（六）治疗

1. 非手术治疗

非手术治疗即保守治疗是一种被广泛认可的治疗腰椎峡部裂的有效方法，绝大多数腰椎峡部裂患者的症状可以通过保守治疗减轻或消失。保守治疗的方法包括卧床休息、腰背肌锻炼、腰围保护、口服药物治疗。佩戴腰围保护，口服药物主要为非甾体抗炎药对症治疗，联合应用维生素类药物。腰背肌锻炼常用的方法是飞燕式、王点式、四点式、三点式。

2. 手术治疗

手术治疗的目的是解除神经压迫和稳定腰椎。

（1）手术适应证：①患者腰痛症状经 6 个月正规保守治疗后无缓解甚至加重。②腰椎 X

线检查提示病变节段不伴有腰椎滑脱或伴有Ⅰ度以内的腰椎滑脱以及不伴有明显的腰椎不稳性疾病（椎间隙高度不低于正常椎间隙高度的2/3）。③腰椎 MRI 提示病变节段不伴有椎间盘退变、椎间盘突出等。④病变节段峡部封闭试验阳性。治疗腰椎峡部裂的方法主要包括保守治疗与手术治疗，大部分患者尤其是年轻的单纯腰椎峡部裂患者可采用保守治疗治愈。长时间保守治疗无效或伴有神经症状的患者建议手术治疗。

（2）手术方式：包括受压神经的减压、滑脱椎体的复位，以及滑脱椎体和邻近椎体的融合以及内固定。

第二节　腰椎退变及发育畸形病的围手术期护理

腰椎退变及发育畸形病手术包括椎板间开窗、椎间盘切除加椎间管扩大术、一侧半椎板切除和扩大椎管手术、全椎板切除减压和必要时加椎间管扩大手术、植骨融合和内固定术等。具体选用何种手术方式主要根据患者的具体病情而定。下面我们重点介绍临床中应用较多的手术方式的围手术期护理。

一、全麻下行腰后路减压植骨融合术及腰后路椎间盘髓核单摘的围手术期护理

（一）术前护理

1. 术前检查

常见术前检查有影像学检查、超声检查、心电图、常规血液检查等，除做好术前检查外，患者还需做抗生素皮试、备血，按常规准备术区皮肤。

2. 用物准备

包括水杯、吸管、便器和护理垫。此外，可以预备纸巾、干毛巾等。

3. 术前训练

（1）体位训练：由于在行腰椎手术时不能随意活动，而长时间不动会使患者感觉不适，甚至难以忍受，所以术前需进行体位练习，帮助患者提高耐受能力。方法：患者取俯卧位，头转向一侧，两臂上举，前屈置于头部两侧，头下垫一软枕，胸部及耻骨联合处垫一海绵垫，使腹部悬空不接触床面，以利于呼吸和腹腔静脉回流。术前 3 天即开始练习，每日数次，每次时间从少到多，循序渐进，直至能坚持 2~3 小时，为手术做好准备。

（2）床上大小便训练：训练在床上使用大小便器，以免术后因平卧的体位不习惯而影响大小便的排泄，减少术后发生便秘、尿潴留的可能，注意床单元的清洁。

4. 心理护理

术前患者难免有紧张、焦虑等情绪。因此，在术前要加强对患者的心理护理，耐心听取患者的意见和建议，向家属交代病情，解释手术的重要性和必要性，增加患者的安全感和信任感。

5. 饮食护理

嘱患者术前饮食应多样化、易消化，并保持冷热、软硬适中。指导患者进食高蛋白质、高维生素、高钙、高纤维素的食物，多食蔬菜、水果。术前晚 24：00 后禁食、水。若患者无糖尿病病史，推荐手术 2 小时前饮用 400ml 含 12.5% 糖类的饮料，可减缓饥饿、口渴、焦虑情绪，降低术后胰岛素抵抗和高血糖的发生率。

6. 疼痛护理

正确评估患者疼痛，根据其疼痛程度采取相应的护理措施。有效的止痛能够减轻患者痛苦，提高其生活质量，增强其战胜疾病的信心。

7. 功能训练

术前教会患者轴线翻身、踝关节跖屈、背伸练习。指导患者正确的翻身方法，动作缓慢，使身体成一直线，保持轴式翻动，避免脊柱弯曲、扭转。麻醉清醒后可以开始进行肢体活动，练习股四头肌力量；踝关节跖屈、背伸练习，每天 2~3 次，每组 20~30 次，每次坚持 5 秒，避免术后神经根粘连，同时可保持关节活动度，防止肌肉萎缩等，避免术后神经根粘连。

（二）术后护理

1. 生命体征监测

患者术后回病房时，护理人员应及时了解患者麻醉情况，立即采取去枕平卧位，密切观察其神志、血压、呼吸、脉搏等的变化，头偏向一侧，保持呼吸道通畅，每小时测量血压、脉搏各 1 次，直至平稳。对合并高血压、心脏病等疾病的患者需常规行心电监护。

2. 体位护理

术后先平卧 6 小时，然后每 2 小时轴线翻身一次，防止脊柱扭曲，腹部侧前方切口尽量选择健侧卧位。仰卧位时，在膝关节和头下各放置一个枕头，将肩部抬高。侧卧位时，位于上方的膝关节屈曲，在两侧膝关节之间放置一个枕头。

3. 创腔内负压引流护理

创腔内负压引流持续 24~72 小时，要妥善固定引流管，慎防滑脱，保持引流管通畅，避免因引流不畅形成椎管内血肿。术后 24 小时内严密观察切口渗血及引流液量、性质和颜色，并做好记录。若每小时引流量大于 100ml 或 4~6 小时内引流量大于 300ml 时，要及时报告医师，警惕有活动性出血。如果引流液颜色澄清或粉红色，应多加注意是否有脑脊液外漏，若引流液小于 5ml 时，应及时寻找原因，尽快排除堵塞。

4. 感染的预防

局部感染是造成腰椎间盘手术失败的主要原因，术后相应一段时间应根据医嘱实行抗生素的围手术期用药，控制感染。

5. 排尿、排便的护理

留置尿管期间，保持导尿管通畅，每天进行会阴护理 2 次，排便困难者除合理饮食外，可指导患者每天按顺时针按摩下腹部，适当使用开塞露或甘油栓塞肛，或者用番泻叶 5g 泡水当茶服用以解除便秘，帮助患者训练反射性排便，养成定时排便的习惯。严格床上排便、排尿，忌坐起下床。

6. 脊髓神经功能的观察

观察双下肢感觉活动情况术后每天详细检查患者双下肢、鞍区浅感觉的缺失和下肢肌力变化，并与术前作对比。术后第 2 天开始指导患者做直腿抬高活动，以减少神经根粘连，增加脊神经能力，预防肌肉萎缩，每天数次，高度逐渐增加以能耐受为限，3~4 周后伸腰起坐并指导患者做腰背肌锻炼，每天 3 次，循序渐进，并使患者明白这种锻炼是恢复功能、减少并发症的最好办法。

7. 饮食护理

术后 6 小时可进食流质如鱼汤、蛋汤、米汤等，次日可进普食，少量多餐，避免进食含渣较多的食物，以免过早排便时体位改变引起伤口疼痛和出血，鼓励患者进食高蛋白质的、富含维生素易消化的食物，多饮水以保持大便通畅。

8. 皮肤护理

定时轴线翻身，每 2 小时一次，防止皮肤压疮。

9. 尿道护理

留置导尿者每天清洁尿道口 2 次，术后第 1 天生命体征平稳，可夹闭尿管，有尿意时开放一次，以训练膀胱功能，为早日拔除尿管做准备。

10. 疼痛护理

术后麻醉作用消失后，感觉开始恢复，切口疼痛逐渐加剧，此时要针对患者手术的情况做相应解释、劝慰，并细心检查排除加剧伤口疼痛的其他原因，必要时给予镇痛剂。

11. 术后的常见并发症的护理

（1）失血性休克：①导致因素：由于腰椎退变及发育畸形病的手术创面大，而医师术中只能采取压迫止血或明胶海绵充填，不能采取结扎或阻断动脉的方法，所以常常出血量比较大。②评估判断：若发现患者脉搏急速、血压下降、舒张压低于 60mmHg，收缩压低于 90mmHg，尿量小于 30ml/h，伴有口干、面色苍白、出冷汗等症状，即判定患者有出血性休克的发生，出血性休克多发生于术后 12 小时之内。③紧急处理：患者一旦发生失血性休克须立即报告医师，遵医嘱加快输液速度，一般滴数为 80~100 滴/分，给予持续低流量吸氧 2L/min，或遵医嘱输血浆，必要时另建一条静脉通道加大补液量，但同时防止急性肺水肿的发生，床旁心电监护持续监护并做好护理记录。

（2）血肿：①导致因素：术后血肿的发生往往与术中出血较多，术后引流不通畅有关。②评估判断：当患者术后创腔内引流量与手术大小及术中出血情况不相称；伤口敷料有大量渗出液；切口周围隆起，高于皮肤表面，患者自觉切口胀痛，用手触摸时有波动感；患者主诉肢体运动感觉下降。③紧急处理：一旦发现血肿异常及时报告，协助医师行切开引流或血肿穿刺，伤口给予加压包扎；保持患者平卧位；遵医嘱给予抗炎补液治疗，促进血肿吸收，防止切口感染。严重者需进行血肿清除术。

（3）脑脊液漏：①导致因素：术中硬脊膜损伤未及时发现或处理不当所致。②评估判断：术后伤口引流量较大且为清淡的血性液体，引流量不减或逐渐增多，最后为清亮的液体时，多怀疑为脑脊液漏，对引流液做生化检查可明确为脑脊液漏。③紧急处理：立即报告医师加强换药，保持切口敷料清洁、加压包扎；嘱患者保持头低脚高位；给予抗炎补液治疗，防止颅内感染和低颅压性头痛。

（4）腹胀：①导致因素：术中手术操作对腹腔脏器的刺激以及长时间俯卧位对胃肠的压迫引起腹胀；术后卧床活动减少，不习惯卧床大小便，致肠蠕动减慢引起腹胀；术后胃肠功能减弱进食大量高蛋白高脂饮食，饮水不足引起腹胀；血钾低于正常引起腹胀；术中麻药的使用、术后镇痛泵的使用及各种止痛药的使用均可引起腹胀。②评估判断：多见于术后 12~24 小时；患者自觉腹部胀痛，叩诊全腹呈鼓音，听诊腹部肠鸣音减弱或消失。③紧急处理：腹胀发生，立即进行肛管排气，甘油灌肠剂灌肠；如效果欠佳，禁食水，行胃肠减压。如果腹胀不明显，可以咀嚼口香糖（木糖醇无糖），每间隔 3 小时咀嚼 1 次，每次咀嚼 10~15 分钟，每次 2 颗。10~15 分/次，间隔 2~3 小时咀嚼 1 次；进行腹部按摩。

（5）切口感染：①导致因素：术前全身情况差或伴有糖尿病、贫血病史；术中操作不精细，过多的组织损伤，过多应用电刀；引流管不通畅，伤口术后积血、积液；术后未能注意全身支持疗法，保持机体抵抗力。②评估判断：患者高热、畏寒、白细胞增多、中性粒细胞比例增加、C 反应蛋白阳性，局部伤口可出现疼痛加重、肿胀、渗出，甚至伤口裂开，有脓性分泌物流出。③紧急处理：如发生感染，应加大抗生素用量，可拆除几针缝线以利引流，必要时视具体情况做进一步处理。术后应加强伤口周围的护理，渗液多时协助医师及时更换敷料，保持局部清洁干燥。注意观察患者的体温变化，局部疼痛的性质（有跳痛者可疑）。

（6）神经根粘连：①导致因素：手术中神经根松解时可能损伤到神经根鞘膜，术后神经根肿胀、渗出，这些是造成术后神经根粘连的根源。②评估判断：多发生于术后 1~2 周，表现为平卧时直腿抬高小于 30°，且有牵拉痛。③紧急处理：主要为术后 24 小时进行直腿抬高练习，因遵循循序渐进的原则，开始抬腿次数不能太多，以免因神经根水肿而加重疼痛。

（7）静脉血栓栓塞症：①导致因素：脊柱手术患者由创伤引起的下肢静脉内膜损伤，长期卧床导致静脉血流瘀滞，手术引起的高凝状态，以上因素均增加静脉血栓形成的风险。②评估判断：DVT 患者临床表现是单侧肢体的肿胀、疼痛为主要表现；PE 患者表现复杂，多数患者无特异性表现。典型表现为呼吸困难和胸痛。③预防措施：早期预防是防止发生VTE 的关键。目前的预防方法通常包括嘱患者早期活动，多饮水，双下肢给予抬高，促进静脉回流。给予使用梯度压力袜。

（8）切口脂肪液化：①导致因素：腰椎后部有较厚的脂肪层，术中电刀的应用以及切口拉钩的挤压造成脂肪组织损伤。②评估判断：表现为切口处流出淡血性液，流出液较为清亮，无混浊。患者常无发热，无明显红肿压痛，化验检查常无白细胞增高，切口可有裂开。③紧急处理：加强伤口渗出观察，及时换药。同时预防感染，往往 1~2 周的时间，切口可以愈合。严重患者需要进行清创缝合术。

（三）健康教育

1. 饮食指导

（1）应多食高蛋白质、高热量、含维生素及粗纤维多的食物，以防止便秘，多饮水，防止泌尿系统感染和结石。

（2）戒烟，饮食清淡易消化，忌辛辣刺激；应以富含钙、蛋白质、B 族维生素、维生素 C 和维生素 E 的饮食为主。其中钙是骨的主要成分，以牛奶、鱼、猪尾骨、黄豆、黑豆等含量为多。

（3）日常饮食中应当注意合理搭配，切不可偏食。因为主副食中的营养是不尽相同的，粗粮和细粮也要同时吃。粗细粮、干饭和稀食粥、主副搭配达到全面营养，才可满足人体营养的需求，维持正常的人体需要，才能更好地促进腰椎病患者的康复。

2. 用药指导

（1）对于腰部疼痛难忍患者，可遵医嘱服用非甾体类抗炎药（通过抑制前列腺素的合成，发挥其解热、镇痛、消炎作用），如：塞来昔布胶囊（西乐葆）、美洛昔康（莫比克）、洛索洛芬（乐松）等，但对本品过敏的患者禁用。

（2）当腰椎病引起神经受损时会出现酸、胀、麻、痛等不同症状。腰椎神经根受到刺激或压迫时，就会出现臀、腿部放射性疼痛、麻木，甚至瘫痪。遵医嘱给予神经营养药物，如甲钴胺分散片或弥可保片，作为辅助治疗手段。如果服用 1 个月以上无效，则无须继续服用。从事汞及其化合物的工作人员，不宜长期大量服用本品。

3. 生活指导

（1）不宜穿高跟鞋行走，鞋跟高度 3cm 左右较合适。增加 1cm，腰椎的后伸及腰背肌的收缩就会成倍增加，腰痛的机会就增加。

（2）上、下楼时如果行走姿势不当，会出现脚"踏空"而闪腰的情况。良好的行走姿势可以预防、治疗腰痛。

（3）进行力所能及的运动，游泳、仰卧屈腿挺腹、倒走等，配合自我按摩腰部，增强腰部血液循环，可减少腰痛症状的复发。

（4）采取不正确的姿势弯腰拾物，如双腿伸直站立，在不屈曲髋、膝关节或屈曲程度不足的情况下弯腰拾东西，腰椎小关节负荷增加，易造成关节囊、肌肉、韧带的劳损。

（5）正确的拾物姿势是先屈曲髋、膝关节，充分下蹲后再弯腰捡拾东西。

（6）洗衣、淘米、洗菜时，最好不要将盆直接放在地上，或太低的位置，而应放在不必过度弯腰的高度，这样可以避免腰部过度弯曲，减少腰部的负担。

（7）保持脊柱挺直，不要左右歪斜、东倚西靠，尽可能不弯曲腰部。

（8）扫地、拖地时，应将扫帚或拖布的把加长，以避免过度弯曲腰部，造成腰肌劳损。

（9）保暖避寒，不宜洗冷水澡，保持良好情绪。

（10）合理使用腰围：①腰围规格要与自身腰的长度、周径适应，上缘达肋下缘，下缘至臀裂。避免佩戴过窄、过短腰围。②根据病情调整腰围佩戴时间：症状较重，应经常使用；症状较轻，可在外出时，较久端坐时戴。在睡眠或卧床休息解除。③佩戴后仍要避免过度活动。④在使用腰围期间，逐渐增加腰背肌锻炼，以防止和减轻腰肌的萎缩。

4. 功能锻炼

运动疗法：提高腰背肌肌力，改变和纠正异常力线，增强韧带弹性，活动椎间关节，维持脊柱正常形态及稳定性。下面是几个简单易行的训练动作，可治疗及预防腰椎间盘突出。

（1）挺胸：俯卧，用双手支撑床，抬头同时用手逐渐支撑起上半身并尽量将头昂起。

（2）蹬足：先屈膝关节，足背勾紧，然后足跟用力向斜上方蹬出。

（3）伸腰：也就是伸懒腰，站立时两脚分开与肩同宽，双手上举做伸懒腰动作。

（4）悬攀：双手攀于门框或横杠上，高度以足尖着地为宜，使身体呈半悬垂状。

（5）直腿抬高：仰卧，两腿伸直轮流抬起，动作轻松稍央，不引起疼痛为度，连做8~10次。

（6）飞燕式：第一步：患者俯卧于床上，双上肢向背后伸，抬头挺胸，使头、胸及双上肢离开床面。第二步：两腿伸直向上抬起，离开床面，可交替进行抬起，然后同时后伸抬高。

（7）三点支撑法：患者双臂放置于胸前，用头顶及双足支撑使全身呈弓形撑起，腰背部尽力后伸。

（8）五点式：患者用头、双肘及双足作为支撑点，使背部、腰臀部向上抬起，悬空后伸。

5. 预防保健

（1）3个月内勿做猛烈的弯腰动作，正确使用腰围带，腰围带起到固定作用，避免活动时造成脊柱扭曲。

（2）饮食：应多食高蛋白质、高热量、含维生素及粗纤维多的食物，以防止便秘，多饮水，防止泌尿系统感染和结石。

（3）定期进行健康检查：尤其是青少年应注意检查有无先天性或特发性畸形，如特发性脊柱侧弯或椎弓崩裂。如有此类情况在以后易发生腰椎退变而过早出现腰背痛。对于已从事剧烈腰部活动的人，应注意有无发生椎弓根骨折等，如有这种结构上的缺陷，应该加强背部保护，防止反复损伤。

（4）改善不正确的姿势：纠正青少年不良的读写姿势。目前青少年由于学习负荷较重，普遍存在不良的读书、写字姿势，如果长时间得不到改正，将影响脊柱的正常发育，可能成为成年后腰背痛的原因。注意自我调节，避免长期做反复固定动作，避免脊柱过载，以免促使和加速椎间盘疾患。

（5）卧床休息、放松肌肉：卧床休息是不应忽视的治疗腰椎间盘突出症的措施之一。经康复治疗，可使椎间隙增宽，从而降低椎间盘对神经根内压力，同时可扩大椎间孔和神经根管，减轻突出椎间盘对神经根的压迫，而减轻反应和症状。但直立行走和工作活动，可使肌肉紧张和椎间盘受到重力压迫及神经根受到压迫，因此，在治疗中应强调卧床休息。

（6）加强自我康复锻炼：自我康复锻炼对骨骼肌肉系统也有良好的作用，如肌肉附着处的骨突增大，骨密度增高，肌肉力量增强。运动改善了骨、关节、韧带的血液循环，增加了代谢过程，使骨骼的有机成分增加，无机成分减少，使骨的强度、韧性增加，延缓骨质的退行性改变。强有力的背部肌肉，可防止腰背部软组织损伤，腹肌和肋间肌锻炼，增加腹内压和胸内压，有助于减轻腰椎负荷。

二、在局麻下经皮椎间孔镜下腰椎间盘髓核摘除术的围手术期护理

（一）术前护理

1. 术前检查

常见术前有影像学检查、超声检查、心电图、常规血液检查等，除做好术前检查外，患者还需做抗生素皮试、备血，按常规准备术区皮肤。

2. 用物准备

用物准备包括水杯、吸管、便器和护理垫。此外，可以预备纸巾、干毛巾等。

3. 术前训练

（1）体位训练：由于经皮椎间孔镜下腰椎间盘髓核摘除患者突出位置及手术医师习惯有关，主要有俯卧位和侧卧位，俯卧位体位训练同上，侧卧位根据入路方式的选择卧位方向。体位训练可从术前 3 天开始练习，每天数次，每次时间从少到多，循序渐进，直至能坚持 2～3 小时，为手术做好准备。

（2）训练床上大小便：训练床上使用大小便器，以免术后因平卧的体位不习惯而影响大小便的排泄，减少术后发生便秘、尿潴留的可能，注意床单元的清洁。

4. 心理护理

对于术前患者加强沟通和心理护理，耐心听取患者的意见和建议，向家属交代病情，解释手术的重要性和必要性，增加患者的安全和信任感。

5. 饮食护理

饮食应多样化、易消化，并保持冷热、软硬适中。指导患者进食高蛋白质、高维生素、高钙、高纤维素的食物，多食蔬菜、水果。术前不需要禁饮食，术前 2 小时可进食糖类，以补充热量，提高患者对手术的耐受性。术前可咀嚼口香糖（木糖醇），每间隔 3 小时咀嚼 1 次，每次咀嚼 10～15 分钟，每次 2 颗。可以缓解患者术前口渴、饥饿的不适反应。若患者无糖尿病病史，推荐手术 2 小时前饮用 400ml 含 12.5% 糖类的饮料，可减缓饥饿、口渴、焦虑情绪，降低术后胰岛素抵抗和高血糖的发生率。

6. 疼痛护理

正确评估患者疼痛，根据其疼痛程度采取相应的护理措施。有效的止痛能够减轻患者痛苦，提高其生活质量，增强其战胜疾病的信心。

7. 功能训练

术前教会患者轴线翻身、踝关节跖屈、背伸练习。指导患者正确的翻身方法，动作缓慢，使身体成一直线，保持轴式翻动，避免脊柱弯曲、扭转。麻醉清醒后可以开始进行肢体活动，练习股四头肌力量；踝关节跖屈、背伸练习，每天 2~3 次，每组 20~30 次，每次坚持 5 秒，避免术后神经根粘连，同时可保持关节活动度，防止肌肉萎缩等，避免术后神经根粘连。

（二）术后护理

1. 体位护理

术后卧床休息 24 小时（前 6 小时平卧休息以压迫止血），每 2 小时轴线翻身 1 次，密切观察患者呼吸、血压、脉搏等生命体征变化，观察下肢感觉、运动、肌力情况；3 天内以卧床休息为主。术后 24 小时内持续给药止痛。

2. 饮食护理

术后即可饮温开水进温热食物，饮食宜易消化、富含纤维素，以促进排便。术后 2~3 天减少或停止静脉输液。

3. 下床活动

术后 2~4 小时即可佩戴腰围短时间离床活动。下床方法：戴腰围→侧卧→移动下肢→下肢与床边垂直→双上肢撑于床上→躯干坐起→稳定 5 分钟→下床站立→床边行走；上床方法：站立床边→双腿屈膝→双手撑床→上身缓慢俯卧床上→双腿上床。

4. 功能锻炼

术后 2~3 小时后可指导患者进行训练，左右腿每次 10 下，每天 3~5 次；术后 2 天进行腰背肌功能锻炼，1 周内采用五点支撑法（头、双肘、双足为支点）向上悬空背部、腰臀部，1~2 周采用三点支撑法（头、双足）行全身弓形撑起，每次抬臀 10~20 次，每天 2~3 次；2 周后采用飞燕式锻炼法（取俯卧位，胸部与床接触，头、手、肩、足后仰），每天 3~4 次，每次 20~40 分钟，活动量循序渐进。

（三）健康教育

1. 饮食指导

（1）多吃些新鲜水果和蔬菜，如西红柿、菠菜、香蕉、苹果等。

（2）增加维生素和膳食纤维，如麦片等。

（3）戒烟酒，饮食宜清淡。

（4）增加钙的摄入，如虾皮等。

（5）增加优质蛋白质，如鱼类、虾、禽类。

2. 生活指导

（1）运动可加强背伸肌、腹肌的肌力锻炼，使腰椎的稳定性增加，从而推迟腰椎关节退变演变的速度。打太极拳对本病有较好的作用。

（2）推拿按摩对于缓解椎管狭窄的症状有很大的帮助，但是应该去正规的医院接受治疗，因为如果方法不对会使症状加重。作用：可活血化瘀，舒缓经脉，缓解症状。

（3）烟酒对人的健康很有危害性的，因此要戒烟酒。对于烟瘾特别大者可逐渐减量。

（4）保持心情愉快，对疾病要有乐观积极的心态，缓解精神压力和紧张情绪，注意日常生活中请勿腰部负重。

3. 随访指导

（1）术后 1~2 周行四肢肌力舒缩及各关节的活动，如直腿抬高等。

（2）离床活动时腰部予腰围固定，并避免腰部剧烈转动。

（3）加强腿部功能锻炼，如前屈、后伸、左右侧屈、左右旋转等运动，以增强腿部肌力；防止意外损伤的发生。

（4）2 个月后定期复查 X 线片。

（孙士琦）

参考文献

[1]　张永红．神经外科常见疾病诊治指南及专家共识［M］．兰州：兰州大学出版社，2016.

[2]　赵继宗，周定标．神经外科学［M］.3版．北京：人民卫生出版社，2014.

[3]　王立波，郝鸿泽．实用外科诊疗新进展［M］．北京：金盾出版社，2013.

[4]　姚志刚．神经外科急危重症诊疗指南［M］．北京：科学技术文献出版社，2013.

[5]　王杉．外科与普通外科［M］．北京：中国医药科技出版社，2014.

[6]　王深明．普通外科疾病临床诊断与治疗方案［M］．北京：科学技术文献出版社，2014.

[7]　任国胜．普通外科临床实践（习）导引与图解［M］．北京：人民卫生出版社，2014.

[8]　刘海勇．普通外科急症与重症诊疗学［M］．北京：科学技术文献出版社，2013.